医院感染管理案例精解

主　　审　　潘义生
主　　编　　李六亿　　吴安华　　李卫光
副 主 编　　王力红　　刘运喜　　曹晋桂　　马红秋　　杨　怀

北京大学医学出版社

YIYUAN GANRAN GUANLI ANLI JINGJIE

图书在版编目（CIP）数据

医院感染管理案例精解 / 李六亿，吴安华，李卫光主编．—北京：
北京大学医学出版社，2018.1

ISBN 978-7-5659-1706-6

Ⅰ．①医…　Ⅱ．①李…　②吴…　③李…　Ⅲ．①医院—感染—管理—案
例　Ⅳ．① R197.323.4

中国版本图书馆 CIP 数据核字（2017）第 270184 号

医院感染管理案例精解

主　　编：李六亿　吴安华　李卫光
出版发行：北京大学医学出版社
地　　址：（100191）北京市海淀区学院路 38 号　北京大学医学部院内
电　　话：发行部 010-82802230；图书邮购 010-82802495
网　　址：http://www.pumpress.com.cn
E-mail：booksale@bjmu.edu.cn
印　　刷：中煤（北京）印务有限公司
经　　销：新华书店
责任编辑：靳新强　　责任校对：金彤文　　责任印制：李　啸
开　　本：787mm×1092mm　　印张：29.25　　字数：761 千字
版　　次：2018 年 1 月第 1 版　　2018 年 1 月第 1 次印刷
书　　号：ISBN 978-7-5659-1706-6
定　　价：110.00 元

本书由

北京大学医学科学出版基金

资助出版

《医院感染管理案例精解》编委会

乔　甫　四川大学华西医院

孙吉花　山东省滨州医学院附属医院

徐　艳　贵州省人民医院

徐亚青　武汉大学人民医院

姚　希　北京大学第一医院

编　　委（按姓名汉语拼音排序）

白冬梅　安徽中医药大学第一附属医院

蔡　虹　北京医院

曹晋桂　中国人民解放军空军总医院

陈黎媛　贵州省人民医院

陈美恋　北京大学人民医院

邓　敏　华中科技大学同济医学院附属协和医院

邓云峰　山东省胸科医院

杜明梅　中国人民解放军总医院

范书山　山东省聊城市人民医院

冯　丽　中南大学湘雅医院

付成超　中南大学湘雅医院

高　燕　北京大学人民医院

宫庆月　山东省烟台市毓璜顶医院

龚瑞娥　中南大学湘雅医院

郭金凤　山东省济宁医学院附属医院

侯铁英　广东省人民医院

黄辉萍　厦门大学附属第一医院

贾会学　北京大学第一医院

贾建侠　北京大学第一医院

蒋　伟　中国人民解放军总医院

姜亦虹　南京大学医学院附属鼓楼医院

姜雪锦　山东滨州医学院附属医院

柯银凤　安徽中医药大学第一附属医院

李　阳　南京大学医学院附属鼓楼医院

李　玉　江苏省淮安市第一人民医院
李宝珍　西安交通大学附属第一医院
李春辉　中南大学湘雅医院
李六亿　北京大学第一医院
李卫光　山东省立医院
廖亚龙　广东省人民医院
林金兰　北京清华长庚医院
刘　波　江苏省人民医院
刘　坤　北京大学国际医院
刘　路　安徽中医药大学第一附属医院
刘翠梅　北京大学口腔医院
刘芳菲　西安交通大学附属第二医院
刘聚源　北京医院
刘卫平　内蒙古自治区人民医院
刘运喜　中国人民解放军总医院
罗　曼　安徽中医药大学第一附属医院
罗晓黎　江西省儿童医院
马红秋　安徽医科大学第一附属医院
马文晖　首都医科大学宣武医院
茅一萍　徐州医科大学附属医院
孟黎辉　首都医科大学附属北京安贞医院
牛　晨　安徽中医药大学第一附属医院
彭雪儿　北京大学第一医院
邱会芬　山东滨州医学院附属医院
任　南　中南大学湘雅医院
邵宜波　安徽医科大学第一附属医院
苏　静　首都医科大学附属北京口腔医院
孙吉花　山东省滨州医学院附属医院
索　瑶　西安交通大学附属第二医院
万艳春　江苏省淮安市第一人民医院分院
王　欣　首都医科大学宣武医院

王红梅	西安交通大学附属第二医院
王　琳	山东滨州医学院附属医院
王力红	首都医科大学宣武医院
王少利	北京大学第三医院
吴　镝	中国人民解放军空军总医院
吴安华	中南大学湘雅医院
吴艳艳	华中科技大学同济医学院附属协和医院
徐　华	山东省立医院
徐　艳	贵州省人民医院
鲜于舒铭	海南省人民医院
严海斌	江西省九江市妇幼保健院
杨　怀	贵州省人民医院
杨　芸	山西大医院
杨廷秀	贵州省人民医院
要　慧	北京大学第一医院
殷　环	北京大学第一医院
袁晓宁	北京大学第三医院
曾　翠	中南大学湘雅医院
张　慧	四川大学华西医院
张　玉	广东省人民医院
张京利	首都医科大学宣武医院
张苏明	江苏省人民医院
张卫红	江苏省人民医院
张　霞	山东滨州医学院附属医院
张秀月	中国医科大学附属盛京医院
张越巍	首都医科大学附属北京天坛医院
赵　霞	首都医科大学宣武医院
赵会杰	首都医科大学宣武医院
赵艳春	北京大学第一医院
周静芳	广东省人民医院
宗志勇	四川大学华西医院

前　言

　　医院感染管理是现代医院管理中的永恒课题，贯穿于医疗活动的全部过程，参与医院管理的诸多方面。医院感染管理能力和水平是衡量医院整体管理水平的重要标志。

　　随着国际上医院感染防控理念的转变，我国医院感染防控在科学理念上也有了质的飞跃，从结果监控转变为过程管理，从粗放式管理转变为科学规范化防控。但仍有不少医院在如何落地感控理念和实践感控规范方面，存在诸多疑惑。知往鉴今，以启未来。本书意在将医院感染管理工作中知易行难的问题详尽阐述，供广大同仁参考。

　　本书写作阵容强大，众多国内医院感染管理领域的顶尖专家群策群力，运用他们博大深厚的专业造诣、高瞻远瞩的国际视野将本书精益求精地呈献给读者。本书共分八章，每一章节包括两部分内容，即综述和工作案例。综述涵盖内容全面，不仅有丰富的基础理论知识，还在参阅了大量国内外文献的基础上，展现医院感染控制的最新动态与进展，帮助读者提高知识水平，拓展工作思路。工作案例均为来自医院感染管理一线的真实案例，采用写实与记录的方法，通过讲述问题背景及故事情节的独特形式，体现管理思路及策略，为医院感染管理人员探索管理方法、提高执行能力提供借鉴。每一个案例都凝聚了医院感染管理人员艰辛的付出、渊博的知识、敏锐的思维，展现出他们是如何在困难中探索前进，在平凡中追求卓越的奋斗历程。工作案例中画龙点睛的述评是本书一道亮丽的风景线，将理论与实践相结合，论成功，点不足，借鉴经验，提供策略，使我们茅塞顿开、豁然开朗。

　　新时期，人人都是感控实践者，本书内容在涵盖基础感控的同时，更注重临床细节，因此不仅适用于医院感染管理人员，也适用于临床医护人员。相信此书将成为大家做好感控工作的一本案头工具书，坚信此书的出版也将对夯实感控基础知识、提升感控基本技能、强化感控规范管理起到一定的推动作用。

　　衷心感谢各位编写专家，他们在工作繁忙的情况下，不辞辛苦，日夜奋战，为本书的资料搜集、文字编写及终稿审核付出了大量的时间和精力。大家齐力合作，高质量、高效率地完成了编写工作，使本书如期与读者见面。

　　由于编写时间仓促，不足之处在所难免，恳请读者批评指正。

李六亿　吴安华　李卫光

2017 年 10 月

目　录

第一章　医院感染病例监测工作案例 ……………………………………………… 1

第一节　全面综合性监测 …………………………………………………………… 1

一、综述 ……………………………………………………………………………… 1

二、工作案例 ………………………………………………………………………… 7

案例一　利用医院感染信息系统进行全面综合性监测 …………………………… 7

案例二　前瞻性调查推进综合性监测工作 ………………………………………… 13

第二节　手术部位感染监测 ………………………………………………………… 16

一、综述 ……………………………………………………………………………… 16

二、工作案例 ………………………………………………………………………… 23

案例　神经外科手术切口感染目标性监测案例分析 ……………………………… 23

第三节　呼吸机相关性肺炎的监测 ………………………………………………… 30

一、综述 ……………………………………………………………………………… 30

二、工作案例 ………………………………………………………………………… 34

案例一　重症监护病房中呼吸机相关性肺炎监测工作的推进 …………………… 34

案例二　如何推进呼吸机相关性肺炎的监测 ……………………………………… 38

第四节　导管相关血流感染的监测 ………………………………………………… 43

一、综述 ……………………………………………………………………………… 43

二、工作案例 ………………………………………………………………………… 46

案例一　沟通对推进重症监护病房中心导管相关血流感染监测工作的作用 …… 46

案例二　综合重症监护病房的导管相关血流感染的监测 ………………………… 50

第五节　导尿管相关尿路感染的监测 ……………………………………………… 55

一、综述 ……………………………………………………………………………… 55

二、工作案例 ………………………………………………………………………… 61

案例一　培训对导尿管相关尿路感染监测工作的推进作用 ……………………… 61

案例二　推进临床科室对导尿管相关尿路感染的预防与控制工作 ……………… 65

第六节　新生儿医院感染的监测 …………………………………………………… 69

一、综述 ……………………………………………………………………………… 69

二、工作案例 ………………………………………………………………………… 79

案例一　环节管理推进新生儿医院脐部感染的控制 ……………………………… 79

案例二　如何减少新生儿医院感染的漏报 ………………………………………… 82

第七节 医院感染现患率的调查……………………………………………………88

一、综述……………………………………………………………………………88

二、工作案例………………………………………………………………………93

案例 推进医院感染现患率调查…………………………………………………93

第二章 抗菌药物合理应用的管理及多重耐药菌感染的监测……………… 101

第一节 抗菌药物合理应用的管理………………………………………………101

一、综述……………………………………………………………………………101

二、工作案例………………………………………………………………………108

案例一 如何建立抗菌药物合理应用机制………………………………………108

案例二 围手术期抗菌药物合理应用的管理……………………………………115

第二节 多重耐药菌感染的监测…………………………………………………119

一、综述……………………………………………………………………………119

二、工作案例………………………………………………………………………124

案例一 多学科协作推进多重耐药菌感染的监测与防控………………………124

案例二 多重耐药菌的监测与管理………………………………………………130

第三节 多重耐药非结核分枝杆菌感染的监测…………………………………136

一、综述……………………………………………………………………………136

二、工作案例………………………………………………………………………141

案例一 非结核分枝杆菌感染的控制……………………………………………141

案例二 手术部位龟分枝杆菌感染暴发的控制…………………………………148

第三章 医院感染高风险部门医院感染管理……………………………… 153

第一节 成人重症监护病房医院感染的管理……………………………………153

一、综述……………………………………………………………………………153

二、工作案例………………………………………………………………………156

案例一 多管齐下推进成人重症监护病房医院感染管理工作…………………156

案例二 成人重症监护病房多重耐药感染的控制………………………………160

案例三 重症监护病房导管相关血流感染的监测………………………………163

案例四 重症监护病房患者家属手污染管理案例………………………………167

第二节 新生儿病房的医院感染管理……………………………………………170

一、综述……………………………………………………………………………170

二、工作案例………………………………………………………………………177

案例一 预防新生儿皮肤感染……………………………………………………177

案例二　新生儿病房空气质量改进··182
第三节　内镜室的医院感染管理··187
一、综述···187
二、工作案例··191
案例一　内镜清洗消毒管理工作的改进···191
案例二　十二指肠镜消毒质量的推进··195
第四节　血液透析中心（室）医院感染的管理·····································198
一、综述···198
二、工作案例··208
案例一　血液透析医院感染案例分享··208
案例二　血液透析综合治理管理案例··211
第五节　手术部（室）医院感染的管理···216
一、综述···216
二、工作案例··220
案例一　建立手术安全平台，规范洁净手术部的医院感染管理··············220
案例二　脑室 - 腹腔分流术手术流程改进的案例分析··························226
第六节　口腔门诊医院感染的管理··229
一、综述···229
二、工作案例··234
案例一　口腔器械消毒灭菌管理的改进···234
案例二　口腔综合治疗台水路污染控制案例·······································238

第四章　医院感染暴发的控制···244
第一节　手术部位医院感染暴发的控制···244
一、综述···244
二、工作案例··250
案例一　改良根治性乳房切除术患者手术部位医院感染暴发控制案例分析····250
案例二　骨科手术部位医院感染暴发控制··256
第二节　呼吸道医院感染暴发的控制··261
一、综述···261
二、工作案例··267
案例一　疑似耐甲氧西林金黄色葡萄球菌下呼吸道医院感染暴发控制案例分析····267
案例二　小儿脑瘫病房呼吸道医院感染暴发控制案例··························273
案例三　鲍曼不动杆菌引起呼吸机相关性肺炎聚集性发生的案例分析······277

第三节 泌尿系医院感染暴发的控制···286

一、综述··286

二、工作案例···291

案例 骨科7例泌尿系医院感染的调查处理·······························291

第四节 胃肠道医院感染暴发的控制···295

一、综述··295

二、工作案例···302

案例一 诺如病毒引起的胃肠道医院感染暴发控制案例分析·······302

案例二 现场流行病学和病原微生物学在处置医院感染暴发事件中的交互作用·······308

第五节 血液系统医院感染暴发的控制···312

一、综述··312

二、工作案例···317

案例一 经外周静脉穿刺中心静脉置管（PICC）相关血流感染案例·······317

案例二 外科系统黏质沙雷菌医院感染聚集发生的调查与思索·······321

案例三 中心静脉导管相关血流感染聚集性病例调查与暴发控制·······327

第六节 多重耐药菌感染暴发的控制···333

一、综述··333

二、工作案例···339

案例一 心外科重症监护病房多重耐药鲍曼不动杆菌感染暴发控制案例·······339

案例二 消化内镜铜绿假单胞菌污染控制案例分析·····················343

第七节 新生儿医院感染暴发的控制···350

一、综述··350

二、工作案例···355

案例一 病房阿伯丁沙门菌新生儿医院感染暴发控制案例···········355

案例二 一起新生儿败血症医院感染暴发的调查与控制···············359

第八节 血液透析室医院感染暴发的控制···367

一、综述··367

二、工作案例···378

案例一 血液透析室感染暴发的调查与控制改进·························378

案例二 浅谈血液透析医院感染防控··384

第五章 手卫生的推进··390

一、综述··390

二、工作案例···396

案例一 阶段性策略推进手卫生工作·· 396

案例二 强化意识在手卫生推进工作中的作用································· 405

案例三 多层次手段提高手卫生的依从性··· 410

第六章 医务人员的防护·· 415

一、综述·· 415

二、工作案例··· 420

案例一 呼吸道传播疾病——流行性脑脊髓膜炎防护工作的推进········ 420

案例二 血液暴露防护工作的推进··· 424

第七章 如何推进医院感染信息系统的建设······································ 428

一、综述·· 428

二、工作案例··· 435

案例一 医院感染信息化系统的建设·· 435

案例二 引入"信息化"先进理念管理模式，提高医院感染管理效能 ······· 438

第八章 社区卫生服务中心家庭病床的医院感染管理······················· 446

工作案例·· 446

案例 医源性感染控制工作在家庭医疗卫生服务中的推进················ 446

第一章　医院感染病例监测工作案例

第一节　全面综合性监测

一、综述

（一）概述

医院感染管理是现代医院综合质量管理的重要组成部分，也是当代临床医学、流行病学、卫生学和医院管理学的一个重要课题。近年来，信息化网络管理技术在医疗工作中都起到了重要作用，在医院感染管理监控工作中的作用也越来越受关注。它可解决医院感染统计中数据的复杂逻辑关系问题，简化工作流程，使专职人员将主要精力投入到医院感染控制措施的落实、监督和指导临床解决实际问题上，为有效应对突发公共卫生事件提供坚实的保障与基础，有利于全方位预防与控制院内交叉感染。近年来，国内外医疗卫生机构不断开发出适用于自身需要的医院感染监测系统。

目前，国际主流趋势为医院感染的目标性监测。美国 NNIS 系统于 1999 年放弃医院范围的全面综合性感染率的监测，集中重点于 3 个目标性监测单元：成人及儿童 ICU、高危护理、外科手术切口。另一重要监测模块为抗菌药物应用及病原菌耐药性变迁。以它为模板，欧洲各国，如德国 KISS [1]、英国 NINSS、荷兰 PZDS 系统纷纷仿效，在病例采集方法、医院感染定义、资料分析等方面类似。另外，欧盟 15 国还成立了旨在对成员国医院感染率进行综合比较分析的 HELICS [2] 系统。

我国的医院感染监控工作起步虽晚，但发展迅速。20 世纪 80 年代初期只有零散报道，但自 20 世纪 80 年代中期国家有组织地开展医院感染监控工作以后其发展迅速。1986 年，在原卫生部医政司的领导下，成立了医院感染监控协调小组，负责全国医院感染监控工作的组织、指导和监督管理，并成立了由 17 所医院和 8 所防疫站组成的医院感染监控系统 [3]，1987 年发展到 26 所医院，经过 3 年的试点工作，于 1989 年扩展到全国 29 个省、直辖市、自治区不同级别的医院 103 所，1992 年发展到 134 所医院。通过监测，基本掌握了我国医院感染的一般规律，如医院感染的发病率高发科室、主要感染部位、危险因素和易感人群、引起医院感染的主要病原体和其耐药性等，为医院感染的防控、卫生行政部门制订决策，进行宏观管理提供了可靠的依据。我国医院感染监控系统每年监测住院患者约 140 万，监测方法基本是医院范围内的全面综合性监测，但是在资料全面性、采集准确性等方面差距仍很大。目前，有条件的医院已开始探索目标性监测，如外科患者感染专率的监测。全面综合性监测已不能满足监测工作的需要，一些新监测方法，如目标性监测、靶位监测应运而生 [4-6]。

（二）医院感染监测发展史

医院感染监测是指长期、系统地观察一定人群中医院感染发生及影响感染的各种因素，确定其分布动态和变动趋势，并采取防治对策和措施，同时对防治效果和经济效益做出评价，不断改进，以期达到控制和消除医院感染的目的。

医院感染病例监测起始于 19 世纪 40 年代。当时通过观察某一事件去发现问题，寻找原因；通过调查与分析，提出假设，采取干预措施；再通过前瞻性观察证实假设和验证干预措施的效果；最后通过大样本的回顾性调查，再次证实其推论。这一系统的监测技术奠定了我国现代医院感染病例监测方法的基础。

医院感染病例监测发展于 20 世纪 50 年代。利用监测得到的资料讨论、分析流行原因，制订整套防控措施。将医院感染病例监测与制订防控措施紧密地联系在一起，利用监测资料制订防控措施是医院感染病例监测技术发展的一点。

医院感染监测系统建立于 20 世纪 60 年代。欧美国家纷纷建立医院感染监测系统，配备医院感染专职监控人员，制订医院感染诊断标准，开展医院感染病例监控工作，收集医院感染监测资料，研究医院感染的特点（发病率、感染部位、危险因素、病原体变化及耐药趋势）。

医院感染监测科学化发展于 20 世纪 90 年代。国际、国内都在修订医院感染诊断标准，提出新的监测方法，在全面综合性监测的基础上开展目标性监测。目标性监测是欧美国家提出的一种新的监测方法，是指基于不同类型的感染，进行有针对性的监测，从而了解医院感染关键性流行动态，发现问题所在，以便及时采取对策。该方法是为研究某一项正在发生的医院感染而进行有关数据的收集、整理、分析，以达到感染预防和控制的目的。

医院感染监测电子化发展是近几年的事情。利用现有的计算机、局域网、互联网技术，建立数字化、电子化、智能化和人性化的医院感染监测系统，大大提高了医院感染监测工作的效率。

我国早期医院感染监测以 2006 年为时间界线，相关监测主要是环境卫生学监测、消毒效果监测、全面综合性监测，特别是环境卫生学监测开展得较早。早期的医院感染控制实践中认为无生命环境中的污染物对病原体的传播很重要，将对物体表面和空气进行采样和常规培养作为降低医院感染风险的一种措施。20 世纪 70 年代美国疾病控制与预防中心（CDC）建议停止昂贵的常规环境微生物培养，但我国一直沿用至今。2003 年美国 CDC 出版了医疗机构环境控制指南，支持无生命环境对病原体传播具有一定作用，转而又开始重视这一问题。常规的环境微生物培养在具体实践中存在许多缺陷，建议发展快速、经济的环境污染评估方式。我国手术部位感染监测、ICU 医院感染监测、新生儿医院感染监测属于目标性监测范畴，目的在于将有限的资源用在高风险部门和人群，以取得较好的成本效益比。近年来，我国紧跟国际医院感染监测发展步伐，立足于我国医院感染控制现状，将多重耐药菌监测、手卫生依从性监测和抗菌药物监测纳入监测范畴，监测工作推进较快；现患率调查、医务人员职业暴露监测、细菌耐药监测基本已成为常规工作。

（三）医院感染监测工作现状

1. 医院感染监测类型

医院感染监测大致分为两类，即全面综合性监测及目标性监测。这里主要介绍全面综合性监测。全面综合性监测是从多方面对全院所有患者和工作人员的医院感染及其有关的因素进行综合性监测，以了解全院医院感染的发生情况，以及各科室的医院感染发生率、感染部位发病率、各种危险因素、病原体及其耐药情况、抗菌药物使用情况、消毒灭菌效果和医护人员的不良习惯等，从而有针对性地宣传教育、培训和指导，实施有效控制，并为制订计划和措施提供依据。综合性监测是一项很重要的工作，目的是了解全院医院感染的综合情况，不是在短时间内可以完成的。从美国的经验看，各医院完成的时间还缺乏自理，我国实施的经验也说明要完成这项任务需要相当多的时间。全面综合性的监测常在监测工作的开始阶段所采用，如美国和我国医院感染监测系统刚刚起步时均开展的是全面综合性监测。

全面综合性监测具有如下优点

（1）能得到全院医院感染的情况：如各科室、各部位、各系统的感染率，各种危险因素，侵入性操作和易感人群，病原体种类及其耐药特征等，抗菌药物的使用，消毒灭菌及隔离工作中的问题与薄弱环节及医护人员的错误操作方法。

（2）能及早发现医院感染聚集性事件发生或暴发流行的趋势。

（3）能收集和分析大量的资料：为开展目标性监测和深入的研究打下基础。

其缺点是花费时间长、劳动强度大，占去专职人员大部分精力，使之无暇顾及目标性监测和医院感染的预防控制工作。

2．医院感染监测依据

1988年原卫生部在《建立健全医院感染管理组织的暂行办法》中规定：医院要负责院内感染发病情况的监测，及时发现问题提出对策。

2001年原卫生部在《医院感染管理规范（试行)》中规定：医院必须对患者开展医院感染监测，以掌握本医院感染发病率、多发部位、多发科室、高危因素、病原体特点及耐药性等，为医院感染控制提供科学依据。

2006年原卫生部在《医院感染管理办法》的第三章第十七条规定：医疗机构应当建立有效的医院感染监测制度，分析医院感染的危险因素，针对导致医院感染的危险因素，实施预防与控制措施。2009版的《医院感染监测规范》中规定：医院应建立有效的医院感染监测与通报制度，及时诊断医院感染病例，分析医院感染危险因素，采取针对性的预防与控制措施。应将医院感染监测控制质量纳入医疗质量管理考核体系。

3．监测资料来源

医院感染监测资料的来源途径较多，主要有以下几个方面。

（1）查房：医院感染管理专职人员定期去病房巡视，向医师和护士了解是否有医院感染新病例发生，是否有发热患者，根据临床提供的信息核查医院感染。

（2）查阅病历：医院感染管理专职人员定期查阅运行病历，通过病程记录、护理记录、辅助检查、抗菌药物应用、会诊单等寻找，发现和核实医院感染。

（3）查看细菌室报告：医院感染管理专职人员根据细菌室每天培养、分离、鉴定的病原菌报表，核实病原菌是否为医院感染。

（4）查实医院感染病例报告：医院感染管理专职人员深入临床科室，查对、核实医院感染病例，记录确诊病例，排除社区感染、排除标本污染等。

4．资料收集方法

目前认为发现病例的最好的办法是配备专门的流行病学护士，亦称为感染控制护士。这是美国John Hopkins医院开始创用的方法[7]，这项措施对医院感染监测系统给予很大支持。在美国实行医院感染监控的医院都采取了这个办法，并且总结出一条经验，每位感染控制护士可以负责 250 张病床的监测任务，所以每个医院可根据病床数设置一定人数的感染控制护士。在我国建立起来的医院感染监测系统也借鉴了上述方法，配备了感染控制专职人员从事医院感染监测工作。

（四）医院感染监测存在问题

我国的医院感染监控工作起步较晚，但发展较快。1986 年原卫生部医政司将医院感染管理纳入主要工作日程，并组织全国 17 所医院组建了我国第一个医院感染监控系统，这标志着我国医院感染管理工作的正式起步。随着信息技术和科学水平的发展，计算机网络越来越多地被应用到医院感染监控工作中，在一定程度上提高了医院感染管理的工作效率和反应速度。2000 年前后，多个省市和医疗机构开发了区域性的医院感染监控系统，利用前瞻性或回顾性的研究方法监测住院病例医院感染的发生情况，但与发达国家的监测系统相比，仍存在较大差距。

1. 监测标准不统一

在医院感染监测过程中，没有统一的医院感染监测标准，成为国内监测工作中的主要问题。原卫生部专家在 NNIS 系统医院感染监测定义和标准的基础上，编写了我国的《医院感染诊断标准》(2001 年)，成为我国目前诊断医院感染病例的主要依据。近年来，医疗诊断技术和水平得到迅速提高，但在该诊断标准中未体现这种趋势，缺乏与临床诊断技术和医院感染监测系统的结合，在操作的执行过程中很难得到临床医务人员的认可。在采集病例的方法上，各医院感染监测系统均不一致，且未建立病例采集和报告的操作规范。这造成了数据收集环节不可控因素过多，直接影响了监测结果的可信度。

2. 监测方法相对滞后

能否及时发现医院感染病例，是预防与控制医院感染暴发和流行的关键。能否在临床一线发现耐药细菌感染的流行，是控制耐药菌暴发和流行至关重要的环节。近年来，国内部分大型医疗机构应用了医院信息系统 (HIS)，在医院的诊疗、检验和收费等环节均实现了信息联通和资料共享。将医院感染监测系统与医院信息系统整合，在提高数据准确性的同时，也减少了感染控制人员的工作量。更重要的是，医院感染管理人员能够及时了解医院感染相关信息并采取有效的处理措施，增强了医院感染监测的效果。但是，目前我国医院感染病例监测采用的模式仍多为：医护人员发现医院感染病例，医护人员填报医院感染病例信息，医院感染管理人员根据上报信息到病房核实情况，确认医院感染诊断，二次录入信息后上报监测系统。在该过程中，医院感染管理人员了解的医院感染信息相对滞后，甚至待患者出院后才能收到其医院感染监测信息。使用此调查方法，医院感染管理人员不能及时了解临床的实际情况，不能在关键时刻发现和应对威胁患者和医务人员安全的问题，在一定程度上失去了监测的意义和目的。

3. 监测目的不明确

随着国际医院感染监测的主流由全院综合性监测转移到目标性监测，我国各医院感染监测系统和医疗机构分别建立了各自的医院感染目标性监测模块或体系，监测的目标包括：手术部位感染监测、重症监护病房患者感染监测、导管相关性血流感染监测、高危新生儿感染监测、抗菌药物监测、环境卫生学监测、职业暴露监测等。多种监测目标及多样的监测模块造成产出的医院感染监测数据难以共享和进行危险因素分析，更不能为医院感染控制提供有效的干预措施。此外，个别参与医院感染目标性监测的医疗机构未能理解目标性监测的实际目的，为了监测而监测，每 2 ~ 3 个月转换 1 次监测目标，造成了人力和资源的浪费，未能达到降低医院感染的根本目的。

4．监管体系不健全

SARS 之后，我国提高了对医院感染管理工作的重视，加快了医院感染管理三级网络建设：以医院感染管理委员会为中心，医院感染管理科（院感科）为桥梁，充分调动临床一线医院感染管理小组的监督作用。社会的进步和患者安全意识的提高，对医疗质量提出了更高的要求，如何科学、有效地监管医院感染管理工作是摆在卫生行政部门面前的一个重要课题。医院感染不但会增加患者的痛苦和住院费用，延长住院时间，还有可能引发医疗纠纷，这无疑使当前"看病难，看病贵"的矛盾更加突出和激化。从医疗机构的角度看，在我国现有的医疗体制下，患者按照诊疗项目支付住院费用，医院感染的发生不会影响患者选择医疗机构的取向和医疗机构的收入。从卫生行政部门的角度看，由于缺乏专业知识和衡量指标，卫生行政部门难以对医疗机构的医院感染管理水平进行判断和监管。面对突如其来的医院感染暴发事件，要求各级卫生行政部门"加大对医疗机构的监管力度"则显得无的放矢。

（五）医院感染监测的发展趋势

1．监测与控制的密切结合

随着监测工作的发展，监测与控制的结合会愈来愈密不可分，主要因为：

（1）通过监测，能够发现医院感染的特点如医院感染的多发部位、易感人群、易感因素、导致发生医院感染的薄弱环节、不妥的消毒隔离制度等这些均为医院感染的控制指明了重点。

（2）通过监测，能够取得医院感染的基本数据，如医院感染发病率的基础水平，为及时发现和控制医院感染的暴发提供依据。

（3）通过长期监测，能够发现医院感染的各种趋势，如医院感染的发病率趋势、病原体变迁趋势、细菌耐药性变化趋势等。

（4）通过监测能为医务人员的宣传教育提供有说服力的数据。

（5）通过监测评价控制措施的效果。

2．监测资料分析的电子化

为充分利用监测资料，使监测资料的处理及时、准确，计算机已应用于该领域。目前已有多家公司的软件用于医院感染病例的监测，并有预警功能，而且随着资料的积累，计算机与数学模型的结合，将会对医院感染的发生进行预测[8]。随着 HIS 系统在我国医疗机构的广泛应用，建立在 HIS 系统上的医院感染管理软件也日益增加。目前国内的医院感染管理软件基本包括了以下几方面的功能：患者基本信息和医院感染信息的提取和查询，医院感染病例的上报、登记、汇总、统计，突发公共卫生事件的预警，环境卫生学、手术情况、抗生素使用情况、病原学监测，相关危险因素分析等。这些软件从功能上实现了对各种信息的加工处理与综合分析，对高危部门和常见医院感染部位进行实时监测[9]，从宏观和微观两个方面提高了医院感染管理的层次，大大增加了管理的深度，为预防和有效应对医院感染暴发、流行，及时采取干预措施提供了科学依据。

3．向目标性监测转化

通过一个时期的全面监测，对医院感染的发生有了基本的了解，掌握了医院感染发生、发展的特点和规律，而且医务人员也树立了医院感染监控的观点，那么就有必要将主要资源用到最关键的地方去，使最少的资源发挥最大的效益。因此，医院感染的全面监测必将向目标性监测转化[10]，如重点科室的监测、ICU 的监测，重点人群的监测、重点部位的监测、抗生素的应用与细菌耐药性的监测、病原学变迁的监测、易感因素的监测等。

4. 加快新方法、新技术在医院感染监测中的应用

（1）数学模型、多因素分析等数理分析法在监测资料分析中的应用：如应用数学模型对外科手术患者术后发生医院感染的预测，可使医院感染专职人员有的放矢，重点监测高危患者，提高监测效率。

（2）分子生物学方法的引入：近年来分子生物学发展迅速，也为医院感染监测的病原学研究提供了有利条件。

在我国随着医院感染管理工作的深入发展，三级医院的医院感染病例监测已经实现了从回顾性调查到前瞻性调查质的飞跃，这对于及时发现医院感染的流行、暴发趋势，采取有力措施控制医院感染的发生，发挥了重要作用。但是，全院范围内的前瞻性全面综合性监测，在资料全面性、采集准确性、分析标准化方面差距仍很大[11]。目前，国际主流趋势为医院感染的目标性监测。美国 NNIS 系统于 1999 年放弃医院范围的全面综合性感染率监测，集中重点于 3 个目标性监测：成人及儿童 ICU、高危护理、外科手术切口。在我国医院感染全面综合性监测工作已有近 20 年的历史。因此，开展医院感染目标性监测已成为我国医院感染管理发展的必然趋势。

（马红秋　安徽医科大学第一附属医院）

参考文献

[1] www．medizin．Fu-berlin．de/ hygiene．

[2] Coello R，Gastmeier P，de Boer AS．Surveillance of hospital acquired infection in England，Germany and the Netherlands：will international comparison of rates be possible．J Infect Control Hosp Epidemiol，2001，22（6）：393-397．

[3] 李六亿．医院感染监测工作现状及管理对策．中华医院感染学杂志，1996，12（3）：137-140．

[4] Wenzel RP．Prevention and Control of Nosocomial Infections．3rd ed．Williams & Wilkins，1997，3（19）：127-163．

[5] 刘振声，金大鹏，陈增辉．医院感染管理学．北京：军事医学科学出版社，2000：278．

[6] Emori TG，Culver DH，Horan TC，et al．National Nosocomial Infections Surveillance System（NNIS）：description of surveillance methodology．Am J Infect Control，1991，19（1）：19-43．

[7] 王枢群，张邦燮．医院感染学．重庆：科学技术文献出版社，重庆分社，1990：274-284．

[8] 肖丽华，陈银祖，吴安华．医院感染监测网络系统的开发与应用．中华医院感染学杂志，2008，18（4）：994-995．

[9] 肖丽华，陈景银，吴安华，等．医院感染监测网络系统的开发与应用．中华医院感染学杂志，2008，18（7）：994-995．

[10] 蒋景华．肾内科患者医院感染综合性与目标性监测的效果评价．中华医院感染学杂志，2009，19（16）：2154-2154．

[11] 韩黎，朱士俊，魏华等．医院感染管理研究．中华医院感染学杂志，2004，14（8）：891-893.

二、工作案例

案例一 利用医院感染信息系统进行全面综合性监测

（一）前言

全面综合性的监测是对住院患者的医院感染及其有关危险因素的监测。通过综合性监测，可以详细了解医院感染的基本情况、感染相关危险因素，为开展目标性监测提供依据，对于及时发现感染暴发趋势具有重要意义。

以往的综合性监测，需要临床医生报送纸质登记表、院感专职人员现场查阅住院病历。随着医院计算机网络化的实现，医院感染信息化管理已成为一种必然趋势[1]。医院感染信息系统可以提供给住院患者各个医疗环节全面、详细的实时信息（如患者的基本信息、医嘱信息、检验信息、治疗操作信息等），实现院感专职人员与临床医生的网上交流。使综合性监测获取的信息更准确、及时，效率更高[2,4]。对于及时发现感染暴发趋势具有重要意义[5]。

山东省烟台市毓璜顶医院从 2005 年开始建立"医院感染信息系统"，利用医院的计算机网络系统完成医院感染综合性监测，使监测工作效率和质量明显提高，并使监测工作更容易完成。

（二）工作方法

1．工作基础

山东省烟台市毓璜顶医院从 2000 年开始进行综合性监测：临床医生发现医院感染患者后，填写《医院感染病例报告表》，24h 内送到医院感染管理科。感控专职人员接到报告后，到病房调查患者、查看病历、向主管医生了解病情，做出感染诊断。患者出院时，主管医生填写《医院感染病例登记表》送感染管理科，专职人员将感染信息输入计算机，制成统计表，定期写出监测报告。为减少漏报，保证监测资料的准确性，还需要对出院病例进行回顾性的调查。

2000 年设计建立了医院感染信息系统，借助院内计算机网络进行综合性监测，取得了良好效果。

2．面临的困难与挑战

根据《医院感染监测规范》要求，综合性监测需要收集三方面的信息：基本信息（感染患者姓名、性别、年龄、所在科室、原发病诊断、住院天数等）、感染信息（感染诊断、感染日期、感染与原发病的关系等）和出院患者信息（按科室出院人数、按疾病出院人数等），其中最难获取的是感染患者的信息（基本信息、感染信息）。及时准确地发现和确诊感染病例是综合性监测成败的关键。《医院感染监测规范》要求，感染信息的获取主要依靠临床医师的主动报告和感控医生查阅病历。有时因临床医生对感染诊断标准掌握得不熟练或责任心不强，没有及时准确地诊断和报告感染病例，是导致监测结果不准确的主要原因。

3．具体方法和措施

（1）全面系统的设计：按照综合性医院感染监测工作的需要，"医院感染信息系统"的设计要尽可能地便于临床医生的报告，便于感控医生与临床医生的交流沟通，使报告过程方便快捷。

（2）临床医生的培训：一是分期举办"医院感染诊断标准"培训班，使每名临床医生都能正确掌握医院感染诊断标准，二是重点加强对临床科室医院感染监控医生的培训，使他们成为感染监测的重要力量，负责对本科室的医院感染报告工作进行监督检查。

（3）建立并落实奖惩机制：鼓励临床医生及时正确进行医院感染病例报告。对连续6个月准确无误上报的临床科室给予奖励。医院感染管理科通过定期抽查出院病历、临床调查住院患者、审查医院细菌培养结果等方式发现漏报、错报的病例，并对责任医生进行处罚。

（三）工作推进效果

1．工作推进改变了综合监测工作模式

实施医院感染信息系统后，主要改变了信息的收集方式。收集医院感染患者相关信息一般有两种方式：一是临床医生发现医院感染患者后通过信息系统及时报告；二是感控医生查阅患者医疗信息，及时发现医院感染者。医院在信息系统中设计了感染上报、上报审批、感染登记、登记审批、感染信息查询、统计报表六个工作过程。

（1）感染上报：临床医师发现医院感染病例后，在医生工作站"医院感染上报"界面（图1-1-1）上报院感科，患者的基本信息（住院号、科室、床号、姓名、性别、年龄）可以自动形成，医生在相应选项中选择原发病诊断、感染发生日期、感染诊断和诊断依据等，发送到医院感染管理科。

（2）上报审批：感控医生每天及时打开"医院感染审批申请"界面，（图1-1-2）对已上

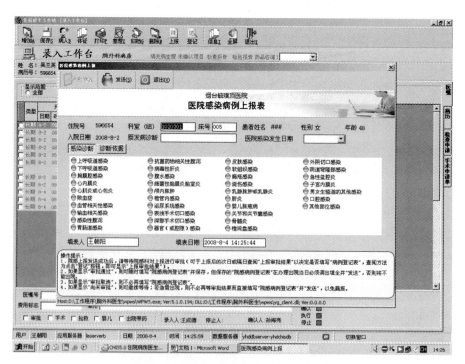

图 1-1-1　医生工作站医院感染病例上报

报的感染病例进行审批。在审批过程中，感控医生随时调用患者临床资料（病历、病程记录、检查结果、医嘱等），或现场调查患者、与主管医师交流等方式了解患者情况，确定上报病例是否为医院感染，并将感染诊断、下一步处理意见等内容通过信息系统向主管医师反馈。

（3）感染病例登记：已审批确诊的医院感染患者出院时，主管医师通过医生工作站上的"医院感染病例登记"界面（图 1-1-3），逐项选择，将感染患者的相关信息发送到医院感染

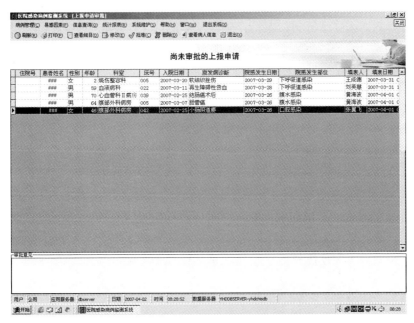

图 1-1-2　医院感染审批申请

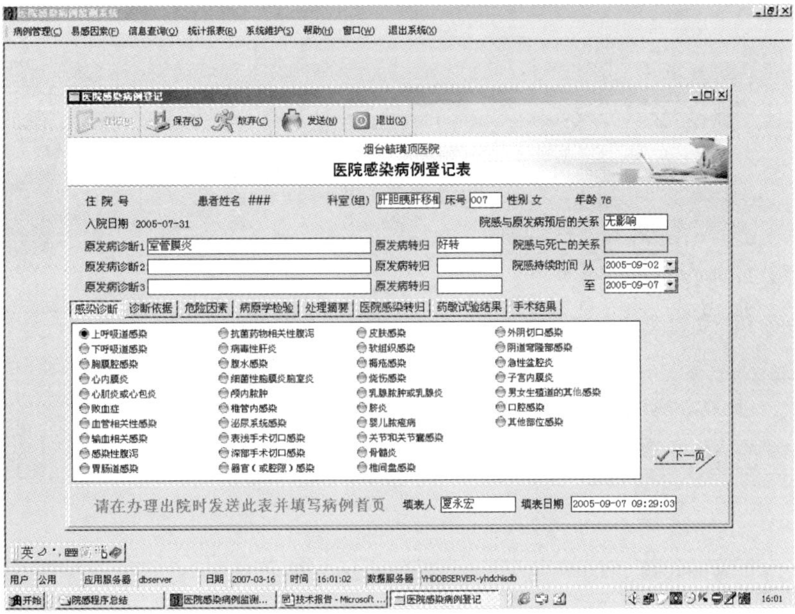

图 1-1-3　医院感染病例登记

管理科（院感科）。未登记或登记不全的患者不能出院。

　　（4）登记审批：感控医生通过"尚未审批的感染病例"界面（图1-1-4）对上报的登记表进行审查，修改，作为一条完整记录保存。

　　（5）感染病例补报：感控医生通过定期查房、查看本院微生物培养结果、抽查患者诊疗资料等方式发现漏报的感染病例，通过"医院感染病例补录"界面进行补充登记，作为一条漏报的感染病例记录保存。

　　（6）住院患者信息浏览：感控医生可以根据住院号查看全院所有患者（包括正在住院和已出院的患者）的详细临床资料，包括：患者基本信息、住院病历、病程记录、医嘱单、手术资料、检查结果（检验、放射检查、细菌培养）以及详细费用清单等。（详见第七章　医院感染管理信息系统的建立与应用）

　　（7）医院感染病例查询：感控医生可以对任意时间段的医院感染病例进行查询，查询结果以列表形式显示感染病例的姓名、住院号、科室、入院日期、感染日期、原发病诊断、感染诊断、报告人等（图1-1-5）。查询结果可以转换成excel文件。利用excel表强大的筛选、统计功能对资料进行整理、统计、制表制图。也可以直接通过SPSS统计软件对数据进行统计处理。还可以形成医院感染病例监测汇总表（图1-1-6）向有关科室反馈。

　　2．推进工作前后效果比较

　　通过本系统中的感染上报功能，临床医师以选项的方式上报感染信息，报告过程便捷、信息填报规范，避免了手工上报方式所造成的时间耽搁和信息错误，使监测效率更高，结果更加准确可靠，增加了临床医生感染报告的依从性，感染病例漏报率由2004年的31%下降到2006年的12.5%。

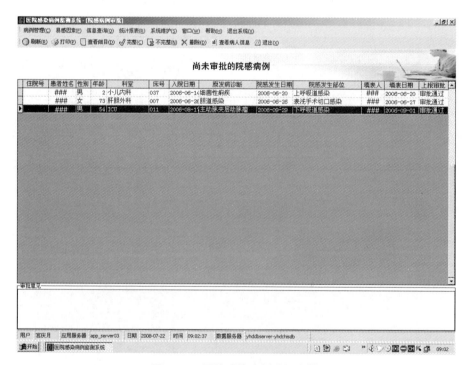

图1-1-4　医院感染病例登记审批

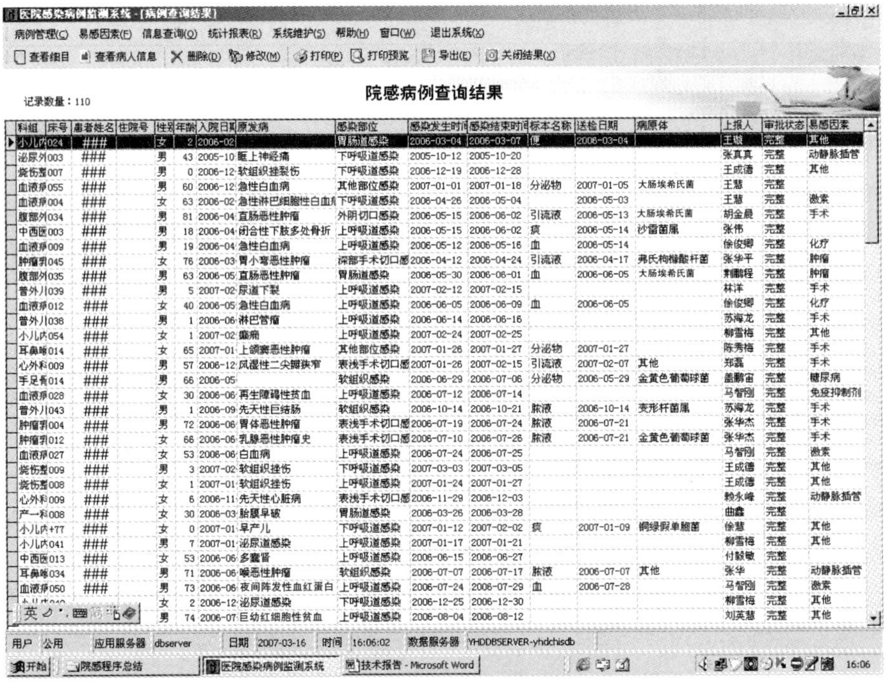

图 1-1-5　医院感染患者查询结果界面

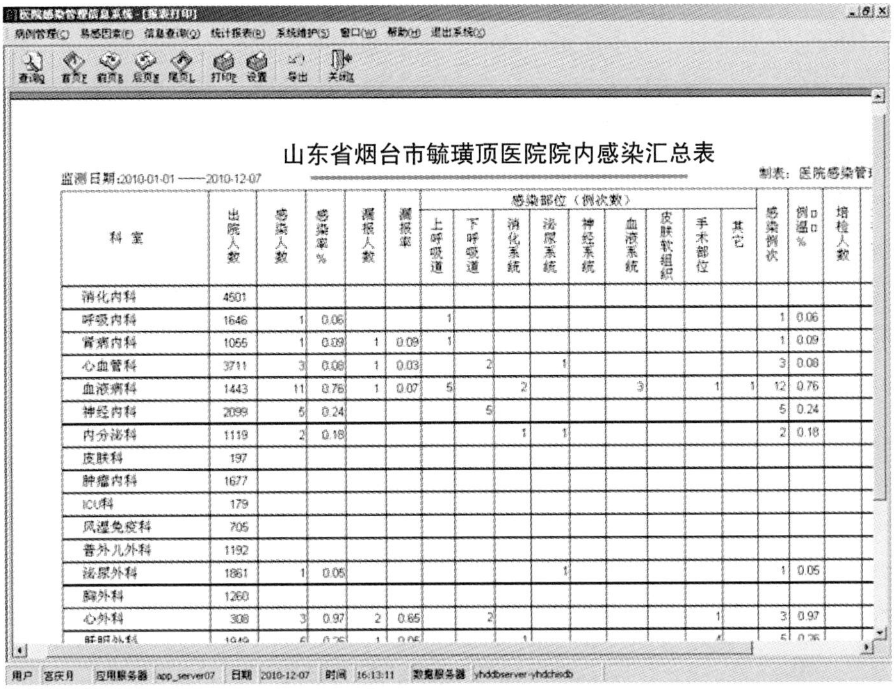

山东省烟台市毓璜顶医院院内感染汇总表

监测日期:2010-01-01——2010-12-07　　制表：医院感染管

科室	出院人数	感染人数	感染率%	漏报人数	漏报率	上呼吸道	下呼吸道	消化系统	泌尿系统	神经系统	血液系统	皮肤软组织	手术部位	其它	感染例次	例次率%	培检人数
消化内科	4501																
呼吸内科	1646	1	0.06			1									1	0.06	
肾病内科	1055	1	0.09	1	0.09	1									1	0.09	
心血管科	3711	3	0.08	1	0.03		2		1						3	0.08	
血液病科	1443	11	0.76	1	0.07	5		2			3		1	1	12	0.76	
神经内科	2099	5	0.24				5								5	0.24	
内分泌科	1119	2	0.18					1	1						2	0.18	
皮肤科	197																
肿瘤内科	1677																
ICU科	179																
风湿免疫科	705																
普外儿外科	1192																
泌尿外科	1861	1	0.05						1						1	0.05	
脑外科	1260																
心外科	308	3	0.97	2	0.65		2						1		3	0.97	
肝胆外科	1949	6	0.26	1	0.05			1					4		5	0.26	

图 1-1-6　医院感染病例汇总表

感控医生在院感科工作站调阅患者的医疗信息（体温单、检验检查结果、病程记录、医嘱等），既可用于感染诊断，又是发现感染漏报和质量控制的一种手段。不受时间、地点的限制，不必再到病案室或病房查阅病历。

根据《医院感染监测规范》要求，综合性监测需要监测出院患者情况（按科室出院人数、按疾病分类出院人数等），利用信息系统可以很方便地统计出院患者情况，使工作效率明显提高。

（四）评述

1. 经验体会

（1）成功之处及成功的关键点

1）综合性监测应充分发挥临床医生的作用：综合性监测的关键是全面、准确地收集感染信息，临床医生对患者的病情及其发展过程最了解，感染诊断最准确。因此综合性的监测应主要依靠临床医生发现和报告医院感染病例，收集感染信息。

2）采取综合措施保证监测资料的准确性：工作中由于临床医生对医院感染诊断标准掌握不全面而不能准确诊断感染病例，有的临床医生对该项工作不够重视，出现感染病例后不能及时报告。因此，应加强对临床医生的培训，使每名临床医生都能准确掌握医院感染诊断标准。还应制订奖惩机制，鼓励临床医生进行医院感染病例报告。对工作认真，无错报漏报的临床科室给予奖励。感控人员通过多种方式对临床医生感染病例报告的情况进行监督，发现漏报、错报的病例，对责任医生进行处罚。通过采取综合管理措施，增加临床医生参与综合性监测的自觉性和积极性，保证全院综合性监测数据的准确性，是综合性监测成功的关键。信息系统对增加临床医生的依从性具有重要作用。

（2）不足之处及需要进一步完善的地方：信息系统对于提高综合监测效率，增加临床医生的依从性能够起到一定的作用，但综合性监测资料是否准确，主要取决于各项组织工作和措施是否得到落实。在如何发挥信息系统作用、减少感染漏报方面还有待进一步完善。

2. 总结

做好综合性的医院感染监测，关键是如何及时准确地收集感染患者的相关信息，应强调临床医生感染报告的全面准确，即临床医生应尽可能地将感染病例全部上报。通过信息系统进行医院感染的报告和感染相关信息的收集，方便快捷，效率高，对于增加临床医生依从性起到了重要作用。通过信息系统，还可以查阅住院患者的医疗信息，帮助进行感染诊断，发现漏报病例等，对于提高综合性监测质量具有重要意义。

（宫庆月　山东省烟台市毓璜顶医院　李卫光　山东省立医院）

参考文献

[1] 戚小敏，史利克，赵桂荣，等.医院感染监测计算机信息系统的实现.医疗设备信息，2004，19（4）：24-25.

[2] 蒋景华，陈文光，陶映.医院感染管理系统在医院信息管理中的应用.中华医院感染学杂志，2004，14（4）：219-421.

[3] 刘殿荣，索继江，邢玉斌，等.信息技术在我院医院感染管理中的应用.中国医院，2010，（14）9：

78-79．

[4] 蔡雪林，赵玲玲，陈志雄，等．医院信息系统在医院感染管理中的作用．中华医院感染学杂志，2009，19（21）：2907-2908．

[5] 翟红，李卫光，任勇，等．医院感染管理信息系统的应用．中国医疗设备，2008（5）：75-77．

案例二 前瞻性调查推进综合性监测工作

（一）前言

医院感染监测是指长期、系统地观察一定人群中医院感染发生及影响感染的各种因素，确定其分布动态和变动趋势，并采取防治对策和措施，同时对防治效果和经济效益做出评价，不断改进，以期达到控制和消除医院感染的目的[1]。目前，监测系统面临着挑战，需要不断改进与提高。如监测数据的变异性很大，需要理解和解释这种变异性；感染率的下降不能完全归于监测计划，医院感染的长期趋势及其监测效果的评价研究体系的发展也日新月异[2]；CDC（Centers for Disease Control）的研究认为仅有三分之一的感染是可预防的，感染预防控制工作将帮助医院感染从治疗的不良并发症（adverse health events）转向医疗错误（medical errors），而解决医疗错误将面临更多的问题和挑战[3]。我国目前多采用全面综合性监测及回顾性调查方法，漏报较严重，需要认真进行医院感染发病率的监测，提高专职人员的业务水平，逐步开展前瞻性调查和目标性监测，着力保证监测质量与监测资料的准确性，提高全国医院感染监控网的监测效益。

（二）工作方法

1．工作基础

安徽医科大学第一附属医院（安医大一附院）是国家原卫生部三级甲等医院，目前全院设病床2700张，感染管理专职人员8名，临床及医技科室均设相应的感染管理监控医生及监控护士。

安医大一附院感染管理科为医院感染管理专业委员会主任委员挂靠单位，同时也是卫生厅"医院感染管理质量控制中心"挂靠办公室，已成功举办了十八届全省医院感染管理学术研讨会，配合卫生行政部门举办多期各种规范培训班，组织省内外专家成立强大的师资队伍，开展有关医院感染管理相关培训和课题的研究，为开展医院感染监测工作打下了坚实的基础。

2．面临的困难和挑战

（1）因全面综合性监测是连续不断地对医院所有单位、所有患者和医务人员的所有感染部位及其有关因素进行综合性的监测，涉及的科室多，专职人员配备无法满足床位的需要，按照《安徽省实施医院感染管理办法细则》的要求，已开展监测工作10年以上的医疗机构，可以按季度选择1个月进行全面性综合性监测，我们选择每年1，4，7，10月份进行回顾性病例分析，统计医院感染发生率，医院感染例次发生率，医院感染部位感染率，各类疾病医院感染发生率，病原菌的组成及分布，病原菌的耐药率等。

（2）采取的方法是回顾性调查，安医大一附院采用感染管理专职人员到病案室查阅每日出院患者病案的方法，对发生医院感染的病例填表登记，每月汇总、制表反馈。它是一种被动的调查方式，此方法能发现医院感染的流行与暴发，可为今后的感染控制提供方向，能修正和补充感染诊断，提高感染病例和感染部位的诊断率，减少漏报或错报，但不能采取积极有效的措施加以控制。

（3）全面综合性监测方法的费用高、劳动强度大，造成医院感染漏报多，工作人员工作强度大，相应的指标无法确切完成，无法综合全面细致地进行分析，往往造成工作形式浮于表面，无法深入细致地发现问题，发现问题也没有时间及时反馈改正。

3．推进工作的具体方法与措施

（1）改进方法：2010年1月开始将回顾性监测改为前瞻性监测，通过专职人员随访、观察患者住院全过程的形式进行。前瞻性监测是一种主动的监测方式，由感染控制专职人员定期、持续地对正在住院患者的医院感染发生情况进行跟踪观察与记录，及时发现感染控制中存在的问题，并定期对监测资料进行总结与反馈。此调查方法能进行过程监测，及时发现感染病例的聚集与流行，及时进行干预及反馈。前瞻性监测是把调查前移至现住院患者，监测的内容可以是全面综合性，也可以是目标性监测，安医大一附院目前采取的是全面综合性监测，同时进行目标性监测。

（2）改进措施：感染管理专职人员分为外科组和内科医技两组，分别负责相应科室的医院感染监测工作，由感染管理专职人员制订医院感染病例调查表，进行医院感染患者的相关内容登记；科室设置1个医院感染病例报告箱，内置医院感染病例报告卡，报告卡便于临床工作人员及时上报感染病例。在临床工作人员上报医院感染病例报表的同时，感染管理专职人员定时到达临床科室确定医院感染病例，进行医院感染病例漏报的调查及上报感染病例的核实，主要包括：①首先查看医院感染病例报告箱，若有医院感染病例报告卡，根据报告卡信息查阅病历。确认感染患者由感染管理专职人员填写医院感染病例调查表。对感染诊断依据不足的患者，由感染管理专职人员和医生沟通交流，建议完善相关检查，以提高感染病例的诊断率。询问医生是否有医院感染病例，若有，按上述操作，并提醒医生及时填写医院感染病例报告卡。③根据体温记录和护理记录单查找感染病例：首先查看体温记录单，若有发热，根据相应结果判断是否为医院感染，同时了解使用抗菌药物的目的以及患者的症状、体征。对于住院时间长、病情严重、免疫功能低下、接受侵袭性操作的患者，除了查阅病历外，还需到患者床旁了解病情。通过该方法可快速发现医院感染疑似病例，再通过与临床医生交流沟通进行确认或排除。

（3）统计分析：统计资料每周录入北京明科公司开发的医院感染监测软件进行分析、统计，每月总结。将分析、统计结果刊登在医院内部刊物《医院感染通讯》，同时上报安徽省质量控制中心。

（三）工作推进效果

1．回顾性调查结果

安医大一附院2007年、2008年、2009年出院患者（住院48h以上）共45786例。医院感染率分别为1.50%、1.67%、1.22%（见表1-1-1）。

2．前瞻性调查结果

医院2010年4月、7月住院患者分别为2429例、2344例，医院感染率分别为1.07%、2.43%（见表1-1-1）。

表 1-1-1　医院感染病例监测结果

年份	感染人数	监测人数	感染率（%）	例次感染数	例次感染率（%）
2007	273	18176	1.50	283	1.56
2008	258	15484	1.67	277	1.88
2009	185	15126	1.22	204	1.35
2010	168	15526	1.08	169	1.09
2011	153	11368	2.89	165	1.45
2012	335	12297	2.89	370	3
2013	101	12374	0.86	370	0.86
2014	102	12547	0.81	105	0.84

（四）评价

1．回顾性调查中有 2% ～ 6% 的可疑病例难以确诊，影响调查的真实性和准确性，更重要的是危险因素不能随时被发现，偏差不能被及时纠正，发现问题只能采取信息反馈的形式来解决，难以降低医院感染发生率。但回顾性调查方法所需时间短、节省时间、人力及物力，在医院感染的监测、培训专职人员及积累经验方面有积极作用。

2．前瞻性调查方法获得的感染率虽然高，得到的医院感染率却是准确可靠的。该方法可及时发现医院感染的危险因素，并能进行有针对性的干预和纠正，有利于降低医院感染率。但前瞻性调查需要投入和耗费大量的卫生资源、人力、物力及财力。

通过前瞻性监测发现，医院感染病例漏报率明显升高，临床部分医师对医院感染控制的意识不足，无菌操作意识不强，抗菌药物滥用现象比较严重。新入院患者医院感染调查表不能在 24 小时内完成，发现医院感染病例不能及时上报，医院感染诊断标准掌握不够。

（五）述评

1．经验体会

回顾性调查是基础，是医院感染专职人员探索与提高、积累经验的阶段。但回顾性调查容易产生偏倚，常因原始病案记载不完整，许多感染病例无从发现，漏诊难以避免，其调查结果不能真实反映医院感染实际水平。前瞻性调查方法比回顾性调查方法使监测结果更加接近实际情况，同时与临床科室加强了联系和沟通，能及时发现问题和反馈监测信息，但工作量大，花费人力、物力亦较多，如果管理欠缺，漏报率仍较高。因此，需要全院医务人员积极参与，提高医院感染控制意识与医院感染诊断水平、确保病原体标本的及时送检等，当条件成熟时，应开展目标性监测。以回顾性调查所获得的经验为基础，以前瞻性调查所得结果为标准，目标性监测就能有目的、有计划、有步骤地进行[4]。单纯的调查不会降低医院感染率，只有加上干预性措施、系统化的信息反馈和效果评价，才能达到降低医院感染率的目的。

2．总结

控制医院感染是一项任重而道远的工程，医院感染监测随着医院的改革与发展、国际国内医院感染的形势、抗生素、耐药菌等诸多因素而不断改变。多年的基础监测，在一定程度上揭示了我国医院感染高发科室及感染高发部位、易感因素、医院感染病原微生物特点及抗菌药物使用现状，但总体上还停留在较低水平的监测。目前我国医院感染的监测与控制必须有机地结合，合理利用资源与人力，改进监测方法，提高工作效率，从全面综合性监测转向真正意义上的目标性监测。

（邵宜波　马红秋　安徽医科大学第一附属医院）

参考文献

[1] 何伶俐，雷学忠. 医院感染控制新进展. 中华护理杂志，2008，43（3）：283-286.

[2] 王丽文，李亚丽，刘福寿，等. 医院感染监控质量模糊评估，1998，8（2）：104.

[3] 李和姐，钱倩健，施晓群，等. 瑞金医院医院感染与全国医院感染监测比较分析. 中华医院感染学杂志，2004，14（2）：144-147.

[4] 王英人，陈进华. 脑外科医院感染不同监测方法的效果评价. 中华医院感染学杂志，2001，11（4）：264-265.

第二节　手术部位感染监测

一、综述

在外科患者中，手术部位感染（SSIs）是最常见的医院感染，占所有医院感染的38%。在这些SSIs中，2/3仅是切口感染，1/3涉及脏器或手术进入的腔隙感染。当存在医院SSI的外科患者死亡时，77%的死亡与感染有关，其中大多数（93%）是涉及脏器或手术进入腔隙的严重感染[1]。

手术后是否发生感染主要取决于三个环节，即手术患者自身因素、手术中污染的微生物种类、数量、毒力和操作相关环节因素，很多外科手术部位感染是可以通过改善患者全身情况、消毒剂的应用、围手术期合理应用抗菌药物及改善手术技巧等手段进行预防的。有文献报道通过外科手术部位医院感染的监测可使 > 40% 的术后患者获益。

（一）概述

1. 监测中相关术语与定义

（1）手术切口的定义及分类：国内将手术切口分为三级，NNIS系统手术部位感染监测将手术切口分为四级：清洁切口、清洁-污染切口、污染切口、污秽（感染）切口。为使监测资料便于比较，手术切口分类参照NNIS的分类方法。

Ⅰ类切口：清洁切口，手术切口不涉及呼吸道、消化道、泌尿生殖道、口咽部，无创伤、无感染、无炎症以及闭合性创伤手术符合上述条件者。

Ⅱ类切口：清洁-污染切口，手术涉及呼吸道、消化道、泌尿生殖道但无明显污染，泌尿生殖道手术时尿培养阴性，肝胆手术时胆汁培养阴性。例如无感染且顺利完成的胆道、阑尾、阴道、口咽部手术属于此类。

Ⅲ类切口：污染切口，开放的新鲜切口，术中无菌技术有明显缺陷（如开胸心脏按压）者，涉及泌尿生殖道且有尿培养阳性的手术，胆汁培养阳性的胆道手术，胃肠道内容有明显溢出污染；手术进入急性炎症区但未化脓区域切口。

Ⅳ类切口：污秽（感染）切口，有坏死组织、异物、排泄物污染的切口，脏器穿孔，急性化脓性细菌性炎症。

一般来说，手术前根据手术操作要进入的部位就可确定手术切口的类型，但在实际监测工作中，常有因术前准备不充分或手术过程的特殊性使得切口类型发生改变，因此，最终确定患者实施手术为何类型应根据手术记录的描述来确定。

（2）外科切口感染的定义：原卫生部 2001 年颁布的医院感染诊断标准将手术部位感染分为三类：表浅切口感染、深部切口感染、器官/腔隙感染。

1）表浅切口感染：感染发生在外科手术 30 天内，感染只涉及切口处的皮肤和皮下组织，并具有下列其中一项者：①表浅切口有脓液流出，有或没有实验室证据；②通过无菌操作从表浅切口处留取体液或组织标本培养并分离出病原体；③至少具备以下一项：疼痛或触痛、局限性胀痛、发红或发热且切口被外科医生有目的地打开，细菌培养阴性者除外；④临床医生诊断的外科感染。

2）深部切口感染：无植入物的手术后 30 天内，有植入物（如人工关节、人工心瓣膜、人造血管等）的手术术后一年内发生的与手术有关的感染，并且感染涉及切口的深部软组织（筋膜和肌肉层），并具有下列其中一项者：①脓液从切口深部引流出，但不是来自手术部位的器官/腔隙部位。②自然裂开或由外科医生有目的地开放的切口，患者至少有下列中的一项：发热（＞38℃）并排除其他原因或局限性疼痛、压痛，除非切口细菌培养阴性。③直接检查、再次手术检查或通过组织病理检查或影像学检查发现涉及深部切口脓肿或其他感染迹象。④临床医生诊断的深部切口感染，并有相应的临床症状和体征支持。

3）器官/腔隙感染：无植入物的手术 30 天内，有植入物（如人工关节、人工心瓣膜、人造血管等）的手术术后一年内发生的与手术有关的感染，并具有下列其中一项者：①从器官（腔隙）部位引流出脓液。②从器官（腔隙）的组织或引流液中用无菌操作技术培养出病原体。③直接检查、再次手术检查、通过组织病理检查或影像学检查发现涉及器官（腔隙）的脓肿或其他感染迹象。④临床医生诊断的器官（腔隙）感染。

2. 手术部位感染的监测方法

手术部位感染的监测按监测活动与感染发生的时间关系可以分为前瞻性调查和回顾性调查。前瞻性调查是一种主动的监测方式，由感染控制专职人员定期、持续地对正在住院的患者或手术后出院的患者的医院感染发生情况进行跟踪观察与记录。回顾性调查是一种被动的调查方式，是由感染控制专职人员或病历档案管理人员定期对出院病历进行查阅以发现医院感染病例的一种方法。按照监测范围可以分为综合性监测和目标性监测，目标性监测是在全面综合性监测的基础上产生的。

手术类型的选择应根据各医院开展手术的情况及在监测过程中发现各类手术的感染风险的高低来进行选择，按全国医院感染监测网主要推荐的手术类型可选择实施胆囊切除或（和）胆管手术，结肠、直肠切除术，阑尾切除术，疝手术，乳房切除术，剖宫产，子宫切除术及附件切除术，全髋关节置换术等手术操作，包括择期和急诊手术。各医院可根据本单位情况选择上述手术操作或增加新的手术操作，实际床位数小于500、500～999、大于999的医院，每月监测的手术台数建议分别达到50台、100台、200台以上，如医院所做手术的台数未达到以上数目时，可对以上手术操作全部进行监测。

在实际工作中，各单位开展手术情况与各医院专科水平不一，以上所选手术并不一定适合各个医院，很多专科医院并没有全部开展以上手术操作；还有的医院专职监测人员的数量没有足额配备，那么对于这些医院可参考以下方法来确定选择手术的类型及确定监测的手术量：①统计本单位前年某一月份如3月或11月所开展各类手术的数量。②结合本单位历年开展全面综合监测的资料，了解各类手术的感染情况及开展手术中存在感染的风险因素，从而挑选出重点需要监测的手术类型。③根据本单位专职监测人员的数量与能力确定最终可开展监测的手术种类。

3．具体监测方法与工作流程

感染监测专职护士是手术部位感染监测实施的主导者。首先应制订一套完善的监测方案，取得相关领导的认同，并将监测方法与临床医务人员进行交流和培训，使他们能积极主动配合监测工作的实施。每天去病房了解、登记被监测手术患者的情况，填写外科手术部位感染调查表，与手术医生确定换药时间，查看手术切口愈合情况，发现手术切口有异常，督促医生对异常切口分泌物送检，及时追查送检结果，要求医生对手术患者合理预防应用抗生素及按药敏用药；核对落实每位手术患者的联系方式及对手术患者进行宣传解释手术切口调查的目的方式，对手术患者出院后切口感染情况进行追踪随访，确定出院后是否发生手术部位感染，无植入物的手术术后30天内，有植入物（如人工关节、人工心瓣膜、人造血管等）的手术术后一年内发生的与手术有关的感染都应包括其中；按月或季度对监测结果进行统计分析，得出被调查的手术部位感染率及外科手术医生手术部位感染专率，分析特殊原因及共同原因以便进行改进。

感染监测专职护士要能出色地完成这项监测工作，首先应具备基本扎实的医院感染控制相关的理论基础，对医院感染监测方法、医院感染诊断标准，均应熟练掌握，同时作为专职人员还应具备一定的组织与沟通能力。

4．手术部位感染监测资料的统计

外科手术部位感染调查工作进行到一定时期，应及时将监测资料进行总结。

首先将调查表逐一核对，补全调查表中所列资料，然后将表格资料输入医院感染监测软件之外科切口感染调查栏下。资料输入完毕，通过软件进行统计。主要得出如下数据：

$$手术患者切口感染率（\%）=\frac{观察期间外科手术患者部位感染例（次）数}{观察期间外科手术患者总数}\times100\%$$

$$外科手术医生感染专率（\%）=\frac{某医生在该时期手术后感染病例数}{某医生在该时期进行的手术病例数}\times100\%$$

$$不同手术类型感染率（\%）=\frac{观察期间某类手术部位感染病例数}{观察期间进行的某类手术病例数}\times100\%$$

5．危险指数与危险因素校正

（1）外科切口感染相关的危险因素：与手术患者有关的危险因素有，年龄、肥胖、病情的严重程度、ASA 计分、鼻腔是否携带金黄色葡萄球菌、手术部位以外的感染、手术前住院时间等；很可能有关的危险因素有：营养不良、低蛋白血症、糖尿病等；可能有关的危险因素：恶性肿瘤、免疫抑制剂、乳房大小等。

与手术操作有关的危险因素：手术前的去毛方式、手术类型、抗生素预防用药、手术时间长短等；很可能有关的危险因素有：多部位手术，组织损失的程度、异物、输血等；可能有关的危险因素有：术前洗澡、急诊手术、术后引流等。

（2）危险指数：由于影响外科手术后感染的危险因素多种多样，医生甲与医生乙之间的手术切口感染专率不能直接进行比较，必须进行调整。NNIS 的外科手术切口的危险因素的分类方法主要是手术持续时间、手术部位的微生物污染程度即切口的清洁度、患者状态。

1）手术时间：根据不同手术从切开皮肤至缝合所需时间（以分钟计算）的 75 百分位来确定。手术时间大于报告的该类手术时间的 75 百分位数的时间计 1 分。如单纯阑尾切除手术时间在 15 ~ 125 分钟不等，其 60 分钟位于此类手术时间的 75% 的位置，那么单纯阑尾切除手术时间超过 60 分钟者记 1 分，短于 60 分钟者记 0 分。一个外科医生在一段时间内可能施行各类手术，每类手术时间的 75 百分位都不同，应分别进行计算。

2）伤口清洁度：根据手术操作进入组织部位的不同，将手术切口分为清洁切口、清洁 - 污染切口、污染或污秽（感染）切口。根据手术切口污染程度，手术切口为污染的或污秽的手术切口计 1 分，为清洁切口、清洁 - 污染切口记 0 分。

3）患者状态：根据 ASA（美国麻醉医师协会）病情分级，见表 1-2-1。手术患者手术前的美国麻醉学会评分（ASA）为 3、4、5 分者计 1 分，评分为 1、2 者记 0 分。

表 1-2-1 ASA 病情估计分级表

分级	分值	标准
Ⅰ级	1	正常健康。除局部病变外，无周身性疾病。如周身情况良好的腹股沟疝
Ⅱ级	2	有轻度或中度的周身性疾病。如轻度糖尿病和贫血，新生儿和 80 岁以上老年人
Ⅲ级	3	有严重的周身性疾病，日常活动受限，但未丧失工作能力。如重症糖尿病
Ⅳ级	4	有生命危险的严重周身性疾病，已丧失工作能力
Ⅴ级	5	病情危笃，又属紧急抢救手术，生命难以维持的濒死患者。如主动脉瘤破裂等

（3）手术患者危险因素的评分标准（表 1-2-2）

表 1-2-2 手术患者危险因素的评分标准

	危险因素	评分标准
手术时间（h）	≤ 75 百分位	0
	＞ 75 百分位	1
切口清洁度	清洁、清洁 - 污染	0
	污染、污秽或感染	1
ASA 评分	Ⅰ、Ⅱ	0
	Ⅲ、Ⅳ、Ⅴ	1

将这些分数相加就可计算出每一台手术的危险指数，最低危险指数为 0，最高为 3，共四个等级，将每位医生不同危险指数的手术与切口感染情况进行统计可计算出不同危险指数等级的外科医生感染专率及各类手术不同危险指数等级的切口感染率。

（4）不同危险指数等级的外科医生感染专率的计算方法

例：以下是甲乙两医生在某一时间实施手术按不同危险指数统计的情况（表 1-2-3）。

表 1-2-3　各不同危险指数的手术后感染情况

危险指数	医生甲（感染例数 / 手术例数）	医生乙（感染例数 / 手术例数）
0	0/10	0/10
1	1/20	0/10
2	1/30	1/40
3	2/40	5/50

甲医生在这一时间段内手术切口感染率为 4/100=4%，乙医生的手术切口感染率为 6/110=5.45%。

①同危险指数等级医生感染专率

$$同危险指数等级医生感染专率（\%）= \frac{某医生对某危险指数等级患者手术的感染例数}{某医生对某危险指数等级患者手术例数} \times 100\%$$

例：危险指数为 3 的感染专率，医生甲 5.00%（2/40），医生乙 10.00%（5/50）。

②平均危险指数等级

$$平均危险指数等级 = \frac{\sum 危险指数等级 \times 手术例数}{手术例数总和}$$

$$医生甲平均危险指数等级 = \frac{（0 \times 10）+（1 \times 20）+（2 \times 30）+（3 \times 40）}{10+20+30+40} = \frac{200}{100} = 2.00$$

以同样方法计算得出医生乙的平均危险指数等级为 2.64。

③医生调整感染专率

$$医生调整感染专率（\%）= \frac{某医生的感染专率}{某医生的平均危险指数等级} \times 100\%$$

$$医生甲的调整感染专率（\%）= \frac{4\%}{2.00} \times 100\% = 2\%$$

同法可得出医生乙的调整感染专率为 3.79%。

6．监测资料的反馈

监测工作进行到一定时间，应将整理好的监测资料反馈给临床科室及手术医生，一般根据监测手术量的多少，每季度或半年以书面材料进行，如编写通讯资料、书信等形式，反馈的内容有此项工作开展的切口部位、类型，切口感染的发生率，外科医生切口感染专率，引起感染的原因分析，干预措施及建议，干预效果评价等。监测工作应持续一定时间，再根据监测结果适时调整监测方案，以降低手术切口感染的发生率。

（二）SSI 监测的发展

1. 国外手术部位感染监测的发展

外科患者监测（surgical patient surveillance）最早源于美国建立的国家医院感染监测系统（The National Nosocomial Infection Surveillance System，NNIS），NNIS 的监测内容有全面综合性监测（hospital-wide surveillance）、外科患者监测（surgical patient surveillance）、成人和儿童 ICU 监测（intensive care unit surveillance）、高危新生儿监测（high risk nursery surveillance）及抗微生物药物使用及其耐药性监测（antimicrobial use/resistance surveillance）。根据 NNIS 系统的报告，手术部位感染（Surgical Site Infections，SSIs）是第三位最常见的院内感染，占住院患者院内感染的 14% ~ 16%。2014 年度在 NNIS 系统中急诊医院（Acute Care Hospitals）所进行的 SSI 监测，报告 2417933 例手术后有 20916 例发生 SSIs [1]。

2. 手术部位感染监测在中国的发展

我国的医院感染监测系统始于 1986 年，在原卫生部医政司的直接领导下，先在 12 个省、直辖市、自治区范围内的 26 所医院进行重点科室的全面监测工作。直到 1989 年，原卫生部将监测工作扩大为全国性监测，并成立了全国医院感染监测网，各级医院成立了医院感染管理科，并且作为医院等级评审的一个重要指标。医院感染的监测工作得到了稳步快速的发展。我国的监测形式均参照美国 NNIS 的方法与模式，主要是开展医院感染的全面综合性监测，部分医院尝试性地开展了一些目标性监测如外科患者手术部位感染的监测，1992 年湘雅医院开始尝试对全院的外科手术患者进行监测，由监测人员登记所有的患者手术情况，对住院期间的感染情况进行跟踪观察，但未对出院后的手术情况进行追踪随访。同时将手术切口类型、急诊 / 择期手术、麻醉方式（全麻 / 非全麻），手术时间是否超过 2 小时等作为危险因素进行手术风险调整，计算各类手术切口的感染率、调整感染率及手术医生的感染专率，并将手术医生的感染专率反馈给各手术医生。而后有新疆维吾尔自治区、江苏省等地医院也仿照湘雅模式开展了不同专科如心胸外科、髋关节置换手术的监测，有的医院还对手术出院后的患者进行电话回访，但回访时间由 1 个月、2 个月及 12 ~ 18 个月不等。

（三）开展手术部位感染监测的现状及面临的问题与挑战

1. 国外现状及问题

在美国，每年医院感染有大约两百万例患者，其中死亡 90 000 例，耗费 28 亿 ~ 450 亿美元 [2]。欧洲也有与美国类似的医院感染情况，欧洲疾病预防和控制中心（ECDC）报告，每年发生在护理机构的医院感染有大约 410 万例患者，导致至少 37000 例死亡 [3]。法国的一项研究表明头颈部肿瘤手术术后发生手术部位感染的患者比未发生手术部位感染的患者平均增加 17434 欧元的医疗费 [4]。德国的一项病例对照配对研究结果表明发生手术部位感染的患者和未发生手术部位感染的患者的整体医疗费用分别为 36261 和 13356 欧元 [5-6]。

2. 国内现状及问题

国内学者近年来对手术部位感染的卫生经济学评价开展了大量研究，一项 68 家医院参与的多中心的回顾性病例对照配对研究，共纳入 2123 对医院感染与非感染病例，结果显示发生手术部位感染病例与未发生手术感染病例的平均住院费用分别为 26680.87 和 16281.71

元 [7]。周宏等对某院乳腺、胃、结肠和直肠手术的直接经济损失 1∶1 病例对照研究结果表明 SSI 组患者住院费用中位数比对照组高 6828.60 元，住院日数中位数比对照组延长 10 天 [8]。向前等对腹部手术切口医院感染的卫生经济学评价研究结果显示，感染组与对照组的直接医疗费用分别平均为 48426 元和 30500 元，非直接医疗费用分别平均为 1716 元和 946 元，平均住院天数分别为 34.3 和 18.9 天 [9]。

随着监测工作的开展，多数单位的医院感染本底数据监测阶段已基本完成。但通过全面综合监测花费大量的人力物力收集到的各种引起医院感染的本底资料并没有得到充分利用，感染数据存在严重漏报现象，缺少危险度的调整，单纯比较医院感染发病率价值有限，甚至出现误差和误导。致使感染监测工作仅停留在表面，深层次的目标性监测工作开展较少，不少重要问题没有明确，影响薄弱环节的暴露和进一步采取医院感染的干预措施。鉴于此，原卫生部医政司及时调整监控策略，要求各级医院开展相应的目标性监测工作。目前，制约医院感染监测工作发展的因素有：

（1）专职人员专业的数量和水平影响开展手术部位感染监测的质量。开展手术部位感染监测能有效地降低切口感染的发生，但各级医院在开展此项工作时进展与效果不一，原因主要有专职人员配备不足，特别是专职人员更新过快，很多医院虽然开展医院感染监测很多年，但由于人员不固定，很多刚刚从事医院感染的监测人员连基本的全面综合监测方法都没掌握，所以无从开展手术部位感染为代表的目标性监测。

（2）专业培训不系统不规范。医院感染的相关培训各地都在相继开展，对专业人员也有相应的培训要求，但培训的方式主要是理论授课为主，培训的内容也大多是对医院感染理论的全面培训，针对性不强，具体的监测方法介绍的培训内容占的比例很少，虽然全国医院感染监测网制订了一系列的监测方案与流程，全国医院感染监测培训基地每年的培训中均有相应的监测培训内容，但能来参加的培训人员的比例有限。由此导致监测方法不规范，如监测手术数量不足，收集资料不准确。

（四）进展和发展趋势

在美国联合医院评审委员会（JCAHO）的评审标准中，外科手术患者切口感染率与呼吸机相关性肺炎发病率及中央血管导管相关的原发性血流感染率是被选择的三个重要的感染控制指标。美国 CDC 的研究提示，开展外科手术患者切口感染率调查需考虑不同感染、不同部位的不同危险因素，按危险因素调整感染率。感染率的比较有利于减少医院感染的危险因素，可比较医院内部或医院之间的医院感染率。

2005 年 9 月，原卫生部医政司和亚太感染控制学会联合组织全国 12 家医院进行培训，各家医院派出感染控制专职人员、外科医生、外科护士、微生物检验科的人员为团队的监测小组参加原卫生部组织的医院感染目标性监测的专题培训，针对监测方法进行专门的理论授课，随后在各家医院开展模拟的调查，并针对调查中不明白的问题由专家进行解答，次年分 2 批将参加理论授课人员派至香港玛丽医院等多家医院进行实地培训与考察，随后全国各级医院相继开展了以手术部位感染监测为代表的目标性监测。特别是 2009 年原卫生部颁发《医院感染监测规范》，明确规定已经开展 2 年以上全院综合性监测的医院应开展目标性监测。目标性监测持续时间应连续 6 个月以上。将开展手术部位感染监测等目标性监测列入法律规定范畴，各级医院在全国医院感染监测网及各地市医院感染质量管理控制中心的指导下开展了此项工作。全国医院感染监测网规范了手术部位感染监测的具体方法，目前已有 200 余家医院系统地上报了手术部位感染监测资料的数据，从报告医院的数量及资料显示，此项监测是在所有开展的目标性监测中做得比较规范、开展得比较好的一个项目。手术部位感染监测已作为评价医院感染控制工作开展的重要指标。

（付成超　龚瑞娥　吴安华　中南大学湘雅医院）

参考文献

[1] NHSN.National and State Healthcare-Associated Infections Progress Report（Updated March 2016）[EB/OL] https：//www.cdc.gov/HAI/pdfs/progress-report/hai-progress-report.pdf．

[2] Stone P．Economic burden of healthcare-associated infections：an American perspective．Expert Rev Pharmacoecon Outcomes Res，2009，9（5）：417-422．

[3] European Centre for Disease Prevention and Control．Summary：Point prevalence survey of healthcare-associated infections and antimicrobial use in European hospitals 2011-2012．Stockholm：ECDC；2013．

[4] Penel N，Lefebvre JL，Cazin JL，Clisant S，Neu JC，Dervaux B，Yazdanpanah Y．Additional direct medical costs associated with nosocomial infections after head and neck cancer surgery：a hospital-perspective analysis．Int J Oral Maxillofacial Surg，2008，37：135-139．

[5] Graf K，Ott E，Vonberg RP，Kuehn C，Haverich A，Chaberny IF．Economic aspects of deep sternal wound infections．Eur J Cardio-Thoracic Surg，2010，37：893-896．

[6] Graf K，Ott E，Vonberg RP，Kuehn C，Schilling T，Haverich A，Chaberny IF．Surgical site infections-economic consequences for the health care system [Review]．Langenbecks Archs Surg，2011，396（4）：453-459．

[7] 贾会学，侯铁英，李卫光，等．中国 68 所综合医院医院感染的经济损失研究．中国感染控制杂志，2016，15（9）：637-641．

[8] 周宏，张卫红，郑伟，等．手术部位感染致直接经济损失 1:1 病例对照研究．中国感染控制杂志，2016，15（3）：183-185．

[9] 向前，凌玲．腹部手术切口医院感染的卫生经济学评价．南方医科大学学报，2010，30（7）：1765-1766．

二、工作案例

案例　神经外科手术切口感染目标性监测案例分析

（一）前言

切口感染是外科手术的重要并发症之一。从伟大的国际共产主义战士白求恩同志伤口感染无药救治，到目前备受国际关注"无药可治"的产 NDM-1 金属酶泛耐药肠杆菌科细菌的发现，不断给感染控制提出更高的要求。手术切口感染在医院感染中排第三位，仅次于呼吸道和泌尿道感染 [1]。根据手术部位不同，发病率差异较大，其中腹部脏器手术和神经外科手术切口感染发病率较高。神经外科手术根据部位分为颅脑手术、脊柱手术和周围神经手术，其中颅脑手术切口感染发病率相对较高[2]。文献报道开颅手术后手术部位感染的发生率为 0.5% ～ 11%[5-7]。神经外科手术切口感染与围手术期死亡率直接相关，对患者预后影响较大[8]。神经外科手术急危重症较多，持续时间长，损伤程度重，血脑屏障受到破坏，一旦发生感染，就会引起严重后果。近年来，颅脑手术后医院感染已成为神经外科十分突出的医疗质量和安全问题。所以，对神经外科进行医院感染目标性监测和措施干预，探讨降低神经外科手术切口感染的方法是十分必要的。

（二）工作方法

1. 工作基础

（1）调查单位神经外科患者较多，有专科 ICU 和微生物实验室。

（2）医院有 HIS 系统、LIS 系统和医院感染监测管理系统支持。

（3）医院感染管理科专职人员经过培训，并有一定的管理经验，能顺利开展工作。

2. 面临的困难与挑战

（1）面临的形势：2008 年调查神经外科 511 例手术患者，结果显示，手术切口总感染率为 1.76%；不同级别手术切口感染率分别为：Ⅰ类是 1.41%、Ⅱ类是 3.77%、Ⅲ类是 3.23%；手术患者中枢神经感染率为 2.90%。尽管该调查结果与文献报道基本一致，在监测过程存在发现不能排除聚集性发生的可能，医院感染隐患较大。手术切口感染一直是医院感染监测的重点之一。如何有效预测并实施早期干预减少手术切口感染发生，一直是医院感染管控的重要内容。患者一旦罹患手术切口感染，将延长住院时间，增加住院费用，导致患者预后不良甚至死亡[9]。与此同时，对医疗系统也造成了严重的负担，消耗了大量的医疗资源[10]。因此，对神经外科手术切口感染进行目标性监测是很有必要的。

（2）面临的困难及神经外科手术切口感染原因分析：通过院感科召开神经外科切口感染原因分析会议，并结合查阅相关文献，共总结风险因素 99 个，并将其分为五类，即人员因素、机械因素、材料因素、方法因素和环境因素。通过单因素分析共筛选出 19 个与神经外科切口感染密切相关的因素，包括患者手术时间长、术前备皮不规范、换药操作不规范、预防应用抗菌药物不合理、手术贴膜未使用、消毒剂更换无记录、手术衣更换不及时、无菌意识淡薄、床护比例小、手术人员多、患者多有意识障碍、无隔离间、床单元面积小、重症监护室无层流设备、床单元消毒不及时、隔离标识不明显、手卫生设施不齐全、患者引流管多，电刀、电钻灭菌不规范等，详见图 1-2-1。

3. 推进方法与措施

（1）Plan（计划）（1 月）

1）向医院感染委员会及医院主要领导，汇报 2008 年神经外科手术切口感染的调查结果。

2）制订 2009 年神经外科手术目标性监测方案，培训相关人员。见附件。

3）开展"手卫生"宣传周、住院医师换药技能考核、医院感染岗位技能竞赛、知识竞答等不同形式的培训。

4）规范电刀、电钻的灭菌方法和术前备皮方法。

电钻头等耐热、耐潮物品应用高压蒸汽灭菌法，采用下排气式高压蒸汽灭菌器，压力为 102.97 ～ 137.30kPa，温度为 121 ～ 126℃，15 ～ 30min 即能彻底杀灭细菌及芽孢。对导线等不耐高温高湿的物品采用环氧乙烷低温灭菌或过氧化氢等离子体灭菌法。

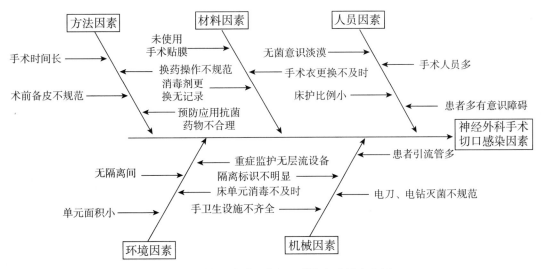

图 1-2-1　神经外科手术切口感染危险因素分析

正确准备手术部位皮肤，彻底清除手术切口部位和周围皮肤的污染。术前备皮应当在手术当日入手术室前进行，确需去除手术部位毛发时，应当使用不损伤皮肤的方法，避免使用刀片刮除毛发。

5）制订《神经外科 I 类手术切口预防性应用抗菌药物方案》。

尽量减少 I 类手术切口预防性应用抗菌药物的应用。颅骨骨瘤切除术、颈动脉内膜切除术等手术不允许应用预防性应用抗菌药物。如确实需预防用抗菌药物时，应于病程记录中明确记录应用的理由及应用的剂量、种类等。规定应用时机为手术患者皮肤切开前 30 分钟或麻醉诱导期给予。应用合理种类和合理剂量的抗菌药物，神经外科手术建议应用头孢曲松、头孢呋辛或头孢拉定静脉滴注。如手术时间超过 3 个小时或术中失血超过 1500ml，给予追加应用一次。减少了不合理应用和超剂量超范围应用。

6）改进专科 ICU 的布局流程，配备手卫生设施。（1 月 20 日—1 月 30 日）

（2）Do（实施）：（2 月—6 月）

1）召开医院感染管理委员会会议，汇报 2008 年神经外科手术切口感染调查结果，针对存在的问题提出干预措施，得到全体委员的支持。

2）按照神经外科手术目标监测方案，首先对专职人员和兼职医生和兼职护士进行培训，每周一、三、五确保有一位医院感染专职人员随同查房，对监测对象从 ICU 追踪到病房，及时发现医院感染并督促上报，分析发生的原因，对存在的问题提出整改措施。

3）改变以往课堂培训的单一培训模式，先后通过开展"手卫生"宣传周、住院医师换药技能考核、医院感染岗位技能竞赛、知识竞答等不同形式的培训方式，表彰先进，激励全体医护人员的学习兴趣，改变了意识，规范了无菌技术操作，使手卫生依从性明显提高。

4）购置环氧乙烷灭菌柜，对电刀、电刀柄及电钻等器械进行环氧乙烷灭菌，保障灭菌效果。

5）严格做到手术当天备皮，用电动备皮剪备皮。

6）组织召开"药事管理与药物治疗委员会"会议，根据原卫生部《抗菌药物临床应用指导原则》结合实际，制订《神经外科Ⅰ类手术切口预防性应用抗菌药物方案》。

7）以医院新建病房楼为契机，根据原卫生部《重症医学科建设与管理指南（试行）》的要求，规范专科 ICU 的布局流程，专设隔离间，配备齐全的手卫生设施和手消毒设施，床护比例大于 1∶2.5，每个床单元面积均大于 15m²，确保围手术期患者的安全。

（3）Check（检查）：（7月—9月）

1）普通病房手卫生依从性为 53.67%。专科 ICU 的手卫生依从性为 89.69%。

2）引流护理措施不统一。

（4）Action（处理）：（10月—12月）

继续加大手卫生依从性的监督检查，制订神经外科引流护理的标准化操作规程，确保神经外科手术切口感染率持续降低。

（三）工作推进的效果

1．2009 年共监测 699 例神经外科手术，手术切口总感染率为 0.14%，Ⅰ类、Ⅱ类、Ⅲ类手术切口的感染率分别是 0.15%、0、3.70%。经统计学分析，Ⅰ类切口感染率 2009 年明显低于 2008 年（$\chi^2=4.45$，$P=0.02$），手术切口总感染率也明显低于 2008 年（$\chi^2=3.11$，$P=0.01$）。Ⅱ、Ⅲ类手术切口由于手术切口感染病例较少，无统计学意义，具体详见表 1-2-4。

表 1-2-4   不同类别手术切口感染率比较

年份	Ⅰ类手术切口感染率	Ⅱ类手术切口感染率	Ⅲ类手术切口感染率	手术切口总感染率
2008 年（n=511）	1.41%	3.73%	3.23%	1.76%
2009 年（n=699）	0.15%	0	3.70%	0.14%
χ^2	4.45	-	-	3.11
P	0.02	-	-	0.01

2．2009 年有 7 例患者术后发生中枢神经系统感染，其感染率为 1.00%，明显低于 2008 年的 2.94%（$\chi^2=5.15$，$P=0.03$）。

（四）述评

通过医院感染目标性监测，有效降低了感染率，提高了医疗质量，保障了医疗安全。本案成功的原因在于监测过程中，利用 PDCA 管理模式，认真分析手术切口感染原因，制订工作计划，认真落实，持续改进。尤其是在改变医护人员意识方面，利用不同形式加强对医护人员进行医院感染控制知识的培训，加强了与临床科室的沟通和联系。用 2008 年调查数据和洗手前后的细菌培养的事实说服医护人员，消除临床医护人员的抵触情绪，提高对医院感染工作的认识。建设规范的专科 ICU，设置了隔离间，加强了对多重耐药菌感染患者的隔离，有效控制了多重耐药菌的交叉感染。同时变"管理"为"服务"，主动为临床提出建议并能取得良好效果。在 2008 年调查期间，怀疑有聚集性医院感染发生时，经认真查找和分析原因，认为有可能是"电刀柄"灭菌不彻底引起。经过用环氧乙烷对该器械灭菌，医院感染得到有效控制，也赢得了医护人员的信任和支持，有效地促进了各项医院感染控制措施的落实，保障了医疗安全。

医院感染管理工作的发展需要循证医学的支持，目前，困惑临床医生的就是无菌操作与抗菌药物应用的关系。所以，神经外科手术切口与预防性应用抗菌药物的关系还有待于进一步研究。医院感染管理工作如同一根链条，每一个链环都是由不同的重点环节组成，任何一个环节出现问题，都会导致这根链条的断裂，其结果就是发生医院感染。我们要抓住关键点，抓住每一个环节，将医院感染控制贯穿在整个医疗护理工作中，努力实现"零感染"的工作目标。

（范书山　山东省聊城市人民医院　李卫光　山东省立医院）

参考文献

[1] McGarry SA，Engemann JJ，Schmader K，et al．Surgical-site infection due to Staphylococcus aureus among elderly patients：mortality，duration of hospitalization，and cost．Infect Control Hosp Epidemiol，2004，25：461-467．

[2] Bagnall NM，Vig S，Trivedi P．Surgical-site infection.Surgery，2009，27：426-430

[3] Saramma PP，Krishnakumar K，Sarma PS.Alcohol-based hand rub and surgical site infection after elective neurosur-gery：an intervention．Neurol India，2011，59（1）：12-17．

[4] Geubbels EL，Nagelkerke NJ，Mintjes-De Groot AJ，et al.Reduced risk of surgical site infections through surveillance in a network．Int J Qual Health Care，2006，18（2）：127-133．

[5] Llanos Méndez A，Díaz Molina C，Fernaandez-Crehuet Nava-jas R.Surgical site infection in a tertiary hospital. A prospective surveillance study（2001-2004）．Cir Esp，2010，88（5）：319-327．

[6] Kshettry VR，Hardy S，Weil RJ，et al.Immediate titanium cranioplasty after debridement and craniectomy for post-craniotomy surgical site infection.Neurosurgery，2012，70（1Suppl Operative）：8-14．

[7] Buang SS，Haspani MS.Risk factors for neurosurgical site infections after a neurosurgical procedure：a prospective observational study at Hospital Kuala Lumpur．Med J Malaysia，2012，67（4）：393-398．

[8] Petrosill ON，Drapeau CM，Nicastri E，et al.Surgical site infections in Italian hospitals：a prospective multicenter study．BMC Infect Dis，2008，8（34）：1-9．

[9] Yasunaga H，Ide H，Imamura T，et al.Accuracy of economic studies on surgical site infection．Journal of Hospital Infection，2007，65：102-107

[10] 洪锦兰，郝元涛．手术部位感染相关因素研究进展．中华医院感染学杂志，2010，20（5）：748-750．

附　件

神经外科手术切口感染目标性监测方案（试行）

一、目的

了解手术患者的切口感染率、危险因素，及时发现问题，以便及时采取措施，达到有效控制感染的目的。

二、监测方法和内容

术后第一天开始每天按照调查附件表 1 进行登记，月末进行汇总分析。主要登记调查科室手术患者的一般情况（如姓名、性别、年龄等）危险因素（如手术种类、手术时间、麻醉方式、切口类型、手术医生等），并详细记录手术切口的变化情况（如分泌物的性状、颜色和量等）。患者出院后电话随访观察一个月。

监测周期为 3 个月，自 2009 年 9 月 1 日开始至 2009 年 12 月 1 日。调查结束后将调查原始资料上报山东省医院感染监控办公室。

附表 1　手术切口目标性监测调查表

医院名称：＿＿＿＿＿＿＿　　　　医院代码：＿＿＿＿＿＿

患者姓名：＿＿＿＿＿＿　　　　　性别：男　　　女

年龄：＿＿（岁 月 天）　　　住院号：＿＿＿＿＿

入院日期：＿＿＿＿＿＿＿　　　手术名称：＿＿＿＿＿＿＿

手术类型：急症　　择期　　　　手术日期：＿＿＿＿＿＿＿

手术持续时间：＿＿＿＿＿＿分　　手术切口：＿＿＿＿＿＿＿

手术医生：＿＿＿＿＿＿　　手术医生职称：正高　　副高　　中级　　初级

切口类型：清洁切口　　　清洁 - 污染切口　　　污染切口

麻醉方式：全麻　　　局麻

危险因素评分（ASA 评分）：0 分　　1 分　　2 分　　　3 分　　4 分　　5 分

失血：＿＿ml　　　　　输血：＿＿ml

术前外周 WBC 计数：＿＿＿＿＿＿

手术前使用抗菌药物：是　否

手术前抗菌药物使用情况：一联　　二联　　　三联及以上

抗菌药物名称：＿＿＿＿＿剂量：＿＿＿＿　途径：＿＿＿＿时间：＿＿天

抗菌药物名称：＿＿＿＿＿剂量：＿＿＿＿　途径：＿＿＿＿时间：＿＿天

围手术期使用抗菌药物：是　否

围手术期抗菌药物使用情况：一联　　　二联　　　三联及以上

抗菌药物名称：＿＿＿＿＿＿剂量：＿＿＿＿　途径：＿＿＿＿时间：＿＿天

抗菌药物名称：＿＿＿＿＿＿剂量：＿＿＿＿　途径：＿＿＿＿时间：＿＿天

手术切口感染：是　否　　若是：表浅切口　深部切口　器官腔隙

手术部位出现：红　肿　热　疼

手术切口渗出物：脓性　血性　脂肪液化　其他

外科引流：是　否　　　瘘管：是　否

脓液病原微生物名称：＿＿＿＿＿＿＿＿＿＿＿＿。

手术后使用抗菌药物：是　否

术后抗菌药物使用情况：一联　　二联　　　三联及以上

抗菌药物名称：＿＿＿＿＿＿剂量：＿＿＿＿　时间＿＿＿天

抗菌药物名称：_____ 剂量：_____　　　时间_____天

抗菌药物名称：_____ 剂量：_____　　　时间_____天

抗菌药物名称：_____ 剂量：_____　　　时间_____天

出院后随访感染情况：有　　无

若感染，部位名称：表浅切口　　　深部切口　　　器官腔隙

三、资料分析

（一）感染率

即指定时间内每 100 例某种手术患者手术切口感染（SSI）例数。

$$感染率（\%）= \frac{指定时间内某种手术患者的 SSI 数}{指定时间内某种手术患者数} \times 100\%$$

（二）计算感染危险因素指数

对于外科术后患者，选择具有普遍意义的危险因素即手术时间、切口污染程度、麻醉方式和是否为急症手术来计算感染危险因素指数，详见附表 2。

附表 2　危险因素（ASA 评分）的评分标准

危险因素	手术时间（h）		切口清洁度		麻醉方式		急诊手术	
	≤ 2	> 2	清洁	非清洁	全麻	非全麻	是	否
评分标准	0	1	0	1	1	0	1	0

（三）计算不同危险指数手术部位感染率

$$感染率（\%）= \frac{指定手术一定危险指数患者的 SSI 数}{指定手术一定危险指数患者的手术数} \times 100\%$$

（四）计算平均危险因素指数等级（ARIC）

危险因素指数等级不同，则不能直接比较感染率的高低，需对手术患者的危险因素指数等级进行调整。

$$平均危险因素指数 = \frac{\sum（危险指数等级 \times 手术例数）}{手术例数总和}$$

（五）外科手术医师感染专率

$$外科手术医师感染专率（\%）= \frac{某医师在该时期手术后病例的感染病例数}{某医师在某时期进行的手术病例数} \times 100\%$$

（六）不同危险指数等级的外科医生感染专率

$$某医师不同危险指数感染专率（\%）= \frac{某医师不同危险指数等级患者手术的感染例数}{某医师对不同危险指数等级患者手术例数} \times 100\%$$

（七）医师调整感染专率

$$医师调整感染专率（\%）= \frac{某医师的感染专率}{某医师的平均危险指数等级} \times 100\%$$

四、资料反馈

每月对监测资料进行汇总，分析感染发生的可能因素以及感染率的变动趋势，同时将监测结果反馈给临床科室，但外科手术医师感染专率或手术部位感染专率不宜公布，可通知有关人员，如科主任再由科主任分别向各医生通报其本人的感染专率。

第三节　呼吸机相关性肺炎的监测

一、综述

（一）呼吸机相关性肺炎监测概述

1. 基本概念

呼吸机相关性肺炎（ventilator-associated pneumonia，VAP）是指患者建立人工气道（气管插管或切开）并接受机械通气时所发生的肺炎，包括发生肺炎48小时内曾经使用人工气道进行机械通气者[1]。关于呼吸机相关性肺炎的定义，目前国内外部分学者倾向于称其为"机械通气相关性肺炎"，因为VAP的发生与呼吸机本身并无直接关系，而是与实施机械通气时建立人工气道或长期留置有关，是整个机械通气过程综合导致的疾病，而并非局限于呼吸机本身。

2．国内外 VAP 监测现状

目前，美国已有 50 个州共计 2100 所医院加入了监测系统，并有 20 个州使用国家医疗安全网（national healthcare safety network，NHSN）公开医院感染数据，通过 NHSN 系统的监测，使美国医院的医院感染率有明显下降，其中 VAP 下降 38% ~ 55%。

我国目前大多数二级以上医院均开展了包括 VAP 在内的目标性监测，但是至今还没有系统的、准确的 VAP 全国性监测数据的颁布，仅有部分医院的资料性回顾总结。

根据文献报道，VAP 发病率在不同的研究中差异较大[2]。2008 年 Arabi 等系统分析了发展中国家成年人 VAP 发生情况，VAP 发病率范围为 10 例 ~ 41.7 例 / 千机械通气日，病死率高达 16% ~ 94%[3]；2010 年 NHSN 监测美国各类医疗机构重症监护病房（intensive care unit，ICU）的 VAP 发病率为 0 例 ~ 5.8 例 / 千机械通气日；2011 年刘京涛、宋海晶对我国 33 家三级甲等医院 ICU 的调查结果显示，VAP 平均发病率为 50.36 例 / 千机械通气日[4]；在全球范围内的 VAP 发病率为 1.60 例 ~ 52.70 例 / 千机械通气日，病死率为 14% ~ 50%[5]。

集束化防控方案有利于 VAP 的预防。机械通气患者预防 VAP 的集束化方案最早由美国健康促进研究所（Institute for Healthcare Improvement，IHI）提出，主要包括抬高床头、每日唤醒和评估能否脱机拔管、预防应激性溃疡和预防深静脉血栓。近年来许多新的措施被加入到集束化方案中，包括口腔护理、清除呼吸机管路的冷凝水、手卫生、戴手套、翻身等。2008 年一项荟萃分析纳入了 4 项研究，结果显示预防 VAP 的集束化方案使 VAP 发病率从（2.7 例 ~ 13.3 例）/ 千机械通气日降至（0.0 例 ~ 9.3 例）/ 千机械通气日，推荐在遵循循证医学原则的基础上，可根据本单位具体情况和条件，制订适合自己有效、安全并易于实施的集束化方案[6]。

（二）呼吸机相关性肺炎监测情况

1．VAP 监测的发展史

美国自 1970 年，建立全国医院感染监测系统（nosocomial infection surveillance system，NNIS），包括全面监测、ICU 感染监测、手术部位感染监测、高危护理单元监测，2006 年改为 NHSN，由全面监测转为全部目标性监测，主要包括器械相关感染监测模块（呼吸机相关性肺炎、插管相关性血流感染、透析相关感染），药物相关感染监测模块（抗菌药物使用及耐药菌），操作相关感染监测模块（手术部位感染、手术后肺炎）。

我国的医院感染监测工作起步较晚，但发展较快，1986 年组建全国的监测体系，1989 年成立全国医院感染监控管理培训基地，2000 年左右部分医院开始向目标性监测过渡，2009 年国家原卫生部发布的《医院感染监测规范》要求，已经开展 2 年以上全院综合性监测的医院应开展目标性监测，目标性监测持续时间应连续 6 个月以上，目前我国大多数二级以上医院均开展了包括 VAP 在内的目标性监测。

2．VAP 监测的现状与存在的问题

目前我国大多数二级以上医院均开展了包括 VAP 在内的目标性监测，但是通过检查督导和综合分析，目前我国已经全面开展的 VAP 监测存在以下几个问题：一是系统性研究不足，还没有得到大样本的、权威的 VAP 监测数据，这严重制约着风险评估的真实性和预防策略的有效性；二是医院获得性感染监测定义缺乏科学性和可操作性，特别是 2001 版的《医院感染诊断标准（试行）》中医院获得性肺炎的诊断标准与美国疾控中心／国家医疗安全网（centers for disease control/ national healthcare safety network，CDC/NHSN）2008 年更新发布的《急症诊疗机构医院感染监测定义和特定感染类型的标准》具有较大的差距，急需完善和修订；三是目前我国执行的规范和指南中没有明确提出干预组合措施，各医院 VAP 的防控没有取到很好的效果。

3．VAP 监测的进展与发展趋势

目前，美国 NHSN 在监测方法中已经由过去的单纯发病率监测扩展到发病率监测和依从性监测两大类。依从性监测可以在使用呼吸机的诊疗场所进行，监测对象一般包括如下三种情况：①在开展 VAP 监测的场所同时进行；②在未开展 VAP 监测的场所单独进行；③在不能开展 VAP 监测的场所单独进行，如手术室、急诊科。依从性监测的时间主要根据监测目的、呼吸机使用人数等决定，可以是一个月、一个季度、半年、一年以及其他时间段。监测方法主要是根据监测项目制订"VAP 预防实践依从性监测表"，由医院感染管理专职人员或经过培训的医务人员在患者使用呼吸机期间观察和记录。通常主要是监测分析以下两个依从率：

（1）单个实践项目依从率

$$单个实践项目依从率（\%）= \frac{使用呼吸机的患者中某实践项目依从性人数}{使用呼吸机的患者人数} \times 100\%$$

（2）干预组合依从率

$$干预组合依从率（\%）= \frac{使用呼吸机的患者中干扰组合的依从人数}{使用呼吸机的患者人数} \times 100\%$$

通过评价监测科室单个实践项目和干预组合的依从性，必要地结合 VAP 发病率进行综合分析，及时向监测科室反馈并采取针对性措施。

在未来的发展中，各国的研究可能会集中到一些存在争议的 VAP 的预防措施中，如主动加湿器与被动加湿器的使用、选择性消化道脱污染、旋转疗法、血糖控制、密闭式吸痰、肠内营养、覆银导管的使用、常规更换呼吸机管路、全身预防性使用抗菌药物等方面。随着研究的不断深入，这些措施在预防 VAP 有效性方面会有一个更加明确的判断和评价，对 VAP 监测的整体推动具有重要的现实意义。

近年来，美国 CDC 推荐了一种简单客观的监测定义——呼吸机相关并发症（ventilator-associated complications，VAC），特意拓宽监测焦点，试图从常规监测肺炎转向监测机械通气的结局和并发症。与 VAP 相比，VAC 简单、客观、与不良结局相关性更一致。然而，有研究显示 VAP 和感染相关 VAC（infection-related ventilator-associated complications，IVACs）重合率低于 30%。

（三）总结

随着近年来我国重症医学的迅速发展，重症患者的临床救治水平取得了显著的进步，越来越多的重症患者经过重症医学科的救治后预后得以改善，其中大多数患者都需要接受机械通气治疗。机械通气在保证机体氧代谢，救治不同原因所致的呼吸衰竭中起到至关重要的作用，并可为原发病的治疗提供时间。而其所引起的相关并发症也越来越受到人们的关注和重视。其中，VAP 是最常见的并发症之一。因此，医院应建立科学有效的 VAP 监测系统，监测不但是预防 VAP 的基础和方式，也是评价预防措施实施过程和效果的手段，目前国内外采取的 VAP 预防措施，主要包括以循证临床实践指南为指导的预防措施和以装置技术改进为基础的预防措施等两个方面。VAP 的诊断一直是 VAP 监测的瓶颈问题，长期以来缺乏统一的标准，中华医学会重症医学分会组织编写的《呼吸机相关性肺炎诊断、预防和治疗指南》(2013) 参照国内外的诊断标准，并结合我国的临床实践，提出主要以临床诊断和微生物学诊断作为 VAP 的诊断标准。临床诊断强调在胸部 X 线影像出现新发的或进展性的浸润影基础上，出现发热、白细胞升高、脓性分泌物等感染征象时需考虑 VAP [7]。

近十年来，美国、英国、加拿大等国家相继出台了 VAP 相关的诊疗指南 [8,9,10,11]，VAP 防治取得了长足进步，发病率不断下降，在美国甚至有呼声将 VAP 纳入政府医疗保险机构拒绝支付目录，而我国 VAP 的高发病率和高死亡率形势仍旧严峻，如何遏制 VAP 已成为临床医学领域亟待解决的重大课题。我们建议大力推动区域性的 VAP 监控机制的建立，它是大数据背景下医学发展的迫切需求，不仅便于流行病学的统计分析，更重要的是能够将通过落实集束化防控措施带来的变化及时反馈给临床一线医务工作者，有效地促进临床指南到临床实践的转变。

（曹晋桂　中国人民解放军空军总医院　蒋伟　中国人民解放军总医院第一附属医院
吴镝　中国人民解放军空军总医院）

参考文献

[1] Miller PR，Johnson JC 3rd，Karchmer T，et al．National nosocomial infection surveillance system：from benchmark to bedside in trauma patients．J Trauma，2006，60（1）：98-103．

[2] Bauer TT，Ferrer R，Angrill J，et al．Ventilator-associated pneumonia：incidence，risk factors，and microbiology．Semin Respir Infect，2000，15（4）：272-279．

[3] Arabi Y，Al-Shirawi N，Memish Z，et al．Ventilator-associated pneumonia in adults in developing countries：a systematic review．International Journal of Infectious Diseases，2008，12（5）：505-512

[4] 刘京涛，宋海晶，王宇，等．影响机械通气患者床头抬高角度不足的因素（中国 ICU 多中心调查）．中国急救医学，2011，31（2）：114-119．

[5] 黎毅敏．呼吸机相关性肺炎：从指南到实践．中华医学杂志，2014，94（5）：321-323．

[6] O'Keefe-McCarthy S，Santiago C，Lau G．Ventilator-associated pneumonia bundled strategies：an evidence-based practice．Worldviews Evid Based Nurs，2008，5（4）：193-204．

[7] 中华医学会重症医学分会．呼吸机相关性肺炎诊断、预防和治疗指南（2013）．中华内科杂志，2013，52（6）：524-543．

[8] Muscedere J，Dodek P，Keenan S，et al．Comprehensive evidence-based clinical practice guidelines for ventilator-associated pneumonia：prevention．J Crit Care，2008，23（1）：126-137．

[9] Muscedere J，Dodek P，Keenan S，et al．Comprehensive evidence-based clinical practice guidelines for ventilator-associated pneumonia：diagnosis and treatment．J Crit Care，2008，23（1）：138-147．

[10] Masterton RG, Galloway A, French G, et al. Guidelines for the management of hospital-acquired pneumonia in the UK: report of the working party on hospital-acquired pneumonia of the British Society for Antimicrobial Chemotherapy. J Antimicrob Chemother, 2008, 62 (1): 5-34.

[11] Tablan OC, Anderson LJ, Besser R, et al. Guidelines for preventing health-care-associated pneumonia, 2003: recommendations of CDC and the Healthcare Infection Control Practices Advisory Committee. MMWR Recomm Rep, 2004, 53 (RR-3): 1-36.

二、工作案例

案例一　重症监护病房中呼吸机相关性肺炎监测工作的推进

（一）前言

在美国等发达国家，医院感染的监测特别是针对高危病区如重症监护病房（intensive care unit，ICU），高危环节如呼吸机相关性肺炎（ventilator-associated pneumonia，VAP）的监测已经成为医院感染控制和质量保证不可或缺的重要组成部分。因为监测能够对预防医院感染提供有效依据。ICU 是集中危重症患者的治疗单位，使用机械通气（mechanical ventilation，MV）的患者明显多于普通科室，而 VAP 是机械通气患者最常见的感染类型。大量文献证实，VAP 的发生与气管插管、机械通气的时间成正比。有研究表明，呼吸机通气每增加 1 天，发生肺炎的危险性增加 1% ~ 3%[1]。而基于 VAP 监测基础的针对性干预措施可以有效降低 VAP 的发生率，卢阳珍等报道经过综合干预策略后 VAP 的发生率由 25.7‰降到了 13.97‰[2]。西安交通大学附属第二医院 ICU 为新成立科室（2009 年开诊），工作人员 ICU 业务经验不足，且呼吸机的使用率逐渐增加，2010 年 9 月—2014 年呼吸机的使用率最高时达到 57.47%，干预初期 VAP 的发生率达到 18.82‰。为了解各项 VAP 相关感染防控措施的落实情况，推进各项防控措施的实施，从而降低 VAP 的发生率，2011—2014 年，西安交通大学附属第二医院院感科选择 ICU 开展了连续四年的 VAP 的目标性监测及干预工作，取得了良好的效果。

（二）工作方法

1. 工作基础

（1）ICU 病室床位数为 15 张，共有呼吸机 17 台，其中无创呼吸机 3 台，气管插管型号配备齐全，病室其他硬件如支气管镜等设施齐全，能够满足临床治疗的需求。

（2）医护人员数量与床位比例达标。ICU 医院感染小组组长为科主任，小组人员职责明确，医院感染防控意识较强，另外，相关科室配备了医院感染控制专职人员 1 名、临床药师 1 名等，人力上可以满足此项工作的需求。

（3）监测初期，科室正在申请省级的 ICU 科护士培训基地，作为培训基地更需要规范化的操作和标准化的流程，因而科室人员在 VAP 防控措施推进方面给予了积极的配合，同时也借助培训基地平台将好的经验推广出去。2012 年至今共举办 5 期 ICU 专科护士培训班，为全省培养 ICU 专科护士 300 余名，是目前省内唯一的一家 ICU 护士的培训认证机构。

2. 面临的困难与挑战

（1）呼吸机品牌有五个，每个品牌的清洁、消毒缺乏标准操作流程；外管路及附件如湿化瓶、接头等没有全部交由消毒供应中心处理。

（2）缺乏呼吸机拔管评估表。

（3）ICU床位使用率为100%，且为综合ICU，感染患者、非感染患者、保护性隔离患者混住。单间病室仅有四间，多重耐药菌感染病例占感染患者比例较大，交叉感染风险较大。

（4）医护人员ICU工作经验不足，呼吸机相关性肺炎防控知识掌握不够。

（5）临床工作中许多操作缺乏循证医学证据，如吸痰冲管液的使用时间及容器的选择、使用中呼吸机外管路的更换时间等。

3．推进方法与措施

（1）前期调研与培训

1）成立VAP防控质量改进小组。组长为ICU主任及医院感染管理科主任，成员包括医院感染专职人员1名，ICU护士长、感控护士、感控医生各一名。召开改进小组工作会议，明确人员职责，审核监测方案。项目实施过程中至少每年召开工作会议1次，遇到问题随时开会解决，评价实施的效果等。

2）培训：对全科人员进行讲座培训，内容包括：呼吸机相关性肺炎的诊断、医院内肺炎预防与控制SOP、呼吸机清洁、消毒标准操作规程（standard operating procedure，SOP）、呼吸道标本的采集方法等。

3）监测的原则：工作人员按照常规的诊疗、护理规范，给予患者正常的治疗、护理。不能因为监测的需要而改变诊疗护理常规。

4）纳入患者标准：所有入住ICU的患者，住院时间超过24小时，且通过气管切开或气管插管连续支持或控制呼吸超过48小时者，同时追踪转出ICU 48小时之内的患者，均应评估是否发生VAP。

5）监测方法、时间及内容：采用前瞻性目标性监测方法，感控护士3次/周，分早、中、晚不同时段进入各ICU，前瞻性收集各种数据，了解各项措施的执行情况，填写"呼吸机相关性肺炎医院感染防控措施干预表""手卫生依从性监测表""ICU患者日志"等量表并根据患者情况判定患者是否存在VAP感染及有无暴发趋势。监测时间：基线调查阶段2010年9月—12月；干预阶段为2011年1月开始，截止到2014年12月底。

6）数据分析、反馈：每月由感控小组人员对数据进行整理、分析，形成书面反馈资料；利用晨交班向ICU人员反馈，使一线医务人员及时了解VAP的发生率、相关危险因素及防控措施的落实情况；针对危险因素和薄弱环节，制订、完善预防控制措施，督导实施，实时监测实施效果，必要时进入PDCA循环。

（2）推进该项工作的具体方法与措施

1）将科室的所有的呼吸机进行登记备案，根据每个品牌呼吸机的清洁、消毒方法，制订与其相应的呼吸机清洁、消毒的SOP，并向全院使用科室发放及培训。呼吸机外管路及附件的清洁、消毒必须交消毒供应中心统一处理。严禁复用一次性呼吸机管路，并制订相应的处罚措施。

2）床头应抬高30°～45°措施的落实。"无禁忌证，患者床头应抬高，以30°～45°为宜"为确保此项措施的落实，在塔吊立柱上张贴蓝色标志线，当床头与第一条标志线平齐时为床头抬高45°，与第二条标志线平齐时为30°。这一举措方便易行，确保了床头抬高的准确度及执行率。

3) 修改"口腔护理操作流程"。变口腔擦洗为口腔冲洗，此方法可显著降低 VAP 的发生率 [3]。完善"口腔护理操作流程"，增加了以下步骤：①增加吸痰前调节呼吸机至吸痰模式；②增加呼吸机管路与呼吸机断离后采用 PE（polyethylene，PE）手套保护管路前端，从而减少床单位的污染；③口腔护理前检查气囊充气情况，避免误吸；④强化口腔护理前后的手卫生；⑤增加口腔护理前后声门下吸引操作。

4) 声门下吸引气管导管应用推广。声门下分泌物及胃内容物误吸已成为引起 VAP 发生的重要因素。一旦气囊压力不足，分泌物（特别是在口腔护理后）即从气囊边沿进入下呼吸道造成感染，采用声门下吸引，VAP 的发生率明显低于不采用者 [4]。干预前西安交通大学附属第二医院的监测结果显示带声门下吸引气管导管使用率仅为 9.1%，与临床医护人员积极沟通并进行"带声门下吸引气管导管应用推广"的专项培训，使医护人员了解声门下分泌物吸引对预防 VAP 的重要性及操作流程，从而提高了带声门下吸引气管导管的使用率。

5) 采用循证医学证据指导临床操作。①通过对 29 例患者使用的冲管盐水采集的 346 个样本的结果分析，确定吸痰预冲液使用开启铝盖后的瓶装生理盐水是安全的，且 24 小时更换一次是合理的；但对于吸痰后冲管用的生理盐水最好采用灭菌后的广口容器，每次使用前倾倒足量的冲管液且容器 24 小时更换较为适宜。②运用 ATP 检测技术对吸痰前后手污染情况，及呼吸机患者的床单位进行现场检测与反馈，提高手卫生依从性 [5]，同时为更换床单位被服时机提供依据。

6) 设计并完善"呼吸机撤机指征评估表"，主管医生每日停用镇静剂，评估是否撤机和拔管并记录评定结果，减少不必要的插管，尽量缩短置管天数。

（三）工作推进的效果

1. 干预前后各项防控措施的执行情况比对见图 1-3-1。

2. VAP 发生的防控效果

经过近四年的监测，尽管 ICU 患者呼吸机使用率持续上升，但 ICU 患者 VAP 的发生率有明显的下降，充分说明 VAP 监测及综合防控在降低 VAP 的发生中具有显著作用，具体见图 1-3-2。

（四）述评

1. 经验体会

（1）推进工作的成功之处及成功的关键点（环节）：①资料的收集，通过床边查看患者，查阅病例记录、检验报告、监测护理记录单、体温单等，及时向医生、护士了解患者情况。当患者出现可疑 VAP 时，督促床位医师及时正确地留取标本，送细菌室进行微生物培养，为及早诊断提供依据；②及时向临床反馈其工作中的问题，除每月的大反馈外，抓住晨交班及大查房时机，随时反馈工作中的问题，商讨改进措施；③借助 ATP 检测仪及荧光检测笔，对医务人员手、冲管液、床单位环境及呼吸机表面、管路等进行随时抽样检测，完成一对一的反馈及"零距离"培训，强化工作人员的防控意识，提高措施的执行力。④专职人员长时间工作在临床一线，拉近与临床医护人员的距离，面对面沟通，共同解决工作中的难题；同时专职人员也为院感科、护理部、微生物室、药剂科等多科联动架起了桥梁。

（2）推进工作的不足之处及需进一步完善的方面：①"呼吸机相关性肺炎医院感染防

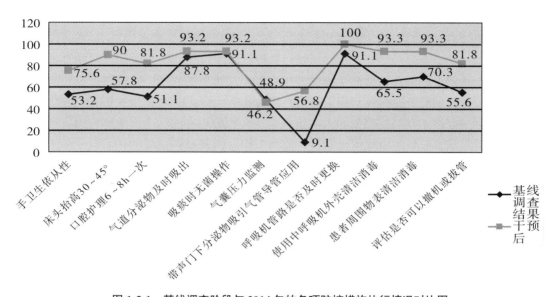

图 1-3-1 基线调查阶段与 2014 年的各项防控措施执行情况对比图

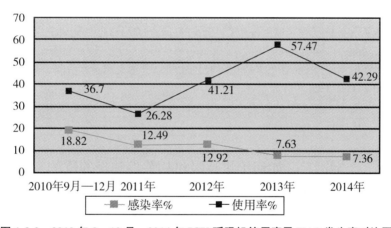

图 1-3-2 2010 年 9—12 月—2014 年 ICU 呼吸机使用率及 VAP 发生率对比图

控措施干预表"的内容设计不够完善，需增加口腔护理的内容、吸痰过程中的无菌操作情况等内容（考虑到专职人员在 ICU 工作时间有限，不能亲自观察到这些操作，因此未涵盖）。②VAP 诊断方面，因为 ICU 患者大部分年龄偏大、基础疾病复杂、侵入性操作较多，一旦患者出现感染加重很难判断是否是出现了新的院内 VAP 感染，因此，存在漏诊病例。需加强同临床医生、微生物专家沟通分析，避免感染病例的漏诊、漏报。③医院感染控制网络系统缺如，不利于感染病例的筛查及监测指标的收集，使得数据的统计耗时耗力。④ICU 用于清洁、消毒等费用较普通科室高出若干倍，病区时常出现干手纸缺如，清洁用品配备不足等问题；未购置气囊压力监测器，经多次沟通无果；而上述问题的存在均不同程度地影响 VAP 等医院感染的发生。因此，在重点部门的经济核算方面需要医院有倾斜政策，财力上满足感染控制的需求。

2．总结

医学的迅猛发展，临床使用设备更新速度迅速，专职人员只有深入临床一线才能更加及时发现防控的关键点及薄弱环节，更好地督导防控措施的执行。在开展 ICU 目标性连续监测的四年里，融洽的人际关系对监测工作的开展起到至关重要的作用。医院感控专业人员积极协助科室解决牵涉到院方层面及与相关科室之间合作的问题。同时 ICU 医护人员在防控措施执行过程中遇到问题主动与院感专职人员进行沟通并积极想办法解决。院感科感染小组的成员四年如一日地认真收集、填报调查资料，监测工作得到 ICU 科主任的认可及全科人员的大力支持，取得了良好的效果。

（王红梅　索　瑶　刘芳菲　西安交通大学附属第二医院）

参考文献

[1] 王力红，朱士俊．医院感染学．北京：人民卫生出版社，2014．

[2] 芦阳珍，金艳艳，何雪芬．呼吸机相关性肺炎综合干预策略的临床效果分析．中华医院感染学杂志，2016，26（22）：5128-5130．

[3] 莫占端，李小莉，柯娟雅，等．呼吸机相关性肺炎的危险因素与口腔护理预防效果分析．中华医院感染学杂志，2016，26（3）：698-699．

[4] 刘鹏，许兆军，杨群，等．ICU 患者应用呼吸机致呼吸道感染相关性分析．中华医院感染学杂志，2013，23（14）：3324-3326．

[5] 蒋雪松，崔丹，宋清，等．ATP 生物荧光法在重症医学科手卫生质量检测中的效果观察．中华医院感染学杂志，2016，26（19）：4541-4543．

案例二　如何推进呼吸机相关性肺炎的监测

（一）前言

呼吸机相关性肺炎（ventilator associated pneumonia，VAP）是最重要的医院感染疾病之一，美国国家安全医疗网（National Healthcare Safety Network，NHSN）2012 年监测数据显示，欧美发达国家各医院 VAP 发病率为 0 ～ 3.60 例 / 千机械通气日，而发展中国家 VAP 发病率为 10 ～ 41.7 例 / 千机械通气日，由于我国对 VAP 的流行病学特征、发病机制以及预防控制措施等方面的研究起步较晚，没有形成系统的专项预防控制体系，因此 VAP 在我国的绝大部分医院已经成为临床医疗护理工作中急需解决的瓶颈问题，同时，也是长期困扰医院感染管理专兼职人员的难点问题。

中国人民解放军空军总医院（空军总医院）目标性监测显示 VAP 发病率为 25 ～ 32 例 / 千机械通气日，明显高于发达国家水平，为了保障患者安全，提高医疗护理质量，医院在充分开展调查研究和技术准备的基础上，在医院领导和医院感染管理委员会的大力支持下，开展了为期两年的预防和控制 VAP 的攻坚战。

（二）工作方法

1. 工作基础

空军总医院常规状态下，全院月平均出院人数 3300 人，呼吸机月平均使用人数 100 人，呼吸机使用率基本维持在 3% 左右，使用呼吸机的科室主要集中在 ICU 和老年病区，VAP 的常态化防控工作主要以临床医护人员为主导，感染管理科提供技术支持，由于主观能动性不够，医院感染管理专兼职人员以及临床医护人员对国内外 VAP 防控技术的理解和学习欠缺，导致 VAP 防控的整体水平与国内外先进水平差距较大，特别是对 VAP 集束式防控技术的依从性不高。VAP 早期的目标性监测由于受电子病历采集数据的客观限制，主要依靠手工操作，而手工操作最大的问题是人力不足，同时，由于监测数据不完整或不准确常导致 VAP 防控工作方向和干预措施评价出现偏差。

2. 面临的困难与挑战

通过系统地回顾和总结 VAP 防控工作的现状，特别是梳理存在的问题，有以下几个特点。

（1）患者个体化危险因素的聚集性突出，VAP 常与其他高危因素并存，在技术推进和干预措施评价时风险较大，影响因素较多。

（2）涉及 VAP 的一线医务人员工作压力大，专项培训不到位，感染控制的意识不强。

（3）预防和控制措施中的基础性问题涉及的保障部门多，协调工作困难多，如增加床头角度尺、维修呼吸机设备以及调整流程布局等措施与营房部门、医学工程部门密切相关。

（4）预防和控制措施中的医疗护理操作复杂，技能要求高，出现医疗风险的概率较大，如吸痰、脱机方案等。

3. 推进该项工作的具体方法与措施

（1）在组织领导层面：首先获得了职能机关、医院主管院长和院长的理解和支持，在推动工作中先后递交《关于我院呼吸机相关性肺炎目标性监测基本数据的分析报告》《关于全面开展我院呼吸机相关性肺炎预防和控制措施的报告》以及《关于将呼吸机相关性肺炎、导管相关性血流感染、导尿管相关性泌尿系感染等三项监测指标纳入医院管理综合质量考评年度核心指标的报告》等正式公文报告，分别以 VAP 我们与国外先进水平的差距、在预防和控制 VAP 中法律法规和循证医学要求医院感染管理人员做什么以及 VAP 的监测指标必须纳入医院管理大体系中核心指标考核等三项系统工作为切入点阐述了医院感染的管理和技术思路，得到了充分的肯定，为全力推动该项工作打下了坚实的基础。

（2）在专项培训层面：充分利用各种培训形式强化 VAP 的预防控制，先后讲全院性大课 5 次，到重点科室讲小课 27 次，在医院局域网上发布各类自学培训文件和课件 12 个，同时，感染控制科还通过中层干部会几分钟的宣讲，重点科室交班会几分钟的串讲以及旁听临床科室主任查房时的几句插讲，全面推动了医院感染预防控制意识的提高，通过不懈的努力，感染控制工作的主动性明显提高。培训有力地推动了预防控制措施的规范化贯彻落实。

（3）在专项技术层面

1）通过提升信息化水平，有效开展 VAP 目标性监测。及时引进了中国人民解放军第 301 医院和杭州杏林公司研发的《医院感染实时监测预警软件系统》，通过实时收集、有效整合、系统分析和及时反馈发布 VAP 的相关系统数据，动态而有效地监测预防和控制感染的基本环节。同时，医院感染控制科（感控科）还制订了操作性强的监测计划和监测流程，及时下发了《人工气道及呼吸机相关性肺炎监测表》见表 1-3-1，要求各临床科室对每一个使用呼吸机的患者进行监测数据填报，数据必须及时准确，感染控制科整合分析后，及时反馈给临床科室，感控科与临床科室共同依据监测结果开展感染控制的风险评估，研究和梳理工作流程与环节，检查和督导是否存在工作缺陷，提出整改意见和干预措施，实现感染控制质量的持续改进。

2）通过提升有效干预能力，进一步强化集束式防控措施。进一步强化手卫生措施。手卫生是感染控制工作中最简单、最经济、最有效的基本措施，贯彻落实 WS/T313-2009《医务人员手卫生规范》是 VAP 预防策略的重要内容。为了有效提高 VAP 重点科室的手卫生依从性，医院层面提出了两项针对性的措施，一是重点科室的速干手消毒剂的成本核算全部由医院承担，二是重点科室的速干手消毒剂产品，全部选用国际知名品牌，这两项措施的出台极大地提升了 VAP 重点科室手卫生的依从性。

3）进一步规范床头抬高 30°～45° 的措施。VAP 相关危险因素多变量分析提示持续半卧位与持续平卧位相比较，VAP 的发生风险可以降低 67%[1]。为此，感染管理科和护理部从制度流程和技术核查上下工夫，为每个 ICU 床设立了角度尺，并把角度尺的正确使用作为科室护理查房、感染管理科督导检查以及护理部例行巡查的必查内容。

4）进一步加强口腔卫生措施。医院及时招标引进了 0.2% 的氯已定（洗必泰）漱口液，要求对 VAP 高危患者的口腔护理强制性开展使用 0.2% 的氯已定（洗必泰）漱口或口腔冲洗，将口腔护理频次由过去的每日 2 次更改为每 6 小时一次。

5）进一步完善设备和环境清洗消毒。呼吸机螺纹管和湿化罐应每周更换一次，有明显污染时及时更换；螺纹管冷却水应及时消毒后倾倒，不可使冷却水流向患者气道或呼吸机内；湿化水应为无菌蒸馏水。改变患者体位前清除呼吸机管路内的冷凝水，在清洗冷凝水过程中保持呼吸机管路封闭；按照规范要求消毒和储存呼吸机设备，对热和湿不敏感的可重复使用的呼吸机设备或装置尽可能采用压力蒸汽灭菌或者采用湿热 > 70℃，30min 来处理，对湿热敏感的呼吸机设备或装置用低温消毒方法；将已经消毒的物品存放在干燥、阴凉、防尘的地方，并做好标识。

6）进一步优化呼吸机诊疗技术。推荐使用无创通气，循证医学已经证实气管插管能够增加 HAP 风险的 6 倍～21 倍，无创正压通气可以降低人工气道周围的误区；力争做到尽早拔管，大量的随机试验表明气管插管时间越长，发生 VAP 的风险越大，尽早拔管是减少 VAP 风险最简单的方法之一；力争做到经口插管，经口插管可以避免引发鼻窦炎，从而减低 VAP 的风险；力争做到声门下分泌物吸引，因气管插管气囊上方常聚集着分泌物，带有病原菌的分泌物可以渗透进入下呼吸道，建立人工气道的患者进行连续声门下吸引可以有效预防早发型 VAP；力争做到气管插管气囊压力保持在 20cmH$_2$O 以上，气管插管气囊压力保持在 20cmH$_2$O 以上既可以有效封闭气道，又不高于气道黏膜毛细血管灌注压，可以预防气道黏膜缺血损伤及气管食管瘘，避免拔管后气管狭窄等并发症[2]；力争做到每日撤机评估，医生应掌握复苏和疾病危重程度的评估方法，每日进行适当的自主呼吸试验，每日应停用镇静剂评估是否撤机或拔管。

7）加强肠内营养管理。肠内营养能够增加误吸风险，在持续营养或在每一次营养间隔前，应监控患者胃肠营养的耐受性。一些研究表明，误吸胃内容物与 VAP 的发生相关，提

表 1-3-1 人工气道及呼吸机相关性肺炎监测评估表

年____月

科室：　　　床号：　　　患者姓名：　　　性别：　　　年龄：　　　ID：　　　诊断：

插管类型：□经口气管插管　□经鼻插管　□气管切开

日期							
患者体位	平卧						
	30~40°卧位						
口腔护理	口腔护理液	无菌水					
		洗必泰					
		其他					
	口腔护理（次/日）						
口腔黏膜	正常						
	溃疡						
	糜烂						
	其他						
气道湿化雾化程度	正常						
	过度						
	不足						
痰液性状	白色						
	黄色						
	红色						
	绿色						
痰量等级	0级						
	1级						
	2级						
	3级						
	4级						
吸痰	无菌操作						
呼吸机	冷凝水（倒灌）						
	呼吸机/外置回路（更换≤2周）						
痰培养阳性							
呼吸机相关性肺炎							
撤机指征							
拔管指征							
自主呼吸							
死亡							
气管切开							
今日撤机							
今日拔管							
评估人							

目的：本表用于 ICU 医务人员每日对人工气道及呼吸机的必要性进行评估，不需要时应尽早拔管和撤机。

说明：从插管、使用呼吸机当天开始评估，符合项目打"√"，不符合打"×"

示避免胃过度膨胀可减少 VAP 发生，至少每四小时测量残余胃内容物，来降低胃膨胀和误吸的可能性；避免胃膨胀的措施包括减少麻醉药物和抗胆碱药物的使用。

（4）在专项管理层面：重点完善了硬件保障条件，在工作推动的早期，由于消毒供应中心没有合适的场地和空间，经反复讨论决定在 ICU 设置呼吸机清洗消毒中心，添置全自动清洗机和各类保障设备，负责全院的呼吸机管路清洗消毒工作，同时协调医学工程科指定了一名工程师，专人负责该中心呼吸机的维修保养，保证了全院在用呼吸机和备用呼吸机的完好性。在工作推动的后期，将呼吸机清洗消毒中心调整到了消毒供应中心，完成了清洗消毒的规范化建设；为了规范床头抬高的预防措施，请医学工程科和营房科对重症监护病房的所有医疗用床进行了全面的调查和调整，规定购买新床必须有角度尺，没有角度尺的旧床添置简易的角度尺，保证调整的床头角度符合规范的要求。

（三）工作推进的效果

经过两年的努力，呼吸机相关性肺炎的监测工作取得了显著的成效，预防和控制措施得到了有效的落实，其中经过现场调查每日评估的依从性达到了 98%，床头抬高的依从性达到了 92%，口腔护理的依从性为 99%，全院 VAP 的发生率由 29.8 例 / 千机械通气日减少 12.4 例 / 千机械通气日。

（四）述评

1. 经验体会

（1）国外文献资料的学习是推进工作开展的基础。VAP 是临床医学中最复杂的病种之一，其流行病学、危险因素以及防控措施具有较多的不确定性，如何利用循证医学的临床研究证据开展预防和控制工作是一项必须扎实做好的前提性重点工作。目前，国外发布的各类指南较多，但由于技术、方法和建议不断更新，特别是推荐的预防与控制建议，以及推荐级别存在一定程度的差异，迄今为止还没有一部指南能够被广大的重症医学专家和医院感染管理专家所普遍接受，目前在众多的指南中美国 APIC2009 [3] 年发布的《呼吸机相关肺炎消除指南》的影响力最大，在本领域有较大的权威性，建议列为文献学习中的首选资料。虽然 VAP 的实际防控工作与国际水平 VAP 的发生率 0 ～ 6 例 / 千机械通气日还有较大的差距，推进工作的结果也不是很理想，但预防和控制是一个序贯的过程，大家已经从具体防控工作中学习到了与国际接轨的建议与方法，同时，极大地提高了全体参与医务人员的防控意识，为第二阶段的推进工作提供了良好的基础。

（2）医院感染管理专职人员与 VAP 相关临床医务人员的交流和合作至关重要，过去我们一直单纯强调专职人员的技术理论的支持，但实践表明具体操作层面的密切合作才是提升 VAP 防控水平的第一要素，我们体会到差异化的沟通是有效合作的基础，特别是沟通监测病例定义与临床病例定义的区别以及综合性防控措施的个体化差异，可以说没有临床一线医务人员支持和配合的监测是无效的监测，而临床一线医务人员主动承担落实预防控制策略和措施责任的监测是成功的，有意义的。在工作的开展中有一个非常成功的个体化案例，某94 岁男性患者，1997 年开始长期住院治疗，2003 年后为慢性呼吸衰竭气管切开状态，该临床科室与医院感染控制科（院感科）密切配合，不断创新和实践防控措施，有创机械通气近11 年，无褥疮、无坠积性肺炎、无呼吸机相关性肺炎等并发症，有一位等级医院评审专家讲到，该病例彰显了临床科室与院感科联合攻关的成功成果。

2. 总结

我们体会到医院感染管理的学科发展和工作方向必须紧紧贴近临床，为临床服务，因为医院感染贯穿在医疗护理工作的始终，特别是与新技术新业务密切相关，VAP 监测的实践经验告诉我们，得到临床科室的理解和配合是推进工作的先决条件，感控科的技术支持是推进工作的有力保障，而医院管理导向的牵引是推动工作的源泉。

（曹晋桂 中国人民解放军空军总医院 蒋 伟 中国人民解放军总医院第一附属医院

吴 镝 中国人民解放军空军总医院）

参考文献

[1] Alexiou VG，Ierodiakonou V，Dimopoulos G，et al.Impact of patient position on the incidence of ventilator-associaterd pneumonia：a meta-analysis of randomized controlled trials．J Crit Care，2009，24：515-512．

[2] 中华人民共和国卫生部．中国人民解放军总后勤部卫生部．临床护理实践指南（2011 版）．北京：人民军医出版社，2011．

[3] Association for Professionals in Infection Control and Epidemiology.Guide to the elimination of ventilator-associated pneumonia .Washington，DC：APIC，2009．

第四节 导管相关血流感染的监测

一、综述

（一）导管相关血流感染监测概述

1. 导管相关血流感染监测定义

导管相关血流感染（catheter related blood stream infection，CRBSI）是指患者留置血管导管或者拔除血管导管 48h 内出现的菌血症或真菌血症，并伴有发热（> 38℃）、寒战或低血压等感染表现，除血管导管外，无其他明确的感染源。

除上述临床表现之外，导管相关血流感染诊断的成立至少还应具备以下各项中的 1 项：

（1）导管半定量细菌培养阳性（≥ 15cfu/ 导管尖段 5cm）或者定量培养阳性（≥ 10^2 cfu/ 导管段），并且与外周静脉血培养（至少一次）分离到的病原菌（种类和药敏谱）相同。

（2）从血管导管、外周静脉同时抽血做细菌定量培养，前者与后者细菌浓度比例超过 3∶1。

（3）同时从血管导管、外周静脉抽血做细菌培养，导管所取血样培养出现阳性的时间（自动血培养仪的报阳时间）至少比外周血早 2 小时以上。

对于常见皮肤污染菌，如类白喉杆菌（棒状杆菌属）、芽胞杆菌属（除炭疽杆菌外）、丙酸杆菌属、凝固酶阴性葡萄球菌（包括表皮葡萄球菌）、草绿色链球菌、气球菌属、微球菌属，需要不同时间、采集两次或两次以上的血培养均阳性才能确诊。如血液中一次或一次以上培养出金黄色葡萄球菌、肠球菌属、大肠埃希氏菌、假单胞菌属、克雷伯杆菌属、假丝酵母菌属等（在排除污染的情况下），即可确诊。

2. 导管相关血流感染监测的重要性

医学科学技术的发展使各种血管导管广泛应用于临床，不仅在危重病房，而且在普通科室、血液透析部门普遍使用，如进行输液、化疗、血液透析、肠外营养支持及血流动力学监测等，这些导管在为患者提供治疗所必需的血管通路的同时，也增加了患者发生导管相关局部感染或导管相关血流感染的风险。大多数严重的导管相关性感染都与使用中心静脉导管（central vascular catheter，CVC）有关，尤其是重症监护病房（ICU）中置管的患者。每天需要通过 CVCs 给患者输入脂肪乳剂和血制品等；一些紧急情况下置入的导管，无菌技术操作可能得不到保证；某些导管（如肺动脉导管和外周动脉导管）可能同时用于测定血流动力学指标或采集标本进行实验室检查，进一步增加了污染和发生感染的概率。另外，导管相关血流感染的发病率还与导管类型、置管部位及其细菌定植情况、无菌操作技术、最大无菌屏障下置管技术、患者病情（如基础疾病及严重程度）等因素密切相关。因此加强 ICU 和非 ICU 的导管相关血流感染监测及干预具有十分重要的意义。导管相关血流感染可导致患者住院时间、医疗费用支出、病死率明显增加。据报道，ICU 导管相关血流感染患者平均住院时间延长 6.1 天，用于抗菌药物的额外花费平均为 598 美元，平均住院额外花费 11 591 美元，归因死亡率为 20%。

（二）导管相关血流感染的监测工作

1. 导管相关血流感染监测现状

（1）国外监测现状：为了降低导管相关血流感染发生率，美国疾病预防控制中心（CDC）于 1996 年、2002 年、2011 年、2013 年分别发布了预防血管导管相关感染的指南（Guidelines for the Prevention of Intravascular Catheter-Related Infections）[1]。后一版指南均是在前一版指南的基础上根据最新的临床研究加以修订的，这些指南为降低导管相关感染及其治疗费用提供了有力的理论和实践依据。

美国国家医院感染监测系统（National Nosocomial Infections Surveillance，NNIS）自 1970 年就开始收集医院获得性感染的发病率和病原菌方面的相关资料，其中就包括导管相关血流感染。2001 年美国有约 260 家医院参加 NNIS；到 2009 年增加到 1600 家医院。上报的监测数据是由受过培训、使用标准方法和定义的人员完成的。中心导管相关血流感染（Central Line-associated Bloodstream Infection，CLABSI）是美国医疗保健安全网所使用的术语，即患者在诊断血流感染之前的 48 小时内留置了中心静脉导管，并主观判断血流感染与其他部位感染无关。美国 CDC 统计 [2-4]，2001 年 ICU CVCs 使用率为 53%（1.17 千万导管日），CLABSIs 发病率为 3.64‰，约 43 000 例患者发生 CLABSIs；2009 年 ICU CVCs 使用率为 50%（1.10 千万导管日），CLABSIs 发病率为 1.65‰，约 18 000 例患者发生了 CLABSIs；与 2001 年相比，2009 年的 CLABSIs 减少了 58%。同时也报道了血液透析患者 2008 年约有 37 000 例患者发生 CLABSIs，CLABSIs 发病率为 1.05‰；2009 年住院患者（除 ICU 外）CVCs 使用率为 13%，CLABSIs 发病率为 1.14‰。

（2）国内监测现状：2005 年 11 月原卫生部医政司和亚太地区感染控制协会（APSIC）

在中国首次对 9 家医院进行医院感染方面的培训，参加培训的医院由原卫生部指定，核心内容有两项，一是外科手术部位感染的监测，二是综合 ICU 的 CRBSI 监测。2006 年 7 月即在培训的 9 家医院开展综合 ICU CRBSI 监测。2007 年 4 月原卫生部再次对上述医院就综合 ICU CRBSI 这一主题进行专项培训。培训人员包括这些医院的监控专职人员、微生物室和综合 ICU 负责人员。在这次专项培训中制订了 CRBSI 的定义、监测方法与流程、标本采集方法与要求。通过这次培训，所有参加人员对 CRBSI 的监测有了全方位的理解，并针对自家医院之前在监测中存在的问题进行了改进与总结。湖南省医院感染管理质量控制中心率先在本省全面开展综合 ICU 的监测，并将该项内容作为医院感染管理工作的重要考评内容之一。2010 年 11 月原卫生部发布《导管相关血流感染预防与控制技术指南（试行）》，该指南制订了 CRBSI 的预防要点，包括管理要求、置管时和置管后感染预防要点，对预防和控制导管相关感染发生率具有实践指导意义。

据全国医院感染监测网报告：2007 年 3 月—2010 年 8 月综合 ICU CVCs 使用率和 CRBSI 发病率分别为 59.64%、0.58‰。2013 年 10 月 1 日至 2014 年 9 月 30 日期间，全国 41 家医院的 55 间重症监护病房参与了一项前瞻性的导管相关血流感染的调查研究。结果显示干预前中心静脉导管使用率与导管相关血流感染日发病率分别为 44.18% 与 1.47‰，干预后则为 44.63% 与 1.21‰，患者日发病率有所下降；干预后股静脉置管及两部位置管的置管比例有所降低（17.25%VS 13.72%，2.27%VS 1.44%），干预后皮肤消毒剂的选择中氯己定乙醇比例升高（29.62%VS 50.56%）；其他防控措施中使用无菌大铺巾、置管者着装、端口消毒等合格率率均有提高；每日评估并记录的执行情况也有提高，但差异无统计学意义；干预前后手卫生的执行率和正确率亦有提高。通过监测和有效干预，虽然 CVCs 使用率上升，但导管相关血流感染发病率显著下降，证实了导管相关血流感染是可以通过干预措施预防的。

2．CRBSI 监测工作存在问题

（1）监测的局限性：自 2007 年以来，综合 ICU 医院感染监测在全国逐步开展，尤其在 2009 年原卫生部《医院感染监测规范》发布后，目标性监测已经成为我国医院感染病例监测的主要发展方向。目前国内监测工作仍处于初级状态，监测科室主要集中在综合 ICU，其次是新生儿科；监测内容均为中心静脉导管（包括锁骨下静脉、股静脉、颈静脉、PICC、脐血管导管等）。今后监测工作的方向是扩大监测内容，监测内容可以涵盖所有导管类型，不只是中心静脉导管。监测科室除综合 ICU 外，还可将专科 ICU、血液透析科室等纳入监测范围。

（2）缺乏监测的基础数据：我国内地关于导管相关血流感染发病率方面少见大规模调查报道，主要与监测依从性不高、数据收集和研究开展方面存在困难有关。尚存在的问题包括对导管相关血流感染的诊断标准不统一、诊断水平不一、送检率不高、漏报率较高等问题，导致各文献结果之间无法相互借鉴[5]。因此需要在监测工作中，不断提高诊断水平和监测质量，提供可靠数据，及时回顾总结相关感染危险因素和问题，提高关键预防措施的依从性，及时指导临床，采取快速改进措施，降低医疗风险与成本。

（3）导管相关血流感染的防控落实不理想：导管相关血流感染的防控措施虽有具体规定，但是各家医院在具体执行时情况不一，且缺乏相应的数据体现执行的情况。目前主要的薄弱环节体现在：导管接口的消毒、每日对留置导管的评估、穿刺部位的选择以及手卫生。如何开展导管相关血流感染防控措施执行情况的监测也是亟待解决的问题。

（三）总结

我国目前尚未对导管相关血流感染的监控提出具体目标，建议各医院在监测资料可信的前提下，拟定自己的监控目标，如在有限范围有限时间段内实现零感染，或者在一定时间段内感染发病率降低至目标值。除了结果指标目标外，需同时拟定预防措施依从性的目标值，如一定时间范围内单一或组合措施依从性提高，或根据自己医院的具体情况确定。总体而言，在导管相关血流感染的监控中，我们的目标是感染发病率零感染、感染预防措施非依从零宽容。

（曾　翠　冯　丽　吴安华　中南大学湘雅医院）

参考文献

[1] CDC. Guidelines for the prevention of intravascular catheter-related infections, 2011.Available at http：//www. cdc. gov/ hicpac/ pdf/ guidelines/bsi-guidelines-2011. pdf.

[2] CDC. National Nosocomial Infections Surveillance（NNIS）system report, data summary from January 1992 through june 2004. Am J Infect Control, 2004, 32：470-485.

[3] CDC. Vital signs：central line-associated blood stream infections-United States, 2001, 2008, and 2009. MMWR, 2011, 60：243-248.

[4] Deshpande KS, Hatem C, Ulrich HL, et al. The incidence infectious complications of central venous catheters at the subclavian, internal jugular, and femoral sites in an intensive care unit population. Crit Care Med, 2005, 33（1）：13-20.

[5] 曾翠，陈玉华，贾会学，等. ICU 导管相关性血流感染调查研究. 中华医院感染学杂志,2014,24（21）：5304-5305，5311.

二、工作案例

案例一　沟通对推进重症监护病房中心导管相关血流感染监测工作的作用

（一）前言

伴随着各种留置导管在临床上的广泛应用，由其引发的导管相关性血流感染（catheter related bloodstream infection, CRBSI）呈逐年上升趋势。在美国，中心静脉导管相关感染占所有导管相关血流感染的 90%[1]。中心导管相关血流感染已成为医院内最常见的感染之一，占整个医院感染的 10% ～ 20%[2]。

在美国，每年大约发生 8 万例中心静脉置管导致的导管相关血流感染，并最终可能导致 2.8 万名 ICU 患者死亡。该感染每年将耗资 2300 万美金[3]，平均每位患者将为该感染花费 4.5 万美金。而在英国，每位感染患者的治疗费用高达 6000 英镑。

北京市医院感染管理质量控制和改进中心在 2006 年开始在北京市二级及以上医疗机构应用《医院感染监控管理系统》，其中开发了中心导管相关血流感染（central line-associated bloodstream infection，CLABSI）模块，定义参照美国 CDC2011 年发布的《导管相关血流感染与控制技术指南》以及原卫生部 2010 年发布的《导管相关血流感染预防与控制技术指南（试行）》（2010 年 11 月 29 日卫办医政发〔2010〕187 号）[4-6]。首都医科大学附属北京天坛医院也参加了相关项目的监测和数据上报工作。

重症患者使用中心静脉导管比较集中，因此重症监护病房（ICU）是中心导管相关血流感染发生集中的病区。中心导管相关血流感染的发生导致患者住院日期延长、医疗费用增加、预后不良以及生存质量下降等，严重地影响了医疗质量。因而中心导管相关血流感染的预防和控制成为当前重要的研究课题。调查 ICU 中心静脉置管的临床流行病学情况、了解中心导管相关血流感染的相关危险因素，对预防和控制 ICU 中心静脉置管引起的感染，进而推动全院中心导管相关血流感染的预防与控制可以起到至关重要的作用。

（二）工作方法

1．工作基础

外科医生经常会遇到术后患者不能进食、营养不良的患者需要进行做锁骨下静脉穿刺。并且在各科室之间会诊时进行操作。很多患者经过治疗痊愈出院。但也会出现以患者病情无法解释的发热，而且会出现穿刺点发红，甚至有分泌物出现，拔出导管后病情很快好转。但在那个时候，对中心导管相关血流感染还没有什么概念，虽然后来也做过血培养和导管尖端的培养，但证据并不总是被发现。

在医院感染控制人员（感控人员）在掌握了中心导管相关血流感染的监测知识的基础，开始参加了对 ICU 中心导管相关血流感染的目标性监测。虽然监测了很多例，但是却未见到感染病例的发生。结合临床中的经验，感控人员发现这中间一定存在着尚未发现的症结。

2．面临的困难和挑战

在对临床医生的调查中，医护人员反映：有些患者在临床上被认为是感染，但是血培养和导管尖端培养却是阴性。而到了微生物室的调查却听到另外一种声音：临床血培养取的血样少，标本留取得不规范，影响了培养结果的阳性率。

这就是症结所在：在临床和微生物室之间缺乏有效的沟通，长期的结果就是临床医生和微生物室都不再关注中心导管相关血流感染。

症结找到了，全科同事的思想统一了，要重新开始中心导管相关血流感染的目标性监测。但摆在面前的困难是，如何才能调动临床医生和微生物室的积极性，真正提高医院感染的监测水平，从而有效地控制中心导管相关血流感染的发生。

3．推进该项工作的具体方法与措施

感染控制工作的根本是指导临床、协助临床，在医护人员与医院感染控制之间架起一座桥梁，让临床医护人员切实感受到感控人员的存在。

首先，感控人员与微生物室的组长探讨如何能够提高培养的阳性率。一致认为应该加强对临床留取标本的指导。只有正确地采集标本，才可能获得正确的结果。在与临床医生的沟通中发现，其实医生也愿意有证据来证明他们临床的发现。

于是，感控人员准备以一次讲座作为医院改进中心导管相关血流感染工作的新起点。

（1）讲座准备工作：讲座不能仅是一种形式，它所承载的内容一定要达到预期的目的。在准备阶段，感控人员和微生物室及重症医学科的主讲人分别沟通了演讲的内容，对幻灯片

做了反复的修改。在此基础上，共同制订了医院"中心静脉导管相关性血流感染控制的标准操作流程（SOP）"。

（2）举办医院感染控制沙龙：医院领导非常重视此次沙龙的举办，医院感染管理委员会主任委员（医疗副院长）亲自参加了会议。他在讲话中特别指出：中心静脉导管是现代医疗特别是重症医学治疗中不可或缺的手段，但是在应用当中不能忽视并发症的发生，尤其是感染并发症。希望通过本次讲座的举行，能够加强相关科室之间的协作，制订医院中心导管相关血流感染的标准操作流程，提高医院中心导管相关血流感染的预防、诊断和控制水平。在讲座中，微生物室介绍了血培养的原理，让医护人员了解血样是如何开始一个奇特的历程，最终怎样将罪魁祸首揪出来。同时，大家更加明白了正确留取标本的重要性。而重症医学科医生的讲座让大家了解了临床是如何根据指征采取深静脉置管，插管后如何管理以及何时采集标本。让对方了解自己的工作，而不是互相指责对方，这就是本次讲座的目的所在。最后，由感控专业人员介绍了根据原卫生部和北京市医院感染质量控制与改进中心要求并结合医院现状制订的"中心静脉导管相关性血流感染控制的标准操作流程"。

（3）医护人员的全员培训：文献表明，对相关医务人员进行相应的中心静脉穿刺及护理的规范化教育可以有效地减少导管相关感染并发症的发生率[7]。国内文献在我国指南颁布之前和指南颁布5年后进行的调查发现临床医护人员对中心导管相关感染的监测知识仍然存在知识掌握不佳，行为水平有待加强。医护人员对"指南"了解不足，相关的感染控制知识欠缺。[8-10]因此，加强对医护人员的培训是开展监测和降低感染率的重要环节。

在重症医学科的科室会上，感控人员把感染控制讲座上形成的决议对全体医护人员做了培训，这次会议也成为医院重新开展中心导管相关血流感染目标性监测的启动会。

（4）监测工作的顺利开展：按照SOP的要求，医生从插管的指征到严格的无菌操作都进行了反复培训。护士长对全体护士从与医生配合插管开始，到置管后的护理、消毒换药、观察记录，直至与医生的及时沟通都进行了反复的培训。主管医生负责患者监测表格的填写，感控医生负责汇总，医院感染管理科每周到科室与医护人员沟通，共同解决出现的问题。尽管希望感染率是零，但也期待着患者出现情况，以检验感控标准操作流程的执行情况。

（三）工作推进的效果

2个多月后，第一例中心导管相关血流感染被证实。成功的监测表明感控工作取得的成绩，但也让患者承受了躯体的痛苦和经济上的付出。针对这例患者，感控人员与重症医学科医护人员共同分析导致感染可能的原因。通过这个病例，再次组织培训学习制订的标准操作流程，进一步强调：严格掌握插管指征和置管时间、严格执行无菌操作规范、加强手卫生的依从性、做好管路维护等有效措施。经过持续有效的工作，当年的中心导管相关血流感染千日感染率为0.69‰。看到这个数据，并不代表比以前做得差，因为可能是以前未发现此类情况。通过这个数据，给了感控人员一个鞭策。虽然临床上严格按照流程去做了，但一定还存在某个原因，还要积极去找寻。流程只有在改进中才会被更加完善。采取有效的措施，做好中心静脉导管感染的预防控制工作才是感控工作要达到的目标。第二年的千日感染率是0.36‰。几年来，中心导管相关感染的千日感染率波动在0.5‰～2.6‰之间，虽然与收治的患者病情严重程度有一定的相关性，但也说明感染率低的年度可能存在监测不到位的状况。这也是感控人员要不断持续改进的动力。

（四）述评

1. 经验体会

在推进中心导管相关血流感染控制工作中，首先是从感控人员自身的思想统一开始。作为管理者，要对开展的项目有着清晰的概念。第二，要有正确可行的工作方法，要善于发现工作开展的症结所在。第三，要找到开展工作的切入点。

ICU 的患者往往具有病情重、抵抗力差、导管多、使用广谱抗生素等高风险因素，如何降低 ICU 导管相关性血流感染的发生率是一个相当重要的问题。感控人员采取了主动积极的工作方式，从 ICU 开始，从与临床医生和微生物室人员沟通开始，统一大家的认识，让大家意识到感染的预防是持续的、动态的、不断循环的过程。

在中心导管相关血流感染的控制中，最重要的是临床医生的概念要清晰。从置管指证、无菌操作、护理换药到正确留取标本，每一步都要按照规范执行。当感控人员怀疑导管感染时，有助于诊断的最重要的措施是在于医生及时正确地留取标本。只有这样，才可能给临床指证找到实验室的证据。而这个环节也是临床医生最容易忽略的。

感控人员还应该在更广泛的环节帮助医生。感控人员邀请了微生物室的检验师，请他们给医生介绍培养的整个流程，介绍什么样的标本才能够提高培养的阳性率。其实，医生送走标本后，期待的就是早日得到一个结果的支持。在院感讲座的活动中，医院感染管理人员起到了一个很好的桥梁作用。

2. 述评沟通在中心导管相关血流感染推进工作中的作用

沟通即挖沟使两水相通。据《左传·哀公九年》记载："秋，吴城邗，沟通江淮。"杜预注："於邗江筑城穿沟，东北通射阳湖，西北至末口入淮，通粮道也。"引申开来，可以把沟通理解为在人与人之间、人与群体之间传递信息、知识、观点、思想与感情，最终达成思想一致和感情通畅的过程。如何让医生感受到控制中心导管相关血流感染的重要性？感控人员从加强医护人员与微生物室之间的沟通入手，从临床工作出发，引导大家从正确地留取标本入手，一步步地将致病菌的本质暴露出来。

20 世纪中期，美国心理学家罗杰斯将他的心理治疗模式引入教学之中，创造了非指导性教学。在医院感染管理当中实施非指导性交谈会给管理工作带来重要的改变。管理者通过非指导性交谈，可以使临床医护人员感受到更多的自主权，而不是一味地去执行院感科发布的命令。通过交谈，可以让医护人员认识到感染控制的重要性，自觉地参加到医院感染控制工作当中来。通过直接地控制一例医院感染事件，增加了医护人员的自豪感，从被动地控制感染演变为一种自觉的行动。感控人员在工作中体会到，强加的命令往往使工作进展缓慢或者无效，把临床作为工作的中心，会事倍功半地达到感控的目的。感控人员要学会倾听，也就是细心地去听取。感控人员和医护人员之间是朋友而不是总以检查者的面目出现。如果感控人员总是以主导地位的身份出现，得到的就不一定是大家的支持。作为一名管理者要时刻为临床着想，从医护人员的角度去思考如何做好感染控制。即使是批评也要运用恰当的手段。

在中心导管相关血流感染控制工作中，感控人员首先从临床医护人员的角度出发，以满足临床需要为工作的出发点，帮助临床高效捕捉到点滴信息，通过非指导性地交谈的方式，倾听临床的需求。最终结果是帮助临床诊断中心导管相关血流感染。

（张越巍　首都医科大学附属北京天坛医院）

参考文献

[1] Mer M, Duse AG, Galpin JS, et al. Central venous catheterization: a prospective, randomized, double-blind study. Clin Appl Thromb Hemost, 2009, 15: 19-26.

[2] National Nosocomial Infections Surveillance (NNIS). System report, data summary from January 1992 through June 2004, issued October 2004. Am J Infect Control, 2004, 32: 470-485.

[3] Pronovost P, Needham D, Berenholtz S, et al. An intervention to decrease catheter-related bloodstream infections in the ICU. N Engl J Med, 2006, 355: 2725-2732.

[4] Dudeck MA, Horan TC, Peterson KD, et al. National Healthcare Safety Network (NHSN) report, data summary for 2010, device-associated. Am J Infect Control, 2011, 39 (10): 798-816.

[5] O'Grady NP, Alexander M, Burns LA, et al. Guidelines for the prevention of catheter-related infections. Am J Infect Control, 2011, 39 (4Suppl 1): S1-34.

[6] 卫生部. 导管相关血流感染预防与控制技术指南（试行）. 北京, 2011.

[7] Warren DK, Cosgrove SE, Diekema DJ, et al. A multicenter intervention to prevent catheter-associated bloodstream infections. Infect Control Hosp Epidemiol, 2006, 27: 662-669.

[8] 王欣然, 陈桂英, 韩斌如. 92 名护士对 "血管内导管相关感染预防与治疗指南" 掌握情况调查. 护理研究, 2010, 24 (9): 2376-2377.

[9] 宋意, 刘雪琴, 毛惠娜. 深圳市属综合医院成人 ICU 护士预防中心静脉导管相关血流感染知识和行为的调查. 护理学报, 2015, 22 (18): 26-31.

[10] Koutzavekiaris I, Vouloumanou EK, Gourni M, et al. Knowledge and practices regarding prevention of infections associated with central venous catheters: A survey of intensive care unit medical and nursing staff. Am J Infect Control, 2011, 39 (7): 542-527.

[11] 张蕊, 武迎宏, 陈虹, 等. 重症监护病房医务人员对中心导管相关血流感染监测知识的知晓情况. 中国感染控制杂志, 2016, 15 (11): 838-841.

案例二 综合重症监护病房的导管相关血流感染的监测

（一）前言

留置血管内导管是救治危重患者、实施特殊用药和治疗的医疗操作技术。置管后的患者存在发生感染的危险。导管相关血流感染（catheter related blood stream infection，CRBSI）具有发病率较高，危害大，可影响患者预后，治疗费用高等特点[1-2]。它主要与非隧道式中心静脉导管（central vein catheters，CVCs）相关，占所有血管内导管相关感染的 90%，故国内 CRBSI 的监测主要是指 ICU 的 CVCs 监测。大量实践证明，CRBSI 可以通过适当的预防和控制措施能够被有效降低其发生率。2010 年 11 月原卫生部发布《导管相关血流感染预防与控制技术指南（试行）》，为血管内导管的置管与维护提供了全面指导，目的旨在加强 CRBSI 的监测，减少 CRBSI 的发生。现将中南大学湘雅医院综合 ICU 开展 CRBSI 监测的工作方法总结如下。

中南大学湘雅医院综合 ICU 作为区域性的危重症救治中心，拥有 33 张高标准现代化配备床位，病区为层流洁净恒温病房，配有负压和正压病房，单间比例为 75%。人流物流通道明确，每床单元配备非触摸式水龙头、配备先进的视频探视系统。收治的主要病种有脓毒症、各种病因的休克、呼吸衰竭和心力衰竭等单器官功能衰竭及多器官功能障碍综合征，心肺脑复苏、重症胰腺炎、多发创伤、产科重症、重大手术等危重患者。平均月收治患者为 150 ~ 200 人，床位占有率为 80% ~ 90%。2006 年开展 CRBSI 监测的早期，CVCs 使用率和 CRBSI 发病率分别为 14.6%、14.8‰。

（二）工作方法

1. 工作基础

2006 年之前，中南大学湘雅医院综合 ICU 暂未开展 CRBSI 监测，虽然医院感染专职人员对 CRBSI 有所了解，但综合 ICU 的部分医务人员对 CRBSI 诊断标准不甚了解；医院感染控制中心未制订 CRBSI 监测及干预方案；未对综合 ICU 进行过相关培训；综合 ICU 也未制订预防与控制 CRBSI 的工作规范和操作规程。手卫生意识正在增强，手卫生设施正在改善。

2. 面临的困难与挑战

部分 ICU 医务人员对 CRBSI 认识不足，不熟悉其诊断和治疗方法；对标本采集的要求不了解，没有做相应的配对采集，有时只做单一的血标本或者导管尖端的送检；采集导管尖端 5cm 的标本不符合要求，未放置在血琼脂营养平皿送检；医生在进行中心静脉置管时未遵守最大无菌屏障预防要求，即未铺大无菌单（巾），未穿手术衣；注射药物前，未用 75% 乙醇或含碘消毒剂对血管导管连接端口进行消毒；医务人员对中心静脉导管留置的必要性未进行及时评估；留置导管和更换敷料时未注明时间和操作者姓名。以上均是在未开展 CRBSI 监测工作之前存在的一些问题，如果医院感染专职人员在没有足够的认识和学习、培训之前是不足以来指导临床如何做好预防与控制 CRBSI 的发生。真正要做好这一工作，首先就是对医院感染监控专职人员的挑战。

3. 推进 CRBSI 监测工作的具体方法与措施

（1）医院感染专职人员的培训：中南大学湘雅医院是原卫生部与亚太感染控制学会感染控制合作项目（ICCP）的 9 家医院之一，医院感染专职人员分别于 2005 年 11 月、2007 年 4 月两次接受该项目的专题培训。在专项培训中掌握了 CRBSI 的定义、监测方法与流程、标本采集的方法与要求。通过这次培训，专职人员对 CRBSI 的监测有了全方位的理解。并结合自己医院的实际情况制订 ICU CRBSI 监测方案及开展监测。

（2）制订监测与干预流程：制订中南大学湘雅医院重症监护病房（ICU）CRBSI 监测及干预方案。向分管医院感染工作的副院长汇报监测的意义，以取得院长的大力支持，确保项目能够顺利开展。同时也对微生物室及 ICU 主任说明监测目的和方法，取得支持和配合。

（3）医务人员的教育和培训：对综合 ICU 所有医护人员进行培训，掌握导管相关感染的诊断标准；严格掌握使用导管指征和置管部位、执行正确的置管方法和置管后的维护。每日对中心静脉导管留置的必要性进行及时评估。加强手卫生，配备速干手消毒剂。发放 ICU CRBSI 标准操作流程海报、ICU CRBSI 患者目标监测手册、监测及干预方案等手段广泛宣传教育，提高全科医护人员医院感染控制意识。通过培训，培养医护人员对患者插管部位和全身症状观察的意识和主动性，学会利用微生物室报告确定或排除导管相关感染诊断的临床思维，及时发现 CRBSI 疑似病例。

（4）明确规定 ICU 医务人员、微生物室工作人员以及医院感染监控专职人员的职责与任务。

1）ICU 医师职责：①严格掌握使用导管指征、置管部位、正确的置管方法。②中心静脉置管患者不需常规进行导管尖端培养，在考虑 CRBSI 时，应首先判断导管是否仍有保留的必要性，根据保留与否，分别采用不同的送检方法。③根据微生物学药敏结果选择抗菌药物治疗。④根据微生物学检测结果判断是否为 CRBSI，如考虑 CRBSI，上报医院感染管理科。

2）ICU 护士职责：①每日晨 8 时（或午夜 12 时）登记 ICU 患者日志。②在日常导管护理过程中，仔细观察患者导管插管部位是否有红、肿、痛、热或者脓性分泌物等急性炎症表现；如果插管患者出现发热、畏寒等全身感染症状，须警惕 CRBSI，应及时汇报医师。按要求正确采集标本并及时送检，并尽快送至检验科微生物实验室，不要冷藏（厌氧培养要在 10 分钟内送检）。③记录导管置入和拔除时间以及操作者。④加强置管部位护理。如短期留置中心静脉导管，纱布敷料每 2 天更换一次，透明敷料每 7 天更换一次；当敷料变潮、松动、污染或需要观察插管部位时，更换敷料。

3）微生物室工作人员职责：严格遵守检验操作规程。细菌培养阳性后，立即进行革兰氏染色，电话报告所见及初步意见；传代培养后进行初步药敏试验并报告；在进行菌种鉴定及标准药敏试验后书面报告。血培养若培养阴性时，第三天报告 1 次，之后 3 天若有阳性可以补发报告。

4）医院感染监控专职人员职责：①负责监测科室医护人员的培训，掌握 CRBSI 定义与诊断标准。②持续观察 ICU 患者，在患者转出到其他科室后继续跟踪调查 48 小时。③查看医生病程记录、护理记录、体温单、微生物学检测结果等，向医师、护士了解情况，根据患者临床症状体征、相关检查（微生物学检测）结果判断是否为 CRBSI。如确定是，填写"ICU 医院感染病例监测表"。④负责检查 ICU 护士填写的 ICU 患者日志（每日填写，避免遗漏），并做好临床科室与微生物室之间的协调工作。⑤输入医院感染监测数据，每 3 个月进行一次小结，观察与感染相关的因素，提出临床干预措施。⑥将监测数据反馈给监测科室，不断改进质量。

（5）制订标本的采集要求和方法

1）标本的采集要求：临床医师首先判断血管导管是否仍有保留的必要性，按导管保留与否分别采用不同的方法采集标本。

①需要保留导管时：血管导管采血 1 套加外周静脉采血 1 ~ 2 套，在血培养瓶上标注采血时间和部位（导管或外周静脉）。

②不需要保留导管时：拔除导管并从不同部位采集外周静脉血 1 ~ 2 套加血导管尖端 5cm 半定量培养。

2）标本采集方法

①手卫生：无明显污染时使用速干手消毒液擦手。

②抽血部位皮肤消毒：

第一步：75% 乙醇消毒穿刺部位皮肤，待干（30s）。

第二步：含有效碘 0.5% 的消毒液消毒穿刺部位 2 遍，待干（30s）。

皮肤消毒直径为 5cm，待干后进行穿刺；穿刺部位消毒后不得再触摸。

③血管导管采血：使用皮肤消毒液（如 75% 乙醇、含有效碘 0.5% 的消毒液等）消毒血管导管接口，待干采血。

④血培养瓶口橡胶塞消毒：75% 乙醇消毒一遍，待干 60s。

⑤采血量：成人每瓶 10ml，小儿酌减。

⑥血管导管尖端 5cm 采集：穿刺部位使用皮肤消毒剂消毒后拔除血管导管，使用无菌剪刀剪取导管尖端 5cm 置入血琼脂营养平皿送检。

⑦血样接种到培养瓶中，轻轻摇匀，以防血液凝固，尽快送至检验科微生物实验室，不要冷藏。

⑧两套血标本采血时间间隔宜 ≤ 5 分钟，并分别标记采血部位。

（三）工作推进的效果

在开展 CRBSI 监测之后，综合 ICU 针对之前存在的问题进行了改进，如制订了预防与控制 CRBSI 的工作规范和操作规程；采集标本时皮肤消毒按照监测方案要求执行；血培养瓶口使用 75% 乙醇消毒；床旁评估留置血管导管的必要性；加强手卫生培训和监督，每床配备速干手消毒剂、洗手设施和干手设备，查看快速手消毒剂开始使用时间以及了解从药剂科领取洗手液和手消毒液的量和剩余库存量，从而提高了手卫生的依从性；对于静脉穿刺比较困难、长期输液或营养支持而又不必监测血流动力学的患者，护士评估患者情况，建议尽可能选择外周置入的中心静脉导管，留置时间长且感染率低。

在监测过程中仍然存在一些问题，需要医院感染监控专职人员进行具体的协调。如微生物室老师向医院感染监控专职人员反映，ICU 在送检导管尖端培养时，未同时送检配对的外周静脉血或导管血。这需要医院感染监控专职人员对 ICU 医师和护士了解情况，针对原因，采取改进措施。另外，为确保导管尖端计数的正确性，医院感染管理科和微生物室协商将导管尖端滚皿实验由微生物室工作人员在超净化台内操作，不需要 ICU 护士完成，以免污染。医院感染监控专职人员在 ICU 现场监测时，发现有护士在给 CVC 患者经导管接口注射药物时，未做到用 75% 乙醇消毒，立即指出并与护士长沟通，通过此事在全体护士会议上再次学习和强调血管导管接口消毒的重要性，以提高医院感染预防与控制意识，减少 CRBSI 的发生率。

每 3 个月统计 CRBSI 发生率，并与美国 NHSN 系统或者我国监测网数据进行比较。并将监测结果反馈给 ICU 主任、护士长和医院主管院长。观察与感染相关的因素，提出临床干预措施，加强督查，追踪改进措施落实情况。根据 2006 年至 2016 年的中心静脉导管使用率与导管相关血流感染发病率变化来看，尽管医院中心静脉导管使用率较监测前有了明显的提高，导管相关血流感染发病率却得到降低，说明导管相关血流感染是可以通过防控措施得到预防与控制的（图 1-4-1）。

（四）述评

1. 经验体会

防控措施的切实施行是有效预防 CRBSI 发生的关键。防控措施的评价和改进对于防控 CRBSI 意义重大，包含操作流程的日常目标化管理核查表可以帮助医务人员对每日的操作流程更加清晰，有助于加强团队成员间的沟通交流和学科间知识的贯通，也有助于模式化、细

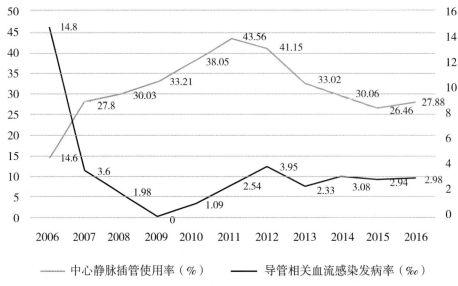

图 1-4-1　2006—2016 年综合 ICU CRBSI 使用率与导管相关血流感染发病率变化

致化和个体化患者的医疗护理过程。但核查表的施行有时是一项繁琐耗时的工作，期望忙碌的医护人员花费自己的宝贵时间去认真执行并非容易做到，多数临床工作人员不愿施行核查表，主治以上高年资医生相比住院医生更不愿意执行核查表[3]。单纯使用核查表其效果不明显，我们正着手开发电子化的核查表，将来有望通过电子化的核查表，加以制度的保证，从技术上克服这种弊端。

防控措施的临床施行强调的是对每位置管患者持续地执行其中的每一项护理干预措施，仅靠个人是无法完成，需要专业医护团队的合作与参与[4]。在监测过程中，医务人员对 CRBSI[5] 的认知度尤为重要，因此需要不断地培训和学习相关的知识。只有全面地认知，才会在置管与维护过程中自觉地遵守操作规程，才会有意识地、主观上利用所掌握的知识判断患者是否为 CRBSI。医院感染监控专职人员有责任和义务到临床科室巡视、检查所有负责穿刺及使用血管内置管的医护人员是否遵循感染防护规范，提供感染控制专科领域的信息和建议，并指导和监督医护人员落实医院感染控制措施。因此，在预防和控制 CRBSI 的过程中，医院感染监控专职人员发挥了重要的作用。

2．总结

CRBSI 的预防与控制仍有很多方面有待改进和研究，还有大量的研究工作需要去做，我们应该从自己医院实际出发，①制订适合自己医院的预防与控制措施；②确保防控措施的切实施行；③加强医护人员培训和学习，这样才会更有效地预防与减少 CRBSI 的发生。

（曾　翠　冯　丽　吴安华　中南大学湘雅医院）

参考文献

[1] 周文华, 李峥, 史冬雷, 李金平, 徐德林, 刘晓颖. 2004—2014 年预防中心静脉导管相关血行感染的指南评价. 护理学杂志, 2017 (02): 98-103.

[2] 喻莉, 李骏. 导管相关性血流感染的预防新进展. 医学与哲学 (B), 2017 (02): 35-39.

[3] 刘聚源, 武迎宏, 蔡虻, 周春莲, 刘安雷. 北京市重症医学科导管相关血流感染监测方法调查研究. 中华医院感染学杂志, 2017 (08): 1739-1742.

[4] 刘淑霞, 黄朝梅, 王霞, 李海香, 陈秀丽. 集束化置管维护方案在极低出生体重新生儿 UVC 护理中的应用研究. 全科护理, 2017 (01): 72-74.

[5] 曾翠, 李六亿, 贾会学, 等. 重症监护病房中央导管相关血流感染的干预研究. 中国感染控制杂志, 2015, 14 (8): 535-539.

第五节　导尿管相关尿路感染的监测

一、综述

医院感染是当前公共卫生领域的一个重要问题, 它直接影响着医疗质量和患者的安危。尽管患者的内在因素是获得感染的决定因素, 但是近年来, 随着侵入性器械的大量应用, 如血管内导管、导尿管等, 为微生物侵入机体提供了路径, 或作为无生命的物体表面, 使病原菌得不到免疫系统的有效清除, 从而大大增加了医院感染的危险性。这些器械对大多数发展中国家医院感染的发病率和病死率影响很大, 因为普遍缺乏器械相关感染危险的意识, 即使在发达国家, 静脉导管、动脉导管、导尿管、气管内导管及其他许多医用装置均增加了住院患者发生医院感染的危险性, 成为现代医院感染中的突出问题。导尿管相关尿路感染 (catheter-associated urinary tract infection, CAUTI) 是最常见的医院获得性感染, 全美每年超过 100 万例 CAUTI 患者, 占医院获得性感染的 40%, 占医院获得性尿路感染的 80%[1]。CAUTI 不仅因其高患病率给患者带来相应的经济损失, 还可导致严重的后遗症。全美每年用于医院获得性尿路感染的费用约为 4.24 亿~ 4.51 亿美元。由于预防医学的进步, 老年人口越来越多, 所需费用将不断增加。因此, 加强导尿管相关尿路感染的监测, 已经成为医院感染控制工作中不可缺少的重要环节。

(一) CAUTI 概述

1. 基本概念

在我国, 导尿管相关尿路感染 (catheter-associated urinary track infection, CAUTI) 主要是指患者留置导尿管后, 或者拔除导尿管 48 小时内发生的泌尿系统的感染。

临床诊断: 患者出现尿频、尿急、尿痛等尿路刺激症状, 或者有下腹触痛、肾区叩痛, 伴有或不伴有发热, 并且尿检白细胞男性 ≥ 5 个 / 高倍视野, 女性 ≥ 10 个 / 高倍视野, 插导尿管者应当结合尿培养。

病原学诊断：在临床诊断的基础上，符合以下条件之一：

（1）清洁中段尿或者导尿留取尿液（非留置导尿）培养革兰氏阳性球菌菌落数 ≥ 10^4cfu/ml，革兰氏阴性杆菌菌落数 ≥ 10^5cfu/ml。

（2）耻骨联合上膀胱穿刺留取尿液培养的细菌菌落数 ≥ 10^3cfu/ml。

（3）新鲜尿液标本经离心应用相差显微镜检查，在每 30 个视野中有半数视野见到细菌。

（4）经手术、病理学或者影像学检查，有尿路感染证据的。

患者虽然没有症状，但在 1 周内有内镜检查或导尿管置入，尿液培养革兰氏阳性球菌菌落数 ≥ 10^4cfu/ml，革兰氏阴性杆菌菌落数 ≥ 10^5cfu/ml，应当诊断为无症状性菌尿（asymptomatic bacteriuria，ASB）。

根据我国《医院感染监测规范》，对导尿管相关尿路感染的目标性监测包括两个指标，尿道插管使用率和导尿管相关泌尿道感染发病率，二者计算公式如下：

$$尿道插管使用率（\%）= 尿道插管患者日数 / 患者总住院日数 \times 100\%$$

$$导尿管相关泌尿道感染发病率（‰）= 尿道插管患者中泌尿道感染人数 / 患者尿道插管总日数 \times 1000‰$$

2．发病机制和病原学

引起 CAUTI 的病原体可分为内源性和外源性，内源性主要指来自直肠、阴道的定植菌，外源性顾名思义是指通过污染的医务人员手或污染的器械进入泌尿道的微生物。病源微生物既可以通过管道外途径，沿尿道内导管外面移行，也可以通过管道内途径，从污染的集尿袋或导管 - 引流管连接处沿导管内部移行进入泌尿道。尽管，自 1960 年开始使用密闭的引流装置，但由于人体自身的无菌系统被破坏或通过管道外途径，在导管和引流系统表面会形成生物膜，随着时间的推移，生物膜固着在导尿管上，病原微生物便寄居于此，因此，延长导尿管的留置时间，会使菌尿的产生不可避免[2]。并且，寄居在生物膜上的病原微生物，不易被抗菌药物杀灭，并对人体防御产生抗性，如果不拔除导管几乎不可能被根除。研究显示，留置导尿管引起菌尿的每日危险性为 3% ～ 10%，30 天后为 100%，这已经综合考虑了短期和长期置管情况[3,4]。

2006—2007 年 NHSN 报告系统显示[5]，CAUTI（包括 ASB）最常见的病原体为大肠埃希氏菌（21.4%）和假丝酵母菌属（21.0%），其次为肠球菌属（14.9%）、铜绿假单胞菌（10.0%）、肺炎克雷伯杆菌（7.7%）和肠杆菌属（4.1%），少数由其他革兰氏阴性杆菌和葡萄球菌属引起。

（二）CAUTI 监测的发展

1．国外的发展

医院感染监测是医院感染控制的基础，美国 CDC 在 20 世纪 60 年代末组建了由 8 所医院参加的医院感染监测试点工作，取得经验后，于 70 年代成立了世界上第一个由 80 所医院组成的全美医院感染监测系统，开展了卓有成效的医院感染监控工作。通过监测，使医院感染率明显下降，并一直维持在 5% 的水平。1981 年，美国 CDC 制订了《导管相关尿路感染预防指南》（Guideline for Prevention of Catheter-Associated Urinary Tract Infections），对有效控制导管相关尿路感染的发生率做出了巨大贡献。但由于此种全面综合性监测方法很消耗人力，美国 NNIS 系统于 1999 年放弃医院范围的全面综合性感染率监测，集中重点于 3 个目标性监测单元：成人及儿童 ICU、高危护理、外科手术切口。在各 ICU 监测单元，主要侧重不同 ICU 的介入装置相关性感染，其中包括导管相关性尿路感染等。事实证明，此种目标性监测较之前的全面综合性监测更加有成效。匹兹堡医学中心，对导尿管相关尿路感染目标性监测 1 年半时间，尿路感染率从 32/1 000 导管日降至 17.4/1 000 导管日。随着预防 CAUTI 的新研究和技术的进步，非重症监护病房和需要长期留置尿管的患者的需求日益增加，加之人们对预防越来越重视，2009 年，美国医院感染控制顾问委员会（Healthcare Infection Control Practices Advisory Committee，HICPAC）对 1981 年版的指南进行了修订和扩展，不仅在如何实施、实施情况评价和监测等方面提出了具体的建议，而且对目前存在的空白领域，指出了进一步的研究方向。

2008 年，美国感控人员协会（The Association for Professionals in Infection Control and Epidemiology，APIC）发布了《消除导管相关尿路感染指南》（Guide to the Elimination of Catheter-Associated Urinary Tract Infections）；2009 年，美国感染病学会（The Infectious Diseases Society of America，IDSA）制订了《成人导管相关尿路感染的诊断、预防和治疗国际临床实践指南》（International Clinical Practice Guidelines for Diagnosis，Prevention，And Treatment of Catheter-Associated Urinary Tract Infection in Adults）。这些指南的制订都基于大量的临床证据，因此对指导临床正确诊断、预防和治疗导尿管相关尿路感染具有极其重要的参考价值。

2. 中国的发展

我国是发展中国家，到 80 年代初期，才有医院感染调研的零散报道，1986 年，在原卫生部医政司医院感染监控协调小组的领导下组建了由 17 所医院和 8 所疫站组成的医院感染监控系统；1989 年扩大到全国 29 个省、直辖市、自治区和地、县不同级别和种类的 103 所医院，目前已发展为 134 所医院的全国医院感染监控系统，这是迄今为止世界上最庞大的医院感染监控系统。虽然我国医院感染监测工作取得了很大进展，但是全国多数医院医院感染的监测是被动的，结果导致大量漏报。2007 年山东省卫生厅专门下发了鲁卫医发〔2007〕7 号文件，率先在全国要求二级以上医院开展医院感染目标性监测。2009 年，我国原卫生部下发了《医院感染监测规范》，提出已经开展 2 年以上全院综合性监测的医院应开展目标性监测，要求对成人和儿童重症监护病房进行包括导管相关尿路感染在内的侵入性操作相关感染的监测，并对监测方法及其资料分析做出了明确说明。2010 年 11 月，原卫生部发布《导尿管相关尿路感染预防与控制技术指南（试行）》，该指南制订了 CAUTI 的预防要点，包括管理要求、置管时和置管后感染预防要点，对预防和控制导管相关感染的发生率具有实践指导意义。

山东省医院感染管理监控办公室 2007 年 9—12 月对山东省 12 所三级综合性医院 2007 年入住 ICU 48 h 以后的 2087 例 ICU 患者进行调查[6]，尿管使用留置率为 93.61%，发生导尿管相关尿路感染例数为 44 例，导尿管相关尿路感染率为 4.7‰。上海市医院感染质控中心监测数据表明[7]，2009 年—2010 年上海市 65 所医院综合 ICU 导尿管的平均使用率为 51.8%，CAUTI 的发病率为 4.0‰，且通过目标性监测 1 年，在导尿管使用率增加的情况下，CAUTI 的发病率呈下降趋势。这表明，对留置导尿管患者实施目标性监测，有目的、有计划地实施干预措施是可以预防 CAUTI 的。事实上，已经有研究证实尽管留置导尿管患者泌尿系感染发生率很高，但是，如果严格执行控制措施，进行恰当的临床处置，约有 1/3 的医院感染是可以避免的[8,9]。

广东省医疗安全协会与广东省医院感染管理质量控制中心于 2016 年 11 月发布了《导尿

管相关尿路感染预防与控制临床手册》及《导尿管相关尿路感染预防与控制临床实施指南》，明确了降低 CAUTI 发生率的临床实践，主要包括导尿管的适应证、如何正确插管和维护、及时拔管三部分，并提供实践策略，旨在医院内各临床科室实施循证临床实践并消除导尿管相关尿路感染。

（三）现状与存在的问题

1．国外

尿路感染是最常见的医院感染类型，占美国重症医疗机构报道医院感染的 30% 以上。2006 年重症医疗机构上报的美国医疗安全网络（NHSN）数据显示[10]，每千插管日 CAUTI 平均感染率在 3.1‰~ 7.5‰ 之间，感染率最高的为烧伤 ICU，其次是内科病房和神经外科 ICU。2006 年 NHSN 数据还显示，ICU 和非 ICU 病区尿管平均使用率在 23% ~ 91% 之间，使用率最高的是创伤 ICU，使用率最低的是内科或外科病房。然而由于上报的单位数量较少，总体长期留置尿管率并不是很清楚。美国长期医疗单位住院患者中留置尿管率在 5% 以上，也就是说每天同时留有尿管的人数在 50000 左右，这个数字正在随着美国护理单位质量控制措施的实施逐年下降[11]。但是，转入高质量护理机构患者的尿管使用率仍然很高，这提示重症医疗机构在患者转院之前应首先着力于努力拔除不必要的导管。值得注意的是，短期留置尿管的住院患者很多情况下为无指征置管，并且，有些医务人员并不知道他们的患者正在使用导尿管，从而导致过多不必要的使用[12]。

2008 年，Saint 博士的一项美国全国性调查显示，美国绝大多数医院并未监控患者的尿道置管情况，约 1/3 的医院未随访患者的 CAUTI 发生率；仅有 30% 的医院常规应用抗微生物的尿管和便携式超声膀胱检测仪，监测尿路情况；仅有不足 10% 的医院使用尿管提示器；尤为值得关注的是，甚至正在参与“协作降低院内感染”项目的医院，也没有采取预防CAUTI 的措施。Nicolle 博士指出，美国各地医院对 CAUTI 危险的忽视是不同寻常的，这项全国性调查的结果在一定程度上表明，忽视 CAUTI 是全球普遍存在的问题。

此外，由于不同的研究中所使用的 CAUTI 的定义不尽相同，因此有关 CAUTI 的文献所提供的证据质量有待考证。研究者们使用过大量 CAUTI 的不同定义，从单纯的无症状菌尿（不同浓度范围）到综合菌尿以及有不同症状体征的泌尿道感染均有涉及。而大多使用 CDC/NHSN 有关 CAUTI 定义的研究，在分析时并没有区分症状性尿路感染（symptomatic urinary track infection，SUTI）和无症状菌尿症（asymptomatic bacteriuria，ASB）[13]。因此，这种由于使用定义不同而导致的研究间的异质性可能会降低支持某项干预措施证据的质量，也妨碍后来的研究者进行 META 分析。

2．国内

在我国，医院感染中泌尿系统感染率占 20.8% ~ 31.7%，仅次于呼吸道感染。有调查显示[14]，在有导尿管或尿路器械操作的患者中，约有 20% ~ 60% 的患者存在尿路感染，占医院获得性感染的 40%，其中 80% 与导尿有关，20% 与尿路器械操作有关，反复多次导尿的患者约有 50% 发生菌尿症。另有研究认为[15]，尿管留置 3 天发生尿路感染的概率为 31%，5 天以上感染的概率为 74%，长期留置尿管感染的概率几乎为 100%。

然而，尽管通过监测对 CAUTI 的发生率、高危因素及预防感染措施等有了初步认识，但是必须认识到，由于我国地域辽阔，经济状况不同，医院感染管理工作发展极不平衡，许多监测流于形式、名存实亡。尽管我国的医院感染监控系统，是迄今为止世界上最庞大的医院感染监控系统，每年监测住院患者数 120 万左右，约有 2.4% 的住院患者处于监测之下。但是，多数医院医院感染的监测是被动的，即主要依赖于临床医生的报告，结果导致大量漏报。四川省监控网监测资料显示 1996 年至今，医院感染平均发病率在 3% ~ 4% 之间，与国外报道比较，发病率偏低，而全省范围进行的医院感染漏报率调查显示，漏报率偏高，这说明监测的质量有待提高。1995 年全国医院感染监控系统抽样调查漏报率高达 42%，如此高的漏报率导致发病率的低估，易给人以假象和产生误导。此外，监测方法单一，仍以被动性、回顾性监测为主，未开展目标性监测，缺乏重点，造成了监测与控制脱节；在开展了目标性监测的医院，对监测资料的利用不够，为监测而监测，多停留在数据的汇总上，未能很好地将监测结果汇报和反馈到有关部门和个人，为医院感染的控制服务；发现感染事件后，总结分析不深入，不能及时发现感染原因，致使控制措施滞后；同时，监测资料的处理落后，全国大部分医院尚处于手工操作阶段，工作效率低，结果准确性差和大量信息丢失，这些都是我国目前医院感染监测工作中普遍存在的问题。

（四）进展和发展趋势

尽管相比于其他医院感染，CAUTI 的发病率和病死率较低，但是泌尿道插管的高使用率可引起大量的感染负担，并可引起感染并发症及死亡。根据 2002 美国大范围医院感染发病率和病死率调查结果，我们可发现尿路感染病例数最多（> 560 000），而因尿路感染死亡的病例数大于 13 000 例（病死率为 2.3%）[16]。而不到 5% 的菌尿病例出现了菌血症，CAUTI 是继发医院菌血症的最主要的原因，大约 17% 的菌血症具有尿路感染源，相关病死率约为 10% [17]。不仅如此，CAUTI 还可导致非必需的抗菌药物的使用，从而引起尿液引流系统多重耐药菌的定植，成为菌株传播的传染源。有研究显示，17% ~ 69% 的 CAUTI 可通过推荐的控制措施被预防，这意味着每年可预防 380 000 感染和与 CAUTI 相关的 9000 死亡病例。

因此，无论是 2008 年 APIC 发布的《消除导管相关尿路感染指南》，还是 2009 年 HICPAC 制订的《导管相关尿路感染预防指南》和 IDSA 制订的《成人导管相关尿路感染的诊断、预防和治疗国际临床实践指南》都不约而同地提出，只有在具备合适指征时才进行泌尿道插管，并且留置时间要合理，做到及时拔除，即每日评估患者是否需要继续插管。这对于减少导尿管的应用及其相关的感染风险，大概是最为直接的方法。

Nicolle 博士指出，美国各地医院对 CAUTI 危险的忽视是不同寻常的，可能与 CAUTI 的发病率和病死率远低于手术切口感染、肺炎和菌血症，且治疗方式单一，费用较低等原因有关。Nicolle 博士强调，应当减小尿道置管的范围和持续时间，建立信息监控系统，对医师及时给予提示和下达停止命令，以确保以后预防 CAUTI。目前，减少尿路感染的发生是美国各医院关注的焦点。

不仅如此，美国医疗安全网络（NHSN）最近修改了导管相关尿路感染监测的定义标准，包括无症状性菌尿（ASB）标准的移除和有症状尿路感染（SUTI）标准的修改，导管拔除后跟踪监测的时间也从 7 天缩短到 48 小时，以与其他医疗器械相关感染定义保持一致，这也为后来的研究者进行 META 分析提供了便利条件。

而对于我国这样的发展中国家来说，则是要在全面综合性监测的基础上，逐步摸索出本单位感染监测的主要目标，最终完成从回顾性全面监测到前瞻性目标监测的过渡。此外，有条件的单位应逐步开展监测资料的微机管理，对监测资料进行感染趋势预测分析，及时发现感染流行或暴发的征兆，以期达到控制感染的最终目的。

（徐 华 李卫光 山东省立医院）

参考文献

[1] Jacobsen SM，Stickler DJ，Mobley HL，et al.Complicated catheter-associated urinary tract infections due to Escherichia Coli and Proteus mirabilis．Clin Microbiol Rev，2008，21（1）：26-59．

[2] Tambyah PA，Halvorson KT，Maki DG．A prospective study of pathogenesis of catheter-associated urinary tract infections．Mayo Clin Proc，1999，74（2）：131-136．

[3] Garibaldi RA，Mooney BR，Epstein BJ，Britt MR．An evaluation of daily bacteriologic monitoring to identify preventable episodes of catheter-associated urinary tract infection．Infect Control，1982，3（6）：466-470．

[4] Saint S，Lipsky BA，Goold SD．Indwelling urinary catheters：A one-point restraint? Ann Intern Med，2002，137（2）：125-127．

[5] Hidron AI，Edwards JR，Patel J，et al．NHSN annual update：Antimicrobial-resistant pathogens associated with healthcare-associated infections：Annual summary of data reported to the national healthcare safety network at the centers for disease control and prevention，2006-2007．Infect Control Hosp Epidemiol，2008，29（11）：996-1011．

[6] 李卫光，秦成勇，王一兵，等．山东省12所综合性医院ICU目标性监测分析．中华医院感染学杂志，2009，19（4）：384-386．

[7] 周晴，胡必杰，高晓东，等．2009—2010年上海市65所医院ICU导管相关性感染目标性监测分析．中华医院感染学杂志，2011，21（12）：2408-2410．

[8] Gefers C，Geffers C，Schwab F，et al.Incidence of healthcare-associated infections in high-risk neonates：results from the German surveillance system for very-low-birth weight infants．J Hosp Infect，2008，68（3）：214-221．

[9] Gastmeier P，Geffers C，Brandt C，et al.Effectiveness of a nationwide nosocomial infection surveillance system for reducing nosocomial infections．J Hosp Infect，2006，64（1）：16-22．

[10] Edwards JR，Peterson KD，Andrus ML，et al．National healthcare safety network（NHSN）report，data summary for 2006，issued june 2007．Am J Infect Control，2007，35（5）：290-301．

[11] Rogers MA，Mody L，Kaufman SR，et al．Use of urinary collection devices in skilled nursing facilities in five states．J Am Geriatr Soc，2008，56（5）：854-861．

[12] Munasinghe RL，Yazdani H，Siddique M，Hafeez W．Appropriateness of use of indwelling urinary catheters in patients admitted to the medical service．Infect Control Hosp Epidemiol，2001，22（10）：647-649．

[13] Horan TC，Gaynes RP．Surveillance of nosocomial infections．//Mayhall CG，ed．Hospital Epidemiology and Infection Control．3rd ed．Philadelphia：Lippincott Williams & Wilkins，2004：1659-1702．

[14] 马春玲．导尿管相关尿路感染的医院感染控制．吉林医学，2011，32（26）：5486-5487．

[15] 吴娟，单君．留置尿管伴随性尿路感染的预防现状．中华护理杂志，2010，45（10）：958-960．

[16] Klevens RM，Edwards JR，Richards CL Jr，et al．Estimating health care-associated infections and deaths in U.S. hospitals，2002．Public Health Rep，2007，122（2）：160-166．

[17] Weinstein MP，Towns ML，Quartey SM，et al．The clinical significance of positive blood cultures in

the 1990s: A prospective comprehensive evaluation of the microbiology, epidemiology, and outcome of bacteremia and fungemia in adults. Clin Infect Dis. 1997, 24（4）: 584-602.

二、工作案例

案例一 培训对导尿管相关尿路感染监测工作的推进作用

（一）前言

医院感染监测是医院感染控制的基础，在我国开展医院感染全面综合性监测工作已有近 20 年的历史，目前美国医疗安全网络（NHSN）重点开展成人及儿童 ICU、外科手术切口和特殊耐药菌等为主的目标性监测，取得了显著效果。导尿管相关尿路感染（catheter-associated urinary tract infection，CAUTI）是最常见的医院获得性感染，全美每年超过 100 万例罹患 CAUTI 患者，占医院获得性感染的 40%，医院获得性尿路感染的 80%[1]。CAUTI 不仅因其高患病率带来相应的经济损失，还可导致严重的后遗症。全美每年用于医院获得性尿路感染的费用约为 4.24 亿～4.51 亿美元[2]。因此，开展医院感染目标性监测将成为我国今后医院感染管理的重点工作之一。

（二）工作方法

1. 工作基础

2007 年山东省卫生厅专门下发鲁卫医发〔2007〕7 号文件，出台 ICU 住院患者医院感染目标性监测方案（试行），山东省医院感染管理监控办公室组织全省部分三级综合性医院开展导尿管相关尿路感染为主要内容的目标性监测，摸索了一定经验。

2. 面临的困难与挑战

导尿管相关尿路感染是医院感染中最常见的感染类型。导尿管相关尿路感染的危险因素包括患者方面和导尿管置入与维护方面。患者方面的危险因素主要包括：患者年龄、性别、基础疾病、免疫力和其他健康状况等。导尿管置入与维护方面的危险因素主要包括：导尿管留置时间、导尿管置入方法、导尿管护理质量和抗菌药物临床使用等。导尿管相关尿路感染方式主要为逆行性感染。留置尿管是尿路感染最主要的危险因素，留置导尿管留置时间越长感染率越高。长期导尿的患者中几乎 100% 发生菌尿[3]。

由于广谱抗菌药物的长期应用，病原菌的种类和耐药性不断变化，且不同地区甚至不同医院的变迁都有差异。引起泌尿系统感染的细菌多为条件致病菌，细菌种类随患者不同而有所差异。目前引起泌尿系感染的病原菌仍以革兰氏阴性杆菌为主，但革兰氏阳性球菌的分离率已明显增高。李卫光[4,5]调查结果显示革兰氏阴性杆菌占 56.16%，其中大肠埃希氏菌居所有泌尿系统细菌感染的首位，其后依次为肺炎克雷伯杆菌、铜绿假单胞菌和阴沟肠杆菌等；革兰氏阳性球菌占 22.94%，其中肠球菌属最多，其后依次为金黄色葡萄球菌、表皮葡萄球菌等；而肠球菌属感染比例持续增高和留置导尿管等因素密切相关。真菌所占的比例上升较快，占 20.90%，以白假丝酵母菌为主，与其他文献报道相似，但不同菌群所占的比例有所差异。

美国 NNIS 系统于 1999 年放弃医院范围的全面综合性感染率监测，集中重点于 3 个目标性监测：成人及儿童 ICU、高危护理、外科手术切口 [6]。在我国医院感染全面综合性监测工作已有近 20 年的历史，因此，开展医院感染目标性监测已成为我国医院感染管理发展的必然趋势。

2005 年 11 月，原卫生部医政司和亚太地区感染控制协会（APSIC）在中国首次对 9 家医院进行医院感染培训，开始试行医院感染目标性监测。2007 年以后，综合 ICU 医院感染目标性监测在全国逐步开展，尤其在 2009 年原卫生部《医院感染监测规范》发布后，目标性监测开始成为我国医院感染病例监测的主要发展方向。2010 年原卫生部下发卫办医政发〔2010〕187 号文件，出台《导尿管相关尿路感染预防与控制技术指南（试行）》，提出了一系列有效具体的干预措施。

目前国内监测工作仍处于初级状态，监测科室主要集中在综合 ICU，监测内容为尿管相关泌尿道感染。目前，部分 ICU 医务人员对 CAUTI 认识不足，无菌观念不强，没有严格执行无菌操作技术，没有按照要求采集尿标本，对尿管留置的必要性未进行及时评估等。上述问题均是在开展 CAUTI 监测工作过程中急需解决的，应引起医院感染管理专职人员的足够重视。因此，今后应不断提高 CAUTI 诊断水平和监测质量，提出并实施临床干预措施，降低尿管相关感染率。

3．推进该项工作的具体方法与措施

山东省医院感染管理监控办公室作为全省医院感染管理的牵头单位，于 2005 年 6 月对全省三级医院的医院感染专职人员进行 CAUTI 医院感染目标性监测专题培训。通过培训，专职人员对 CAUTI 的目标性监测有了全方位的理解，基本掌握了 CAUTI 诊断标准、监测方法、标本采集等，为下一步开展 ICU 住院患者 CAUTI 医院感染目标性监测奠定一定基础。2007 年，按照山东省卫生厅鲁卫医发〔2007〕7 号文件出台的有关 ICU 医院感染目标性监测方案（试行）要求，全省二级以上综合性医院开始分别展开 CAUTI 的监测工作。2013 年至今，省监控办带领全省部分三级医院参加了中国医院协会的医院感染能力建设项目，进一步规范和提高了全省的 CAUTI 监测水平。

全省三级医院按照山东省卫生厅鲁卫医发〔2007〕7 号文件中有关 ICU 医院感染目标性监测方案（试行）的要求，对 ICU 全部住院患者进行医院感染监测。对转出 ICU 患者随访 48 h，月底转出 ICU 的患者，发生感染的日期计在下 1 个月，但仍在转出 ICU48h 内，则该感染日期记为转出 ICU 的日期，感染仍记入转出当月感染数。ICU 患者发生感染时填写医院感染病例登记表，每个被监测的 ICU 每天应填写 ICU 患者日志。临床病情等级评定，为了方便，每月分 4 次（每周 1 次），对当时住在 ICU 的患者按 ICU 监测患者临床病情分类标准及分值进行病情评定。在每次评定后记录各等级（A、B、C、D、E 级）的患者数。在评定时，按当时患者的病情进行评定，与过去的情况以及将来要出现的情况无关。监测表格内容包括调查日期、ICU 类型、患者性别、年龄、基础疾病、入住 ICU 天数、是否留置尿管、留置尿管天数、是否发生尿管相关性感染等。计算公式为：尿道插管使用率 = 尿道插管患者日数 / 患者总住院日数 ×100%；导尿管相关泌尿道感染发病率 = 尿道插管患者中泌尿道感染人数 / 患者尿道插管总日数 ×1000‰

置管前，医务人员严格掌握留置导尿管的适应证，避免不必要地留置导尿。只有绝对需要时才使用导尿管，并尽可能缩短尿管留置时间。根据患者年龄、性别、尿道等情况选择合适大小、材质等的导尿管，最大限度地降低尿道损伤和尿路感染。临床上多选用气囊导尿管和硅胶导尿管。尿管口径大小选择应根据尿液的外观、导尿的目的、性别等综合考虑，成年男性一般用 F12 ～ 16，女性用 F16 ～ 18。

置管时，医务人员要严格按照《医务人员手卫生规范》，认真洗手后，戴无菌手套实施导尿术。严格遵循无菌操作技术原则留置导尿管，动作要轻柔，避免损伤尿道黏膜。正确铺无菌巾，避免污染尿道口，保持最大的无菌屏障。充分消毒尿道口，防止污染。要使用合适的消毒剂如碘附消毒液原液棉球消毒尿道口及其周围皮肤黏膜，棉球不能重复使用。男性：先洗净包皮及冠状沟，然后自尿道口、龟头向外旋转擦拭消毒。女性：先按照由上至下、由内向外的原则清洗外阴，然后清洗并消毒尿道口、前庭、两侧大小阴唇，最后是清洗并消毒会阴、肛门。导尿管插入深度适宜，插入后，向水囊注入 10 ～ 15ml 无菌水，轻拉尿管以确认尿管固定稳妥，不会脱出。置管过程中，指导患者放松，协调配合，避免污染，如尿管被污染应当重新更换尿管。

保持引流系统密闭，引流系统不密闭是导致尿路感染的重要环节。插尿管前一定先将尿管与尿袋连接在一起，这样可以避免尿管插到膀胱后尿液引出污染无菌区，同时操作过程中不至于手忙脚乱。频繁更换集尿袋不仅浪费卫生资源，增加护士的工作强度，同时还造成密闭系统的开放，造成导尿管末端与集尿袋连接处污染，增加感染的概率。尿袋倾向于每周更换 2 次，高危堵塞类患者更换导尿管的最佳间隔时间是 2 周，非堵塞类患者更换导尿管的最佳间隔是 4 周。注意避免尿袋、引流管弯曲受压，引流管和尿袋的位置必须低于膀胱，防止尿液逆流引起逆行感染。

应当保持尿道口清洁，排便失禁的患者清洁后还应当进行消毒。留置导尿管期间，应当每日清洁或冲洗尿道口，采用无菌生理盐水擦洗或冲洗，如每日清洗会阴部、尿道口、尿管近端 2 次，可最大限度地清除会阴细菌且不会导致会阴部菌群失调。

避免不必要常规使用含消毒剂或抗菌药物的溶液进行膀胱冲洗或灌注以预防尿路感染。鼓励患者多饮水，保证每日饮水量＞ 2500ml，增加尿量，达到稀释尿液，冲洗膀胱，利于引流的作用。当有血块、黏液或其他原因造成堵塞、特殊治疗时可冲洗。采用一次性输液器用头皮针直接穿刺导尿管末端以输液法滴入。进行密闭式膀胱冲洗，避免反复分离导尿管与集尿袋的接头，保持导尿系统的密闭性，减少细菌感染的机会。

根据病情每天评估留置导尿管的必要性，并在病程中有相关记录，不需要时尽早拔除导尿管，尽可能缩短留置导尿管时间。长期留置导尿管的患者，不宜频繁更换导尿管 [7,8]。若导尿管阻塞或不慎脱出时，以及留置导尿装置的无菌性和密闭性被破坏时，应当立即更换导尿管。对长期留置导尿管的患者，拔除导尿管时，应当训练膀胱功能。

患者出现尿路感染时，应当及时更换导尿管，并留取尿液进行微生物病原学检测。同时合理使用抗菌药物，避免患者发生体内菌群失调引起二重感染 [9]。

（三）工作推进的效果

医院感染尤其是导管相关性感染是目前感染控制的重点。有研究发现通过目标性监测能够降低 30.00% 医院获得性感染。定期地对感染监测数据进行总结不仅能了解感染趋势，及时发现感染暴发，同时也能为感染控制规范的制订提供参考。

ICU 是医院高危患者集中的区域，ICU 患者是医院感染的高危人群，因此，加强 ICU 患者的医院感染目标性监测，能够有效地预防与控制医院感染的暴发流行，具有很高的社会和经济效益。

器械留置率是衡量侵入性操作造成医院感染外来因素危险大小的评价方法，可以在一定程度上反映患者自身对某种感染因素的易感性，如果器械留置率高，患者自身对某种侵入性操作引起感染的易感性也随着升高。2007年全省12所三级综合性医院调查结果显示尿管留置率为93.61%，不同医院ICU的器械留置率有一定差异。明显高于上海市医院感染质控中心2009—2010年上海市65所医院综合ICU导尿管的平均使用率51.8%的监测结果[10]。

器械相关感染率评价某一器械使用日发生的相应感染发生概率的大小，主要用来评价某一侵入性操作引起医院感染的可能性大小。2007年全省12所三级综合性医院调查结果显示ICU患者日泌尿道感染率为4.7‰。2015年全省医院感染监测数据表明，CAUTI感染率为1.89‰。这表明对留置导尿管患者开展目标性监测，有目的、有计划地实施干预措施可以预防CAUTI的发生[11]。

（四）述评

山东省卫生厅早在2007年下发鲁卫医发〔2007〕7号文件，出台医院感染目标性监测方案（试行），详细介绍了如何开展医院感染目标性监测，对于全省早期规范开展医院感染目标性监测起到了很好的技术指导作用。

强化对医院感染管理专职人员和相关临床科室医务人员的培训，提高对开展医院感染目标性监测工作重要性的认识，掌握医院感染目标性监测方法、监测内容和干预措施等，确保医院感染目标性监测工作落到实处。

在监测过程中，医院感染监控专职人员应经常深入临床科室，充分发挥现场指导和督促检查作用，了解医务人员医院感染控制措施的落实情况以及开展目标性监测遇到的实际问题。

医院感染目标性监测干预措施主要是借鉴国外先进经验，很多方面有待改进和研究，特别需要进一步与国内医院的实际情况紧密结合起来，提出更具有可操作性的干预措施，有效避免CAUTI的发生。

（李卫光　山东省立医院）

参考文献

[1] Jacobsen SM, Stickler DJ, Mobley HL, et al. Complicated catheter-associated urinary tract infections due to Escherichia coli and Proteus mirabilis. Clin Microbiol Rev, 2008, 21 (1): 26-59.

[2] Topal J, Conklin S, Camp K, et al. Prevention of nosocomial catheter-associated urinary tract infections through computerized feedback to physicians and a nurse-directed protocol. Am J Med Qual, 2005, 20: 121-126.

[3] Gastmeier P, Geffers C, Brandt C, et al. Effectiveness of a nationwide nosocomial infection surveillance system for reducing nosocomial infections. J Hosp Infect, 2006, 64 (1): 16-22.

[4] 李卫光，李振香，白璐. 山东省医院感染监控网泌尿道感染病原菌及其耐药性分析. 中华医院感染学杂志，2007，17 (5): 584-586.

［5］ 李卫光，秦成勇，王一兵，等．山东省12所综合性医院ICU目标性监测分析．中华医院感染学杂志，2009，19（4）：384-386．

［6］ Edwards JR，Peterson KD，Andrus ML，et al．National Healthcare Safety Network（NHSN）Report，data summary for 2006，issued June 2007．Am J Infect Control，2007，35（5）：290-301．

［7］ Hooton TM，Bradley SF，Cardenas DD，et al．Diagnosis，prevention，and treatment of catheter-associated urinary tract infection in adults：2009 international clinical practice guidelines from the infectious diseases society of america．Clin Infect Dis，2010，50（5）：625-663．

［8］ Meddings J，Rogers MA，Krein SL，et al．Reducing unnecessary urinary catheter use and other strategies to prevent catheter-associated urinary tract infection：an integrative review．BMJ Qual Saf 2013．Electronically published ahead of print．doi：10.1136/bmjqs-2012-001774．

［9］ Pickard R，Lam T，MacLennan G，et al．Antimicrobial catheters for reduction of symptomatic urinary tract infection in adults requiring short-term catheterization in hospital：a multicentre randomized controlled trial．Lancet，2012（380）：1927-1935．

［10］ 周晴，胡必杰，高晓东，等．2009—2010年上海市65所医院ICU导管相关性感染目标性监测分析．中华医院感染学杂志，2011，21（12）：2408-2410．

［11］ 徐华，孙建，顾安曼．中国导尿管相关尿路感染预防与控制工作的调查分析．中国感染控制杂志，2016，15（9）：672-676．

案例二　推进临床科室对导尿管相关尿路感染的预防与控制工作

（一）前言

某医院在三年前规范化地开展了CAUTI的监测工作，医院上下思想高度重视、专项培训广泛深入、感染控制科职能作用发挥明显、临床医护人员执行力较好、各项预防控制措施规范到位，通过一年多的不懈努力，连续两年以来的CAUTI监测工作一直保持在较好的水平，2012年医院全年留置导尿管使用天数为22312天，留置导尿管使用率为5.20%，留置导尿相关感染千日发病率为4.00‰，2013年医院全年留置导尿管使用天数为35648天，留置导尿管使用率为8.00%，留置导尿相关感染千日发病率为2.40‰，但是，在2014年2月的CAUTI监测中发现风湿肾病科的监测数据明显高于全院的平均水平，当月全院留置导尿相关感染千日发病率为1.00‰，该科留置导尿相关感染千日发病率为55.60‰，为此，引起了感染控制科的极大关注，并及时针对该科开展了现场调研随访、个体化数据分析、防控措施实际操作考评、专项技能培训等系列的医院感染管理推进工作[1]。

（二）工作方法

1．工作基础

（1）组织体系建设支撑有力。医院感染管理的三级组织体系经过多年的规范化建设已经卓有成效，委员会顶层设计权威、工作计划完整，感染控制科职能作用发挥好、组织干预能力强，科室管理小组有热情、有活力，已经形成了一套完整规范的工作体系。

（2）信息化技术支撑有力。前些年，由于电子病历采集数据的客观限制，早期的目标性监测主要依靠手工操作，而手工操作最大的问题是人力不足。如果监测数据不完整或不准确将导致我们的工作方向和干预措施评价出现偏差，为此，感染控制科在医院的支持下，及时引进和应用了中国人民解放军第 301 医院和杭州杏林公司开发的医院感染实时监测预警系统软件,信息化建设的显著提升大大地提高了监测的实时性和准确性,干预措施的评价能力和与临床的沟通能力也更加便利有效[2,3]。

(3)规范化技术文件支撑有力。1981 年美国 CDC 制订了《导管相关尿路感染预防指南》(Guideline for Prevention of Catheter-associated Urinary Tract Infections)、2008 年美国感控人员协会(The Association for Professionals in Infection Control and Epidemiology,APIC)发布了《消除导管相关尿路感染指南》(Guide to the Elimination of Catheter-Associated Urinary Tract Infections)、2009 年美国感染病学会(The Infectious Diseases Society of America,IDSA)制订了《成人导管相关尿路感染的诊断、预防和治疗国际临床实践指南》(International Clinical Practice Guidelines for Diagnosis, Prevention, and Treatment of Catheter-Associated Urinary Tract Infection in Adults),这些国际化指南的制订提供了大量的循证医学证据,对指导临床正确诊断、预防和控制以及治疗 CAUTI 具有极其重要的参考价值。2010 年国家原卫生部下发了卫办医政发〔2010〕187 号文件《导尿管相关尿路感染预防与控制技术指南(试行)》,该指南制订了 CAUTI 的预防要点,包括管理要求、置管时和置管后感染预防要点,对预防和控制 CAUTI 具有非常重要的实践指导意义,同时,也将该项工作提升到了法律法规的高度。

2.面临的困难与挑战(该科室存在的问题和薄弱环节)

通过对该科室的现场调研随访、个体化数据分析、防控措施实际操作考评等诸多环节的系统工作,梳理出了该科室在 CAUTI 预防和控制中存在的问题和薄弱环节。

(1)思想重视不到位。部分医护人员(包含个别科室领导)对 CAUTI 的预防和控制工作认识不深入,重视程度不够,特别是相对于 VAP、CRBSI 等监测工作来说,由于 CAUTI 发病率和病死率较低,给临床上带来的负面影响相对较小,因此出现了主观认识上的偏差,并直接反映到具体的工作中。

(2)专项技术培训不到位。由于器械相关感染的培训在内容和形式上是捆绑在一起,而 VAP 监测的培训重点主要集中在 ICU 等科室、CRBSI 监测的培训重点主要集中在 PICC 小组等具有专科护理技术上岗证的护理队伍,因此,在培训的科室和人员组织上以及内容的安排上出现了重 VAP 监测和 CRBSI 监测,轻 CAUTI 监测的现象,特别是该科室护理队伍不稳定,新上岗护士较多,培训也没有及时跟上,CRBSI 监测专项护理防控措施实际操作考评问题较多。

3.推进该项工作的具体方法与措施[4]

感染控制科针对该科的监测数据结果和存在的薄弱环节,制订了为期三个月的推进工作计划,开展了相应的整改措施。

(1)迅速下发了该科当月的《医院感染管理监测反馈单》,并对反馈单中的 CAUTI 监测数据进行了特别标注和说明。

(2)明确指定了感染控制科内科系统监控小组(3 人)为推动该项工作的具体责任人。

(3)感染控制科与该科领导以及该科医院感染管理小组的同志一起召开了一个情况分析会,共同研究了监测数据背后所反映出来的实际工作现状,特别是查找了近期存在的薄弱环节,大家统一了思想,提高了认识。

(4)利用该科室早交班的时间,由科主任主持,全员参加,连续开展了为期一周的预防和控制 CAUTI 的科室专项培训,感染控制科派人宣讲了第一课 CAUTI 综述,科室自行组织了国家原卫生部《导尿管相关尿路感染预防与控制技术指南（试行）》以及美国《成人导管相关尿路感染的诊断、预防和治疗国际临床实践指南》等四部国内外相关指南和文献，每次培训不超过 10 分钟，收到了很好的效果。

（5）科室主任在每周的例行科主任查房中，特意加入了留置导尿管适应证的评估等内容，从减少不必要的插管入手开展医生层面的临床教学。

（6）护士长组织开展了留置导尿管前、放置导尿管时和留置导尿管后预防控制措施的示范教学，在突出无菌技术、消毒技术以及手卫生[5]等基本技能的基础上、重点加强了如何检查无菌导尿包，如何根据患者年龄、性别、尿道等情况选择合适大小、材质等的导尿管，如何采用密闭式引流装置，如何正确铺无菌巾，如何确保导尿管插入深度适宜，如何稳妥固定尿管、避免打折、弯曲、使集尿袋高度低于膀胱水平，如何保持尿液引流系统通畅和密闭性，如何落实活动或搬运时夹闭引流管、防止尿液逆流，如何定期清空集尿袋中尿液，如何留取检验标本，如何开展患者沐浴或擦身时对导尿管保护的宣教，如何对长期留置导尿管进行规范化更换管理，如何每天评估留置导尿管的必要性等重要环节的具体操作实践[6]。并逐一进行了个人考核，考核成绩全科早会进行了通报。

（7）感染控制科对该科三个月整改期内的每一个留置导尿管患者进行了实时的个体化监控，现场检查了每一个留置导尿管患者的《留置导尿管及相关感染监测评估表》填写的完整性和规范性，同时，实地督导了医疗护理工作中留置导尿管相关的流程、技能和操作，并将目标性监测和检查督导结果第一时间反馈回临床科室。

（三）工作推进的效果

通过多科室的合作以及每一个医务人员的共同努力，该科室 CAUTI 监测推进工作取得了显著的效果，第一个月，该科室留置导尿管使用天数为 32 天，留置导尿管使用率为3.30%，留置导尿相关感染千日发病率为 31.20‰，第二个月，该科室留置导尿管使用天数为21 天，留置导尿管使用率为 2.20%，留置导尿相关感染千日发病率为 0.00‰，第三个月，该科室留置导尿管使用天数为 9 天，留置导尿管使用率为 1.00%，留置导尿相关感染千日发病率为 0.00‰，连续三个月呈显著下降趋势，特别是通过三个月的专项工作推进，该科室全面提升了医院感染的防控意识，全面提升了医疗护理工作的规范化建设，全面提升了患者安全的保障能力。

（四）述评

1. 经验体会

（1）调动临床科室的工作积极性至关重要。一线科室是具体执行医院感染防控措施的执行者，医院感染学的专业特点决定了多学科合作的重要性，特别是末端执行者的重要性，过去我们的关注点主要停留在工作的谋划和顶层设计上，通过本次推进工作的实践，感控管理人员真实地感受到调动临床科室的工作潜能，能达到事半功倍的效果，这次由科室主导开展的培训就充分说明了这一点，CAUTI 防控知识知晓率达到了 100%，培训效果明显高于医院组织的培训。

（2）发挥感染控制科的有效干预能力至关重要。感染控制科定位为具有管理职能的业务科室，属于技术型管理的范畴，它既不同于行政管理，又不同于普通业务科室，其管理的职能内涵主要体现在有效干预能力上。在本次 CAUTI 推进工作的实践中，感染控制科以全过程流程设计和重点环节督导评价为牵引，让医院感染管理专职人员的推动力贯穿在整体工作的每一重要的转折点，形成了感染控制科和风湿肾病科之间的良性互动，既保证了临床科室的自主性，又突出了感染控制科的干预能力。我们体会到感染控制科的有效干预能力是医院感染学学科发展的行为基石，是提升感染控制科影响力的有力武器[7]。目前，感染控制科的建设有一种向行政化管理发展的不良倾向，部分专职人员喜欢纸上谈兵，喜欢在办公室拍脑门工作，这绝不是有效干预能力，有效干预能力必须立足于临床一线，以解决本专业重点和难点问题为核心，并能够对具体的防控措施提出技术支持。

（3）挖掘 CAUTI 的自身特点至关重要。CAUTI 是十分常见的医院感染类型，但与 VAP 和 CRBSI 相比，CAUTI 的直接致死率较低，对患者身心健康的影响程度相对较小，因此，它的自身特点也就凸显了特殊性，可以用两句比较简单通俗的语言进行归纳，一是由于 CAUTI 相对于 VAP 和 CRBSI 来说，直接危害性较低，因此，在"三大插管"的管理中，大家对 CAUTI 的防控意识严重不足。二是由于留置导尿技术的应用范围远大于呼吸机和血液导管技术，因此，医务人员的培训人群也远大于呼吸机和血液导管技术的培训人群，而且留置导尿技术的应用几乎覆盖了全院各临床科室。这两个 CAUTI 的自身特点决定了 CAUTI 监测推进工作的复杂性和广泛性。面对国内医院普遍存在导尿管使用过度、使用时间过长的问题，必须从"全面提高医疗护理质量，全方位保障患者安全"的高度来提高认识和科学应对[8]。首先医务人员应建立正确的感染预防和控制理念。除了保持留置导尿系统的密闭、通畅，插管、护理期间严格执行无菌操作，加强手卫生等措施以外，还必须根据循证医学证据[9]，改变不合理的操作常规和工作流程，实施有效的组合预防方法，包括避免不必要的导尿管使用与留置；对已留置者，每天评估留置的必要性，以尽早拔除不必要的留置导管。此外，应借鉴一些国际有效经验，让护士参与留置导尿必要性的评估工作，推行留置导尿自动停止的电子医嘱和床头牌提醒等。

2．总结

CAUTI 是一种可预防的医院感染。研究显示，17% ～ 69% 的 CAUTI 可通过推荐的组合方法得以有效预防，其中最有效的方法是严格掌握指征，最大限度地减少导尿管的使用，以及尽早拔除不必要的留置导尿管。通过实践，我们认识到医院感染始终贯穿在整个医疗护理工作的全过程，可以形象地比喻为"无处不在，无时不有"，医院感染管理专职人员如何审时度势、主动作为已经是目前医院感染管理工作中的瓶颈问题，我们体会到做好医院感染管理工作一定要坚持"三个必须"，一是必须紧贴医院感染管理相关的法律法规，使各项工作的开展集约在法律法规的框架下，形成依法管理的态势。二是必须紧紧依靠每一个医务人员，通过系统的强化培训，让每一项标准、指南和规范转变为医务人员的自觉行动。三是必须强化以医院感染管理专职人员为先导的工作模式，医院感染管理专职人员一定要主动作为，不能一味地"观望、等靠"，要充分发挥主观能动性，建立一支为领导参谋献策，为临床排忧解难，为患者保驾护航的服务型医院感染管理专职团队[10]。

（曹晋桂　中国人民解放军空军总医院　蒋伟　中国人民解放军总医院

吴镝　中国人民解放军空军总医院）

参考文献

[1] 任南. 实用医院感染监测方法与技术. 长沙：湖南科技出版社，2007.

[2] 韩黎，田晓丽，胡小华，等. 基于互联网的医院感染信息实时监测与管理网络平台设计. 中国感染控制杂志，2013，12（3）：182-185.

[3] 索继江，邢玉斌，杜明梅，等. 医院传染病实时监控及预警系统的功能设计与实现. 中国医院，2013，17（3）：11-13.

[4] Hooton TM，Bradlly SF，Cardenas DD，et al. Diagnosis，prevention，and treatment of catheter-associated urinary tract infection in adults：2009 international clinical practice guidelines from the Infectious Diseases Society of America.Clin Infect Dis，2010，50（5）：625-663.

[5] Fink R，Gilmartin H，Richard A，et al. Indwelling urinary catheter management and catheter-associated urinary tract infection prevention practices in nurses improving care for health system elders hospitals. Am J Infect Control，2012，40（8）：715-720.

[6] 王效雷，娄瑞，曹地芹，等. 目标性监测在留置导尿管维护质量改进中的作用. 东南国防医药，2015，17（3）：283-285.

[7] 苏维，黄乐松，刘智策，等. 多学科协作工作模式的实施与效果. 护理管理杂志，2013，13（8）：607-608.

[8] 张琴，王润兰，陈新华. 三级质控管理在医院护理质量管理中的应用与评价. 护理研究，2012，26（6B）：1700-1701.

[9] Gould CV，Umscheid CA，Agarwal RK，et al. Guideline for prevention of catheter-associated urinary tract infections 2009. Infect control Hospital Epidemiol，2010，31（4）：319-326.

[10] 杨青兰，曾登芬. 国外导管相关性尿路感染防控现状及对我国的启示. 护理管理杂志，2015，15（2）：101-103.

第六节　新生儿医院感染的监测

一、综述

开展新生儿医院感染监测，可掌握新生儿医院感染的动态；有助于了解新生儿医院感染率与住院时间、胎龄、日龄、体重、性别、侵入性操作、疾病严重程度、母乳喂养、广谱抗菌药物及激素的应用等危险因素有关，针对危险因素及各环节进行干预，能有效降低新生儿医院感染率，监测的结果有助于不同单位之间的比较，掌握新生儿室中细菌的流行病学特点和耐药情况。

由于新生儿是一个特殊人群，没有主诉，临床表现不典型，不易早期发现，病情变化快，稍有疏忽，极易演变成医院感染暴发，且病死率高[1-2]。国内新生儿相关医院感染暴发事件屡见不鲜。徐秀华[3]等报告 1990—1993 年全国共发生 37 起医院感染流行事例，其中新生儿感染流行占 60.7%，有死亡病例的 9 起全部为新生儿感染；尤其是近年来发生的数起重大医院感染事件，2008 年陕西省某医院新生儿室发生严重医院感染事件，9 名新生儿感染，

8 名死亡；2009 年 4 月天津市某县妇幼保健院发生 6 名新生儿感染，其中 5 名新生儿死亡的事件。给其家庭带来巨大痛苦和精神损伤，造成不可挽回的损失，在社会上引起恶劣影响，对医疗机构也造成致命的打击。这些惨痛的教训，不能不引起我们的深思。开展新生儿医院感染监测，可及时发现医院感染聚集性的发生，能有效控制新生儿医院感染的流行、暴发。

随着社会的发展，人民群众对健康及维护自身权利的关注程度显著提高，如果监测不到位，对感染病例不深入分析调查，可能埋下医院感染暴发隐患。为了保证医疗质量和医疗安全，提高医院效率、效益，促进医院整体协调发展，我们应做好新生儿医院感染监测。

（一）定义

1．新生儿医院感染

美国 CDC 新生儿医院感染的定义：新生儿分娩时及住院时获得的感染，并排除垂直传播所致的感染；美国国家儿童保健和人类发育研究所新生儿医院感染的定义：出生 > 3 天的新生儿在医院内获得，并产生临床症状的感染；我国新生儿医院感染的定义：新生儿在分娩过程中通过产道时发生的感染和产后住院时获得的感染，不包括新生儿经胎盘获得（出生后 48 小时内发病）的感染，如先天性梅毒、单纯疱疹、弓形体病、水痘等。

2．新生儿医院感染监测

针对住院新生儿开展的医院感染及其危险因素的监测。长期、系统、连续地收集、分析医院感染在产科、新生儿病房、NICU 进行观察、诊断和治疗的新生儿中的发生、分布及其影响因素，并将监测结果报送和反馈给有关部门和科室，为医院感染的预防、控制和管理提供科学依据。感染必须是发现在产科、新生儿病房、NICU，即新生儿住进新生儿病房、NICU 时，感染不存在也不处于潜伏期；产科、新生儿病房、NICU 的新生儿转移到其他病房后，48 小时内确定的感染仍属产科、新生儿病房、NICU 室，所有新生儿从产科、新生儿病房、NICU 室转到医院其他病房后需进行 48 小时的感染随访。

3．监测指标

新生儿的免疫系统尚未发育完善，正常菌群尚未建立，抵御外来微生物侵袭的能力较低，尤其是早产儿、低体重儿，他们对外来病原体的抵抗力更低。出生时体重不同新生儿医院感染率、新生儿脐 / 中心静脉插管、呼吸机的使用率及其相关感染率有明显区别，与插管相关的血流感染和与呼吸机使用相关肺炎的感染率，≤ 750 g 低体重儿为 ≥ 2500g 新生儿的 2 ～ 10 倍。我国将新生儿按出生体重分为四组：≥ 2500 克、1501 ～ 2500 克、1001 ～ 1500 克、≤ 1000 克。监测不同出生体重新生儿医院感染率，以及不同出生体重新生儿脐 / 中心静脉插管、呼吸机的使用率及其相关感染率。按出生时体重不同、平均住院日数分类进行日感染率统计、分析。新生儿的住院时间越长，发生感染的危险性越大，用日感染率可较好地反映医院内感染的发生情况。可根据新生儿的疾病严重程度进行调整，使用调整后的日发生率，使不同单位内医院感染的发病情况更具有可比性 [4]。国内暂时没有相关文件要求按病情严重程度不同进行新生儿调整日感染率统计、分析。

4．呼吸机相关性肺炎（VAP）

关于呼吸机相关性肺炎（VAP）有多种不同的定义，美国 NHSN 的定义为使用呼吸机时及停止使用呼吸机 48 小时内发生的肺炎。1999 年中华医学会呼吸病学分会制订的医院获得性肺炎诊断和治疗指南（草案），VAP 诊断标准：机械通气 48 h 以上，且胸部 X 线显示肺部出现或出现新的或进展性浸润病灶，无法以其他原因解释，同时具备以下表现中的两项：发热，体温 ≥ 37.5℃ 或较机械通气前体温升高 1℃ 以上；外周血白细胞 ≥ 10.0×10^9/L 或 ≤ 4.0×10^9/L；出现脓性气道分泌物或分泌物较前增多；病原学证实。徐秀华主编的《临床医院感染学》VAP 诊断标准：是指应用机械通气 48 h 以后或停用机械通气拔除人工气道 48 h 以内发生的肺实质的感染性炎症。有文献报道呼吸机相关性肺炎诊断标准是：①肺炎发生在机械通气 48 小时以后或脱机后 72 小时内。②机械通气期间出现：（a）发热，体温 > 38℃；（b）气管内吸出脓性分泌物；（c）白细胞计数 ≥ 10.0×10^9/L；（d）通过纤维支气管镜灌洗或刷检留取标本送细菌培养，检出致病菌或在原有感染基础上培养出新的致病菌；（e）X 线胸片出现新的渗出性病灶。（f）在通气期间出现不明原因的动脉血氧分压下降，PaO_2/FiO_2 下降大于 30%。国内至今没有统一的金标准。呼吸机相关性肺炎发病率根据诊断标准、患者群体以及研究方法等的不同而有差异，国外报道多在 9% ~ 70%，国内报道在 17.7% ~ 70%，多数在 30% ~ 50% 之间。实际上可能会更高些，因为在呼吸机插管通气治疗的患儿中，病情较重的患儿在呼吸机相关性肺炎还没有表现出来时已经死亡，或者家属中途要求放弃治疗的。这部分病例资料对呼吸机相关性肺炎的发病率研究有一定的影响。近年来在新生儿科的医院感染病例中，下呼吸道感染病例位于首位。在接受气管插管通气治疗的患儿中，最常见的医院感染是呼吸机相关性肺炎。

5．血管导管相关感染（CRBSI）

定义见 CRBSI 监测相关内容。导管病原菌培养结果解释见表 1-6-1，表 1-6-2。

表 1-6-1　保留导管者结果解释

导管	外周静脉	条件	结果判断
+	+		CRBSI 可能
+	+	导管较外周报阳快 120 分钟	提示为 CRBSI
		导管细菌浓度较外周高 5 倍	
+	-		不能确定
-	-		不是 CRBSI

表 1-6-2　已拔除导管结果解释

导管尖端	外周静脉 1	外周静脉 2	结果判断
+	+	+	CRBSI 可能
+	+	-	
-	-		培养为金黄色葡萄球菌或假丝酵母菌、且缺乏其他感染的证据则提示可能为 CRBSI
-	+	+	
+	-		导管定植菌
-	-		不是 CRBSI

6．新生儿医院感染监测相关感染率的计算法

以月为单位，监测人数 = 每月新入院人数 + 上月最后一天留下人数；平均住院日数 = 本

月每日住院人数的总和 /（当月新入院人数 + 当月第一日住院的人数 /2 － 下月第一日住院的人数）；人次感染率（%）＝本月新发生的医院感染人数 / 本月监测人数 ×100%；患者日感染人次率（‰）＝当月感染人数 / 住院总日数 ×1000‰；调整日感染人次率（‰）＝患者日感染率 / 平均住院日数 ×1000‰。

器械使用率的计算法：器械使用率通过器械使用日数除以住院日总数计算，用来度量高危器械的使用占总住院天数的百分比。例如：

$$脐或中心静脉导管使用率（%）= \frac{脐或中心静脉导管使用日数}{新生儿住院日数} \times 100\%$$

$$呼吸机使用率（%）= \frac{使用呼吸机日数}{新生儿住院日数} \times 100\%$$

$$总器械使用率（%）= \frac{器械（血管导管 + 呼吸机）使用日数}{新生儿住院日数} \times 100\%$$

器械相关医院感染率的计算法：

$$不同出生体重新生儿脐 / 中心静脉导管相关血流感染率（‰）= \frac{不同出生体重脐 / 中心静脉导管新生儿中血流感染数}{新生儿脐 / 中心静脉插管日数} \times 1\,000\text{‰}$$

$$出生体重 > 2\,500g 新生儿脐 / 中心静脉导管相关血流感染率（‰）= \frac{出生体重 > 2\,500g 新生儿脐 / 中心静脉导管感染数}{出生体重 > 2\,500g 新生儿脐 / 中心静脉导管使用日数} \times 1\,000\text{‰}$$

$$不同出生体重呼吸机相关性肺炎感染率（‰）= \frac{不同体重使用呼吸机新生儿中肺炎人数}{不同出生体重新生儿使用呼吸机日数} \times 1000\text{‰}$$

其中所得商值乘以 1000 使每种感染率表达为每 1000 个住院日、脐 / 中心静脉导管使用日或呼吸机使用日的感染数。

（二）新生儿监测现况

1. 国外发展情况

1986 年美国 CDC 在 10 余年医院监测的基础上，提出了在全面综合性监测的基础上，各医院可根据各自的实际情况开展目标性监测，按出生时体重及病情严重程度不同进行新生儿医院感染目标性监测，一直沿用至今[5]。美国完成一项有 6 个 NICU 参加的为期两年的多中心研究证实，按规范化标准的手卫生；严格控制抗生素使用；缩短中心静脉导管留置和脂肪乳剂使用时间；减少经皮穿刺等有创操作；保护早产儿皮肤等是降低新生儿医院感染率的有效措施[6]。据报道：日本（2002 年）7 家新生儿重症监护室（NICU）的医院内感染发生率为 6.66%（58/871）[33]。

2. 国内监测工作

（1）我国新生儿医院感染监测发展史：我国的医院感染监控工作起步虽晚，但发展迅速。

1）起步阶段：80 年代初期，只有零散报道，进入 80 年代中期，即有组织地开展了医院感染的监测，自 1985 年开始，原卫生部将医院感染管理工作列入重要议事日程，对全国的医院感染工作进行宏观管理。1986 年我国成立全国医院感染监测网，开始参照美国的医院感染监测模式开展了医院感染监测工作，对新生儿和成人患者一起开展了全面综合性监测，调查方式有回顾性调查和前瞻性调查，以回顾性调查为主，参与者以医院感染管理科工作人员为主，这样监测的结果通常与感染发生的时间是脱节的，也就是说患者出院时我们才可以了解到患者的感染情况，花费了大量时间收集到的监测资料，和所谓的分析与对策永远是过去式，不但不能说明问题，有时甚至会产生误导，逐渐变为以前瞻性调查为主，参与者为全体医务人员及患者照顾者，临床医生手工填写医院感染病例报告卡，医院感染专职护士到病房收集，了解新生儿医院感染的发病率、患病率、常见感染类型、常见病原体和耐药性、危险因素及其基本特性。

2）发展阶段：1988 年要求建立健全的医院感染管理组织，将医院感染管理工作列入医院等级评审的重要内容，1989 年 1 月，为加强医院感染专职人员培训，正式委托中南大学湘雅医院建立卫生部医院感染监控管理培训基地，配合医政司承担医院感染管理人员的短期培训和进修培训任务，同年原卫生部颁布《医院分级管理评审标准》，1994 年下发《医院感染管理规范（试行）》，原卫生部组织了全国医院感染管理工作的抽查，1999 年易霞云教授对我国 32 起医院内新生儿感染流行事例进行分析，32 起中，19 起发生于产科占 59.4%，12 起发生于儿科新生儿占 37.5%，1 起发生于母婴同室占 3.1%，32 起中发生有死亡病例者 14 起，病死率为 4.4% ～ 43.5%。发生于产科新生儿的流行比发生于儿科新生儿的流行更多，新生儿发生医院内感染病死率高，产科医院内感染控制重点应预防新生儿医院内感染流行，在对32 起医院内新生儿感染流行事例进行流行病学调查中，发现医务人员手、公用的粉盒、水龙头、打包台均有不同程度污染，新生儿医院内感染流行以接触传播为主，为了预防和有效地控制医院内新生儿感染应加强相应管理，同年，我国原卫生部组织了全国医院感染管理工作的抽查，促进医院感染监测不断发展和完善：如重点部门的医院感染管理工作进一步加强：管理重点进一步明确，如母婴同室严格了探视管理制度，新生儿用品专人专用，防止交叉引起疾病的流行暴发，硬件设施大为改观，设有配奶间、冰箱、浴室和隔离室，医务人员的医院感染知识不断提高。部分省（市）还成立了局部医院感染监控网。

3）快速提高阶段：由于新生儿感染的危险性和种类与成人不同，根据新生儿医院感染特点，有针对性地采取控制措施，将会取得较好的效果，于 2000 年正式下发《医院感染管理规范》，明确将新生儿确定为重点监控对象，希望以监测为基础，以管理为手段，以控制为目标，应用系统工程的原理为新生儿医院感染的控制服务。进入 21 世纪后，随着国际交往和信息交流的增加，我国新生儿医院感染控制理念和方法逐步与国际接轨。2001 年首届海峡两岸医院感染控制学术会议上，首次提出要运用循证医学的理念指导我国的医院感染监控工作。我国医院感染管理工作飞速发展，进步显著。2005 年以来，原卫生部连续开展医院管理年活动，新生儿医院感染管理是其中的重要内容，2009 年原卫生部颁布的《医院感染监测规范》中规定，新建或未开展过医院感染监测的医院，应先开展全院综合性监测，监测时间应不少于 2 年，已经开展 2 年以上全院综合性监测的医院应开展新生儿目标性监测，目标性监测持续时间应连续 6 个月以上。同年原卫生部颁发《新生儿室建设和管理指南》，对新生儿医院感染管理工作体制及工作制度提出了具体要求，推动了我国新生儿医院感染管理工作的发展。

（2）国内新生儿监测现状与存在的问题

我国新生儿医院感染监测虽然起步晚，但发展快。新生儿的医院感染控制取得了一定的进步。制订了新生儿医院感染预防与控制标准操作规程，我国大部分医院对新生儿医院感染及相关危险因素进行监测、分析和反馈，针对问题提出控制措施并指导实施，根据标准预防的原则实施消毒隔离，宣传教育，流行病学监测，有意义的环境卫生学检测，多重耐药菌株的监测，抗菌药物的合理使用等工作；新生儿监测按出生时体重不同、平均住院日数分类进行调整日感染率统计分析。

中南大学湘雅医院新生儿医院感染监测情况：医院从 1986 年进行全院综合性监测，多年的监测数据显示：儿科新生儿组医院感染发病率较产科新生儿组和儿科非新生儿组高，早产儿和未成熟儿的医院感染发病率高，说明病理新生儿较正常新生儿的易感性更高。

从 2008 年 5 月始开展新生儿医院感染目标性监测。2009 年的监测数据显示：新生儿医院感染部位主要以眼结膜为主，其次为胃肠道和下呼吸道，院感科对眼睛检查相关的器械如眼拉钩及眼睑撑开器的清洗灭菌情况进行检查，器械都是送消毒供应中心处理，符合规定流程，手卫生依从性不理想，通过院感科反馈，加强医务人员相关感染控制知识培训，强调保持环境清洁，做好感染隔离患儿的消毒隔离工作，医务人员手卫生依从性有所提高。

2010 年第一季度与 2009 年同期比较，新生儿医院感染率有明显下降，但 2010 年第二季度与 2009 年同期比较，新生儿医院感染发病率、日感染率和导管使用率均有明显上升，与搬新区后产科试管婴儿增加、早产儿、低体重儿增加密切相关。新生儿医院内感染控制面临着新挑战，通过继续加强手卫生，保持环境清洁，做好呼吸机管道的消毒和维护，预防和控制导管相关感染。加强早产儿以及极低体重患儿的护理，严格做好感染隔离、新生儿的消毒隔离工作，在新生儿医院感染危险因素增加的情况下，通过教育培训、监测、执行反馈、提醒、激励等保证上述措施落实到位，医院 2010 年第三季度与 2009 年同期比较，新生儿医院感染发病率、日感染率无差异，监测数据表明：采取积极有效的措施可以有效控制和预防新生儿医院感染。

新生儿科医院感染率 2008 年、2009 年、2010 年分别为 6.41%、6.14%、4.90%，患者日感染例次率依次为 6.557‰、6.072‰、5.489‰，调整日感染例次率为 0.68‰、0.557‰、0.412‰；脐静脉插管的使用率 2008 年、2009 年、2010 年依次为 4.54%、9.94%、11.79%，使用率在增加，但各年脐静脉插管相关感染率均为 0，至今无一例新生儿脐静脉插管相关感染发生。说明中南大学湘雅医院新生儿医院感染控制工作取得了一定成绩。

（三）新生儿医院感染监测面临的挑战

1. 新生儿较成人有更多的易感因素：美国儿科疾病预防网的调查表明，NICU 中的医院感染率高于国家 CDC 公布的平均水平；美国 St Louis 儿童医院：229 个出生体重 < 2000 克、需要机械通气的早产儿，呼吸机相关性肺炎发生率为 28.3%，说明新生儿患者的易感性。新生儿病房尤其是 NICU 内的新生儿均为高危重症儿，常需使用抗生素，有研究报道新生儿病房抗生素的使用率达 100%。由于广谱抗生素的大量使用，且疗程长、剂量大，从而极易造成正常菌群紊乱、耐药菌株增长、细菌变异、耐药菌感染的发生，导致院内感染率发生的增

加。由于新生儿抵抗力低，一些条件致病菌或一些在成人为隐性感染的病原体，在新生儿会发生感染，甚至引起暴发，如轮状病毒的感染就是如此。

2．随着试管婴儿、人工授精患者比例的增加，胎龄越来越小、体重越来越轻的新生儿日益庞大。新生儿医院感染监测面临的挑战越来越大。国内有文献报道：患儿的出生体重、胎龄、Apgar 1min 分值与医院感染的发生密切相关，出生体重越轻、胎龄越小、Apgar 1min 分值越低，医院感染发生率越高，医院感染主要发生于出生体重 ≤ 1500 g 或胎龄 ≤ 30 周的新生儿，分别占所有医院感染患儿的 76.2% 和 71.4%。具体情况见表 1-6-3。

表 1-6-3　不同出生体重、胎龄、Apgar 1 min 评分患儿的医院感染率（%）

项目		调查例数	感染例次数	例次感染率
出生体重（g）	≤ 1000	4	2	50.0
	1001 ～ 1500	39	14	35.9
	1501 ～ 2500	104	5	4.8
	＞ 2500	71	0	0.0
胎龄（周）	≤ 30	29	13	44.8
	31 ～ 32	25	2	8.0
	33 ～ 35	94	5	5.3
	≥ 36	70	1	1.4
评分（分）	0 ～ 3	2	1	50.0
	4 ～ 7	40	6	15.0
	8 ～ 10	176	14	8.0

3．随着 NICU 的建立及围产医学技术的进步，我国危重新生儿尤其是早产儿抢救成功率明显提高；早产儿、低体重儿的增多，各种侵袭性诊疗技术的使用，住院时间长，增加了新生儿医院内感染发生的危险因素，美国有文献报道，出生体重越轻，病情严重程度越重，呼吸机的使用率及其相关感染率越高，具体情况见表 1-6-4。

表 1-6-4　不同出生体重、病情严重程度不同的新生儿呼吸机的使用率及其相关感染率

体重（g）	病情严重程度（护理等级Ⅲ级）		病情严重程度（护理等级Ⅱ ～ Ⅲ级）	
	使用率（%）	感染率（‰）	使用率（%）	感染率（‰）
≤ 750	0.43	1.8	0.36	1.4
751 ～ 1000	0.26	1.3	0.24	1.5
1001 ～ 1500	0.12	1.1	0.12	1.2
1501 ～ 2500	0.08	0.5	0.07	0.8
＞ 2500	0.14	0.3	0.09	0.5

注：护理等级为Ⅲ级的新生儿至少符合以下条件之一：体重 ＜ 1500 g；留置脐导管；合并严重感染；使用呼吸机；外科手术等。护理等级为Ⅱ级的新生儿病情不严重，但仍需要观察和护理，或增加体重

全国医院感染监测网统计2007年3月至2010年8月不同体重新生儿感染情况及不同体重新生儿侵入性操作使用及相关感染，体重越轻感染率越高，体重 ≤ 1000g 的感染率高达29.51%，具体情况见表1-6-5，体重越轻侵入性操作使用次数越高，体重 ≤ 1000g 新生儿呼吸机使用率（%）高达28.87%，脐 / 中心静脉插管使用率（%）高达18.17%，相关感染率无明显区别，具体情况见表1-6-6。

表 1-6-5　不同体重新生儿感染情况

体重	监测人数	感染人次率	感染例次率
≤ 1000g	183	25.14	29.51
1001 ～ 1500g	2163	7.67	8.37
1501 ～ 2500g	10705	2.93	3.05
> 2500g	35258	1.64	1.72

表 1-6-6　不同体重新生儿侵入性操作的使用及相关感染

体重	脐 / 中心静脉插管使用率（%）	脐 / 中心静脉插管相关血流感染率（‰）	呼吸机使用率（%）	呼吸机相关肺部感染率（‰）
≤ 1000g	18.17	0.00	28.87	1.13
1001 ～ 1500g	11.31	0.00	14.59	1.22
1501 ～ 2500g	3.19	0.00	6.12	0.68
> 2500g	1.11	0.00	2.76	0.52

4. 零宽容（zero tolerance）理念在新生儿医院感染防控中的认同与应用[6]

零宽容是当今医疗领域在医院感染防控工作中营造的一种文化，一个奋斗目标，对发生医院感染所持的一种态度和一种责任心。也就是不再将医院感染当作是疾病应该发生的并发症，有一个基准发病水平，而是朝着零发生的方向去努力。医务人员对发生的每一例医院感染都应认为是不该发生的，应认真调查、分析其感染的原因，并采取有效措施。同时号召所有的医务人员参与到医院感染的防控工作中来。如果我们广大医务人员对发生的每一例新生儿医院感染都能采取"零宽容"的理念，将循证医学的理论应用于新生儿医院感染的监测、控制与管理的实际工作中去，新生儿医院感染发生率将会大大下降，新生儿的医院感染暴发就可以避免。

5. 医疗机构和医务人员将面临多方压力

在美国要求通过强制性保健相关感染信息报告公开披露医疗感染率，我国医保政策改变迫使医院逐渐完善监测系统。医院感染的发生、发展、治疗、转归这一系列过程贯穿于整个医疗护理活动中，它不仅作为病历档案保存，也作为发生医疗纠纷时的重要法律证明材料，医疗机构不存在医疗过错也要承担举证责任，因此，记录时必须体现真实性。

（四）新生儿医院感染管理存在的问题

1. 监测质量不高

监测是一项长期的工作，某些医院的监测工作缺乏长期的计划，将一次现患率或发病率调查当成新生儿医院感染监测[7-9]。监测方法不可靠，坐等临床医生报告，或长期使用回顾性调查方法，导致监测资料的准确性差，漏报严重，不但不能说明问题，甚至产生误导；医院感染诊断不及时。

2．监测相关知识缺乏

由于医院感染专业人员绝大多数都是从临床医师或护士中转行而来，多数缺乏流行病学、卫生统计学、计算机应用等学科的知识，不能很好地设计和实施监测项目。并且由于监测中诊断标准掌握不一致，收集资料的方法不统一，对监测中各项目的理解多种多样，使得医院监测的资料之间缺乏可比性，起不到应有的作用。

3．监测资料分析方法落后

在进行监测资料分析时，往往只简单计算新生儿医院感染发病率，而对影响新生儿医院感染发生的危险因素未进行分析，或未进一步分层分析，不能很好地分离出危险因素及相对危险度。许多专业人员不能进行多因素分析。监测资料的利用率低，准确性差。

4．监测目的不明确

有些医院停留在单纯地收集资料，为监测而监测，为检查而监测，花了很大精力收集了许多宝贵的有用资料，但不知如何利用，不能为本院的医院感染控制和预防决策服务，不能再次通过监测评价已制订实施的预防和控制措施的效果。发现问题，不寻找原因，不分析、反馈资料，资料未能被很好利用。

5．监督不到位

纵观多次的新生儿医院感染暴发事件，在医院感染防控的诸多环节存在隐患，如医院感染管理的组织机构不健全或有名无实；医院感染管理的规章制度不健全，或制度老化，形同虚设；配备的医院感染管理专职人员数量不够、专业不合理，未能及时发现医院感染的暴发，或即使发现也难于有效控制；医院感染的监测不到位等。

6．建筑布局不合理

控制新生儿医院感染的基本设施欠缺，投入不够：在多起的医院感染暴发事件中，暴露出一些医院在医院的新建、改建与扩建中，未充分考虑医院感染的预防与控制工作，表现为违反医院感染防控的基本原则，建筑布局不合理，分区不明确，如将母婴同室新生儿的沐浴间置于 NICU 内，将出生后的正常新生儿的观察室置于感染性腹泻患儿隔离间的对面，这些都极易造成交叉感染。

7．领导重视不够

有些领导对新生儿医院感染管理工作重视程度不够；有医院瞒报现象；对规范和标准的执行力不够；医务人员全员性参与不够；临床检验、流行病学、药学、医疗、护理等多学科、多专业的密切合作有待加强。

（五）发展趋势

1．重视法制管理

国家管理部门的有关新生儿医院感染管理的各项法规不断完善，新生儿科及医院各部门遵从法制管理的意识逐渐增强。

2．更加注重过程管理

全面引进质量管理的技术指标和管理方式，使新生儿医院感染管理真正成为管理科学。

尝试改变以结果评价为主的管理向过程管理转变。比如，手卫生清洁管理的理念，不单要求洗手后手部带菌量达标，而应关注具体执行的过程是否有改变。

3. 循证医学管理

循证医学是以非经验、非直觉、非偏见，基于新技术与研究实践及可重复为特征的学科，其对医疗过程意义重大，但它并不意味着排斥基于多年实践基础上的对技术方法的正确经验与积累。它在新生儿医院感染领域的应用极为广泛，如手卫生、标准预防、抗菌药物合理应用、新生儿病区建筑布局与感染、消毒灭菌等方面。在医院感染管理专职人员学历及知识水平已有很大提高的条件下，大力推进这方面的研究十分必要，我们应该开展有自主创新性的循证医学课题。

4. 信息管理需强化

当今社会为信息社会，新生儿医院感染监测、预警的信息发布及反馈，对快速、全面、有效地提高医院感染控制水平至关重要。

5. 重系统管理的观点

新生儿医院感染管理是一个系统工程，并非仅是专业科室的业务工作。它与临床医疗系统的联系，将从简单的数据统计向良性互动的方向发展。因此，用系统的观点，综合医学、管理科学、经济学、行为科学等各学科、专业，相互渗透交叉，是将新生儿医院感染管理学科做精、做强的必然趋势。

（六）总结

新生儿感染风险时刻存在于每一天的工作中。在我国新生儿发生医院感染暴发，究其原因，多数是防控医院感染的基本措施不到位所致，任一诊疗环节、任一操作人员的疏忽，均有可能导致新生儿发生医院感染或感染暴发。监测、合理的预防和治疗是控制新生儿医院感染的有效手段。用监测数据说话，引起临床科室重视，通过监测结果评价已制订预防和控制措施的效果，通过反复监测、干预、反馈，不断完善和巩固预防与控制新生儿医院感染的措施。只有科学、正确的数据对医院感染管理工作才有指导意义，才能对各级领导管理和决策提供科学依据和参考。

（曾　翠　吴安华　中南大学湘雅医院）

参考文献

[1] 徐　珍，唐素琴，曹先伟，等. 新生儿病房医院感染目标性监测结果分析. 中华医院感染学杂志，2010，20（21）：3324-3326.

[2] 谭红玉，邹晓妮，杨琳琳，等. 新生儿呼吸机相关性肺炎发病状况研究. 实用预防医学，2007，14（4）：1154-1155.

[3] 徐秀华，吴安华. 临床医院感染学. 2版，长沙：湖南科学技术出版社，2005：377.

[4] 任南，文细毛. 实用医院感染监测方法与技术. 2版，长沙：湖南科学技术出版社，2005：104-111.

[5] Edwards JR, Peterson KD, Andrus ML, et al. National Healthcare Safety Network（NHSN）Report, data

summary for 2006．AJIC，2007，35：290-301．

［6］Jarvis WR．The United States approach to strategies in the battle against healthcare associated infections，2006：transitioning from benchmarking to zero tolerance and clinician accountability．Hosp Infect，2007，65 Suppl 2：3-9．

［7］李六亿．我国新生儿医院感染控制工作面临的挑战．中国新生儿科杂志，2009，24（2）：65-67．

［8］谭红玉，魏凌云，李正梅，等．新生儿医院感染特征．现代医院，2003，5：25-26．

［9］任南，文细毛，易霞云，等．全国医院感染监控网儿科和产科新生儿室院内感染监测报告．中国当代儿科杂志，2003，5（2）：120-122．

二、工作案例

案例一　环节管理推进新生儿医院脐部感染的控制

（一）前言

据国内文献报道：新生儿脐部细菌定植率为94.51%，感染率为11.27%，世界卫生组织预测，在发展中国家新生儿脐部感染尤为突出，新生儿脐部感染的发病率变化很大，在2.00%～54.00%。

新生儿脐炎可导致新生儿败血症，产生非常严重的后果，住院的新生儿发生脐炎还增加了医疗费用，延长了住院时间，可能导致医疗纠纷的发生，避免新生儿医院脐部感染的发生有着实际意义[1-3]。

（二）工作方法

1．工作基础

据国内文献报道：新生儿脐部细菌定植率为94.51%，感染率为11.27%。中南大学湘雅医院从2008年5月开始开展高危新生儿病房医院感染目标性监测，2008年≤1000g监测人数3人，2009年≤1000g监测人数15人，2010年≤1000g监测人数20人，2008年≤1000g脐静脉插管总日数为0，2009年≤1000g脐静脉插管总日数为231，2010年≤1000g脐静脉插管总日数为375。

2．面临的困难与挑战

目前，危重新生儿、新生儿胎龄平均小于28周、极低出生体重儿逐渐增多。新生儿无自理能力，主要依赖医护人员照顾，特别是低体重儿各系统发育不成熟，血浆中IgG水平低，对外界环境的适应能力差，抵抗能力差，容易受病原菌的侵袭。侵入性操作多。患儿住院时间长。患儿母亲常有严重感染。新生儿病情变化快。患儿有生命危险情况下，医务人员相对严重缺乏，而且他们的工作也很繁忙。医务人员主要关注怎样提高抢救成功率。因此，怎样在开展高难度护理技术的情况下，使临床医务人员关注细节，重视基础护理，对预防新生儿脐部医院感染容易忽略环节有足够重视，需要院感工作人员多动脑筋、多想办法。

3．具体方法与措施

（1）首先，院领导重视医院感染管理工作，在全国范围内最早成立了医院感染控制科，让每位医务人员从思想上认识到做好医院内感染的重要性，了解引起医院内感染的危险因素，掌握预防医院感染的理论知识和具体措施，在工作中能自觉遵守预防医院感染的各项制度和措施。

（2）注重实际能力的培训

1）邀请护理部参与，与新生儿科主任、护士长沟通交流，召集相关人员开会，让每位医务人员从思想上认识到消除新生儿医院脐部感染，使脐静脉插管相关感染率为 0 这一目标是可以实现的。让每位医务人员了解发生脐部感染带来的严重后果，让每位护士充分认识到必须仔细做好脐部护理的重要性。

2）洗手的培训：现场指导临床工作人员正确洗手，采取多种办法提高洗手的依从行，用事实说服临床工作人员树立洗手的概念。例如：新生儿出生后从断脐至脐带脱落前后，其脐断端是一个开放性创面，易被细菌入侵繁殖，造成脐部感染引起急性炎症。国内有文献报道[4-5]新生儿脐部感染致病菌为金黄色葡萄球菌、大肠埃希氏菌、表皮葡萄球菌、克雷伯杆菌和阴沟杆菌等多种常见条件致病菌，这些细菌均为皮肤上和医务人员手上常见携带菌群，监测结果提示这些菌多为操作中接触传播所致，洗手可使手上的一过性细菌减少 99%，这样的事实能让临床工作人员充分认识到做好手卫生的重要性。

3）加强基础护理：断脐、脐血管插管、脐部护理时必须严格无菌操作。脐部护理操作中手及污染敷料不可触及脐带残端，每日用 75% 乙醇或 0.5% 碘附抹脐孔 2 次，把随时检查脐部作为常规；若脐凹处潮湿或有分泌物者，可用 3% 过氧化氢清洗，再用 75% 乙醇或 0.5% 碘附消毒脐带残端，保持脐部干燥，杜绝细菌繁殖；发现出现脐轮周围皮肤潮红、脐部分泌物增多时，应加强观察与增加消毒次数，新生儿沐浴后用无菌棉签蘸干脐部，用 75% 乙醇消毒或 0.5% 碘附消毒，保持脐部干燥；新生儿的脐带剪断结扎后，形成了一个创面，可能有渗血，渗血在创面上会结成一个痂块，严严实实地盖住脐带根部，这是细菌很好的生存环境，容易引发感染。所以，每天都应用乙醇棉签轻轻掀起痂块，消毒脐带根部。把脐部粗大、早产儿、糖尿病母亲的新生儿列为重点关注对象[6-7]。

4）关注细节：入院时告知家属，尿布包质量差可能会导致脐部感染，尿布包较大遮盖脐部的，把过大的尿布反折，使之不会接触到脐部，避免新生儿排泄物污染脐部；由于男孩女孩的生理差异，一般说来，男孩尿湿在前，女孩尿湿在后。因此，男孩脐部感染患例多。国内也有文献报道男孩脐部感染患例多的现象。应引起注意。在给男婴换尿布时应将阴茎向下盖住，以免尿液上冲。另外，产后立即让新生儿吸吮母亲的乳房，使新生儿尽早地获得足够的乳汁，让新生儿吃到免疫物质含量极高的初乳，有助于增加婴儿的抗病能力，也可减少脐炎的发生。

（3）检查与落实措施执行情况：制订出全面细致的检查标准，便于考核，并以此进行量化管理。医院感染控制科专职人员、护理部工作人员经常下病房检查督促工作，及时发现引起脐部感染的隐患并解决。检查内容包括：脐残端 5 d 内愈合、脐周无红肿、脐窝内无分泌物、无脐炎发生的情况，给新生儿沐浴者实行签名制度，并落实消毒隔离制度执行、技术操作常规执行、基础护理执行情况。临床科室医务人员自查，下一班护士检查上一班护士的工作情况，护士长每天随机抽查新生儿脐部情况，发现问题及时解决。

（4）反馈：每天观察每个新生儿医院感染情况，记录数据并对数据进行整理、分析，发现有医院感染的苗头和隐患，及时反馈和采取措施，相关人员每周集体讨论一次，每 3 个月小结，上报和反馈给院领导、护理部、临床科室，指出存在的医院感染风险，提出整改意见。发现监测数据异常随时向临床科室反馈，共同研究解决问题的办法，并督促科室按要求及时解决。通过反复监测、干预、反馈，不断完善和巩固预防与控制新生儿医院感染的措施。

（5）加强宣教

1）对家长的宣教至关重要，特别是出生 3 天左右的新生儿，对家长除了在理论上做好护理脐部的常识宣教以外，更重要的是在操作上做好示范工作，护理人员亲自指导产妇及其家属脐部护理的方法。宣教的形式要多样化，采取广播、视频式的集体健康教育、发放健康宣教手册、座谈、口头健康宣教、宣传画、示范等。

2）广播、视频式的集体健康教育的具体方法：将产科需要宣教的内容编制成文，定时反复播放。自制的 VCD 录像宣教片选用科室护士进行拍摄，形象生动地展示产妇和家属所需的知识和具体操作技能，利用示教室电教系统进行放映。

（三）工作推进的效果

中南大学湘雅医院从 2008 年 5 月开始开展高危新生儿病房医院感染目标性监测，监测对象为医院新生儿病房所有患儿，年龄为出生 30 分钟到 1 个月，高危新生儿科医院感染率 2008 年、2009 年、2010 年分别为 6.41%、6.14%、4.90%，患者日感染例次率依次为 6.557‰、6.072‰、5.489‰，调整日感染例次率为 0.68‰、0.557‰、0.412‰；脐静脉插管的使用率 2008 年、2009 年、2010 年依次为 4.54%、9.94%、11.79%，使用率在增加，但各年脐静脉插管相关感染率均为 0，至今无一例新生儿医院脐部感染发生。

（四）评述

此项工作离不开院领导的大力支持，多部门的联合协助，不断的检查、反馈，使具体措施的落实得到持续改进。医院感染管理人员采取广播、视频式的集体健康教育，可有计划地进行，节省人力，使宣教知识内容不会被遗漏，重复宣教能增强产妇的记忆，且接受教育的不仅是产妇，还有产妇的照护者，提高了健康教育的效率及质量。自制的 VCD 录像宣教片选用科室护士进行拍摄，形象生动。

把院感管理工作的重点从"事后监测"转移到"事前预防"上来，从管理监测结果变为管理医院内感染相关危险因素，实行预防为主的方针，将一切引起医院内感染的因素消灭在萌芽阶段。

推进该项工作经常会遇到医务人员手卫生的依从性差的情况，经过对医务人员医院感染知识的培训后，医院感染管理科（院感科）跟踪观察发现，尽管医务人员在思想上有所改变，但手卫生的依从性还是不尽如人意，特别是在工作繁忙、抢救患儿时，容易忽略手卫生，为了从根本上转变医务人员的观念，我们对操作中、操作后未洗手、操作后洗手的手进行采样，结果操作中的手细菌超标，操作后未洗手的手细菌数无法计数，操作后按要求洗手后的手基本上未检出细菌，即使检查到细菌，细菌数也不超标。将检测结果反馈给临床科室，并且，反复强调国内由于手卫生落实不到位引起的重大医院感染暴发事件，经过不断的努力，提高了手卫生的依从性。另外，院感科跟踪观察发现在工作繁忙、抢救患儿时容易忽略基础护理，与护理部沟通、交流，达成共识，在工作繁忙、抢救患儿时随时增加护理人员，实行弹性排班，重视基础护理。

要想取得成功应注意多深入临床科室，发现医院感染的危险因素，查找原因，有针对性地提出整改意见，将监测结果及时反馈给临床科室，用数据说话，多与相关部门沟通、交流，让相关的每个医务人员参与到医院感染控制工作中来。

（曾　翠　吴安华　中南大学湘雅医院）

参考文献

[1] 黑明燕，赵玲玲，伍志翔，田朗，谭彦娟. 新生儿经脐静脉中心静脉置管相关感染的临床研究. 中国当代儿科杂志，2010（08）：619-621.

[2] 司徒妙琼，李智英，谢巧庆，黄科志，陈秋莲. 新生儿脐部不同消毒方法对脐部感染的影响分析. 中华医院感染学杂志，2015（20）：4759-4760.

[3] 李卫武，高丽娟，项崇悟，兰菊红，徐丽英. 一起新生儿重症监护室葡萄球菌感染性脐炎爆发流行的调查. 上海预防医学杂志，2014（02）：69-70.

[4] 杨志援，罗文英，林春婵. 新生儿脐部感染的细菌学研究. 中华医院感染学杂志，1998（01）：35-36.

[5] 许擎宇，瞿柳红，徐庆活. 16例新生儿脐静脉插管末端细菌培养分析. 现代诊断与治疗，2013（01）：196-197.

[6] 杨素青，陈立群. PDCA法减少母婴同室新生儿医院感染的探讨. 中国妇幼保健，2012（11）：1615-1617.

[7] 孙国芳，郑骆颖，郑俊虎，高国慧. 10例新生儿院内感染脐炎原因分析及护理体会. 承德医学院学报，2009（02）：173-174.

[8] 熊烨. 新生儿脐部感染的原因分析及护理对策. 医学信息（中旬刊），2011（02）：682-683.

[9] 李阳，黄群，何红燕. 新生儿脐部感染原因及护理进展. 护理学报，2008，（07）：18-21.

案例二　如何减少新生儿医院感染的漏报

（一）前言

新生儿科是医院感染管理的重点和高危科室。一方面新生儿的生理功能脆弱，高度易感，病理性新生儿中感染性疾病入院的比例大，且新生儿的医院发生感染率高[1,2]；另一方面医疗机构中的新生儿科多采用集中管理模式，病原微生物极易在新生儿病房内传播，造成医院感染的流行与暴发。在既往发生的医院感染事件中，婴幼儿尤其是新生儿的医院感染恶性事件频发，死亡率高，社会影响巨大，后果极为严重。对多起新生儿医院感染恶性事件的调查和原因分析均表明，新生儿的医院感染监测不到位，是导致恶性事件的重要深层原因之一[3]。而医院感染的监测则是降低感染率、及时发现感染流行与暴发的有效手段。

新生儿医院感染监测的目的是获得新生儿医院感染发病率，建立新生儿医院感染资料比较体系，评价控制效果，减少高危新生儿（HRN）医院感染危险因素，从而有效降低新生儿的医院感染，及时发现新生儿医院感染流行和暴发。因此，新生儿医院感染监测是医院感染管理专职人员的一项重要工作[4]。本案例希望通过对医院数年来新生儿医院感染监测实践案例的总结，为感控工作者就如何提高并不断改进监测质量提供经验参考。

（二）工作方法

1. 工作基础

（1）医院及感染管理部门基本情况。本案例所在医院为一家综合性三甲医院，1992 年编制床位 1119 张，实际开放床位 1500 张左右，其后住院床位逐步扩大到 2700 张。1989 年在预防保健科内设立医院感染监控办公室，配备 4 名兼职感控人员，开始开展医院感染管理工作。于 2006 年初建立独立的医院感染管理科（院感科），原兼职人员留在保健科，5 名专职人员全部从临床一线新调入。其时，该院大部分医务人员仅对院感病例报告和消毒隔离有些模糊认识。2012 年医院感染管理部门由属于医技科室的院感科改为行政职能部门性质的医院感染管理办公室（院感办），至 2016 年底专职人员也逐渐增至 11 人，包括正高 1 名，副高 2 名，中级 2 名，初级 6 名；其中临床医师 3 人，护士 3 人，预防医学医师 5 人。

（2）院感监测基本情况。该院于 1989 年开始进行医院感染全院综合性监测，并作为全国医院感染监控网成员医院定期上报监测数据。从 2008 年开始至 2016 年已连续进行 HRN 目标性监测 9 年，一直使用单机版医院感染监测系统进行监测数据的录入、统计和上报，未安装医院感染实时监测系统，该院的 HIS 系统等医疗信息基础支持系统也在 9 年中逐步建立。

（3）新生儿科基本情况。该院新生儿科为无陪病房，在 2010 年底搬入新住院大楼前后均设有新生儿重症监护病房（NICU）、早产儿室、过渡恢复室（亚重症室）、足月儿感染性疾病室、足月儿非感染性疾病室、隔离病室，并有治疗准备室、探视哺乳室以及单独的沐浴室和配奶间，基本满足分类安置患儿的要求，但在搬迁前后均由于环境的条件限制，分区不尽合理，流程部分交叉。新生儿科的住院率长年保持在 120% ～ 200%，医师人数与床位数之比约为 0.2∶1，护士人数与床位数之比约为 0.4∶1，低于《新生儿病室建设与管理指南（试行）》中"医师人数与床位数之比应当为 0.3∶1 以上，护士人数与床位数之比应当为 0.6∶1 以上"的要求。

2. 面临的困难与挑战

（1）本案例中专职人员从事感控工作时间短，专业知识储备及工作经验不足，加之医院未配置医院感染实时监测系统，对监测人员的数量与能力有较高要求，如何提高综合性监测质量，建立目标性监测流程，达到监测的目的是首先要解决的问题。

（2）由于该院新生儿科危重患儿较为集中，该科还承担着全省新生儿急救转运等大量政府指令性工作，医务人员配备不足，常年处于超负荷工作状态。同时该科医务人员对医院感染监测，尤其是目标性监测认识不足，一方面对报告医院感染病例有心理负担，另一方面对医院感染的诊断标准掌握不够，诊断准确性不高，2008 年新生儿医院感染病例漏报率达54.9%。如何使临床医务人员主动参与，保证监测效果，也是感控专职人员面临的一项挑战。

（3）按照该院新生儿科原工作流程，将根据患儿的病程和病情变化情况随时进行患儿的病室调整，如将生命体征已稳定的 NICU 患儿转至过渡恢复室，进一步好转则转入早产儿室或者其他病室，将住院过程中病情突然加重的病儿立即转入 NICU，早产儿在体重和日龄达标后将转入足月儿室，非感染性疾病入院的患儿有感染时转入感染性疾病室等。因此，如何在患儿经常转移的情况下保证监测对象的稳定和监测数据的准确，也是实施目标性监测中需要解决的一道难题。

（4）近些年来医院规模扩张迅速，临床科室及行政部门均人员不足，缺乏业务培训及工作经验，加之行政职能部门人员定期换岗，对监测相关工作熟悉和配合程度不够。

3．预期目标

（1）通过培训和监测工作的实施，提高感控专职人员的医院感染监测工作能力和技巧，不断提高监测质量。

（2）通过监测方案的实施以及不断改进，在没有安装医院感染实时监测信息系统的情况下，逐步形成符合该院实际情况的有效的 HRN 医院感染监测模式和流程。

（3）通过对 HRN 医院感染病例的监测，获得有质量的 HRN 医院感染相关数据，将该院的监测数据与全国医院感染监测网数据比较，分析危险因素，采取预防控制措施，降低新生儿医院感染发病率。

（4）通过监测过程中院感专职人员、临床医务人员以及各行政部门的互动、反馈与合作，强化临床医务人员和行政职能部门人员的感控意识，加强工作配合，建立院感专职人员与临床医务人员的密切联系，随时了解新生儿医院感染情况，推动监测工作的持续改进，并在此基础上全面推进新生儿科的医院感染管理工作。

（5）通过培训和监测，不断提高医务人员医院感染病例的诊断水平和报告主动性，保证监测质量，及时发现聚集性的新生儿医院感染。

4．具体方法与措施

（1）制订监测计划与实施方案。在开展全院综合性监测的同时，院感部门根据医院具体情况制订 HRN 目标性监测方案初稿，组织新生儿科和检验科讨论并修改定稿，每年根据上一年的监测情况不断修订完善，建立了一整套 HRN 目标性监测流程。

（2）培训感控专职人员。通过集中学习，快速提高感控专职人员的理论水平，在监测实践中不断提高工作能力。

（3）建立联合监测小组。由院感部门、新生儿科和检验科三方负责人协商，各科指定人员组成 HRN 联合监测小组，小组成员各负其责，分工合作，定期开碰头会，交流工作信息，了解实施进展，检查监测质量，及时通报情况，解决具体问题。

（4）培训临床医务人员。每年目标性监测开始前召开相关科室联合会议，普及相关知识。对新生儿科全体医务人员进行医院感染的定义和诊断标准、标本采集与运送要求、监测范围、监测方法以及监测所涉及的相关定义、概念、要求等内容的培训。在监测过程中根据出现的问题及时进行针对性培训，不断增强感控意识，提高相关知识水平。

（5）改进报告流程。与信息部门合作，将手填纸质报告、人工送表改为院内网填写提交，再进一步设置医生工作站自动弹出提示框，添加院内网感染病例搜索统计功能、病历首页自动管理和统计功能等，在医院未安装医院感染实时监测信息系统的情况下，逐步改进医院感染病例报告流程。

（6）发现问题，持续改进。在历时 9 年的连续监测中，感控监测人员通过建立与临床的密切联系，定期对监测数据进行统计分析比较，及时发现问题，查找原因，提出解决方案，持续改进监测工作，不断提高监测质量。

1）感控部门在定期抽查出院病历和运行病历中，发现新生儿科存在较多的医院感染病例漏报。通过查看病例、问卷调查和统计分析，从表 1-6-7 中可以看出，2008 年新生儿医院感染漏报的病例中，新生儿呼吸道感染病例的漏报占 78.6%。其中下呼吸道感染漏报占呼吸道感染漏报的 72.7%。了解到新生儿医师认为出生后 48 小时内的新生儿肺炎（尤其是在外院生产后转入的病例）均不属于医院感染，此为大部分新生儿肺炎漏报的原因。为解决此问题院感部门与新生儿科多次面对面讨论学习，院感专职人员坚持每周抽查全部新生儿病历，在每年现患率调查中增加医院感染漏报情况调查项目并将调查结果通报全院，经过一段时间后，新生儿呼吸道医院感染，尤其是医院感染的新生儿肺炎漏报情况迅速得到纠正，其他部位的医院感染漏报病例也逐步减少，2012 年后全科基本未发现主观漏报。

表 1-6-7　2008—2016 年新生儿医院感染病例及漏报调查情况统计表

项目	2008 年	2009 年	2010 年	2011 年	2012 年	2013 年	2014 年	2015 年	2016 年
抽查病历份数	1211	1282	1379	1670	1852	1919	1936	1938	1943
医院感染应报例次	51	57	63	93	75	78	71	70	64
医院感染例次率（%）	4.2	4.4	4.6	5.6	4.0	4.1	3.7	3.6	3.3
医院感染漏报例次	28	15	12	7	10	1	2	3	1
医院感染漏报例次率（%）	54.9	26.3	19.0	7.5	13.3	1.3	2.8	4.3	1.6
现患率调查漏报例次	4	3	0	1	1	0	0	0	0
下呼吸道感染应报例次	20	23	23	29	27	26	24	26	23
下呼吸道感染漏报例次	16	4	3	3	0	0	1	1	0
下呼吸道感染漏报例次率（%）	80.0	17.4	13.0	10.3	0	0	4.2	3.8	0
下呼吸道感染漏报占比（%）	57.1	26.7	25.0	42.9	0	0	50.0	33.3	0
上呼吸道感染应报例次	11	12	14	17	18	17	17	15	16
上呼吸道感染漏报例次	6	6	5	2	2	1	0	1	0
上呼吸道感染漏报例次率（%）	54.5	50.0	35.7	11.8	11.1	5.9	0	6.7	0
上呼吸道感染漏报占比（%）	21.4	40.0	41.7	28.6	20.0	100	0	33.3	0
血液系统感染应报例次	5	4	6	9	7	10	9	8	6
血液系统感染漏报例次	2	1	1	0	5	0	1	0	0
血液系统感染漏报例次率（%）	40.0	25.0	16.7	0	71.4	0	11.1	0	0
血液系统感染漏报占比 %	7.1	6.7	8.3	0	50.0	0	50.0	0	0
皮肤软组织感染应报例次	7	8	7	10	9	9	8	7	7
皮肤软组织感染漏报例次	1	2	0	1	1	0	0	0	0
皮肤软组织感染漏报例次率（%）	14.3	25.0	0	10.0	11.1	0	0	0	0
皮肤软组织感染漏报占比（%）	3.6	13.3	0	14.3	10	0	0	0	0

项目	2008 年	2009 年	2010 年	2011 年	2012 年	2013 年	2014 年	2015 年	2016 年
胃肠道感染应报例次	4	5	6	8	7	10	7	8	7
胃肠道感染漏报例次	1	1	2	1	2	0	0	0	0
胃肠道感染漏报例次率（%）	25.0	20.0	33.3	12.5	28.6	0	0	0	0
胃肠道感染漏报占比（%）	3.6	6.7	16.7	14.3	20.0	0	0	0	0
其他部位感染应报例次	4	5	7	20	7	6	6	6	5
其他部位感染漏报例次	2	1	0	0	0	0	0	1	1
其他部位感染漏报例次率（%）	50.0	20.0	0	0	0	0	0	16.7	20.0
其他部位感染漏报占比（%）	7.1	6.7	0	0	0	0	0	33.3	100

2）2008 年 HRN 目标性监测计划中，将所有进入 NICU 和早产儿室的患儿纳入监测对象。在监测实施过程中发现，患儿在新生儿科的 NICU 和早产儿室病室之间经常被转移，这两个病室的患儿亦有较多机会移动到其他病室，易造成监测日志中的数据混乱和错误。2009 年在监测对象中剔除早产儿室的患儿，只监测进入 NICU 的新生儿。但由于 NICU 床位有限，病情加重的早产儿常就近放在早产儿室救治，这一部分危重早产儿的遗漏将造成安全隐患，并降低 HRN 监测的效果和意义。2010 年第三次修改监测方案，确定 NICU 的患儿为监测对象而不将早产儿室的患儿纳入监测范围，同时规定早产儿室的危重病儿应当尽量转入 NICU 进行救治。当危重患儿较多，NICU 不能全部容纳时，应当及时评估 NICU 中患儿的病情危重程度，将危重程度高和（或）有插管治疗的患儿优先放置在 NICU 救治。经过连续三年的方案调整、改进和实施观察，该方案既可保证监测质量，又使新生儿科形成了随时评估重症患儿病情，及时调整患儿病室的工作常规，理顺了工作流程，保障了医疗安全，得到新生儿科医务人员的认可。

3）2008 年对 HRN 目标性监测的数据进行统计分析，发现呼吸机相关性肺炎发生率远低于全国平均水平。在反馈与讨论中了解到，新生儿科医务人员在发现上呼吸机的新生儿有肺部感染时，往往认为其肺部感染上呼吸机前就存在，不属于医院感染，导致部分应当诊断为呼吸机相关性肺炎的病例漏诊。为此，对新生儿科全体医师进行了相关诊断标准的培训，讲解新生儿肺炎与呼吸机相关性肺炎的鉴别诊断要点，要求及时送病原学检查，专职人员及时追踪改进效果。经过一段时间的努力，呼吸机相关性肺炎诊断符合率明显提高，漏诊减少，保证了监测数据的准确性。

4）2011 年 7 月始新生儿科有 5 例早产儿陆续出现低体温、呼吸衰竭等临床表现，疑似发生医院感染但未能确定具体感染部位，新生儿医师警惕性较高，及时填报医院感染病例报告表，专职人员接报后现场调查另发现 2 例未报告的类似病例，在此后一段时间的调查中又陆续发现有 3 例类似病例，均未找到明确感染部位及病原体。院感部门集中进行个案调查、环境及医务人员调查以及全面现场检查，发现问题立即要求整改，同时密切监测在院新生儿。医院领导高度关注，多部门联合协作，全院组织人力物力在全力救治患儿的同时采取多项措施控制感染。随着一系列感控措施的落实，32天后未再发现新的类似患者。由于本次疑似新生儿医院感染暴发事件发现及时，处置得力，未造成严重后果和恶劣影响。

5）2012年第一季度HRN目标性监测的统计数据中，脐/中心静脉相关性血流感染发生率为零。经过了解得知，新生儿科医师在一次学术会议中对脐/中心静脉相关性血流感染的诊断标准进行了较为严格的限定，导致插脐/中心静脉导管后有感染表现的患儿均被认为不能达到诊断标准而漏诊。通过认真对照规范，感控部门和临床共同查阅文献资料，深入讨论和交流，最终达成一致意见。此外，新生儿科全体医师经此之后对及时拔出导管的认识空前提高，脐/中心静脉相关性血流感染发生率得以显著降低。

（三）工作推进的效果

本案例经过连续9年的医院感染监测与持续改进，建立了一整套切合新生儿科实际的监测模式和流程，获得了较为稳定的总体HRN医院感染率。新生儿科医务人员的感控意识明显增强。新生儿医院感染漏报率由54.9%下降至1.6%，医院感染病例，尤其是新生儿肺炎、呼吸机相关性肺炎及脐/中心静脉导管相关性血流感染病例，诊断的正确率显著提高，新生儿科医师基本能做到在24小时内报告医院感染。感染控制效果逐渐显现，医院感染例次率由2011年最高时的5.6%（2011年新生儿科医院感染漏报例次率首次降至10%以下）下降到3.3%，下呼吸道感染漏报例次率由80%降至0，血液系统感染漏报例次率最高时的50%而至今为零。由于监测的开展和医务人员感控意识的增强，2011年7月出现新生儿疑似医院暴发时得以及时发现并有效控制。

随着医院感染监测工作的逐步开展和深入，经过9年的交流、反馈和持续改进，新生儿科的其他医院感染管理工作也得到了有力的促进。医务人员每天评估气管插管和脐/中心静脉插管的必要性，插管时间明显缩短，正确的置管和置管后的护理等感染干预措施得到较好落实，抗菌药物的使用逐渐规范，全科手卫生依从率从31%提高到68%，全科整体工作环境和流程均不断优化。

（四）述评

1．经验体会

（1）推进工作的成功之处及成功的关键点：该案例成功建立了一整套行之有效的新生儿医院感染监测方案，成立联合监控小组，分工合作，加强沟通，及时发现问题，多部门合作寻找解决方案并不断改进，保证了监测工作的顺利进行和持续优化。

（2）推进工作的不足之处及需进一步完善的方面：尽管经过了9年的连续监测，由于新生儿导管相关监测数据量不够，稳定性差，监测数据仍然不能与全国院感监测系统等数据进行有意义的比较和分析，加之未安装医院感染实时监测信息系统，监测结果对干预措施效果评价的指导作用有待进一步加强。

2．总结

新生儿自身免疫力低下，病情变化快，死亡率高，新生儿科集中管理模式易感因素多，是医院感染管理的重点科室和医院感染暴发的高危科室。本案例总结了新生儿监测工作中所采取的多项具有操作性的手段和措施，在如何取得临床人员和职能部门配合、及时发现并解决问题等方面提供借鉴与思路。本案例说明，新生儿的医院感染监测是摆在感控人员面前的一道必答题，同时也是降低医院感染发生的有效措施，值得集中人力物力作为重点工作来抓。保持科室和部门间的沟通是推动院感监测工作的关键，还可通过监测和交流全面促进感控工作，达到临床和专职人员共同提高的目的。希望感控同行能从本案例中得到启发。

（鲜于舒铭　海南省人民医院）

参考文献

[1] 任南，文细毛. 全国医院感染监控网医院感染目标性监测资料分析. 医院感染监控信息，2009，4：10-27.

[2] Rosenthal VD，et al. International Nosocomial Infection Control Consortium（INICC）report，data summary for 2003-2008，issued June 2009. American Journal of Infection Control，2010，38（2）：95-104.

[3] 陈萍，刘丁. 中国近 30 年医院感染暴发事件的流行特征与对策. 中国感染控制杂志，2010，9：387-392.

[4] 卫生部. 医院感染监测规范. 2009 年 4 月 1 日.

第七节　医院感染现患率的调查

一、综述

（一）医院感染现患率概述

医院感染现患率（prevalence）调查是医院感染监测的内容和指标之一，指在指定时间内（如 1 天、1 周、1 月）新发的医院感染病例以及以前发生但在该时间段仍未治愈的医院感染病例占所调查病例的比例。现患率调查是确定感染在调查时间段是否存在，属于横断面调查，调查中要明确调查的开始时间和结束时间，调查人群是规定时间内一个或几个医院的全部住院患者，而不是抽查一个医院的几个科室的患者。医院感染综合性监测是指连续不断地对所有临床科室的住院患者和医务人员进行医院感染及其危险因素的监测，投入大，时限长。定期现患率调查可代替医院感染发病率调查，有助于发现医院感染危险因素，可用于评价控制措施效果，作为实施目标性监测重要的补充手段了解医院感染的全面情况。中华人民共和国卫生行业标准《医院感染监测规范》WS/T312-2009 要求，医院感染现患率调查应每年至少调查一次 [1]。2011—2012 年欧洲疾病预防控制中心组织了近 30 个国家开展时点患病率调查，包括医疗保健相关感染患病率、抗菌药物的使用情况和病原体耐药情况 [2]。部分现患率调查也针对特定的感染部位、病原体或特殊人群，如 MRSA 感染、艰难梭菌感染、新生儿、儿童或长期护理机构患者的医疗保健相关感染等。

（二）医院感染现患率调查发展史

1. 国外医院感染现患率调查发展史

20 世纪 50 年代，由于葡萄球菌感染的流行，美国开展了相应的监测与控制，并取得了成效。由于医院感染带来的挑战，1964—1973 年美国波士顿城市医院每隔 3 年以时点患病率调查方法调查了医院感染和抗菌药物使用情况。1974 年，美国建立国家医院感染监测系统（national nosocomial infections surveillance，NNIS），倡导连续性、前瞻性的发病率监测方式。2005 年美国在 NNIS 基础上形成了国家医疗安全网（national healthcare safety network，NHSN）。近年来，美国疾病与预防控制中心开始对现患率调查的作用进行重新评估，并开展了相应的调查工作，对医院感染的损失进行估计 [2]。欧洲一些国家对于全院的医院感染情况主要采用横断面调查来收集医院感染监测数据。2007 年，瑞典地方和区域联合会（SALAR）决定建立一个全国性的住院患者医疗相关感染（HCAIS）现患率监测系统，从 2008 年监测开始实施，此后每年进行（分别在 4 月份和 10 月份），HCAIS 患者的资料有其所在地区的临床医生和护士定期通过口头汇报和书面报告的形式完成，瑞典所有的公立医院（占全国医院的 95% 以上）均被纳入该监测系统，监测总的 HCAI 患病率为 7.8% 到 10.0%。欧洲 CDC2010 年调查 66 所医院 19888 例住院患者，医院感染现患率为 7.3% [3]。

2. 我国医院感染现患率调查发展史

1984 年 4 月原卫生部成立全国医院感染管理协调小组和监测网，同期由 17 所医院和 8 所防疫站共同组建了我国首个"全国医院感染监控系统"，1987 年发展到 26 所医院，同年 9 月出版的《医院感染监测》中提到医院感染监控小组报告的 1986 年 12 月—1987 年 4 月的 10 家医院的院内感染现患率为 7.01%（3.4% ~ 14.9%），这是我国第一个现患率调查数据 [4]。监控系统 1989 年扩大到全国 29 个省、直辖市、自治区不同级别的 103 家医院，1992 年发展到 134 所医院，正式组建了"全国医院感染监测网"。2001 年开始，开展了每两年一次的全国医院感染现患率调查工作，主要了解参加调查医院住院患者的医院感染现患率、社区感染现患率、抗菌药物使用率及目的、医院感染危险因素、病原学送检率及病原体构成等。经过多年的努力，2008 年建成医院感染现患率调查数据处理公共网络信息平台，不仅提升了数据处理效率，而且形成原卫生部医院感染监测网中心、省直辖市自治区、地市级医院感染管理质量控制中心及参与医院都能共享的信息平台。2009 年发布的《医院感染监测规范》提出的现患率调查要求，多个省市的医院感染管理质量控制中心积极认真组织本地区医院参与调查工作。2011 年原卫生部发布《三级综合医院评审标准（2011 年版）》中将现患率调查纳入医院感染监测基本要求（即"C"级标准），明确要求"每年开展现患病率调查，调查方法规范"。经过几年发展，我国的现患率调查医院参与数量及结果质量均有明显的提高，到 2014 年的第 7 次全国医院感染现患率调查时，共有近 2000 家医院参加，调查结果代表了我国的医院感染现况。除定期参加全国医院感染监测网组织的现患率调查外，目前国内医院多采用定期或不定期的现患率调查了解医院感染发生的情况。如陈占荣 [5] 以年内某一天的住院患者为观察对象，开展现患率调查。李胜男等 [6] 分别选取 2 ~ 3 年内某天的住院患者反映医院近几年现患率的变化趋势，其样本量较少。罗晋卿等 [7] 于 2008 年 1—12 月每月下旬进行 1 次现患率调查，并对调查结果进行流行病学统计，结果显示，不同季节医院感染的现患率有所变化。

医院感染现患率调查的内容及项目逐渐完善，2001 年全国医院感染现患率调查方案关注医院感染发生情况以及危险因素，将抗菌药物使用列入了调查内容；2003 年的调查方案除关注医院感染外，特别关注了住院患者中经血液传播疾病及病原体（乙型肝炎病毒、丙型肝炎病毒、人类免疫缺陷病毒）的携带情况，同时关注了静脉输液的情况，得到我国第一个住院患者静脉输液的数据，并特别关注使用抗菌药物患者病原学送检的情况；2005 年的调查方案使用 DDDs 评估我国的抗菌药物使用强度；2008 年的方案除继续关注医院感染外，还关注了社区感染，并且对 MRSA 进行了调查；2010 年的调查方案关注了手术后肺炎以及特殊多重耐药菌的感染，组织的全国血液透析相关感染的横断面调查，掌握了我国医院中血液透析相关经血传播疾病感染的情况；2012 年关注呼吸机肺炎、中央静脉导管相关性血流感染、导尿管相关泌尿道感染的评估；2014 年评估多重耐药菌感染。横断面调查掌握了全国性数据，如住院患者静脉输液率、经血传播病原体携带率、抗菌药物使用指数、细菌培养送检率、社区感染现患率、手术后肺炎现患率、特殊多重耐药菌感染现患率、血液透析患者主要经血传播病原体携带率等。其中形成的一些指标推动了我国工作的发展：抗菌药物使用指数（DDDs/100 住院日）、细菌培养送检率为推动我国抗菌药物管理起到了积极作用；特殊耐药菌感染现患率推动了我国对多重耐药菌感染的重视。

（三）医院感染现患率调查现状

2001—2014 年全国医院感染监测网已开展了 7 次全国医院感染现患率调查，通过统一调查方法、统一调查内容研究医院感染相关指标的变化趋势，对于引导和评估医院感染现患情况及防控措施效果具有实际意义。调查工作一般由医院感染管理科室负责实施，按每 50 张床位至少配备 1 名调查人员，调查人员由医院感染控制专职人员和各病区主治及以上医师组成。3 ~ 4 名调查人员组成一个小组，所有临床调查人员随机分配到各个小组，由医院感染控制专职人员任组长，每组负责调查 3 ~ 4 个病房。每个调查小组随机分配调查区域，调查前统一培训。

1. 参加全国调查的医院数量持续增加

全国医院感染监控网于 2001 年 6 月调查了网内和网外共 193 所医院的住院患者，表明医院感染现患率为 5.22%；2003 年 8 月调查了共 159 所医院的住院患者，医院感染现患率为 4.81%，且随着医院规模的扩大，医院感染现患率增加。2008 年医院感染现患率调查数据处理公共网络信息平台的建设，为大范围协作调查的成功奠定了基础，各医院和各级医院感染管理质量控制中心根据其权限获得相应平台信息，得到广泛认可。2008 年参加全国医院感染现患率调查的医院有 269 所，2009 年《医院感染监测规范》发布后，参加现患率调查的医院在逐年增加，2010—2014 年参加医院分别达到 762 所、1313 所、1776 所，而且实查率均超过 97%，说明调查资料具有很好的可靠性和代表性。

2. 调查质量持续改善

经过多年医院感染现患率调查实践，大多数医院能采用标准的调查方法开展工作，在调查方式上采用床旁调查和病历调查两种方式相结合，少部分医院甚至同时访谈主管医生，不但保证了调查结果的可靠性，同时也培训了临床医务人员的医院感染诊断知识。通过现场培训、网络视频培训、电话、短信、微信、QQ 咨询等方法保证了调查数据的完整性和逻辑性，最终通过数据审核的医院显著增多，调查数据质量不断改善。医院感染现患率从 2001 年的 5.22%、2003 年的 4.81%、2005 年的 4.77%、2008 年的 4.04%、2010 年的 3.60%、2012 年的 3.22%，下降至 2014 年的 2.67%，在参加医院逐年增加的情况下，医院感染现患率呈逐年下降趋势。抗菌药物横断面使用率从 2001 年的 56.93%、2003 年的 54.86%、2005 年的 49.63%、2008 年的 47.69%、2010 年的 50.37%、2012 年的 38.39%、下降至 2014 年的 35.01%。

３．调查模式不断拓展

全国医院感染监测网调查数据处理公共网络信息平台的建设，为大范围协作调查的成功奠定了基础，也是唯一能实现不同时期聚焦不同调查内容的数据收集平台。监测网按床位数分层，统计不同床位数医院的各种指标的中位数及百分位数，建立了可比较分析的数据标杆体系，便于各医院评估本单位防控重点和成效。随着不断研究与实践，建立了医院感染现患率调查和目标性监测相结合的监测新模式。2010 年全国医院感染监测网组织了全国血液透析相关感染的横断面调查，掌握了我国医院血液透析相关经血传播疾病感染的情况[8]。同年外科手术部位感染监测、成人及儿童 ICU 监测、新生儿医院感染监测、多重耐药菌感染监测、手卫生依从性监测以及抗菌药物使用监测医院分别达到了现患率调查总医院的 52.72%、53.80%、30.41%、48.37%、22.83%、36.41%。

４．调查存在的不足

（1）调查时间局限，样本量少

全国医院感染监测网调查一般规定某年的 3 月 15 日—10 月 31 日完成，调查启动时间自行安排并在确定调查启动时间后的一周内完成。除参加全国监测网调查外，各医院调查的时间随意性较大，一般选取某个或某几个时点进行，样本量少。陈立兵[9] 等报道经过 2010—2011 年持续调查发现，每年的 7、8、9 月份医院感染现患率较高，3、4 月和 11、12 月现患率较低。除 2 月 13 日—19 日过节期间外，2 年医院感染现患率在 4.0% ~ 6.0%。调查时间没有充分考虑季节因素及节假日影响。

（2）手工调查工作量大

现各医院现患率调查多应用手工调查，临床调查完毕填写表格后再录入监测网系统，存在手工录入工作量大以及录入质量难以掌控等不足。2014 年参加调查的医院有 1937 所，通过资料审核的医院为 1766 所，未通过率为 8.83%。

（四）医院感染现患率调查发展趋势

１．拓展调查内容模式

现患率调查设计灵活，调查内容可根据医院感染工作重点的变化而变化，及时关注更多的与医院感染相关的新内容，从结果监测转向既有结果监测又有过程监测，建立更加完整的医院感染监测体系。如与国家卫生计生委颁布的医院感染管理 13 项专业质控指标以及医院感染监测的基本数据集的进一步结合，对参加调查医院提供个性化的分析、指导等，使调查结果更有利于指导临床实际工作。

２．充分利用医院感染实时监控系统进行调查

当前医院感染信息化中实时监控系统（real-time nosocomial infection surveillance system，RT-NISS）占有重要位置，中国医院感染监测 30 年回顾与展望项目通过比较有无医院感染实时监测系统情况下发病率与患病率间的差异，说明在有医院感染实时监测系统时，能在一定程度上提高了监测的准确性。李海峰[10] 选取 1657 例住院患者为研究对象，分别采用手工调查和 RT-NISS 调查方法进行调查，手工调查医院感染现患率为 3.98%，RT-NISS 调查医院感染现患率为 4.34%，两种方法所得结果差异无统计学意义。姜雪锦[11] 采用 RT-NISS 调查方法对手术患者的医院感染情况进行调查，实查率为 100%，手术患者医院感染现患率为 3.47%。RT-NISS 收集数据进行医院感染现患率调查效率高、准确性好，有利于提高医院感

染监测水平。调查模式的改善可以针对国家医院感染管理 10 个信息化试点省份，采取主动采集数据，开放接口，充分利用医院感染实时监测系统，进行长期的持续性调查医院感染现患率，准确把握医院感染的变化规律，也是大数据充分利用的有效体现。

3．每年选取不同的时间点多次调查

目前国内医院多采用定期或不定期的现患率调查了解医院感染发生的情况。样本量少，难以及时准确反映医院感染现患率变化。陈立兵[9]应用医院感染实时监控系统，对住院患者及其感染情况检索分析，获取样本量大且数据全面可靠，不但了解医院感染现患率的变化趋势，同时能对未来一段时间的医院感染现患率进行预测。每年的现患率调查时间应充分考虑季节因素及节假日的影响，选取不同的时间点多次调查，才能更真实准确地反映医院感染现患率的变化。

（五）总结

医院感染现患率调查已经成为各医院开展医院感染监测的常规方法，高质量的现患率调查能反映医院感染患病情况、危险因素、主要存在的问题，尤其医院感染现患率调查数据处理公共网络信息平台的建设，为医院感染现患率调查的标准化执行及数据收集对比提供了更加科学便捷的有利条件。充分利用医院感染实时监控系统，不断完善医院感染现患率调查内容及指标是未来医院感染现患率调查发展的方向。

（孙吉花　山东省滨州医学院附属医院）

参考文献

[1] 卫生部．医院感染监测规范．2009．

[2] Williams Jarvis，Bennett and Brachman．Hospital Infections．6 ed．Philadelphia：Lippincott Williams Wilkins．2007．

[3] Zarb P，Coignard B，Griskeviceene J，et al．The European Centre for Disease Prevention and Control（ECDC）pilot point prevalence survey of healthcare-associated infections and antimicrobial use．Euro Surveill，2012，17（46），pii：20316．

[4] 索继江，李六亿，王力红，等．不忘初心．追求卓越　中国医院感染管理卅年（1986—2016）．北京：中国协和医科大学出版社，2016．

[5] 陈占荣，李贵香，王晋梅，等．2010 年医院感染现患率调查与分析．中华医院感染学杂志，2012，22（2）：243-244．

[6] 李胜男，刘建勇，李谦，等．2007—2009 年传染病医院医院感染现患率调查分析．中华医院感染学杂志，2011，21（24）：5168-5170．

[7] 罗晋卿，蔡永林，陈幼华，等．医院感染现患率动态调查的流行病学分析．中华医院感染学杂志，2010，20（22）：3470-3472．

[8] 任南，文细毛，吴安华．全国医院感染监测网对持续血液透析患者丙型肝炎病毒感染现况调查．中国感染控制杂志，2011，10（6）：412-413．

[9] 陈立兵，刘运喜，邢玉斌，等．某大型综合医院感染现患率分析与预测研究．中华医院感染学杂志，2012，22（14）：3009-3012．

[10]　李海峰，郑东春，于力娜，等. 两种方法调查医院感染现患率结果比较与分析. 中华医院感染学杂志，2015，25（21）：4897-4899.

[11]　姜雪锦，孙吉花，邱会芬，等. 某医院 2015 年手术患者医院感染现患率调查分析. 中国消毒学杂志，2016，33（12）：1235-1236.

二、工作案例

案例　推进医院感染现患率调查

（一）前言

医院感染现患率调查是针对医院感染患病率进行的横断面研究。根据调查涉及的范围大小、研究目的及研究条件的不同，可以采取不同的研究方法[1]。当人力、物力足够，调查目的十分明确、项目简单，领导支持，有统一部署、统一计划和统一的客观条件[2]，并且有广大医务人员支持时，可以采用普查的方式。调查目的是为了解该院医院感染现患病例情况及其三间分布，对影响医院感染发生的因素进行探索，为医院感染的防控重点及制订切实可行的控制措施提出依据，有效预防和控制医院感染，不断提高医院感染人员的管理水平。下面以北京市某三级甲等医院根据北京市医院感染管理质量控制与改进中心的统一安排，于 2016 年 5 月 20 日进行的医院感染现患率调查为例进行案例说明。

（二）工作方法

1．工作基础

某医院的医院感染管理工作有相当长的历史，早在 1986 年该院成立了医院感染管理办公室，隶属于预防保健科，后又归属于医务处领导，2003 年独立成为一级科室——医院感染管理科，并成立了医院感染管理委员会。医院感染管理科现由 6 名工作人员组成，涵盖临床医学、公共卫生、检验、护理等专业，同时建立 40 余名临床主治以上医生组成的感染管理医生团队和近 60 余名护士长组成的医院感染护士团队，这些专、兼职人员形成了该院医院感染防控的中坚力量，也为现患率调查的顺利开展提供了有力的人员保障。自建科以来，该院参与了由国家医院感染监控中心和北京市医院感染管理质量控制与改进中心组织的 2004 年—2016 年两年一度共七次的医院感染现患率调查，为该次调查工作积累了丰富的工作经验。该院自 2006 年开始进行医院感染相关的信息化建设工作，目前该院信息系统已经能够提供包括电子病历系统（HIS）、检验信息系统（LIS）、影像信息系统（PACS）等的完整信息查询及部分医院感染相关监测信息的上报工作，为本工作的开展提供了便捷的途径和数据质量的保障。

2．面临的困难与挑战

首先是提高临床医务人员的认识，强调现患率调查的必要性，认真正确地解释临床医务人员的问题，取得大家的支持和配合。第二个问题就是信息化工作不完善，信息收集集成化差异。同全国大多数医院一样，该院的信息化工作虽然有 HIS、LIS、PACS 等系统支持，但系统的智能化预警和交互尚处于初级阶段，需要不断地验证和持续改进；专职人员对计算机的利用更多的是停留在文献查阅、打字及统计分析这样的层次上，这在很大程度上制约了医院感染现患率调查工作的高效开展。第三个问题就是兼职医生队伍人员不稳定，该院医院感染管理医生由高年资主治及以上医生组成，一般都是由当时管理病房的主管医生担任，当该医生岗位调整到门诊或其他病房时产生人员变动，造成感染管理医生队伍的感控素质的差异，影响团队的持续发展。最后一个问题就是专职感染管理人员缺少，该院在 2016 年 5 月期间有住院床位约 1750 张，但该院仅有 6 名医院感染专职人员，其中包括 1 名兼职临床科主任，要在短时间内集中力量完成现患率调查的工作是个很大的挑战。

3．推进该工作的具体方法与措施

（1）调查的整体部署：该院制订了统一的调查计划，以医院感染管理科成员为核心组成调查的领导小组，进行了统一部署：①列出调查计划，取得医院层面的调查所需人力、物力、财力和设备支持；②通过该院例会多次宣传，强调调查的重要性并取得临床科室的积极配合，完善与感染性疾病相关的检查及记录；③向各临床科室主任发放"关于进行 2016 年医院感染现患率调查的通知"，争取临床科室领导的支持并从各科抽调出有一定临床工作经验的临床医生作为现患率调查人员；④根据该院的特点确定出调查方案，并根据该院现患率调查的需要设计并确定调查问卷的内容及格式，除了全市统一的调查内容，不同医院可根据自己的特点和工作侧重点，进行内容的增加、细化和调整；⑤采用统一的标准和规范培训调查员，这是保证现患率调查高质量成功完成的重要保证，是调查前工作中的重中之重；⑥制订时间进度及总体规划，一步一步按计划进行，保证现患率调查紧张、有序、高速完成。

（2）调查的准备：包括明确目的，确定调查对象，确定调查方法，设计调查问卷和调查方案，调查员培训及时间进度的制订等。

1）确定调查方法：考虑到该院有约 1750 张床位，该院医务人员对医院感染工作比较支持，并且有专项调查经费的支持，所以决定采用普查的方式。

2）确定调查对象：由于采用普查的方式，调查对象确定为 2016 年 5 月 20 日 0 时至 24 时该院的所有住院患者，包括当日出院、转科、死亡的患者，不包括当日新入院患者。

3）设计调查问卷：调查问卷由《医院感染横断面调查个案登记表》《医院感染横断面调查床旁调查表》及《科病房现患率调查汇总表》三部分组成。《医院感染横断面调查个案登记表》调查内容主要包括一般人口学资料，主要疾病诊断，医院感染情况，主要经血传播疾病情况，抗菌药物使用情况，手术相关情况，侵袭性操作相关情况等，对调查当日所有调查对象均需填写一份。《医院感染横断面调查床旁调查表》每个病房填写一份，注明科室、病房名称，床旁核对并填写患者姓名、床位号，可疑有医院感染的病例注明医院感染部位，有特殊情况在备注栏内填写等。见表 1-7-1，表 1-7-2，表 1-7-3。

4）调查方案：医院感染管理科负责整个调查的实施工作，并带领各组成员前去调查。人员比例按每 35 ～ 45 张床位配备 1 名调查人员，调查人员由医院感染管理科专职人员和医院感染控制医生组成，经统一培训后，对所有住院患者采用床旁调查和病历调查相结合的方法进行调查，逐一填写床旁调查表和个案登记表。

5）人员组织及培训：调查人员为从各临床科室抽调的有一定临床工作经验的临床医生，主要由医院感染监督员（医生）、科室行政医生、病房主治（或主治以上）医生组成，对医院感染有较充分的理解，并具有高度的责任感，保证了调查的顺利进行。在调查前根据原卫生部卫医发〔2001〕2 号《医院感染诊断标准》给予集中培训，统一调查方法，并对调查表中容易引起分歧的部分进行统一定义（如对动静脉插管进行定义：包括 CVC、PICC 和动脉导管，不包括静脉输液留置的套管针），有利于防止测量偏倚的发生。统一的培训提高了调查员的水平和工作责任心，并且每一调查小组的人员中既有内科医生，也有外科医生，能够有效地防止调查员偏倚的产生。

表 1-7-1 医院感染横断面调查个案登记表

_____ 科 _____ 病房 床号 _____ 入院日期 _____

姓名 _____ 病历号 _____ 性别 男、女 年龄（岁、月、天）

当前诊断：

① _____

② _____

③ _____

一、医院感染情况：（2016 年 5 月 20 日当天）

是否存在医院感染： 不存在 存在

二、主要经血传播疾病情况

HBsAg	（＋）	（－）	未查	未归
抗 -HCV	（＋）	（－）	未查	未归
抗 -HIV	（＋）	（－）	未查	未归

三、抗菌药物使用情况（2016 年 5 月 20 日当天）

是否使用抗菌药物： 否 是

使用目的： 治疗用药 预防用药 治疗 + 预防

联用： 一联 二联 三联 四联及以上

治疗用药是否送病原学培养： 否 是

抗生素名称（限静脉用药）：_____、_____、_____、_____

四、手术相关情况

入院后手术： 未手术 Ⅰ类切口 Ⅱ类切口 Ⅲ类切口

手术前是否应用抗菌药物： 否 是

Ⅰ类切口围术期是否用药： 否 是

五、易感因素

5 月 20 日有下列操作为"是"，否则"否"

泌尿道插管	否	是
呼吸机	否	是
静脉输液	否	是
动静脉插管	否	是

（包括 CVC、PICC 和动脉导管）

调查者 _____

6）时间进度：2016 年 4 月 12 日前完成详细的调查计划，向医院申请，争取支持。

2016 年 4 月 25 日前完成调查问卷设计和调查方案。

2016 年 5 月 11 日前完成调查人员名单确定及分组。

2016 年 5 月 12 日进行调查员培训。

2016 年 5 月 20 日正式进行调查。

2016 年 6 月 13 日前完成资料的整理、录入及检错工作。

2016 年 6 月 20 日前完成数据资料的分析、结果的解释

2016 年 6 月 30 日前完成调查报告撰写、总结并反馈信息。

2016 年 7 月 15 日前完成现患率调查数据的上报工作（北京市）。

（3）调查阶段：调查于 2016 月 5 月 20 日正式进行，调查科室包括该院全院所有设立病房的临床科室，按每 35 ～ 45 张床位配备 1 名调查人员，全院共 50 名临床调查员。所有调查人员 3 ～ 4 人一组，由内、外科医生组合，有 1 名组长，每组调查 3 ～ 4 个病房。调查采用病历调查和床旁调查相结合的方法，逐一填写调查表。调查组首先到护士站得到该病房的现住院总人数、5 月 20 日新入院人数、5 月 20 日出院人数。调查员进入 HIS 系统医生工作站，按名单逐一查看电子病历，对于 5 月 20 日出院患者，从病案系统中召回电子病历进行查阅，每份符合要求的病历必须填写《医院感染横断面调查个案登记表》（表 1-7-2）。调查员到患者床旁以询问和体检方式进行调查，对可疑有医院感染的病例需填写《医院感染横断面调查床旁调查表》。每一病房调查结束前由组长填写《科病房现患率调查汇总表》（表 1-7-3）。该组负责的所有病房调查结束后，由组长统一检查汇总交给医院感染管理科带队人员。

表 1-7-2 医院感染横断面调查床旁调查表

_____ 科 _____ 病房

应查患者数 _____　　　　实查患者数 _____　　　　调查者 _____

床号	患者姓名	医院感染部位	备注	床号	患者姓名	医院感染部位	备注

表 1-7-3　　　　　　　科　　　　　　病房现患率调查汇总表

现住院患者共　　　　　　人

　5 月 20 日出院患者　　　　　　人

　5 月 20 日新入院患者　　　　　　人

检查时因各种原因病历未调查到，此患者姓名、住院号为

　姓名　　　　　住院号　　　　　

　姓名　　　　　住院号　　　　　

　姓名　　　　　住院号　　　　　

　姓名　　　　　住院号　　　　　

　姓名　　　　　住院号　　　　　

　姓名　　　　　住院号　　　　　

合计：

　应查人数　　　　　　人

　实查人数　　　　　　人

　　　　　　　　　　　　　　　　　　　　　　　　　　组长签字：

注：

应查人数＝现住院患者＋ 5 月 20 日出院患者－ 5 月 20 日新入院患者

实查人数＝实际查到的患者数

　　床旁调查结果应与病历调查结果相结合，按诊断标准确定是否为医院感染。如有诊断疑问，小组讨论后可记下，在感染管理科各区负责人巡视时确定。所有调查在 5 月 20 日一天内完成。调查流程如下：

　　8：30 调查员在会议室集合，领取调查表。

　　8：40 —12：00 各调查员在感染管理科人员带领下去病房调查。

　　12：00 —1：30 回会议室午餐，休息。

　　1：30 —3：00 各调查员下病房调查。

　　3：30 —4：30 进行调查表的核对，检查及上交。

　　（4）分析阶段：该阶段主要包括资料的核查与整理、数据管理、统计分析以及对结果的解释。在所有调查表收集上来以后，医院感染管理科的人员首先要对其完整性进行核查，对有缺项的部分进行补齐，完善。核查完成后，利用北京市医院感染监控管理系统软件中的现患率调查模块进行数据录入、对数据进行核实、逻辑检错。然后对该院医院感染现患率的数据进行分析，分析内容主要包括医院感染现患率、医院感染部位分布、主要病原体构成、抗菌药物使用情况、总类及侵袭性操作等进行描述性分析和频数分析，使用 SPSS 软件进行相关性分析。

　　根据医院感染现患率的定义，现患率是指在一定时期内，处于一定危险人群中的实际感染病例（包括以往发病至调查时尚未愈的旧病例）的百分率。根据以下计算方法：

$$现患率（\%）= \frac{同期存在的新旧医院感染病例}{观察期间调查患者数} \times 100\%$$

该院当日实际调查住院患者 1688 人，共查出医院感染 68 人，医院感染现患率为 4.03%，低于国家原卫生部要求，符合三级医院的合格标准。该数据略高于北京市 2014 年现患率[3]，与吴安华等 2012 年全国医院感染现患率调查中＞900 张床医疗机构医院感染现患率 3.91% 接近[4]，同时也与李海峰等对某三级甲等军队医院的现患率调查结果 3.98% 非常接近[5]。

该院医院感染患病率较高的是危重医学科、呼吸科、老年内科、血液科、神经内科、神经外科和肿瘤科等，科室分布与国内文献报道一致。医院感染部位的构成中，下呼吸道感染居首位，占所有感染部位的 42.1%，其次是泌尿道、血液、上呼吸道、腹（盆）腔内组织的感染。呼吸道感染位居第一，与我国其他文献报道相符[3-6]。本次调查发现医院感染病原体 60 株，其中多重耐药菌 22 株，耐药率 36.7%。病原体主要来自下呼吸道和泌尿道，以革兰氏阴性菌占优势，其中鲍曼不动杆菌 8 株居首位，其次为铜绿假单胞菌、肺炎克雷伯杆菌以及大肠埃希氏菌等。革兰阳性菌为耐甲氧西林金黄色葡萄球菌（MRSA）、化脓性链球菌，屎肠球菌等。真菌感染在医院感染中也有相当的比例，主要为白念珠菌和热带念珠菌，可能与广谱抗菌药物的广泛使用有关。

此次调查显示该院抗菌药物使用率 41.5%，其中预防性用药占 50%，治疗性（包括治疗＋预防）用药占 50%，低于原卫生部"2013 年全国抗菌药物临床应用专项整治活动方案"中综合医院住院患者抗菌药物使用率不超过 60% 的要求，高于吴安华等报道 34.64% 的抗菌药物使用率[4]，亦高于北京市 33.1% 的抗菌药物使用率[3]。抗菌药物的联合应用中，一、二联用药占 98.6%，三联及以上用药占 1.4%。由此可见，该院抗菌药物使用情况基本合理，但预防性用药比例偏高，可能与该院手术科室较多有关，也提示外科抗生素合理应用的管理值得重视。病原学检查可为临床合理应用抗菌药物提供依据，本次调查显示，该院的治疗用药细菌培养标本送检率为 84.3%，医院感染细菌培养送检率相对较高，达到了国家抗菌药物管理考评指标（应≥50%），高于该院往年治疗用药细菌培养标本送检率。这可能与该院临床医生病原学送检意识的提高，以及检验科微生物室快速诊断能力的提高有关系。

调查显示，该院调查日泌尿道插管使用率为 17.1%，动静脉插管使用率为 10.7%，呼吸机使用率为 5.5%，静脉输液比例为 49.8%，从入院至调查日，手术患者的比例达到 44.1%。分析各因素与医院感染的关系，其中年龄＜2 岁或＞60 岁、动静脉插管、呼吸机、气管切开等均有统计学意义（$P < 0.05$）。说明年龄＜2 岁或＞60 岁、动静脉插管、呼吸机、气管切开等与医院感染关系密切，有可能为引起医院感染的危险因素，需要进一步研究。

（5）总结阶段：该阶段的主要内容包括信息反馈与交流，经验与教训总结、确认下一步工作重点等。

本次调查应调查住院患者 1688 人，实际调查 1688 人，实查率为 100%，资料真实、可靠，避免了选择性偏倚。本次调查显示，该院的医院感染现患率为 4.03%，虽与国内其他同级医院的医院感染现患率相当，但高于该院以往日常连续性监测结果，提示该院日常监测存在一定的医院感染漏报病例，医院感染的日常性监测工作仍需要加强。

该院医院感染患病率较高的是危重医学科、呼吸科、老年内科、血液科、神经内科、神经外科和肿瘤科等，提示这些科室应该被列为重点关注科室。同时，该院有很大一部分患者分布在外科系统中，手术人数较多，从入院至调查日，手术患者的比例达到44.1%，可见对手术患者医院感染的防控应是该院医院感染管理工作的重点之一。

同时，本次调查显示，动静脉插管、呼吸机、气管切开等与医院感染关系密切，有可能为引起医院感染的危险因素，这也为该院在ICU中进行中心静脉血流感染、呼吸机相关性肺炎及尿管相关泌尿道感染的监测工作的必要性提供了支持。

通过这次调查，不仅增强了全院医护人员对医院感染监控的意识，也在短时间内获得了该院医院感染基本情况的资料，并从中发现了日常监测存在的问题，为有效开展医院感染目标性监测提供科学依据。

（三）工作推进的效果

经过工作的推进，在大家共同努力下，本次医院感染现患率调查的实查率达到了100%，无1例遗漏，比起往次调查的实查率96%～98%提高很多；同时调查当日问卷的完成时间也有所缩短，这些变化都归功于信息系统提供的便利。而现患率调查反映出的医院感染患病率比日常监测的医院感染发生率高出不少的问题，分析原因应该不仅是两率本身性质差异能解释的，亦从侧面反映出日常监测工作中存在一定的漏报问题。本次调查显示，危重医学科、呼吸科、老年内科、血液科、神经科和肿瘤科等被列为重点关注科室。外科手术患者、留置动静脉插管、呼吸机、气管切开等有创操作患者应该为医院感染的重点关注人群。这些调查结果与往次调查的结果基本一致，真实地反映了该院的基本情况，为下一步工作的重点开展提供了支持。

（四）评述

1. 经验体会

医院感染现患率调查是一项集中、全面、细致的工作，需要周密的组织计划和协调安排，我们体会到，要保证调查的质量，需要特别注意以下几个环节：

（1）完善的组织体系，明确体系中每一个人的责任并落实到位，是调查得以成功实施的基础，主要包括：①医院感染管理科。负责现患率调查的总体组织协调、进度安排、调查员培训、质量控制、数据管理及分析、信息反馈等；②临床科室调查员。现患率调查的具体实施者，负责完成每一例住院患者的个案调查及疑似医院感染患者的床旁调查。调查员的责任心及判断水平对于现患率调查的成败至关重要；③临床科室。各临床科室的配合，保证调查员的时间安排，负责住院患者的诊疗安排，为调查提供人员、地点等便利条件，有利于调查的顺利进行。

（2）严格统一的调查员培训是保证现患率调查质量的关键。①统一的标准：医院感染诊断标准相对比较复杂，现患率调查中涉及的多项内容容易引起争议，因此，在培训过程中注意倾听临床医生的意见，对不清晰或有争议的问题取得共识，保证由经过培训的调查员按照统一的标准规范调查，是防止产生信息偏倚和测量偏倚，保证调查质量的根本；②调查员的协调安排：调查员为从临床科室抽调的有一定临床工作经验的临床医生，每一调查小组的人员中既包含有内科医生也包含外科医生，并且各调查员不调查自己所在科室，这样能够有效地防止调查员偏倚的产生，保证调查的质量。

（3）医院的支持是现患率调查得以顺利进行的保障。①医院各部门之间的协调：包括病案科、信息中心、检验科、护理部门及各临床科室等之间的协调，使现患率调查得以顺利开展；②经费的支持：设立专项经费，作为医院感染预防和控制的常规工作纳入年度经费预算，为现患率调查提供经费上的保障。

（4）医院信息化的建设是现患率调查得以高速高效进行的有力支持。该院的信息化建设尚行走在半路上，已经有了独立的 HIS、LIS、PACS 等系统，为临床和管理工作提供了一定的便利，如果信息化工作继续推进，数据集成和智能化数据收集功能完成，则会使工作能更加高效便捷地完成。

（5）人员问题是制约该院现患率调查工作质量和效率的一大问题，首先，由于医院感染专职人员太少，在现患率调查后期的数据核查、整理、统计分析及反馈阶段工作速度明显受到影响；其次，医院感染控制医生队伍的不稳定，也使得现患率培训工作难度增大，医院感染控制工作的稳定性受到一定的挑战。

2．总结

医院感染现患率调查是一项集中、全面、细致的工作，需要周密的组织计划和协调安排：明确体系中每一个人的责任并落实到位，是调查得以成功实施的基础；医院各部门之间的协调，是现患率调查得以顺利开展的保障；而调查员的协调安排和严格统一的调查员培训则是保证现患率调查质量的关键。同时，我们也意识到，医院信息化建设不能满足需求，医院专职医院感染控制人员较少，兼职人员流动性较大等问题也是制约现患率调查优质高效进行的问题。同时，这些也构成制约医院感染控制全面高品质进行的主要问题。而这些情况，不仅存在于该院，也是我国多数医院的感染控制工作中面临的共同问题和挑战。

（王少利　北京大学第三医院）

参考文献

[1] 李立明．流行病学．北京：人民卫生出版社，2015．

[2] Michael B．Gregg．现场流行病学（Field Epidemiology）．张顺祥主译．北京：人民卫生出版社，2011．

[3] 北京市医院感染管理质量控制和改进中心．北京市医院感染年度数据报告．2015 年第一期．

[4] 吴安华，文细毛，李春辉，等．2012 年全国医院感染现患率与横断面抗菌药物使用率调查报告．中国感染控制杂志，2014，13（1）：8-15．

[5] 李海峰，张岩东，于力娜，等．某三级甲等军队医院住院患者医院感染现患率调查．中国感染控制杂志，2016，15（10）：769-772．

[6] 谢多双．医院感染流行病学研究．华中科技大学，2011．

第二章　抗菌药物合理应用的管理及多重耐药菌感染的监测

第一节　抗菌药物合理应用的管理

一、综述

（一）抗菌药物合理应用的管理概述

抗菌药物合理应用的基本概念

（1）抗菌药物合理应用管理：是通过科学化、规范化、常态化的管理，促进抗菌药物合理使用，减少和遏制细菌耐药，安全、有效、经济地治疗患者。合理应用抗菌药物是提高疗效、降低不良反应发生率以及减少或延缓细菌耐药发生的关键。抗菌药物临床应用是否合理，基于以下两方面：有无抗菌药物应用指征；选用的品种及给药方案是否适宜。

（2）抗菌药物管理计划（antimicrobial stewardship programs，ASP）：旨在通过抗菌药物管理，帮助临床医生改善医疗质量，提高患者安全，增加感染治愈率，减少治疗失败率，正确使用预防和治疗性抗感染用药，减少艰难梭菌的发病率和抗菌药物的耐药性，减少医院负担[1-5]。2014年，美国CDC推荐在所有急性病医院（acute care hospitals）执行ASP。

（3）处方点评：为一种用药监管模式，对医生处方用药过程中的临床处方进行综合统计分析，从不同层面和不同角度反映医疗机构处方工作的整体和细分情况，为医疗机构管理层进行决策提供科学的数据支持，以达到合理用药，用药监测、管理的目的。

（4）抗菌药物使用强度［DDD/（100人天）］：是用于评价住院患者暴露于抗菌药物的广度和强度的指标，计算方式为：抗菌药物使用强度＝抗菌药物消耗量（累计DDD数）×100/同期收治患者人天数注：同期收治患者人天数＝同期出院患者人数×同期患者平均住院天数。

（二）开展抗菌药物管理的意义及国内外现状

抗菌药物合理应用与管理的意义主要体现在三个方面，一是延缓细菌产生耐药性，减轻耐药菌感染对患者预后的影响；二是减少抗菌药物应用不良反应及其对患者预后的影响；三是减少因耐药细菌感染的诊断与治疗带来的额外费用。世界卫生组织将不合理应用抗菌药物、缺乏感染控制、监测不力、药品质量差、缺乏研究、有关部门没有承诺列为细菌耐药性发展的六大原因。

国内外抗菌药物管理现状

近几十年以来，细菌对抗菌药物耐药出现突飞猛进的态势，并已成为全球性问题，多重耐药菌，特别是泛耐药菌的出现和传播，使人类陷入了困境。为此，世界各国都在致力于遏制细菌耐药性的产生，这其中就包括 WHO 和世界各国制订的抗菌药物管理计划。

（1）世界卫生组织（WHO）遏制抗菌药物耐药的全球战略：WHO 将 2011 年世界卫生日主题定为"遏制细菌耐药：今天不采取行动，明天就无药可用"（Combating Drug Resistance：No Action Today，No Cure Tomorrow），期望提高全球对防范细菌耐药的认识，应对耐药菌对人类健康带来的威胁[6]。2014 年 4 与 30 日 WHO 发布了该组织首份抗菌药物耐药监测报告《抗菌药物耐药：全球监测报告 2014》（Antimicrobial Resistance Global Report on Surveillance 2014）。首次审视了全球的抗菌药物耐药情况，表明这种严重威胁不再是对未来的一种预测，目前正在世界上所有地区发生，有潜力影响每个人，无论其年龄或国籍。当细菌发生变异，使抗菌药物对需要用这种药物治疗感染的人们不再有效，就称之为抗菌药物耐药，现在已对公共卫生构成重大威胁[7]。

（2）美国"抗击细菌耐药国家计划"：2014 年美国建立一个"抗击耐药性细菌专责机构"（Task Force for Combating Antibiotic-Resistant Bacteria），制订 5 年期的"国家行动计划"，这个机构由国防部长、农业部长以及卫生和公众服务部长共同领导，参加的联邦部门包括国务院、司法部、退伍军人事务部、国土安全部、环境保护署、国际发展署、管理和预算办公室、国内政策委员会、国家安全委员会、科学和技术政策办公室、国家科学基金会等部门。"抗击耐药性细菌专责机构"的主要职责是负责监督、保证抗击超级细菌的国家战略的实施以及协调各部门的行动。2015 年 3 月美政府发布了一份为期 5 年的《抗击耐药细菌国家计划》。2015 年 6 月 2 日，美国政府举办了白宫抗生素管理论坛（White House Antibiotic Stewardship Forum），美国政府部门和机构，以及包括人类和动物健康的利益相关者，致力于未来五年内实现对抗菌药物的创新性管理，以减缓耐药性细菌的出现，防止耐药性感染的传播[8]。

（3）欧盟：应对微生物抗菌药物耐药性的协同策略

2014 年 3 月，欧洲科学院学术咨询委员会（EASAC，European Academies Science Advisory Council）在德国汉诺威提出了一种新的应对微生物抗菌药物耐药性的协同策略。提出了 6 个重要建议，构成了新战略的基础框架，提出从基础到临床，从创新药物到加强抗菌药物监管，从专业人员到公众的宣传，多学科多部门合作，共同应对抗菌药物的耐药性[9]。

（4）中国：实行最严的抗菌药物管理措施

自 2011 年我国开始了史上最严格的抗菌药物管理，先后出台了 2011—2013 年《全国抗菌药物临床应用专项整治活动方案》[10] 和 2012 年出台的《抗菌药物临床应用管理办法》[11,12]。目的十分明确，就是为了加强抗菌药物的临床应用管理，优化用药结构，规范临床应用行为，提高用药水平，控制细菌耐药，保障医疗质量和医疗安全。经过为期三年的抗菌药物的严格管理，取得了一定的成绩，鉴于成绩主要在城市三级医院取得，我国还有广大偏远地区以及二级以下医疗机构还需要重点关注，该项工作应该成为常态工作，防止反弹。加大对我国欠发达地区和基层的抗菌药物药物指导与管理，是抑制细菌耐药势头的重要基础工作之一。

2004 版《抗菌药物临床应用指导原则》[13] 明确提出了医疗机构需要执行抗菌药物分级管理，并在 2009 年制订了特殊使用级抗菌药物目录。在 2012 年颁布的《抗菌药物临床应用管理办法》[11] 的总则中，也提出了抗菌药物分级管理的要求。我国将抗菌药物分为非限制、限制和特殊使用级进行管理。抗菌药物分级管理及医师处方权的限制对减少降低抗菌药物使用量，减少抗菌药物的滥用，遏止细菌耐药性的产生将具有重要意义。

原卫生部全国医院感染监测网及细菌耐药监测网的建立是国家对抗菌药物管理提出的另一重大举措，为获取我国有科学价值的细菌耐药及变迁资料，掌握我国细菌耐药流行情况，建立相关国际领域交流合作平台，为我国抗菌药物合理使用提供了科学指导与政策依据。

（三）抗菌药物合理应用管理的发展、成效及存在的问题

1. 我国开展抗菌药物合理应用管理的发展、措施及成效

我国在 20 世纪 70 年代初期开始了抗菌药物合理应用的管理工作。老一辈的传染病学家开始意识到需要开展抗菌药物的合理应用，这一时期，关于抗菌药物合理使用管理工作处于萌芽和起初阶段；20 世纪 80 年代医院感染管理科（院感科）成立以后，部分来自原传染病学的医院感染管理专家在极少数医院开展了抗菌药物合理使用管理工作；20 世纪 90 年代初到 2005 年前，抗菌药物合理使用的概念逐步建立；随后，抗菌药物合理使用管理工作日趋完善。《传承·创新·展望　中国医院感染管理卅年（1986—2016）》一书详细记录了我国开展抗菌药物合理使用的管理工作，从萌芽起始阶段，到逐步成熟的发展历程，本章节仅描述其中的重点环节。

1986 年医院感染管理相关组织开始成立，仅有少数几家医院参与了医院抗菌药物管理，湖南医科大学第一附属医院（现中南大学湘雅医院）自 1986 年开展医院感染管理工作以来一直从事了医院抗菌药物管理工作，也是最早从事抗菌药物管理的医院感染管理科。主要任务包括参与医院感染疾病的会诊，开展抗菌药物临床应用的合理性评价（查在架病历）工作，做细菌药敏分析并上报医院感染管理委员会进行抗菌药物的限制使用。

2004 年，为推动合理使用抗菌药物、规范医疗机构和医务人员的用药行为，国家中医药管理局和原卫生部共同委托中华医学会会同中华医院管理学会药事管理专业委员会和中国药学会医院药学专业委员会，组织有关专家制订了《抗菌药物临床应用指导原则》，并于当年 10 月正式发布。这是我国首次颁布的关于合理应用抗菌药的文件，针对临床上抗菌药物使用指征、抗菌药物选用品种和抗感染治疗方案做出规范指导。《指导原则》对促进抗菌药物的合理应用、降低不良反应、减缓细菌耐药性的产生，提高医疗质量，产生了深远的影响。在随后十多年中，我国各级医疗机构均以此为参考，制订了相关的抗菌药物管理制度及手册。直到 2014 年，国家再次启动《指导原则》的修订和再版，2015 年版《指导原则》已经正式发布 [14]。2004 年后，国家先后出台了关于抗菌药物管理的系列部门规章，以规范医务人员的用药行为，推进临床合理使用抗菌药物。自 2011 年我国开始了史上最严格的抗菌药物管理，先后出台了 2011—2013 年《全国抗菌药物临床应用专项整治活动方案》和 2012 年出台的《抗菌药物临床应用管理办法》。目的十分明确，就是为了加强抗菌药物临床应用管理，优化用药结构，规范临床应用行为，提高用药水平，控制细菌耐药，保障医疗质量和医疗安全。经过为期三年的抗菌药物的严格管理，取得了一定成绩，鉴于成绩主要在城市三级医院取得，我国还有广大偏远地区以及二级以下医疗机构还需要重点关注，该项工作应该成为常态工作。加大对我国欠发达地区和基层的抗菌药物药物指导与管理，是抑制细菌耐药势头的重要基础工作之一。

2001 年起原卫生部全国医院感染监测网（挂靠在中南大学湘雅医院，由全国医院感染管理培训基地负责日常工作，这是一个全国性的医院感染和抗菌药物横断面使用情况的监测系

统）每两年组织全国部分医院开展医院感染现患率及抗菌药物使用横断面调查。目前已进行了 7 次全国范围内的抗菌药物使用情况调查。相关研究指标为 2011 年国家开展抗菌药物合理使用整治活动提供了有用数据 [15,16]。2014 年参与全国调查的医院达到 1000 余家，调查结果显示，我国抗菌药物使用率在 2012 年进行"最严格的抗菌药物管理"举措之后，住院患者抗菌药物横断面使用率出现了明显的下降，联合用药减少 [15]。

细菌耐药监测网的建立是国家对抗菌药物管理提出的另一重大举措 [17]，1998 年在北京大学临床药理研究所成立了中国细菌耐药监测研究组（China Bacterial Resistance Surveillance Study Group，CBRSSG）。2004 年，北京大学临床药理研究所受原卫生部委托成立了"卫生部全国细菌耐药监测网"（MOH National Antibacterial Resistance Investigation Net，Mohnarin），复旦大学附属华山医院抗生素研究所，成立了中国 CHNET 细菌耐药监测。此外，一些大型医院和研究机构，也先后成立了不同的细菌耐药监测系统。如中国药品生物制品检定所，成立了国家抗生素细菌耐药性监测中心；北京协和医院，牵头组织了 E-test 法和琼脂稀释法监测全国临床分离菌株耐药性监测（SEANIR 监测），中国侵袭性真菌监测网（CHIF-NET），负责 SMART 全球监测项目中国部分的组织；目前各省也成立了一些国家级下面的省级细菌耐药监测网，如湖南省细菌耐药监测网，上海市细菌耐药性监测网，广州地区细菌耐药性监测网。为获取我国有科学价值的细菌耐药及变迁资料，掌握我国细菌耐药流行情况，建立相关国际领域交流合作平台，为我国抗菌药物合理使用提供了科学指导与政策依据。

2008 年为促进临床合理用药及保证医疗安全，原卫生部医政司"卫生部合理用药专家委员会"下建立"抗菌药物专业组"。

在《抗菌药物临床应用管理办法》中明确指出：二级以上的医院、妇幼保健院及专科疾病防治机构（以下简称二级以上医院）应在药事管理与药物治疗学委员会下设立抗菌药物管理工作组。抗菌药物管理工作组由医务、药学、感染性疾病、临床微生物、护理、医院感染管理等部门负责人和具有相关专业高级技术职务任职资格的人员组成，医务、药学等部门共同负责日常管理工作。其他医疗机构设立抗菌药物管理工作小组或者指定专（兼）职人员，负责具体管理工作。

医疗机构抗菌药物管理工作机构或者专（兼）职人员的主要职责是：贯彻执行抗菌药物管理相关的法律、法规、规章，制订本机构抗菌药物管理制度并组织实施；审议本机构抗菌药物供应目录，制订抗菌药物临床应用相关技术性文件，并组织实施；对本机构抗菌药物临床应用与细菌耐药情况进行监测，定期分析、评估、上报监测数据并发布相关信息，提出干预和改进措施；对医务人员进行抗菌药物管理相关法律、法规、规章制度和技术规范培训，组织对患者合理使用抗菌药物的宣传教育。二级以上医院应当设置感染性疾病科，配备感染性疾病专业医师。感染性疾病科和感染性疾病专业医师负责对本机构各临床科室抗菌药物临床应用进行技术指导，参与抗菌药物临床应用管理工作。

加强对医务人员抗菌药物合理使用知识培训，对全国 2 万余名基层医疗机构医务人员进行了抗菌药物临床合理应用和微生物检测技术培训。各地也通过健全规章制度、加强宣传教育等多种措施促进抗菌药物的合理应用。原卫生部在 2011 年发布的结果，对全国 186 所三甲医院的监测结果显示，近 5 年来，住院患者抗菌药物使用率和抗菌药物联合使用率日趋合理，少数医疗机构抗菌药物临床不合理应用情况得到有效遏制 [18]。各级医疗机构也在不同层面上加强了抗菌药物滥用的治理工作，主要表现在：①许多医疗机构制订了适合自己医院的抗菌药物使用细则；②许多医院建立了抗菌药物预警机制，即对主要目标细菌耐药率超过30% 的抗菌药物及时将预警信息通报本机构医务人员；③实现了抗菌药物准入制度，对主要目标细菌耐药率超过 75% 的抗菌药物，暂停该类抗菌药物的临床应用；④加强临床微生物检测与细菌耐药的监测工作，努力提高病原学诊断水平；⑤加强了医务人员的业务技术方面学习，了解各类抗菌药物的药代动力学特点，规范给药剂量、给药途径及间隔时间等，努力提高抗菌药物应用的业务水平等[18]。

2. 国外在抗菌药物管理方面的细节及成效

美国 ASP 的目标旨在医疗卫生保健机构实施综合性的管理措施来提高抗菌药物使用的质量，达到好的使用效果，同时降低药品不良反应，并以通过 ASP 的实施来控制耐药性的产生和传播。要求在医疗机构中建立跨学科的 ASP 管理小组，由医院管理层、药事管理委员会、医院感染控制等部门合作。小组成员由来自感染科医师、临床药师为主体的，加入微生物、ICU、外科等部门的中高级职称人员组成。目前，全美多数医疗卫生保健机构都开启了该项计划。如：美国霍普金斯医院为响应对抗细菌耐药与抗生素的高额费用，于 2001 年 7 月启动了 "The Johns Hopkins Antimicrobial Stewardship Program"，并设立了 ASP 管理团队，2002 年由 Arjun Srinivasan，M.D. 和 Alpa Patel，Pharm.D 制订了 "JHH specific adult antibiotic guideline"，这项指南每年均进行了修订和扩展；美国内布拉斯加大学医学中心于 2004 年 8 月开启了 ASP 计划，并在其网站主页中专门设立了 ASP 的教育板块；美国西奈山医学中心于 2009 年开始了 The Mount Sinai Hospital-University Health Network Antimicrobial Stewardship Program（MSH-UHN ASP）行动计划，MSH-UHN ASP 通过协作和证据为基础的方法促进抗菌药物的正确使用，通过 "Plan-Do-Study-Act" 的质量提升模式给予患者最好的临床结果。并且，2012 年，美国医疗保健流行病学学会（Society for Healthcare Epidemiology of America，SHEA）、美国感染病学会（Infectious Diseases Society of America，IDSA）以及儿童感染病协会（Pediatric Infectious Diseases Society，PIDS）共同发布了抗菌药物的管理计划（ASP）的联合声明[19]。通过 ASP 计划的实施，抗菌药物合理使用情况和细菌的耐药性明显得到改善。

3. 中南大学湘雅医院开展抗菌药物合理应用管理工作案例

中南大学湘雅医院抗菌药物临床应用专项整治工作卓见成效，受到医院同行和新闻媒体的广泛关注，多次受到国家原卫生部领导和专家的高度赞扬。国家原卫生部医政司《医政工作简讯》向全国医疗卫生机构推介湘雅医院的管理做法。

一是完善管理制度，制订考核标准。2011 年湘雅医院新修改制订了《中南大学湘雅医院抗菌药物临床应用管理制度》《中南大学湘雅医院抗菌药物分级管理办法》《中南大学湘雅医院 Ⅰ 类切口手术预防使用抗菌药物管理办法》《中南大学湘雅医院细菌耐药监测管理办法》等相关制度。成立了医院抗菌药物临床应用专家委员会，梳理全院抗菌药物品种，暂停抗菌药物新品种的引入，将全院抗菌药物品种控制在 50 种以下，并于 5 月 1 日正式实施。同时，医院还依据"卫生部抗菌药物临床应用监测网"信息管理系统及其标准，每月督导抗菌药物的合理使用，制订科室（病房）相关抗菌药物的 DDD 标准，并予考核。

二是加大监管力度，控制药品比例。从 2010 年 10 月开始，加强了对住院患者、门诊患者、急诊患者药品比例的监控和管理，制订出台了新的科室、病房、门诊、急诊药品比例等相关标准。在此基础上，加大了"合理用药"（特别是抗菌药物）的监管力度，对抗菌药物和非抗菌药物快速增长的前三位药品暂停三个月使用期。至今已分 3 批次暂停了 9 种抗菌药物、6 种非抗菌药物。同时，医院对使用暂停药品用量排行前 5 位的医师，各抽查其 5 份病历，评估检查其用药合理性，并形成长效机制，每月督导检查。督导情况分别在医疗例会和全院中层干部会上进行实名通报，督导检查和考核结果纳入到科室（病房）绩效考核、科主任绩效考核、医务人员绩效考核体系，并对"用药不合理"现象严重的科室（病房）负责人、医务人员，由纪检监察办实行诫勉谈话。

三是加强知识培训，强化合理用药意识。2010 年年底以来，医院进一步加强了对全院医务人员的医德医风教育和宣传，尤其是对全院医务人员定期进行"合理用药"的知识培训，第一批培训人员为全院总住院、住院医师及专科医师，第二批培训人员为外科系统所有临床医师，第三批培训人员为内科系统所有临床医师，第四批培训人员为全院临床科室进修医师。2011 年 4 月，还邀请了原卫生部抗菌药物临床应用专家来院指导工作，给医院管理层进行了讲座培训。

四是责任层层落实，初显工作成效。通过近半年的监管，在控制"不合理用药"现象方面取得了一定成绩，2011 年 1 月、2 月、3 月、4 月全院药品比例与去年同期对比分别下降了 2.27%、4.18%、2.66%、6.81%；2011 年 1 月、2 月、3 月、4 月住院患者药品比例较去年同期对比分别下降了 3.06%、3.06%、3.39%、4.61%；2011 年 4 月住院患者抗菌药物 DDD 值较去年同期对比下降了 20.6%。

五是检验科实行了无菌部位标本的分级报告制度，对于无菌部位标本的阳性培养制度，第一时间进行电话报告，既缩短了结果回报时间，同时也有利于临床医师在第一时间根据细菌培养结果调整抗菌药物的使用，使住院患者得到更为准确、及时的治疗。

六是医院感染控制中心各级医师（主任医师、副主任医师、主治医师）每年参加医院内感染性疾病的诊断与治疗性会诊。湘雅医院自 20 世纪 80 年代开展的抗菌药物管理工作就是起始于临床感染性疾病（包括社区和医院获得性感染）抗菌药物临床应用（会诊）工作，湘雅医院感染控制中心在抗菌药物临床应用管理中发挥了非常重要的作用，现在每年参与的临床会诊达 3500 例次左右，一直是医院抗菌药物管理的主要技术支撑部门。由医院感染控制中心医师、药剂科临床药师、医务科轮转的博士质控员进行常规的内、外科专业的抗菌药物合理性使用评估，并由医务科质控办对典型不合理使用抗菌药物的病例进行奖罚，这一工作制度取得了很好的效果。

七是抗菌药物管理和细菌耐药性监测取得成效：细菌耐药性监测是抗菌药物管理的一项重点内容，通过耐药性趋势分析可以指导临床医务人员经验性使用抗菌药物。医院感染控制中心从 1992 年起，每 3 ~ 6 个月进行一次全院分离细菌的耐药性统计并反馈给临床医务人员，指导临床抗菌药物的合理使用。

通过"合理使用抗菌药物"工作的积极开展，医院各项抗菌药物指标均有明显下降，成效显著，特别是抗菌药物 DDD 下降最高幅度达 50.9DDD；住院患者抗菌药物使用人均费用从 2011 年 3 月的 2420 元 / 人下降到 2011 年 8 月的 1380 元 / 人，下降幅度为 43.2%；同时通过控制抗菌药物的合理使用，使门诊就诊患者平均费用也较前有所下降。

4．我国抗菌药物管理存在的盲区

尽管国家加大力度力争最大限度管理好抗菌药物的使用，但我国目前仍然存在抗菌药物管理的盲区。"史上最严限抗令"的《抗菌药物临床应用管理办法》正式实施以来，要求全国各级医疗机构都严格按照指征来使用抗菌药物。但是，抗菌药物的获得来源除了医院，还有零售药房。按照国家规定，零售药房必须严格区分处方药和非处方药销售，而绝大多数含有抗菌药物的药品，都属于处方药。近几年国家也对零售药房抗菌药物加大了管理力度，一些大的药房严格按照国家要求实行凭处方购买抗菌药物，但一些小的零售药房及个体诊所仍然存在抗菌药物随意购买及不合理使用的现象。畜牧养殖业的抗菌药物管理是另外一大盲区。在我国养殖行业中，很多养殖户缺乏科学养殖技术和兽医知识，不懂合理防疫、用药的方法，他们视抗菌药物为预防和治疗畜禽病的万能药，发现动物发病首选抗菌药物，这种凭感觉用药已成为动物疾病治疗中的常态。而我国的食品安全法律体系的不完善，直接影响到监管措施的实施。

（四）总结

滥用抗菌药物是全球性各级医院的公共卫生问题，抗菌药物合理应用管理又是一项综合、系统工程，需要全社会的支持和重视，尽管世界各国加大抗菌药物合理使用的宣传及监管力度，细菌的耐药性仍然较严重，医务工作者应在不断完善自身工作的过程中，推进社会化合理用药的进程。

（李春辉　吴安华　中南大学湘雅医院）

参考文献

[1] Cammarota G，Ianiro G，Magalini S，Gasbarrini A，Gui D．Decrease in surgery for Clostridium difficile infection after starting a program to transplant fecal microbiota．Ann Intern Med，2015，163：487-488．

[2] CDC．Core Elements of Hospital Antibiotic Stewardship Programs．https：//www.cdc.gov/getsmart/healthcare/implementation/core-elements.html#_ENREF_19．

[3] Davey P，Brown E，Charani E，et al．Interventions to improve antibiotic prescribing practices for hospital inpatients．Cochrane Database Syst Rev，2013：CD003543．

[4] Sick AC，Lehmann CU，Tamma PD，Lee CK，Agwu AL．Sustained savings from a longitudinal cost analysis of an internet-based preapproval antimicrobial stewardship program．Infect Control Hosp Epidemiol，2013，34：573-580．

[5] Stach LM，Hedican EB，Herigon JC，Jackson MA，Newland JG．Clinicians'attitudes towards an antimicrobial stewardship program at a children's hospital．J Pediatric Infect Dis Soc，2012，1：190-197．

[6] WHO．WHO Global Strategy for Containment of Antimicrobial Resistance．http：//www.who.int/csr/resources/publications/drug resist/WHO_CDS_CSR_DRS_2001_2_EN/en/．

[7] Surveillance ARGRo．http：//www.who.int/drugresistance/documents/surveillancereport/en/．2014．

[8] Resistance．TWHHaFoCA．https：//www.whitehouse.gov/blog/2015/06/02/white-house-hosts-forum-combating-antibiotic-resistance．

[9] Eurosurveillance．Annual report from the European Antimicrobial Resistance Surveillance System．http：//www.eurosurveillance．org/ViewArticle．aspx?ArticleId=1899．

[10] 2013年全国抗菌药物临床应用专项整治活动方案．http：//www.moh.gov.cn/mohyzs/s3585/201305/6042979f05cf49609e96410d7314ecae.shtml．2013．

[11] 卫生部令第84号．抗菌药物临床应用管理办法．2012．

[12] 卫生部医教司卫生部合理用药专家委员会.《抗菌药物临床应用管理办法》释义和抗菌药物应用培训教材. 2012.

[13] 卫生部卫医发〔2004〕285 号. 抗菌药物临床应用指导原则. 2004.

[14] 国家卫生和计划生育委员会. 关于印发抗菌药物临床应用指导原则（2015 年版）的通知 -. http：//www.nhfpc.gov.cn/yzygj/s3593/201508/c18e1014de6c45ed9f6f9d592b43db42.shtml 2015.

[15] 吴安华，文细毛，李春辉，等. 2012 年全国医院感染现患率与横断面抗菌药物使用率调查报告. 中国感染控制杂志，2014，13（1）：8-15.

[16] 李春辉，吴安华，文细毛，等. 2001—2010 年全国医院感染监控网医院抗菌药物日使用变化趋势. 中华医院感染学杂志，2012，22（21）：4859-4861.

[17] 吕媛、李耘、郑波. 国际和国内细菌耐药监测研究介绍. 第 8 届全国抗菌药物临床药理学术会议. 2010 年 9 月 4-5 日，北京.

[18] 卫生部医政司. 卫生部加强抗菌药物临床应用管理. 2011.

[19] Society for Healthcare Epidemiology of America, Infectious Diseases Society of America, Pediatric Infectious Diseases Society. Policy statement on antimicrobial stewardship by the Society for Healthcare Epidemiology of America（SHEA），the Infectious Diseases Society of America（IDSA），and the Pediatric Infectious Diseases Society（PIDS）. Infect Control Hosp Epidemiol，2012，33：322-327.

二、工作案例

案例一　如何建立抗菌药物合理应用机制

（一）前言

近年来，随着抗菌药物的种类的不断增多，其耐药性也迅速发展；耐药性的增高不仅成为临床治疗上的问题，而且成为微生物生态学和公共卫生的重大威胁。世界卫生组织指出，抗生素类药物滥用导致细菌耐药迅速增长，细菌耐药性已威胁到全球稳定和国家安全，成为全球最紧迫的公共卫生问题之一 [1]。

（二）工作方法

1. 工作基础

某三级综合医院 2002 年进行病例调查统计，发现抗菌药物应用存在诸多不合理问题：

（1）无指征用药，抗菌药物使用率高，成为"万能药"。

1）外科清洁手术全部进行预防用药，无需手术的闭合性外伤及轻微外伤使用抗菌药物预防感染。

2）诊断明确的肿瘤、中毒、昏迷患者预防用抗菌药物。

3）诊断未明确的疾病亦用抗菌药物。

4）普通感冒使用抗菌药物等。

（2）用药时间过长。

（3）用药起点高，预防用药超限。

（4）不恰当或无指征地联合用药（预防感染三联用药）

（5）不重视抗菌药物的血药浓度监测，不及时进行血药浓度监测，不能及时调整药物剂量，达不到个体化给药方案。

（6）不能根据患者的生理、病理情况选用药物。如老年患者应用抗菌药物剂量偏大，个别老年患者应用氨基糖苷类抗菌药物，不能避免药物的毒副作用。

（7）使用抗菌药物无病程记录和分析。

2．面临的困难与挑战

通过分析，发现抗菌药物滥用的原因主要是：医院抗菌药物管理制度不健全，有些医师缺乏合理使用抗生素的知识，或是对滥用抗生素的危害认识不足。对药物知识掌握得不够全面，仅关注临床用途和药效学方面的知识，而对药物的组成成分、药代动力学、不良反应、药物相互作用等方面的知识了解不够，同时也不排除经济利益的因素。医院无专业的临床药师对临床抗菌药物应用进行技术指导与监督。患者普遍存在对抗菌药物的错误认识，视其为"消炎药、万能药"，无论何种疾病都选择抗菌药物治疗，以为多用新药、贵药才能治好病。因此，患者就诊时要求医师给予处方抗菌药物的现象也比较普遍。

3．推进该项工作的具体方法与措施

（1）确立职责，建章立制

1）医院高度重视，管理严格，责任明确：医院领导高度重视抗菌药物临床应用的管理工作，以深入贯彻落实深化医药卫生体制改革为指导思想，自2003年始即将抗菌药物临床应用管理作为医疗质量和医院管理的重要内容，成立药事管理和药物治疗学委员会，建立、健全抗菌药物临床应用管理工作制度和监督管理机制[2]。院长作为合理用药管理的第一责任人，医务处、院感办、检验科、药剂科和药品采购办等多部门共同参与，各负其责，务求实效；随后，2004年医院开展了单病种付费工作，制订了128种疾病的临床路径，包括抗菌药物的具体应用方案，有效地促进了抗菌药物合理应用管理工作的落实；2011年始，医院按照原卫生部的要求更进一步加强、深化了抗菌药物合理应用的管理工作。

2）建立完善抗菌药物应用管理制度：2003年至2011年期间，医院陆续出台和完善了一系列抗菌药物临床合理应用管理制度，建立比较完善的药品管理与评价体系。主要有：《抗菌药物临床应用实施细则》《抗菌药物分级管理规定》《围术期抗菌药物预防应用方案》《抗菌药物处方与医嘱点评制度》《临床科室抗菌药物专项整治控制目标》及《抗菌药物临床应用评价细则》等相关文件共15个。

3）加强知识培训，提高整体用药水平：聘请外院专家和本院临床专家，采取集中培训、病历讨论、临床药师查房等多种形式对医务人员进行《抗菌药物临床应用指导原则》《处方管理办法》和《临床合理用药考评标准》等规范和知识培训。改变用药观念，增长抗菌药物合理应用知识，提高用药水平。

4）制订考核指标，实施目标性管理：针对各专业特点先后详细制订药品收入比例、特殊使用抗菌药物、抗菌药物治疗前病原送检率目标、门诊抗菌药物处方比、住院患者抗菌药物使用率和使用强度、清洁手术围术期预防性抗菌药物应用率、应用时间等共10项控制目标。

5）严格发挥监督职能，落实抗菌药物应用管理制度：为保障制度的有效落实，及时、严格进行行政干预。自2003年由院感办、医务处和药剂科等多部门联合成立抗菌药物督查小组，定期对各科室抗菌药物临床应用情况进行督查。每月将检查结果向院办公会汇报、研究，医院根据督查结果与科室管理质量、评优评奖挂钩。严格按照各项制度、规定的处罚措施：对违反抗菌药物应用原则的科室扣罚科室质量分，根据情节的严重程度对责任人进行发生费用从个人绩效工资中扣除，免除个人绩效工资和停岗培训等相应处罚。

例1：2007年6月份对三线抗菌药物的专项检查，发现某外科应用存在指征不明确、超限应用等不符合规范的现象。根据院办公会意见：将滥用三线抗菌药物超出的部分折合成金额，从科室奖金中扣除。经核算明细：医生甲1096元、医生乙3052元、医生丙2227元、医生丁692元、医生戊454元，共合计7521元。

例2：2008年3月，医院组织专家对某外科围手术期预防用抗菌药物进行了检查[3,4]。存在问题：①患者手术后预防用药至引流管拔除，时间普遍较长；②术后三种抗菌药物联合应用无循证医学依据；③部分手术围手术期用药与《围手术期预防用抗菌药物方案（试行）》严重不符，属违规应用。专家组建议：①请该科室主任组织人员重新修订围手术期预防用抗菌药物方案；②对该科医疗人员进行抗菌药物应用知识培训；③预防用药违规部分从该科医疗组奖金中扣除。共计扣除：4855元。

例3：医院组织专家对2011年1月围手术期预防性应用抗菌药物情况进行了检查。共检查病历216份，其中203份符合相关规定，占93.98%；13份病历存在抗菌药物不合理应用情况，占6.02%。存在问题：①术前用药时机不合理；②预防用抗菌药物品种不符合方案规定；③预防感染联用抗菌药物不当；④预防应用时间偏长。处理措施：发生费用从个人绩效工资中扣除，共计9992.42元。

6）严密监测抗菌药物应用情况，及时反馈

医院自2002年起定期对全院各科室抗菌药物应用的品种、剂量和联合应用情况进行监测并将统计结果进行反馈，以促进持续的质量改进。定期进行抗菌药物处方点评；药事管理与药物治疗学委员会建立了动态监控超常预警机制。药剂科、信息中心每月根据当月药物使用情况，进行药品销售前十位排名、医师用药排名、药物单品种出库去向统计、不合理用药通报、公示。利用电子病历信息系统进行监测管理。

（2）实施临床路径和单病种付费等系列措施[5]

1）实施临床路径（clinical pathways，CP）：山东省济宁医学院附属医院自2004年实施单病种付费以来，先后制订了128种疾病的临床路径，对所有符合单病种付费的患者必须按临床路径实施诊疗计划。临床路径的实施有效地促进了抗菌药物的合理应用。

临床路径是由医疗团队（包括临床医学专家、护理专家、药学专家、检验师和行政管理人员），为某一特定的诊断、处置而制订的一套最佳的、标准的服务与管理模式。路径本着循证医学的原则，本着安全、有效和经济的原则，制订规范化的抗菌药物应用方案，由医生版和患者版两部分组成。

临床路径中包含一套合理、安全、有效、经济和标准的用药管理模式。在每一种疾病路径中详细地注明是否应用抗菌药物、何时开始应用、使用抗菌药物的名称、剂量、用法和停止使用时间。是一种个体化的临床用药管理方法。杜绝不合理用药，减少药品占医疗费用的比例，亦是临床路径用药管理的设计要点。

同时，对于临床路径的优化和完善，要求医生按照路径对患者进行用药效果评价，针对在治疗过程中出现的变化，查找原因，必要时调整用药方案，跟踪评价药物疗效。医院管理人员通过收集患者用药过程中的各种信息，进行监测、分析和评价用药过程及用药后的疗效质量，以加强用药过程的管理。最后，对整个临床路径用药管理过程进行分析，找出其中的优劣，以使临床路径用药管理促优改劣。

临床路径患者版使患者也参与到自身的用药活动中去，并进行实施、监测和评价等，这有利于医、患、医院管理三方互相促进、互相补充、互相制约，共同研究最佳用药方案。

2）强化单病种付费：单病种付费即是医院对单纯性疾病按照疾病分类确定患者和保险公司支付额度的医疗费用支付方式。规范、合理应用抗菌药物，限制"乱开药、开贵药"是单病种付费的总体目标之一。做好临床用药管理也是关键的一个环节，它决定医院单病种付费实施工作的成败。在总收入既定的前提下，使抗菌药物的使用和收费被高度规范并呈透明状态，堵塞了"新特药"和"大药方"。自2004年4月实行单病种付费以来，先后配套下发了《关于进一步加强合理应用抗菌药物的规定》《关于进一步加强医院感染管理的规定》《病种付费实施方案》《病种付费方式管理考核方法》等多个文件，医院对抗菌药物管理绩效考核和监督检查均有详细的规定。

（3）大力开展抗菌药物专项整治活动：以原卫生部抗菌药物专项整治为契机，持续推进抗菌药物临床合理应用工作。医院根据原卫生部《2011年全国抗菌药物临床应用专项整治活动方案》、卫生厅《关于印发2011年全省抗菌药物临床应用专项整治活动方案的通知》等文件精神，结合济宁医学院附属医院实际，围绕抗菌药物临床应用中的突出问题和关键环节进行集中整治，极大地促进了抗菌药物临床合理应用能力和管理水平的提高。

1）加强领导，明确责任，积极发动，分工合作：医院于2011年5月下旬举办了"抗菌药物临床应用专项整治启动大会"。会议重点强调：①充分认识开展专项整治工作的重要性；②加强学习，把握要点；③完善制度，依法监督；④发挥护理人员在抗菌药物合理应用中的作用。⑤紧紧抓住"教育、自纠、规范、查处"四个关键环节。成立抗菌药物临床应用专项整治领导小组及办公室。成立以院长担任组长，业务副院长担任副组长，医务处、质量控制办公室、医院感染管理办公室、党办、药剂科等科室负责人任成员的活动领导小组，制订全院抗菌药物专项整治实施方案；与各临床科主任签订了抗菌药物临床应用目标责任书，作为科主任综合目标考核以及晋升、评先评优的重要指标，并与责任人绩效工资挂钩；明确各部门职责，分工督导，加大检查指导力度，促进科室落实目标任务，确保整治工作取得实效。

2）紧扣方案，落实任务，力求突破

①开展基本情况调查，明确控制目标：药事管理与药物治疗学委员会，贯彻执行药事管理等有关法律、法规，监测、评估医院药物使用情况，提出干预和改进措施，指导临床合理用药。利用信息手段对山东省济宁医学附属医院院、科两级抗菌药物临床应用情况开展全面调查。明确医院控制目标（表2-1-1）并制订临床各专业抗菌药物应用控制详细目标。

②建立健全抗菌药物临床应用技术支撑体系：医院规范化建设感染性疾病科和临床微生物室，配备感染专业医师、微生物检验专业技术人员和临床药师，进一步完善全院抗菌药物临床应用技术支撑体系。

③严格执行药品采购制度，加强抗菌药物购用管理[6]：医院严格按照《处方管理办法》的规定，严把进入关，控制抗菌药物品种、及时清退存在安全隐患、疗效不确定、耐药严重、性价比差和违规促销的抗菌药物品种。2011年在抗菌药物临床应用专项整治活动中，制订了"4个优先1个限制"的遴选原则，即国家基本药物优先，医保内药品优先，普药优先，临床用药安全有效、耐药小优先。再次对医院抗菌药物进行全面梳理，将抗菌药物品种控制在50种范围内。并将抗菌药物采购目录（包括采购抗菌药物的品种、剂型和规格）报山东

省卫生厅备案。完善抗菌药物购入机制，保障临床用药。

表 2-1-1　医院抗菌药物专项整治控制目标

控制项目	卫生部标准	医院制订目标		
		2011 年	2012 年	2013 年
抗菌药物品种	≤ 50 种	≤ 50 种	—	—
抗菌药物治疗住院患者微生物检验标本送检率	≥ 30%	≥ 60%	—	—
住院患者抗菌药物使用率	≤ 60%	≤ 70%	≤ 60%	—
门诊患者抗菌药物处方比	≤ 20%	≤ 20%	—	—
抗菌药物使用强度	≤ 40DDD	≤ 50DDD	≤ 40DDD	—
Ⅰ 类切口手术患者预防使用抗菌药物比例	≤ 30%	≤ 70%	≤ 50%	≤ 30%
Ⅰ 类切口手术患者预防使用抗菌药物时间	≤ 24h	2 ～ 3 天	1 ～ 2 天	≤ 24h

④严格医师和药师资质管理，落实抗菌药物分级管理制度：医院积极组织学习培训，开展了"全面落实《抗菌药物临床应用专项整治活动方案》"《抗菌药物的合理使用》《浅谈手术技巧与外科感染关系》和《临床检验实验室血培养操作指南（试行）》等系列知识培训。全院 629 名有抗菌药物处方权的医师、66 名药师顺利通过抗菌药物临床应用考核。对于高级职称特殊使用抗菌药物权限授予标准为 85 分，非限制、限制类抗菌药物处方权限的住院和主治医师考核标准为 75 分，未达标者进行补考后，授予相应级别的抗菌药物处方权及调剂资格，明确每位医师使用抗菌药物的处方权限，药师抗菌药物调配权限。并对抗菌药物处方权实行动态管理。

医院修订下发了《抗菌药物分级管理规定（2011 年版）》，进一步明确了 50 种抗菌药物分级目录。对不同管理级别的抗菌药物处方权进行严格限定，根据医师的权限在信息系统中强制加以限制，使抗菌药物分级管理得到切实落实。

⑤加强临床微生物标本检测和细菌耐药监测

医院出台治疗性使用抗菌药物前微生物标本检测相关措施，为全体医务人员进行临床微生物检测知识培训，并对微生物标本检测进行督导检查。通过以上措施，医院微生物标本送检率大幅提升。

医院感染管理办公室和微生物室检验网络系统对接实时监测耐药细菌，通过医院电子病历系统和电子信息网每月向临床科室提供抗菌药物敏感性监测报告和季度趋势分析。且 2006 年以来，医院每年按时向省抗菌药物临床监测网上报抗菌药物临床应用监测相关数据。

⑥落实抗菌药物处方点评制度，严肃查处抗菌药物不合理使用情况：每月对具有抗菌药物处方权医师所开具的处方、医嘱进行点评，对合理使用抗菌药物前 10 名的医师，向全院公示；对不合理使用抗菌药物前 10 名的医师，在全院范围内进行通报。不合理用药的费用在医嘱医师的绩效工资中扣除。将点评结果作为科室和医务人员绩效考核重要依据。对于未达到相关目标要求并存在严重问题的，召集科室负责人诫勉谈话。另外门诊药房药师将调配过程中发现的不合理处方进行登记、归纳、总结、向门诊部反馈，以全面促进医院处方质量与处方用药指标的改进。

⑦以严格控制 I 类切口手术预防用药为重点，进一步加强围手术期抗菌药物预防性应用的管理：2007 年医院制订并下发《围手术期预防用抗菌药物方案（试行）》，详细制订了全院 157 种手术的围手术期用药类别、用药时间（表 2-1-2）。于 2009 年、2011 年又进行两次的修订完善，在原方案基础上，将各种手术的围手术期预防用抗菌药物具体到品种，并进一步降低围术期用药率和缩短围术期预防用药时间。

表 2-1-2　_____ 科围手术期预防抗菌药物表

切口类型	手术名称	手术持续时间	预防用药方案			
			术前 30 分钟用药品种	术中用药品种	术后用药品种	术后用药天数
I 类切口						
II 类切口						

（三）工作推进的效果

医院以抗菌药物临床合理应用为主线，以提高医疗、服务质量，确保医疗安全为目的 [7]，经过 9 年的积极努力实践，突破层层阻力和困难，采取一系列有效管理和干预措施，取得了明显效果。

1. 药品收入比例逐年下降

经统计，实施单病种付费以来，山东省济宁医学院附属医院药品收入占总收入的比例逐年下降，持续多年都保持在 32% 左右，近两年 < 30%（见图 2-1-1）。尤其是加强了抗菌药物的使用管理，使抗菌药物不规范使用的情况得到了明显改善。例如：先天性心脏病房间隔缺损，由限价前的 17580 元降低到 10000 元，降幅为 44%。其中，药品费由 1825 元降到 1015元，降幅为 44%。通过对限价前后两位房间隔缺损心脏病患者使用抗生素情况的对比，我们可以清楚地看到，限价前，患者术后使用 9 天头孢菌素花费 1368 元，限价后，术后使用 6天头孢拉定只花费 192 元。医院 2004—2007 年限价患者的药品费用比例均不超过 13%，分别为 12.16%、10.82%、11.31%、12.56%，在促进抗菌药物临床合理应用方面取得了显著成绩（表 2-1-3）。

2. 各项指标达到或接近卫生部标准

2011 年 12 月，山东省卫生厅组织专家组对医院的抗菌药物专项整治工作落实情况进行

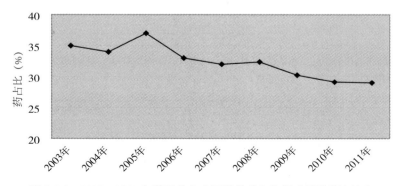

图 2-1-1　2003—2011 年药品收入占医院总收入比例（简称药占比）

了督导检查。通过现场抽查病历和处方进行数据统计、分析。抗菌药物专项整治工作各项控制指标已达到或接近卫生部标准。门诊患者抗菌药物使用率为15%，住院患者抗菌药物使用率为39%，住院患者抗菌药物使用强度为27.31DDD，清洁手术抗菌药物预防使用率为36%（品种选择合格率为42.1%，用药时机合理率为94.7%，使用疗程合理率为86%），微生物送检率为42.86%。

表 2-1-3　限价前后抗菌药物联合使用情况比较

年份	2002	2003	2004	2005	2006	2011
一联使用（%）	46.3	50.0	64.0	64.0	66.2	77.4
二联使用（%）	46.3	46.0	34.0	35.0	32.6	22.0
三联使用（%）	7.4	4.0	2.0	1.0	1.2	0.6

（四）述评

随着现代药物科学的飞速发展，抗菌药物品种的丰富，应用范围的广泛、有效，在世界各国和我国都不可避免地随之出现了抗菌药物滥用的现象，造成药物不良反应增加、多重耐药菌产生、医疗困难增加、医疗资源浪费等诸多负面影响。抗菌药物应用不合理的原因复杂，合理应用的管理在医疗机构中同样涉及管理措施、医生、患者、专业知识和用药观念等多方面的复杂因素。探索抗菌药物合理应用有效的管理措施，成为全社会和每个医疗机构所面临的不容滞缓的重要任务。

通过医院抗菌药物管理的案件取得的成效和进步，笔者体会医院抗菌药物临床合理应用管理的关键是基于医院领导的高度重视，积极响应国家卫计委号召，一贯重视抗菌药物管理工作，不断完善了抗菌药物合理应用的管理制度；找准打破困境的抓手，以病种限价和临床路径的实施为切入点，促进了抗菌药物合理应用管理工作的有效落实。藉由国家卫生计生委2011年抗菌药物专项整治工作的开展，2012年《抗菌药物临床应用管理办法》的出台等工作，进一步加深了抗菌药物合理使用工作。该医院通过系列的抗菌药物合理应用管理工作，已经逐步建立、完善了抗菌药物临床应用管理相关制度、指标体系和工作机制，将抗菌药物临床应用管理工作从阶段性活动逐步转入制度化、规范化的管理轨道，逐步形成了长效的工作机制，制度落实力度大、有成效。

（郭金凤　山东省济宁医学院附属医院）

参考文献

[1] 杨莉，肖永红，王进，等. 抗菌药物耐药对住院费用影响的分析. 中国药物经济学，2009，1：16-20.

[2] 靳桂明，杜进兵，董玉梅，等. 医院感染专职人员在抗菌药物使用管理中的作用. 中华医院感染学杂志，2011，21（20）：4348-4350.

[3] 姜玲，史天陆，沈爱宗，等. 外科Ⅰ类切口手术围手术期预防应用抗菌药物的干预管理. 中华医院感染学杂志，2010，20（9）：1296-1299.

[4] 朱晓佳,李敏,黄晓琴,等.目标性监测在抗菌药物使用管理中的应用.中华医院感染学杂志,2010,20(15):2289-2290.

[5] 武广华,朱志忠,班博,等.病种质量管理与病种付费方式.北京:人民卫生出版社,2009:299-311.

[6] WHO. Promoting rational use of medicines:core components,WHO policy perspectives on medicines. September 2002,Geneva.

[7] 吴庆欢,马凌燕,陈彩云,等.2005年广州地区抗菌药物用药费用分析.安徽医药,2007,11(3):285-288.

案例二 围手术期抗菌药物合理应用的管理

(一)前言

加强抗菌药物科学管理、减缓细菌耐药,越来越成为全球共同关注的、非常紧迫的工作任务之一。2011年,世界卫生组织提出"抵御细菌耐药性——今天不采取行动,明天就无药可用";2015年世界卫生大会审议通过了控制细菌耐药全球行动计划,要求各成员国在未来两年内,制订本国的行动计划;2016年举行的G20杭州峰会和第71届联合国大会,也将细菌耐药问题列为议题进行讨论,并做出相关决议。2016年8月,国家卫生计生委、发展改革委、农业部、食品药品监督总局等14个部委联合印发了《遏制细菌耐药国家行动计划(2016—2020年)》,从国家层面明确了细菌耐药的综合治理策略和措施。抗菌药物不合理使用是导致细菌耐药的重要原因。抗菌药物的管理需要多学科合作,多部门联动[1]。

抗菌药物合理应用的管理的重要内容之一就是围手术期抗菌药物合理应用的管理。《卫生部办公厅关于抗菌药物临床应用管理有关问题的通知》(卫办医政发〔2009〕38号)和自2011年开始,国家卫生计生委在全国范围内开展的"抗菌药物临床应用专项整治活动"精神,是以严格控制Ⅰ类切口手术预防用药为重点,进一步加强围手术期抗菌药物预防性应用的管理,改变过度依赖抗菌药物预防手术感染的状况[2,3]。

(二)工作方法

1.建立健全管理组织体系使管理得以组织保障

药事管理与药物治疗学委员会和医院感染管理委员会是抗菌药物合理使用管理的最高组织机构,负责审定抗菌药物的购入品种,制订相关规章制度,提供技术咨询等。医院成立抗菌药物合理使用管理小组(以下简称"小组"),该小组在药事管理与药物治疗学委员会之下行使管理职能,制订并监督相关管理制度的落实情况,组长由主管医疗副院长担任,其成员包括:临床抗感染专家、医务处负责人、医院感染管理处负责人、门诊部负责人、护理部负责人、教育处负责人、药剂科负责人、检验科负责人、麻醉科负责人、信息部门负责人等。

2.明确各部门在抗菌药物合理使用工作中应履行的职责

(1)医务处职责:①制订抗菌药物临床应用分级管理制度并组织实施;②抽查运行病历抗菌药物使用执行情况(分级使用、合理性);③每季度汇总各类抗菌药物使用监测监督信息并发布,对严重违反抗菌药物合理使用相关规章制度的科室及个人予以处罚。

(2)门诊部职责:①制订门诊处方抗菌药物使用情况点评制度并组织实施;②负责抽查门诊处方抗菌药物使用情况(分级使用、合理性);③对门诊系统严重违反抗菌药物合理使用相关规章制度的科室及个人予以处罚。

（3）护理部职责：负责指导、监督、检查全院护士抗菌药物使用及标本留取送检医嘱执行情况。

（4）教育处职责：负责全院职工抗菌药物合理使用相关规章及知识的培训，医院感染管理科及药剂科提供专业支持。

（5）医院感染管理处职责：①具体制订及修订全院抗菌药物合理使用相关规章制度及年度的相关知识培训计划。②对终末病历抗菌药物围手术期预防性使用情况进行年度横断面调查。③抽查运行病历抗菌药物围手术期预防性使用情况。④定期（每季度）将耐药菌的监测与防控情况汇总至医务处。

（6）药剂科职责：①定期（每季度，特殊情况随时）向临床医务人员提供抗菌药物相关信息，为合理使用抗菌药物提供专业支持。②对抗菌药物使用数量及品种实施动态监测及超常预警。③抽查终末病历抗菌药物围手术期预防性使用情况。

（7）检验科职责：①定期（每季度）向临床科室及相关部门公布病原菌检测及其药敏试验结果，为合理使用抗菌药物提供专业支持；②建立耐药菌预警机制，实施动态监测及预警。

（8）临床科室职责：①科主任应将抗菌药物合理使用作为医疗质量管理重点内容之一。②医师应按要求参加抗菌药物合理使用相关规章及知识的培训；严格掌握抗菌药物治疗使用、联合使用和预防使用的指征；合理选用药物；用药前及时留取和送检标本；制订个体化的给药方案，注意剂量、疗程和合理的给药方法、间隔时间、途径；根据细菌培养和药敏试验结果及临床治疗反应等合理使用抗菌药物；密切观察患者有无菌群失调，及时调整抗菌药物的使用；注重药物经济学，降低患者抗菌药物费用支出；及时上报抗菌药物相关不良反应。③护士应根据各种抗菌药物的药理作用、配伍禁忌和配制要求，准确执行医嘱，并观察患者用药后的反应，有异常情况及时报告医师；配合医师做好各种标本的留取和送检工作；及时上报抗菌药物相关不良反应。

3. 制订管理制度使管理得以制度保障

首都医科大学宣武医院抗菌药物合理使用管理制度自1998年以来经过了多次修订，2016年，在严格执行《抗菌药物应用临床指导原则（2015年版）》、原卫生部关于抗菌药物临床应用管理有关问题的通知、原卫生部单病种的临床路径等刚性文件的前提下，再次修订了《抗菌药物合理使用管理制度》，以规范管理抗菌药物的使用。本制度中包括了抗菌药物的分级管理制度、"特殊使用"类别抗菌药物应用管理规定、围手术期预防用抗菌药物管理的规定等。

4. 医院制订《围手术期预防使用抗菌药物规定》

经"小组"讨论，出台了《围手术期预防使用抗菌药物规定》，规范了围手术期预防性使用抗菌药物目录，并在麻醉科统一备用。此规定规范了围手术期抗菌药物的给药时机及用药时间、地点、品种等。首先，明确了品种的选择，即围手术期预防使用抗菌药物的品种必须在《目录》中选择；其次，给药地点在手术室；第三，首剂的给药时间为刀碰皮前30～60min内或麻醉开始时给予（特殊用药除外）；第四，规定了给药人员为手术室护士，如需术中追加，由手术医师开口头医嘱，手术室护士执行。第五，对违反相关法规及本管理规定的科室和个人，医院将视情节轻重进行相应的处理。

5. 加强培训，创建合理用药文化

采取不同形式、分为不同层次有针对性地开展培训。例如外请专家举办讲座，医生和护士分专题讲课，医院感染专职人员利用早交班时间专题讲解抗菌药物合理使用问题，临床药师下临床针对具体病例、具体药物讲解合理使用问题，下发宣传资料等。培训内容包括合理使用抗菌药物的原则，不同种类抗菌药物特点，新型抗菌药物的特点及使用注意事项，医院感染与抗菌药物合理使用等。

6．多个部门联动，多环节管理

建立管理、院感、药剂、护理四位一体的管理模式，采用多个部门联动的方式，医务处、医院感染管理处、门诊部、护理部、药剂科、检验科各部门各行其责。

医院同时采用运行监控与终末监控相结合，多环节管理的模式，多个部门不同环节予以监督资质、处方、运行病历、出院病历及护理用药等。医务处质控办监督运行病历抗菌药物分级管理执行情况；医院感染管理处抽查运行病历抗菌药物合理应用情况；门诊部抽查门诊处方抗菌药物使用情况，药剂科抽查出院病历抗菌药物合理使用情况，临床科主任自查本科室运行病历抗菌药物合理应用情况。实施运行监控的优越性在于加大了环节管理的力度，同时具有实时监控科室合理使用抗菌药物的作用。

在抗菌药物使用的管理中引入信息化的管理手段，运用信息系统这一现代化的手段对抗菌药物的分级使用予以审批，从源头上进行把关。按照不同级别医师所能行使医嘱的权限进行限定，从而防范了越级开药的现象。对围手术期预防性用药，进行使用时机与维持时间控制，避免过度延长用药时间，增加耐药菌感染风险。

7．建立科学的评价 - 反馈 - 改进体系

只有建立科学的评价体系，畅通、有效的反馈机制，才能使得抗菌药物的使用达到持续改进。每次检查后各部门均会将结果及时反馈给临床科室，内容包括抗菌药物使用率、抗菌药物使用合理率、使用强度及存在的问题。对于存在的问题，医院感染专职医师给予详细描述，指出适应证、抗菌药物的选择是否妥当，选药品种是否合理，给药途径是否恰当，给药剂量是否准确等。同时在医院质量分析例会中予以讲评。评估后再检查，使其达到持续改进。

（三）加强抗菌药物管理的成效分析

1．抗菌药物使用率下降，使用合理率上升　2012 年全院住院患者抗菌药物使用比例为 47.64%，2016 年下降到 40.53%；门诊患者抗菌药物使用比例从 2012 年的 8.20% 降到 2016 年的 5.35%；急诊抗菌药物使用比例从 2012 年的 34.80% 降到 2016 年的 31.58%；抗菌药物使用强度（DDD 值）从 46.97 降到 37.70。Ⅰ类切口手术患者预防使用抗菌药物比例从 45.50% 降到 27.78%；围手术期预防使用抗菌药物术前 30 分钟～ 1 小时给药率从 88.58% 上升到 96.36%；Ⅰ类切口手术患者预防使用抗菌药物时间 ≤ 24 小时比率从 31.46% 上升到 88.17%。

2．医院感染的发生率 2014 年—2016 年稳定在 1.8% ~ 1.92%，一方面，说明降低抗菌药物使用并未增加医院感染的发生率，另一方面，降低了医疗费用，增加了社会效益。

3．手术患者平均费用降低，平均住院日缩短，床位周转率加快。

例 1：

2016 年 9 月，抽取普外科胆石症和肠梗阻病例共 25 例，其中 18 例（72%）使用抗菌

药，11 例（11/18，61%）联合用药，多数使用拉氧头孢、头孢哌酮 / 舒巴坦等，但是均联合了奥硝唑。临床药师联合医务处与普外科主任沟通，在科主任的支持下，临床药师利用早会对医生讲解合理使用抗菌药物的重要性，并建议没有明确厌氧菌感染的情况下，不要联合用奥硝唑，因为拉氧头孢可以覆盖厌氧菌，这样保证患者用药安全，并且降低抗菌药的使用压力。之后药师采用沟通条的方式，把每天审核医嘱时发现的抗菌药使用问题，反馈给病房组长，组长在早会上把问题与管床医生沟通，这样进一步实时监控和干预，促进临床合理使用奥硝唑。2016 年 11 月，奥硝唑的联合使用率下降为 0，说明实时监控和主任沟通能显著促进抗菌药物的合理使用。

例 2：

2016 年上半年，功能神经外科单月抗菌药物使用强度的数据最高达 64.6，比 2015 年功能神经外科抗菌药物使用强度 54 的数据明显增高。为此，医务处和药剂科的临床药师加大抽查功能神经外科的病例力度，发现造成该科室抗菌药物使用强度升高主要原因是：①手术预防用药广泛应用了非指南规定品种——头孢米诺；②围手术期预防应用抗菌药物疗程过长。针对功能神经外科抗菌药物使用强度持续升高的问题，临床药师与科主任进行了沟通。临床药师首先向科室宣传我国《抗菌药物临床应用指导原则（2015 版）》中神经外科手术围手术期推荐的预防应用抗菌药品种。并针对头孢米诺进行分析，由于头孢米诺的日限定剂量小，每日贡献的累计 DDD 数大，使科室的抗菌药物使用强度持续升高。例如 2016 年 7 月 28 日功能神经外科术后预防应用抗菌药物共 23 人，其中应用头孢米诺的患者有 14 人，如果将其换成头孢呋辛，功能神经外科一天抗菌药物的累计 DDD 数可降低 14。另外临床药师强调：由于头孢米诺的结构特点，用药后出血的风险较大，不适合作为围术期预防用药。临床药师在早会上向全体医生进行合理用药宣传，达成共识，医生不再使用头孢米诺作为围手术期预防用药。从 2016 年 8 月开始，功能神经外科未再将头孢米诺作为围手术期预防用药，功能神经外科抗感染药使用强度从年初的 64.6 降到 38.0，说明干预工作成效显著。

（四）述评

围手术期预防性使用抗菌药物的用药时机正确与否，直接关系到预防用药的效果，而抗菌药物品种的选择也是预防手术部位感染成败的关键。针对围手术期抗菌药物使用时机和用药品种选择不当及术后用药时间过长等不合理因素，首都医科大学宣武医院采用多部门联动、多环节监管的办法，使围手术期抗菌药物使用合理率明显提升。

我们体会到，抗菌药物使用合理性的提升有很大空间，应加强对临床抗菌药物使用的监管力度，促进合理使用抗菌药物，减少细菌耐药，提高医疗质量。

（王　欣　王力红　首都医科大学宣武医院）

参考文献

[1] 王力红，赵霞，张京利，等. 多部门联动对抗菌药物的管理. 中国医院管理，2012，32（9）：69-70.

[2] 潘文，黄天文，李艳. Ⅰ类手术切口患者围术期预防性应用抗菌药物调查分析. 中国现代医药杂志，

2009，11（10）：117-118.

[3] 郭静，张丽，段丽芳. 916 例 I 类切口手术围术期预防应用抗菌药物调查分析. 中国医院用药评价与分析，2009，9（8）：582-584.

第二节　多重耐药菌感染的监测

一、综述

（一）多重耐药菌的基本概念

细菌的多重耐药（multidrug-resistant，MDR）不包括天然固有耐药，而是指后天获得性耐药，与抗菌药物使用压力有关。对临床使用的三类或三类以上抗菌药物同时呈现耐药的细菌即可称为多重耐药菌[1,2]。

依据 2012 年国际专家建议的 MDR 暂行标准，针对金黄色葡萄球菌，只要是耐甲氧西林的金黄色葡萄球菌（MRSA）就视为 MDR[3]。

针对肠球菌属，一般是将后天获得了耐药基因的耐万古霉素的粪肠球菌和屎肠球菌称为耐药万古霉素肠球菌（VRE），VRE 可视为 MDR。而对于临床上较少见的鹑鸡肠球菌、铅黄肠球菌和黄色肠球菌等，虽然大部分也对糖肽类耐药，但这种耐药性属天然固有耐药，因此，多重耐药菌的监测一般不将其包括在内。

针对大肠埃希氏菌和肺炎克雷伯杆菌，一般对临床常用的以下五大类抗菌药物中 ≥ 3 类抗菌药物耐药即可视为 MDR，这五大类抗菌药物及其代表性药物如下：广谱头孢菌素类（头孢噻肟 / 头孢曲松 / 头孢他啶 / 头孢吡肟）、氨基糖苷类（庆大霉素 / 妥布霉素 / 阿米卡星 / 奈替米星）、氟喹诺酮类（环丙沙星）、含有 β- 内酰胺酶抑制剂的复合制剂（哌拉西林他唑巴坦 / 替卡西林克拉维酸 / 阿莫西林克拉维酸）、碳青霉烯类（厄他培南 / 亚胺培南 / 美罗培南 / 多尼培南）。

针对铜绿假单胞菌，一般对临床常用的以下五大类抗菌药物中 ≥ 3 类抗菌药物耐药即可视为 MDR，这五大类抗菌药物及其代表性药物如下：氨基糖苷类（庆大霉素 / 妥布霉素 / 阿米卡星 / 奈替米星）、抗假单胞菌属头孢菌素类（头孢他啶 / 头孢吡肟）、抗假单胞菌属氟喹诺酮类（环丙沙星 / 左氧氟沙星）、抗假单胞菌属碳青霉烯类（亚胺培南 / 美罗培南 / 多尼培南）、抗假单胞菌属青霉素 +β- 内酰胺酶抑制剂（哌拉西林他唑巴坦 / 替卡西林克拉维酸）。

针对鲍曼不动杆菌，一般对临床常用的以下五大类抗菌药物中 ≥ 3 类抗菌药物耐药即可视为 MDR，这五大类抗菌药物及其代表性药物如下：氨基糖苷类（庆大霉素 / 妥布霉素 / 阿米卡星 / 奈替米星）、抗假单胞菌属碳青霉烯类（亚胺培南 / 美罗培南 / 多尼培南）、抗假单胞菌属氟喹诺酮类（环丙沙星 / 左氧氟沙星）、广谱头孢菌素类（头孢噻肟 / 头孢曲松 / 头孢他啶 / 头孢吡肟）、含有 β- 内酰胺酶抑制剂的复合制剂（哌拉西林他唑巴坦 / 替卡西林克拉维酸 / 氨苄西林舒巴坦）[3,4]。

随着抗菌药物使用压力的增大及细菌多重耐药程度的加剧，近些年又出现了泛耐药（pan-drug-resistant，PDR）菌株（俗称"超级细菌"），是较多重耐药更为严重的一种耐药情况，主要是指多重耐药菌的耐药谱进一步扩大，对临床常用的代表性抗菌药物均不敏感，例如耐万古霉素的金黄色葡萄球菌（VRSA）、产金属β-内酰胺酶的肠杆菌科细菌、泛耐药的鲍曼不动杆菌、泛耐药的铜绿假单胞菌等[5]。

（二）多重耐药菌的监测

1. 监测种类

国家原卫生部办公厅2011年印发的《多重耐药菌医院感染预防与控制技术指南（试行）》中指出：临床常见的多重耐药菌包括耐甲氧西林金黄色葡萄球菌（MRSA）、耐万古霉素肠球菌（VRE）、产超广谱β-内酰胺酶（ESBLs）细菌、耐碳青霉烯类抗菌药物肠杆菌科细菌（CRE）[如产Ⅰ型新德里金属β-内酰胺酶（NDM-1）或产碳青霉烯酶（KPC）的肠杆菌科细菌]、耐碳青霉烯类抗菌药物鲍曼不动杆菌（CR-AB）、多重耐药/泛耐药铜绿假单胞菌（MDR/PDR-PA）和多重耐药结核分枝杆菌等。

需要说明的是：近些年的监测结果显示：产超广谱β-内酰胺酶（ESBLs）细菌中，许多菌株并不是多重耐药株，因此已不再简单地把产超广谱β-内酰胺酶（ESBLs）细菌视为多重耐药菌。因此，多重耐药菌株的准确判定，需要微生物检验人员根据多重耐药菌的基本概念、具体菌种的特性以及实际的药敏结果等综合判定，而不能完全依赖信息系统的自动筛选进行判定。

按照国家卫计委医院管理研究所2016年编写出版的《医院感染监测基本数据集及质量控制指标集实施指南》的要求，医疗机构应重点关注的医院感染多重耐药菌名称目前有以下9种：耐甲氧西林的金黄色葡萄球菌、耐万古霉素的粪肠球菌、耐万古霉素的屎肠球菌、耐第三、四代头孢菌素的大肠埃希氏菌、耐第三、四代头孢菌素的肺炎克雷伯杆菌、耐碳青霉烯类的大肠埃希氏菌、耐碳青霉烯类的肺炎克雷伯杆菌、耐碳青霉烯类的鲍曼不动杆菌、耐碳青霉烯类的铜绿假单胞菌[6]。

2. 监测方法

（1）检验科微生物实验室应负责对检出的细菌是否为多重耐药菌进行判定。

（2）检验科微生物实验室应负责对多重耐药菌耐药模式进行表型确认并反馈临床。

（3）检验科微生物实验室应负责定期统计全院患者多重耐药菌的检出情况及变化趋势，并将统计结果报送抗菌药物管理部门及医院感染管理部门。

（4）医院感染管理部门应对多重耐药菌感染进行目标性监测，及时发现多重耐药菌聚集性检出情况，通过分析与临床干预，防范恶性多重耐药菌医院感染暴发事件的发生。

（5）医院感染管理部门应定期对多重耐药菌医院感染情况进行统计分析，发现问题及时反馈临床，并督导临床进行整改，做到质量持续改进。

（6）监测数据应保留≥3年。

（7）检验科微生物实验室应妥善保留多重耐药菌菌株≥1年。

（8）必要时可对多重耐药菌进行主动筛查。

3. 监测内容

（1）全院及各重点部门多重耐药菌检出率。

（2）全院及各重点部门多重耐药菌按标本类型分布情况。

（3）多重耐药菌医院感染发生率。

（4）多重耐药菌医院感染例次发生率。

（5）千日多重耐药菌医院感染例次发生率。

（6）千日多重耐药菌定植例次发生率。

（7）医院感染病原菌中多重耐药菌的比例。

（8）不同感染部位医院感染病原菌中多重耐药菌的比例。

（9）多重耐药菌医院感染病原体对抗菌药物的耐药率。

（10）多重耐药菌医院感染核心防控措施执行率。

4．数据反馈

医院感染管理部门应负责各类多重耐药菌监测信息的分析并反馈临床，反馈频率至少每季度一次，遇特殊情况随时反馈。

5．监测现状

美国国家医疗保健安全网络（National Healthcare Safety Network）2014年的监测数据显示：2014年医院感染不同感染部位检出的病原体中，金黄色葡萄球菌中耐甲氧西林金黄色葡萄球菌（MRSA）占42.6%～52.0%；肠球菌中耐万古霉素的粪肠球菌占3.5%～9.8%，耐万古霉素的屎肠球菌占58.4%～85.1%；大肠埃希氏菌中多重耐药的大肠埃希氏菌占6.5%～14.1%；肺炎克雷伯杆菌中多重耐药的肺炎克雷伯杆菌占4.6%～17.2%；铜绿假单胞菌中多重耐药的铜绿假单胞菌占4.3%～17.9%；鲍曼不动杆菌中多重耐药的鲍曼不动杆菌占32.9%～69.1%[7]。

我国全国细菌耐药监测网（CARSS）2015年监测数据显示：耐甲氧西林金黄色葡萄球菌（MRSA）全国检出率为35.8%，（20.3%～47.0%），较2005年的62.9%显著下降。甲氧西林耐药凝固酶阴性葡萄球菌（MRCNS）全国检出率为79.4%（66.1%～84.3%），较2005年的72.8%略有上升。耐万古霉素粪肠球菌全国检出率为0.8%（0%～2.4%），较2005年的0%无明显变化。耐万古霉素屎肠球菌全国检出率为2.9%（0%～11.2%），较2005年的0%略有升高。大肠埃希氏菌对碳青霉烯类耐药是指对亚胺培南、美罗培南或厄他培南任一药物耐药。耐碳青霉烯类大肠埃希氏菌全国检出率为1.9%（0.3%～5.7%），较2009年的<1%无明显变化。肺炎克雷伯杆菌对碳青霉烯类耐药是指对亚胺培南、美罗培南或厄他培南任一药物耐药。耐碳青霉烯类肺炎克雷伯杆菌全国检出率为7.6%（0.5%～20.0%），较2009年的<3%略有升高。铜绿假单胞菌对碳青霉烯类耐药是指对亚胺培南或美罗培南任一药物耐药。耐碳青霉烯类铜绿假单胞菌全国检出率为22.4%（12.6%～32.7%），较2005年的10.6%明显升高。鲍曼不动杆菌对碳青霉烯类耐药是指对亚胺培南或美罗培南任一药物耐药。耐碳青霉烯类鲍曼不动杆菌全国检出率为59.0%（25.6%～82.1%），较2005年的10.4%显著升高[8]。

我国2013—2014年12个省市46所医院（主要为大型三甲医院）的59个ICU的监测数据显示：多重耐药菌总体医院感染发病率为3.53～3.96例次/1000个住院日，其中耐碳青霉烯类鲍曼不动杆菌（CRAB）医院感染发病率为2.35～2.63例次/1000住院日，多重耐药铜绿假单胞菌（MDRPA）医院感染发病率为0.43～0.68例次/1000住院日，耐甲氧西林金黄色葡萄球菌（MRSA）医院感染发病率为0.34～0.65例次/1000住院日，耐碳青霉烯类肺炎克雷伯杆菌（CRKP）医院感染发病率为0.22～0.28例次/1000住院日，耐万古霉素肠球菌（VRE）医院感染发病率为0.07～0.10例次/1000住院日，耐碳青霉烯类大肠埃希氏菌（CRE. coli）医院感染发病率为0.06～0.09例次/1000住院日[9]。

（三）多重耐药菌的防控

1. 建立有效的多重耐药菌管理工作模式

建立多重耐药菌管理定期联席会议制度。联席会议由医院感染管理部门、检验科微生物实验室、药剂科、信息技术科、临床科室、医务处及护理部等部门组成，其中医院感染管理部门为牵头单位。联席会议各成员单位应各司其责，积极开展相关工作。联席会议定期召开（遇特殊情况随时召开），共同讨论存在的问题并确定解决办法。

2. 加强抗菌药物临床应用的管理

我国 2012 年开始施行《抗菌药物临床应用管理办法》，同年 12 月国家卫生行政部门首次发布了《国家抗微生物治疗指南》。2015 年国家卫生行政部门发布了新版《抗菌药物临床应用指导原则》。按照国家的上述要求，各医疗机构采取了以下管理措施：

（1）明确了抗菌药物临床应用管理责任制。

（2）严格落实抗菌药物分级管理制度。

（3）建立抗菌药物遴选和定期评估制度、加强抗菌药物购用管理。

（4）加大抗菌药物临床应用相关指标控制力度。

（5）加强临床微生物标本检测和细菌耐药监测。

（6）落实抗菌药物处方点评制度。

（7）建立并完善省级抗菌药物临床应用和细菌耐药监测网。

（8）建立抗菌药物临床应用情况通报和诫勉谈话制度。

（9）完善抗菌药物管理奖惩制度、严肃查处抗菌药物不合理使用情况。

3. 落实多重耐药菌防控措施

（1）临床医生对疑似感染患者应及时送检标本进行病原学检验。按时上报医院感染病例。及时报告多重耐药菌感染疑似暴发。

（2）检验科微生物实验室应将多重耐药菌鉴定结果以醒目的方式及时告知临床及医院感染管理部门。

（3）临床医生接到多重耐药菌报告后要立即开写"接触隔离"医嘱，护士执行医嘱在患者床头卡上增加"接触隔离"警示标识，全体医务人员严格执行"接触隔离"措施。

（4）医院感染管理部门工作人员应及时下临床督导各项多重耐药菌医院感染防控措施的落实，尤其要加大对重症监护病房（ICU）等多重耐药菌检出相对较多且医院感染高风险人群较集中科室的监管力度。

（5）当出现多重耐药菌医院感染暴发流行趋势时，应适时启动医院的《医院感染暴发控制应急预案》。

4. 防控成效

随着国家抗菌药物合理使用整治方案的逐年实施，以及手卫生工作的强力推进，耐甲氧西林金黄色葡萄球菌（MRSA）的全国检出率较 10 年前显著下降；耐甲氧西林凝固酶阴性葡萄球菌（MRCNS）、耐万古霉素肠球菌、耐碳青霉烯类的大肠埃希氏菌全国检出率较 10 年前无明显变化。但耐碳青霉烯类的肺炎克雷伯杆菌、铜绿假单胞菌及鲍曼不动杆菌的全国检出率均较 10 年前明显升高，特别是耐碳青霉烯类的鲍曼不动杆菌，其检出率已由 2005 年的 10.4% 飙升至 2015 年的 59.0%。耐碳青霉烯类 G⁻ 杆菌的大量出现，为临床的抗感染治疗实践带来了极大的困难，严重影响患者的预后，迫切需要采取诸如行政支持、提升监控系统功能、加强培训教育、合理使用抗菌药物、做好手卫生、尽可能单间隔离患者、做好环境的清洁消毒、做好使用呼吸机患者气道管理等综合措施加以防控[10-14]。

（张京利　王力红　首都医科大学宣武医院）

参考文献

[1] Falagasl ME，Koletsil PK，Bliziotis IA．The diversity of definitions of multidrug-resistant（MDR）and pandrug-resistant（PDR）Acinetobacter baumannii and Pseudomonas aeruginosa.Journal of Medical Microbiology，2006，55（12）：1619-1629．

[2] 陈美恋，贾会学，李六亿，等．多重耐药菌感染监测及防控现状综述．中国感染控制杂志,2015,14(8)：571-575．

[3] Magiorakos AP，Srinivasan A，Caroy RB，et al．Multidrug-resistant，extensively drug-resistant，pandrug-resistant bacteria：an international expert proposal for interim standard definitions for acquired resistance．Clin Microbial Infect，2012，18（3）：268-281．

[4] 李春辉，吴安华．MDR、XDR、PDR 多重耐药菌暂行标准定义——国际专家建议．中国感染控制杂志，2014，13（1）：62-64．

[5] 孙明伟，郑焙文，高福，等．人类与病原菌的军备竞赛：NDM-1 耐药基因与超级细菌．生物工程学报，2010，26（11）：1461-1472．

[6] 付强，刘云喜，胡必杰，等．医院感染监测基本数据集及质量控制指标集实施指南．北京：人民卫生出版社，2016．

[7] Weiner LM，Webb AK，Limbago B，et al．Antimicrobial-resistant pathogens associated with healthcare-associated infections：summary of data reported to the National Healthcare Safety Network at the Centers for Disease Control and Prevention，2011–2014．Infect Control Hosp Epidemiol，2016，37（11）：1288-1301．

[8] 国家卫生计生委合理用药专家委员会；全国细菌耐药监测网．2015 年全国细菌耐药监测报告．中国执业药师，2016，9（3）：3-8．

[9] 贾会学，吴安华，胡必杰，等．46 所医院多药耐药菌预防控制措施依从性与发生医院感染的关系．中华医院感染学杂志，2015，25（11）：2478-2480．

[10] 周梦兰，唐思，朱熙杰，等．多药耐药鲍氏不动杆菌医院感染最新研究进展．中华医院感染学杂志，2016，26（10）：2398-2400．

[11] 贾会学，胡必杰，吴安华，等．多重耐药菌感染干预效果多中心研究．中国感染控制杂志，2015，8（14）：524-529．

[12] 陈美恋，胡必杰，吴安华，等．综合医院 ICU 患者耐碳青霉烯类鲍氏不动杆菌医院感染流行病学特点分析．中华医院感染学杂志，2015，25（21）：4819-4821

[13] 赵艳春，胡必杰，吴安华，等．全国多中心 ICU 抗菌药物使用与多重耐药菌监测分析．中华医院感染学杂志，2015，25（21）：4867-4869．

[14] 张秀月，张智洁，周秀珍，等．从 ICU 病房 MRSA 和 CRAB 的连续 5 年监测数据看不同耐药菌应有不同的防控策略．中国微生态学杂志，2015，27（10）：1163-1166．

二、工作案例

案例一　多学科协作推进多重耐药菌感染的监测与防控

（一）前言

多重耐药菌（multidrug resistant organisms，MDROs）感染一直以来是全球关注的问题，其流行给公共卫生带来巨大威胁。因 MDROs 感染应用常用抗菌药物后效果大多欠佳，已成为临床治疗的难题。我国 MDROs 感染比较严重，相继出现耐甲氧西林金黄色葡萄球菌（MRSA）、耐万古霉素肠球菌（VRE）、泛耐药鲍曼不动杆菌（PDR-AB）、泛耐药铜绿假单胞菌（PDR-AB）、产超广谱 β- 内酰胺酶（ESBLs）革兰阴性菌、耐碳青霉烯肺炎克雷伯杆菌等。

MDROs 的出现，给临床患者的治疗带来困难，增加患者的病死率，影响医疗质量，甚至引起医院感染的暴发。MDROs 感染已经不仅严重威胁到患者和医务人员的健康和安全，同时也是关系到广大人民群众的健康和生命安全的大事。如果不加强 MDROs 的干预控制，有可能使我们将来对某些病原体感染无药可医，进入"抗菌药物后时代"。原卫生部对此高度重视，分别于 2008 年和 2011 年专门发文要求各级医疗机构加强对多药耐药菌的预防与控制工作。

随着抗菌药物的广泛应用，多重耐药菌感染日趋严重，尤其是在医院这一特殊环境中，细菌长期接触各类抗菌药物，导致耐药菌出现的概率增高；另外由于手卫生不到位、隔离感染患者困难、环境的清洁、消毒工作薄弱，易致多重耐药菌在医院内传播。多年来，北京大学第一医院非常重视 MDROs 感染的控制工作，通过规范临床 MDROs 诊断、监测及干预方法、探索多学科协作控制 MDROs 医院感染的行之有效的模式，已取得明显成效[1-3]。通过本案例，可了解中国有代表性的医院的 MDROs 控制方法、效果及难点，有助于推动我国 MDROs 感染的干预控制工作。

（二）工作方法

1. 工作基础

北京大学第一医院（北大医院）创建于 1915 年，是一所融医疗、教学、科研及预防为一体的大型综合性三级甲等医院，设有 36 个临床科室，17 个医技科室，6 个研究所；共有 60 个病房，1368 张病床，拥有一批国内首创专业学科及我国率先开展的诊疗技术。

（1）院领导高度重视感染控制工作：北大医院领导历来非常重视医院感染控制工作。近年来，他们结合国内某些医院发生的恶性医院感染暴发事件及本院医院感染控制的实际情况，召开全院"医院感染控制研讨会"及举办"感染控制周"活动，强调北大医院虽然是历年全国医院感染管理先进单位，但也并不是没有隐患。医院感染不可能被消灭，管理不善，任何医院都有暴发医院感染的可能。院领导要求全院医务人员增强感控意识，不能对医院感染控制掉以轻心或有丝毫的懈怠。

（2）有一只优秀的医院感染控制团队：感染管理科人员力量雄厚。8 名工作人员中，有医生 5 人、护士 3 人；其中硕士 3 人。感染管理科主任李六亿研究员兼任中国医院协会医院感染管理专业委员会主任委员，原卫生部医院感染控制标准专业委员会委员兼副秘书长，原卫生部消毒标准委员会委员，中华预防医学会医疗机构公共卫生管理分会常委，中国感染控制杂志常务编委，参加了 20 余部国家有关医院感染控制与管理法规的制定或修订。由于在全国医院感染管理领域所处的特殊地位，使其对国内外医院感染控制的最新理念非常了解，并将其贯彻于医院感染控制的实践中。

（3）硬件设施：目前感染管理科配有 11 台电脑，其中 3 台与医院 HIS 系统和检验科 LISS 系统连接，充分利用患者化验和细菌培养结果为医院感染的预防与控制服务；8 台用于医院感染管理日常办公，工作效率高效。

（4）北大医院曾参加原卫生部 MDROs 感染监测与控制的研究项目：2008 年，原卫生部国际合作司、医政司与法国生物梅里埃公司合作，开展 MDROs 感染的监测与控制研究。全国共有 8 所三级甲等医院参与该研究项目，北大医院是这 8 所医院之一，因此对我国 MDROs 感染及控制情况有一定的了解，也了解目前国内存在的问题。

（5）MDROs 感染控制工作已取得明显成效：该院 MDROs 感染监测控制工作从 2008 年的初级阶段、发展阶段，2013 年至今已步入完善阶段。对监测结果统计分析结果表明，采取干预措施前，该院 MDROs 感染检出率一直呈明显上升趋势。通过采取干预措施，除泛耐药鲍曼不动杆菌外，其他 MDROs 感染检出率均呈下降趋势或上升趋势变缓，说明 MDROs 感染控制已取得明显成效。

2. 面临的困难与挑战

近年来，MDROs 已经逐渐成为医院感染的重要病原菌，常导致患者并发症增多、住院时间延长及医疗费用增加等。MDROs 医院感染已成为国内外医药界倍受关注问题，研究如何采取措施加强 MDROs 的医院感染控制已成为当务之急。

（1）面临的困难

1）感染源难以及时发现：由于许多医师习惯首先根据临床经验为患者选择抗菌药物进行治疗，只有在感染难控制和治疗效果不佳时才留取标本进行培养和药敏试验；另外人群的定植情况不明也导致感染源难以被及时发现，使 MDROs 不能被及时发现而处于隐蔽状态，为控制 MDROs 医院感染的流行和暴发带来了一定的难度。

许多 MDROs 感染来自社区，入院时因对患者情况不知晓，所以未能及时采取控制措施。北大医院的研究表明，社区来源的 MDROs 数量占 MDROs 检出总数的 64.0%；多数 MDROs 社区感染（MDROs-CAI）与 MDROs 医院感染（MDROs-HAI）的检出率结果相近。

2）传播途经难以及时切断：有些医护人员缺乏 MDROs 感染的相关知识，使 MDROs 感染患者存在继续向周围人群和环境传播的可能。即使患者入院时能及时留取标本进行培养和药敏实验，要等到检验结果出来同样需要一段时间，这时 MDROs 已经存在，但未能及时发现和采取隔离措施，这段空缺管理极易造成病情重及免疫功能低下的患者感染，甚至直接导致 MDROs 医院感染暴发与流行。

3）隔离措施难以落实到位：对 MDROs 感染者实施隔离的主要困难是床位紧张。目前我国大多数医院没有足够的单间病房可容纳更多需要隔离的患者。对发生 MDROs 感染很难实施单间隔离或将同类感染者同室隔离。在实施床边接触隔离时，又常会引起周边患者的紧张和恐慌而出现不配合甚至发生投诉的情况。对 MDROs 患者采取隔离措施，床边和房间挂隔离标识，医护人员在诊治护理时穿戴隔离用具会引起同房间同病区的其他患者及家属的恐慌和不安，甚至可能引起医疗纠纷等问题。

患者及社会人群对 MDROs 认知程度也存在不足，有的患者未等细菌培养阴性结果报告就已经出院，从而造成 MDROs 感染的社区传播。

（2）面临的挑战

1）国内外环境面临的挑战：抗菌药物的广泛使用，使全球细菌耐药情况非常严峻。20世纪 60 年代发现了被称为"超级细菌"的耐甲氧西林金黄色葡萄球菌（MRSA）；90 年代检出耐万古霉素肠球菌（VRE）；2000 年，检出了泛耐药铜绿假单胞菌和泛耐药鲍曼不动杆菌等；2010 年一种携带 NDM-1 基因的"超级耐药细菌"正在向全球蔓延。近年来，耐碳青霉烯肺炎克雷伯杆菌（CRKP）检出率在大医院，尤其是重症监护房患者中明显上升，很可能成为继耐碳青霉烯鲍曼不动杆菌之后，非常严重而常见的耐药菌。2013 年美国将其列为最高级别（"紧迫级"）需要关注的耐药菌。细菌耐药性已成为一个日益严重的全球性公共卫生问题。多重耐药菌种类及数量的不断增加，使医院感染控制工作面临更多的挑战。

2）医院实际工作面临的挑战：主要是医院没有足够的单间病房，对发生 MDROs 感染很难实施单间隔离或将同类病原体感染者同室隔离。实行床旁隔离，以及在床边和房间挂隔离标识，医护人员在诊治护理时穿戴隔离衣会引起同房间的其他患者及家属的恐慌和不安，甚至可能引起医疗纠纷等问题。患者及陪护人员的教育监督不到位，造成传播。

3．推进该项工作的具体方法与措施

（1）初级阶段（2008—2011 年）：制订 MDROs 医院感染控制制度，加强宣传培训。

2008 年感染管理科结合北大医院实际情况，根据《卫生部办公厅关于加强多重耐药菌医院感染控制工作的通知》的要求，制订有关 MDROs 监测防控等制度，下发各科室执行。定期在全院或医院教学网中组织有关抗菌药物合理应用及 MDROs 控制的讲座；举办"医院感染控制宣传周"，进行有奖知识问答，将 MDROs 控制、抗菌药物合理应用、手卫生、正确采集微生物标本等相关知识或制度印成宣传折页下发临床；举办"医院感染控制研讨会"，由权威专家讲授抗菌药物合理应用及 MDROs 的预防控制，对医务人员加强宣传。

（2）发展阶段（2011—2012 年）：建立多学科合作多重耐药菌监测防控平台。

2011 年北大医院成立由医务、药学、医院感染管理、临床微生物、信息中心等部门的负责人和具有高级专业技术职务资格人员，组成的多学科合作抗菌药物临床应用管理和多重耐药菌防控平台。每月召开例会，讨论全院多重耐药菌监测结果，解决临床用药遇到的实际问题，对多重耐药菌较高科室进行调查分析，采取有效控制措施。会议各项决议以全院发文形式传达给临床。这样的组织方式为各部门沟通合作提供良好的平台，使处理问题得以及时高效进行。

（3）完善阶段（2013 年至今）：加强医院感染管理信息系统，多重耐药菌防控纳入综合目标评估。

2013 年起院感信息系统设专人负责，经过不断改进，预警信息逐步完善。感控专职人员每日根据院感预警信息，与临床医师沟通，判断病原体性质，根据药敏结果合理应用抗菌药物，考虑定植及污染时尽可能避免使用抗菌药物；对多重耐药菌（MDRO）感染及定植者采取专门的 MDRO 感染防控的 bundle 措施，减少 MDRO 感染，从而减少抗菌药物的使用。信息系统的支持有效节约了时间，提高了工作效率，使感控人员有更多的时间和精力深入临床科室指导医院感染的防控。

"医疗综合目标评估"每月评价临床、医技部门在医院感染管理及药学管理的表现，感染管理指标包括手卫生依从率、正确率，医院感染率、多重耐药菌感染率、感染高风险部门的医院感染管理，满分 100 分，每月反馈感染数据，结果纳入科室年终绩效考核[4]。

（三）工作推进的效果

（1）MDROs 监测及防控中，手卫生工作推进情况：手卫生是防控 MDROs 医院感染最简单有效的措施，体现隔离措施的依从情况。2011—2015 年，MDROs 推进过程中，感控处通过采取一系列措施，加强医务人员手卫生工作，手卫生依从率呈逐年上升趋势，从 38.2% 上升至 87.2%，结果见表 2-2-1。

表 2-2-1　2011—2015 年手卫生工作推进情况

年度	手卫生 时机数	手卫生 人数	手卫生 依从率（%）
2011	1260	481	38.2
2012	2137	853	39.9
2013	12256	9650	78.7
2014	18339	17075	93.1
2015	24112	21015	87.2

（2）MDROs 感染控制取得明显成效：通过实施加强干预措施，MDROs-HOI 千日感染率从 2011 年的 0.48‰ 下降到 2013 年的 0.31‰，感染率连续两年显著下降，其差异有统计学意义（χ^2=20.15，$P < 0.05$），尤以 2013 年下降显著。在各科室的感染中，以 ICU、皮科及内科的 MDROs-HOI 千日感染率较高，通过加强干预措施的实施，各科感染率均有不同程度的下降，以 ICU 和内科 MDROs-HOI 千日感染率下降最为显著。2011—2015 年，在抗菌药物使用强度明显下降的情况下，MDROs 医院感染率也显著下降，从 2011 年的 0.48‰ 下降至 2015 年的 0.24‰，结果见表 2-2-2 及见图 2-2-1。

表 2-2-2　2011—2013 年不同科室 MDROs-HOI 千日感染率分析

科室	2011 年			2012 年			2013 年		
	住院 日数	MDROs -HOI 例次数	千日 感染 率	住院 日数	MDROs -HOI 例次数	千日 感染 率	住院 日数	MDROs -HOI 例次数	千日 感染 率
ICU	18873	91	4.82	23985	73	3.04	23250	49	2.11 ↓
内科	212259	81	0.38	211752	103	0.49	208705	65	0.31 ↓
外科	186709	52	0.28	206950	50	0.24	209460	47	0.22 ↓
妇产科	50454	12	0.24	62253	23	0.37	65373	16	0.24 ↓
儿科	38156	3	0.08	52966	4	0.08	53533	1	0.02 ↓
五官科	17050	2	0.12	16560	4	0.24	23807	2	0.08 ↓
皮肤科	6621	14	2.11	6940	7	1.01	7174	6	0.84 ↓
合计	530122	255	0.48	581406	264	0.46	591302	185	0.31 ↓

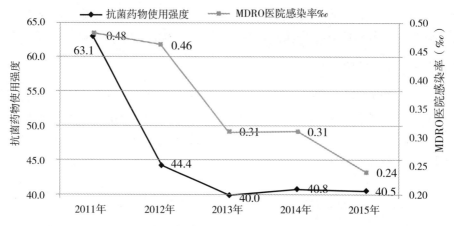

图 2-2-1　2011—2015 年抗菌药物使用强度与 MDRO 医院感染率变化趋势

（四）述评

1. 推进工作的成功之处及成功的关键点

（1）医院感染控制理念与国际接轨：北京大学第一医院是原卫生部医院感染控制标准委员会主任委员单位、全国医院感染管理学会常务副主任委员单位及原卫生部消毒标准专家委员会委员单位，为国家医院感染法规的主要制订者，参加编写多部医院感染管理专著。因此对国内外医院感染控制的最新理念非常了解，并将其贯彻于医院感染控制的实践中。

近年来，北大医院通过开展"医院感染控制周""全院医院感染控制研讨会"、举办各种培训班及讲座等多种形式，深入学习"零宽容""标准预防""手卫生"及"医院感染防控的一揽子（Bundle）措施"等国内外医院感染控制的最新理念，使医院的医院感染控制理念与国际接轨，取得了良好的成效。

2007 年 10 月 23 日—25 日，北大医院开展了"预防医院感染，你我共同参与"的医院感染控制宣传周活动。这次是全院参与的一次盛会，包括院长、书记、各科主任及工作人员等，在手卫生、标本的正确采集、抗菌药物的合理使用、MDROs 控制及个人防护知识方面进行现场培训、知识抢答等，使医院感染预防与控制意识深入人心。2007 年 11 月 12 日健康报于今日看点对这次感控周进行了报道，从而引发了其他医院的纷纷效仿。

（2）强化 MDT 理念：MDT 即多学科协作是 21 世纪提出的重要医学模式，对于发现和解决临床问题具有独特优势，是综合医院发展的动力。MDROs 医院感染控制需要临床、微生物实验室及医院感染管理等多学科专家的共同协作。

MDROs 感染控制必须依据实验室获得直接证据，才能开展现场督察及技术干预等措施。在开展 MDROs 干预控制之前，北京大学第一医院临床微生物室和感染管理科没有做到资源共享，也可以说感染控制工作与临床微生物之间是脱节的。2008 年感染管理科与微生物室建立 LISS 系统，使我们随时发现每一例 MDRO，及时采取控制措施，常见 MDROs 如 MRSA 及产 ESBLs 的大肠埃希氏菌感染率都呈明显下降趋势。

（3）手卫生工作全国领先：手卫生是预防医院感染尤其是预防 MDROs 等主要经接触传

播疾病最重要、简便、经济和有效的方法，已得到全球医疗领域的高度认可。发达国家花大力气开展该项工作，全球患者安全联盟对手卫生也高度重视。但在发展中国家，由于经济、手卫生设施、医务人员手卫生理念和习惯的滞后，手卫生工作落后于医院感染防控的要求，我国也是如此，2009年原卫生部才颁布并实施《医务人员手卫生规范》，但北大医院作为《规范》起草的牵头单位，从2004年开始注重手卫生，尤其是从2007年，手卫生工作有了突破性进展，通过宣传、培训、制订手卫生制度、现场监督与干预等，使得手卫生的理念与国际接轨，国内领先，即将手卫生从医务人员推广到进入医疗机构的所有人员，除在治疗车、治疗室、医生办公室、护士站等区域配备速干手消毒剂外，在病区的走廊和病房入口安装速干手消毒剂，方便患者和进入病房所有人员的使用；手卫生的设施得到有效改善，包括目前医院医疗区域的绝大部分病房采用非手触式的水龙头开关、部分病区采用洗手液洗手和干手纸巾干手；医务人员手卫生的意识和依从性也明显增高，这从全院速干手消毒剂的使用量上得到充分体现。

2．推进工作的不足之处及需进一步完善的方面

（1）进一步强化循证医学理论在MDROs感染控制中的应用：循证医学代表当前医学实践的主流方法学，不仅对临床思维模式及临床实践产生了重要影响，而且直接推动着医院感染管理学的发展模式和基本原则。在感染控制中，应不断强化循证医学理念，利用最佳证据说服医务人员遵守感染控制规范。

例如在MDROs感染的流行病学调查中，采用分子生物学技术确定菌株有无同源性，对于追踪感染的传播非常有效，分子分型的方法包括染色体DNA的常规电泳、脉冲电泳及核糖体分型。菌株同源性说明患者和患者之间的传播，这要求必须采用传统的感染控制措施，包括消毒隔离等；非同源性说明其他原因导致流行，比如抗菌药物的选择性压力等。及早明确菌株有无同源性，有利于感控和临床医务人员选择适当的干预方法控制流行。

（2）分析MDROs感染患者疾病经济负担：由于国内医院感染经济损失研究缺乏完整的理论体系，所以对MDROs感染的成本核算是很困难的。今后应加强流行病学家、微生物学家、临床专家、感染控制专家等多学科专家的合作，为估算医院感染管理成本提供更多的循证依据，更精确地估算MDROs医院感染管理的成本及效益。

（赵艳春　北京大学第一医院）

参考文献

[1] 李六亿，贾会学，贾建侠，等．综合医院多药耐药菌医院感染控制效果的研究．中华医院感染学杂志，2011，21（20）：4306-4308．

[2] 赵艳春，贾建侠，赵秀莉，等，产超广谱β-内酰胺酶大肠埃希氏菌感染干预效果的研究．中华医院感染学杂志，2012，22（12）：2693-2695．

[3] 贾会学，贾建侠，赵秀莉，等．耐甲氧西林金黄色葡萄球菌感染的控制措施及效果．中华医院感染学杂志，2011，21（20）：4309-4311．

[4] 李六亿，袁建峰，赵艳春，等．医疗综合目标评估对医务人员手卫生正确率的作用分析．中华医院感染学杂志，2014：24．

案例二　多重耐药菌的监测与管理

（一）前言

细菌耐药现象起初并未引起人们的重视，人们相信新型抗菌药物的开发能战胜病原菌。可到世纪之交，这种优越感逐渐消失。时至今日，新药来源渐渐枯竭，通过开发新型抗菌药物已经不能对付日趋严重的全球耐药性问题，多重耐药菌的防控成为医务人员面临的极大挑战。随着广谱抗菌药物的广泛应用，细菌耐药率呈快速增长的趋势，耐药菌株的迅速增加已在国际上引起关注。

早在 2001 年，世界卫生组织（WHO）《遏制抗菌药物耐药性的全球战略》中就明确指出：耐药性已威胁到全球稳定和国家安全。2016 年，二十国集团（G20）领导人杭州峰会公报指出，抗生素耐药性严重威胁公共健康、经济增长和全球经济稳定。我们确认有必要从体现二十国集团自身优势的角度，采取包容的方式应对抗生素耐药性问题，以实证方法预防和减少抗生素耐药性，同时推动研发新的和现有的抗生素。我国原卫生部早在 2008 年 7 月，就发布了关于加强多重耐药菌医院感染控制工作的通知，要求医疗机构要重视和加强多重耐药菌的医院感染管理，对 MRSA、VRE、产 ESBLs 的细菌和多重耐药的鲍曼不动杆菌等实施目标性监测，采取措施，有效预防和控制多重耐药菌的传播。2016 年 8 月 25 日，国家卫生计生委、国家发展改革委、教育部、科技部、工业和信息化部、国土资源部、环境保护部、农业部、文化部、新闻出版广电总局、食品药品监管总局、中医药管理局、中央军委后勤保障部共计 14 个部门联合印发了《中国遏制细菌耐药行动计划（2016—2020 年）》。

NHSN 监测报告 [1] 显示，2011—2014 年不同感染部位检出的病原体中，耐甲氧西林金黄色葡萄球菌（MRSA）占 45.4% ~ 56.8%，耐碳青霉烯类的肠杆菌科细菌（CRE）占 1.8% ~ 7.1%，多重耐药菌的铜绿假单胞菌占 4.3% ~ 21.7%，耐碳青霉烯类的铜绿假单胞菌占 7.8% ~ 28.4，多重耐药的鲍曼不动杆菌占 32.9% ~ 75.6%，耐碳青霉烯类的鲍曼不动杆菌占 33.1% ~ 69.0%；我国全国细菌耐药监测网 [2] 2015 年监测结果显示，全国 MRSA 检出率为 35.8%，大肠埃希氏菌对碳青霉烯类的耐药率为 1.9%，肺炎克雷伯杆菌对碳青霉烯类的耐药率为 7.6%，铜绿假单胞菌对碳青霉烯类的耐药率为 22.4%，鲍曼不动杆菌对碳青霉烯类的耐药率为 59.0%。

随着现代化先进的诊疗技术的发展，多重耐药菌感染问题已成为提高治疗和抢救成功率的一个障碍，阻碍了医疗质量的提高。为了减少多重耐药菌的产生及传播，防止多重耐药菌感染的暴发流行，进一步提高医疗质量，缩短病程，减轻患者痛苦，我们采取了一系列措施，加强了多重耐药菌的监测和防控工作。

（二）工作方法

1. 工作基础

（1）医院规模：首都医科大学宣武医院（宣武医院）为一所三级甲等综合性医院，开放床位 1147 张，共设有 25 个临床科室，49 个病区，其中重症医学科开放床位 95 张，包括神经内科、神经外科、普外科、血管外科、心脏科、消化科、呼吸科、急诊科和功能神经外科

9 个专科 ICU。

（2）科室建设：医院感染管理处为一级职能部门，共有 6 名专职人员，其中医生 5 人，护士 1 人。专职人员梯队完善，专业能力较强，现有高级职称 4 人，中级职称 1 人，初级职称 1 人，博士 1 人，硕士 3 人，本科学历 2 人。

（3）信息化建设：医院感染实时监控系统整合了包括医嘱（HIS）、检验（LIS）、护理（MNS）、影像（PACS）、手术麻醉和电子病历在内的六大业务系统的信息资源，搭建了医院感染监测的实时监控平台，并将临床终端嵌入到电子病历系统中。本监控系统实时监测感染相关病原体、检验及辅助检查等信息，智能筛查疑似医院感染病例，形成预警信息，同时推送到院感处监控终端和临床终端，提醒临床医生及时进行感染决策，同时为感染控制专职人员提供数据支持。

2．面临的困难与挑战

宣武医院为三级甲等综合性医院，以神经内、外科疾病的诊治为特色，其诊疗技术全国知名，因此，本院收治的患者中，有相当部分为外院转来的疑难重症患者。此类患者大多病情较重，住院时间较长，转入医院时部分已经感染或定植有外院的多重耐药菌。如入院时未对其进行筛查，感染患者未及时予以控制，易造成其携带的多重耐药菌在院内传播。对这类患者进行多重耐药菌的筛查尤为重要，但筛查期间应对患者进行隔离，对于三级甲等综合性医院患者多、床位相对较少的现状，提供隔离房间就比较困难。

医院规模和建筑空间的局限和与日俱增的患者数量的矛盾，增加了多重耐药菌感染患者的隔离难度。一些病区没有单间病房来隔离患者，只能靠增强区域或床边消毒隔离来尽可能避免其在医院内传播，这就大大增加了护理人员的工作量，成为控制多重耐药菌传播的又一挑战。尤其在首都医科大学宣武医院的特色科室神经内科和神经外科，以患者多、病情重、住院时间相对较长为显著的特点，增加了医院感染控制及多重耐药菌感染防控的难度。

3．推进该项工作的具体方法与措施

根据原卫生部《关于加强多重耐药菌医院感染控制工作的通知》《医院隔离技术规范》《医务人员手卫生规范》等相关法规文件，制订首都医科大学宣武医院《多重耐药菌监控方案》，对多重耐药菌的监测种类、监测方法及多重耐药菌感染的预防和控制措施做出具体、详细的要求和规定。具体如下：

（1）多重耐药菌防控多部门协作机制：各部门各尽其责，密切协作，共同做好多重耐药菌的监测与防控工作。医院感染管理处全面监测多重耐药菌感染和定植情况，负责对全院防控措施落实情况的督查及多重耐药菌的统计分析工作，并向全院发布细菌耐药情况，向各科室反馈本科室细菌耐药情况；医务处加强规范抗菌药物管理工作，延缓细菌耐药趋势；护理部督促多重耐药菌隔离措施的落实；检验科负责对多重耐药菌的确定及在报告单上做出明确标注，并保留菌种，每季度统计细菌耐药情况；临床药师指导临床抗菌药物的合理使用，促进各科室合理降低抗菌药物使用率和 DDDs；临床科室认真执行多重耐药菌预防与隔离措施；保洁人员配合科室做好环境及设备表面的清洁消毒，并增加消毒频率。每季度召开院感处、医务处、护理部、检验科、药剂科和临床科室等负责人参加的多部门联席会，分析全院细菌耐药监测结果和防控措施的落实情况，持续改进医院多重耐药菌的防控工作。

（2）多重耐药菌的监控流程：如图 2-2-2 所示。

（3）多重耐药菌的检测及筛查：检验科负责对 MRSA、VRE、产 ESBLs 的细菌、CRE、

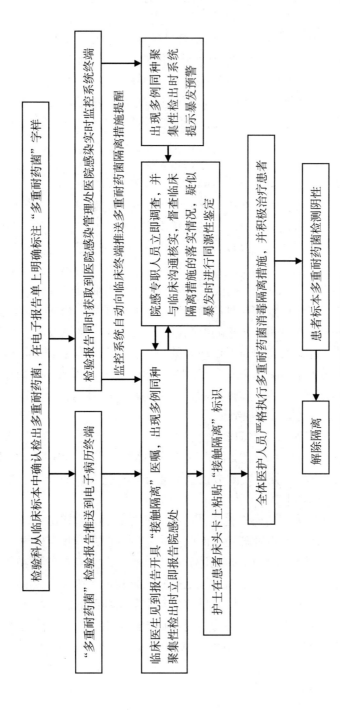

检验科从临床标本中确认检出多重耐药菌，在电子报告单上明确标注"多重耐药菌"字样

↓

| "多重耐药菌"检验报告推送到电子病历终端 | 检验报告同时获取到医院感染处医院感染实时监控系统终端 |

临床医生见到报告开具"接触隔离"医嘱，出现多例同种聚集性检出时立即报告院感处

监控系统自动向临床终端推送多重耐药菌隔离措施提醒

护士在患者床头卡上粘贴"接触隔离"标识

出现多例同种聚集性检出时系统提示暴发预警

院感专职人员立即调查，并与临床沟通核实、督查临床隔离措施的落实情况，疑似暴发时进行同源性鉴定

全体医护人员严格执行多重耐药菌消毒隔离措施，并积极救治患者

↓

| 解除隔离 | 患者标本多重耐药菌检测阴性 |

图 2-2-2　多重耐药菌监控流程

耐碳青霉烯类鲍曼不动杆菌等多重耐药菌进行检测；对新入院患者，接诊医生要认真核查病史，如有外院长期住院、院外大量应用抗菌药物史，并有感染迹象者，要进行多重耐药菌的筛查，结果出来之前做好预防性接触隔离。

（4）利用信息系统实现对多重耐药菌的闭环管理：临床科室送检患者标本，当检验科确认多重耐药菌检出时，检验报告及时推送到医生工作站，同时也获取到医院感染实时监控系统中。医院感染实时监控系统一旦获取到多重耐药菌检出报告，立即向临床终端推送一条信息，提示医生开写隔离医嘱，同时提示相应的隔离措施。临床医生看到标注有"多重耐药菌"字样的检验报告后，立即开具"接触隔离"医嘱，护士执行医嘱，在患者床头卡上粘贴"接触隔离"标志，全体医护人员严格执行多重耐药菌消毒隔离措施，并积极治疗患者。医院感染管理处的监测终端也实时监测多重耐药菌检出信息，当短时间内某科室出现同种细菌聚集性检出时，医院感染实时监控终端会出现预警多重耐药菌疑似暴发的提示，院感专职人员看到预警信息立即进行调查，与临床沟通核实，并督促临床尽早实施有效的隔离措施，遏制多重耐药菌的医院内传播，实现多重耐药菌医院感染防控的闭环管理。

（5）具体控制措施

1）多重耐药菌感染患者首选单间隔离，特别要优先隔离那些不能自行控制分泌物或排泄物的患者；没有单间条件时，对同种多重耐药菌感染（定植）患者可采用同室或同区域隔离，当同室或同区域隔离条件也不具备时，可将多重耐药菌感染（定植）患者与感染风险较小（没有气管插管、深静脉置管、开放性伤口或免疫功能抑制）、住院时间短的患者相邻安置，做好床旁隔离。

2）多重耐药菌感染/定植患者的一般性诊疗器械（如听诊器、血压计、叩诊锤、手电筒等）专人专用，用后消毒再用于下一位患者。不能专人专用的大型医疗器械和设备用后立即消毒再用于下一位患者。

3）加强环境及设备表面的清洁消毒，增加清洁消毒频率。包括患者和医务人员使用的物品（如床挡、小餐桌、床头桌、床旁各种仪器的按钮、旋钮等）及高频接触的物品（如门把手、医护工作站的键盘、鼠标等）表面。

4）加强医务人员手卫生管理：为提高手卫生依从性，防止交叉传播，医院对所有病房安装了非手触式洗手设施，并配备了洗手液和一次性干手纸巾，每个洗手池旁边张贴六步洗手法图片，查房车、治疗车配备速干手消毒剂，ICU病房每床配备一份手消毒用品，医院感染专职人员不定期到临床一线抽查医护人员手卫生情况，使用ATP荧光检测仪现场检测洗手效果，并进行宣教，大大提高了手卫生依从性。

5）加强抗菌药物管理：多部门联动，对运行病历、终末病历、门诊处方进行抗菌药物使用情况抽查。围手术期预防性使用抗菌药物归口麻醉科统一管理，术前在手术室输注；运用信息技术实现抗菌药物的分级管理；对感染高风险科室如ICU等，派驻临床药师协助临床医师合理使用抗菌药物；对抗菌药物不合理使用集中问题，组织专家进行专项病例点评，大大提高了抗菌药物使用的合理率。

（6）多重耐药菌的同源性鉴定：院感处对多重耐药菌聚集性检出事件进行及时的调查分析，疑似多重耐药菌感染暴发时，采用分子生物学技术，对可疑菌株进行同源性鉴定，确认是否为暴发流行，采取相应的控制措施。

（7）将多重耐药菌防控工作纳入科室医疗质量评价体系，建立评价-反馈机制：将多重耐药菌隔离医嘱的开具情况和隔离措施的执行情况纳入科室医疗质量绩效考核体系，制订绩效考核指标。每季度在全院医疗质量分析例会上发布各科室多重耐药菌防控工作的相关数据和绩效考核成绩，并进行点评。通过绩效考核，进一步增强临床科室对多重耐药菌的防控意识，提高多重耐药菌防控措施的落实率。

（8）培训与宣教：为保证培训效果，医院感染管理处专职人员每年对全院所有医生、护士、医技人员、保洁人员、外送人员分层次分别进行培训和宣教，使大家了解多重耐药菌防控的重要性，严格执行本人工作过程中涉及的多重耐药菌防控措施。医院感染专职人员深入临床一线进行抽查、宣教，加强医务人员对多重耐药菌的防控意识及技能。

（三）工作推进效果

1．多重耐药菌检出率无明显升高趋势，耐药率增长速度减缓

本项工作从 2006 年开始，在全院逐渐推进，经过 10 年的努力，效果显著。多重耐药菌的检出率曾一度呈上升趋势，加强了一系列防控措施后，多重耐药菌的检出率已趋于稳定，其增长速度明显减慢，一些菌种对某些抗菌药物的耐药率已呈现下降趋势。例如金黄色葡萄球菌中 MRSA 的比例呈明显下降趋势，从 2008 年的 72% 降低到 2016 年的 40% 左右；肺炎克雷伯杆菌中产 ESBLs 的细菌比例从 2008 年的 45.1% 降低到 2016 年的 25% 左右；肠球菌中 VRE 的比例从 2008 年的 13% 降低到 2016 年的 10% 左右；鲍曼不动杆菌对碳青霉烯类耐药率增长速度明显减慢，2016 年稳定在 65% 左右。

2．联动效应

对多重耐药菌的一系列防控措施的实施，还表现在多方面的联动效应。医院感染发生率从 2006 年的 3.7% 降低到 2016 年的 1.8%；手卫生的依从性明显增高，表现之一即洗手液和手消毒剂的出库量明显增加；住院患者抗菌药物使用率从 2011 年的 57.65% 降低到 2015 年的 39.44%，抗菌药物使用强度从 2011 年的 60.28 降低到 2015 年的 39.81，Ⅰ类切口手术围手术期抗菌药物使用率从 2006 年的 91.2% 下降到 29.9%；平均住院日从 2006 年的 13.09 天下降到 2016 年的 8.23 天。这些联动效应的产生又可以促进多重耐药菌的防控，两者密不可分，相互促进。

3．案例分享

2010 年 10 月，医院感染专职人员通过医院感染病例监测系统监测到医院急诊病房检出 1 株泛耐药肺炎克雷伯杆菌，仅对阿米卡星中敏，对包括其他氨基糖苷类、青霉素类、头孢菌素类、喹诺酮类、碳青霉烯类抗菌药物均耐药。院感专职人员立即前往病房核实，经调查本例患者为院外带入的泛耐药肺炎克雷伯杆菌感染的肺炎患者，遂立即提醒本科医护人员对其实施严格的多重耐药菌消毒隔离措施。随后，与其同一病房的一位患者病情加重，转入 ICU。一周后，此患者及 ICU 的另两位患者痰标本均检出泛耐药肺炎克雷伯杆菌，其与第 1 株菌的药敏谱相似。经调查，此 3 位患者均为泛耐药肺炎克雷伯杆菌的定植，立即对这 3 位患者进行了同室隔离，并实施了严格的多重耐药菌消毒隔离措施。同时，对这 4 株菌进行了同源性鉴定，结果为同源。实施了严格的多重耐药菌消毒隔离措施后，继续监测的 2 个月

内，急诊病房及 ICU 监测均未再发现此种细菌检出，此多重耐药菌在医院内的传播得到了有效控制。

（四）述评

多重耐药菌的防治工作在院领导及科室领导的大力支持下得以逐步推进，同时离不开临床一线的所有医护人员，即工作的具体执行者的努力配合。医院多重耐药菌防控工作涉及面广，工作量大，要推进该项工作首先要使大家认识到它的重要性，这就需要感控专职人员要做好推进工作前的准备工作，既要得到领导的支持，也要在临床大力宣教，得到广大临床医护人员的认可。

多重耐药菌防控工作的基础是监测，随着信息化技术的发展，信息系统在多重耐药菌监测中起到了至关重要的作用。医院感染实时监测系统能及时准确地监测多重耐药菌的检出情况，预警疑似暴发，及时提醒临床医护人员实施有效的隔离措施，同时为感染防控管理者实现精准感控提供数据的支持，为实现多重耐药菌防控工作的闭环管理提供了有力保障。

推进多重耐药菌防治成功的关键在于工作方案的可行性。要在医护人员繁忙的临床工作中实施一系列防控措施，在制订措施时要充分考虑到可操作性。首先要以服务临床尽量不增加临床负担为出发点。其次要配备足量、方便可取的硬件设施，例如要提高手卫生依从性，洗手液和手消毒剂的配备要足量，并且多处放置，随手可取；接触多重耐药菌感染患者的分泌物时要戴手套，手套的配备应足量、方便可取等。最后，也是很重要的一点，就是要从人性化方面考虑，尽量为医护人员创造好的工作环境和工作条件，例如要选择含有较好护肤成分的手消毒剂，以避免多次洗手或手消毒造成的手部皮肤的损伤等。

推进本项工作的另一个重要理念就是要对广大医护人员的工作成效以及为之付出的努力给予肯定与鼓励，通过绩效考核等途径，对完成工作出色的集体或个人给予表彰和奖励，可以激励其他人员努力争取，把本项工作做得更好，做到持续改进，推动工作的不断进步。

（赵　霞　王力红　首都医科大学宣武医院）

参考文献

[1] Weiner LM，Webb AK，Limbago B，et al．Antimicrobial-resistant pathogens associated with healthcare-associated infections：summary of data reported to the National Healthcare Safety Network at the Centers for Disease Control and Prevention，2011-2014．Infection Control and Hospital Epidemiology，2016，37（11）：1288-1301．

[2] 国家卫生计生委合理用药专家委员会，全国细菌耐药监测网．2015 年全国细菌耐药监测报告．中国执业药师，2016，13（3）：3-8．

第三节　多重耐药非结核分枝杆菌感染的监测

一、综述

（一）概述

非结核分枝杆菌（non-tuberculous Mycobacteria，NTM）系指除结核分枝杆菌复合群（菌种包括结核分枝杆菌、牛分枝杆菌、非洲分枝杆菌和田鼠分枝杆菌）和麻风分枝杆菌以外的其他分枝杆菌，非结核分枝杆菌特性有别于结核分枝杆菌，如对酸、碱比较敏感；对常用的抗结核菌药物较耐受；生长温度不如结核分枝杆菌严格；多存在于环境中；为条件致病菌。非结核分枝杆菌菌种报道迄今已达 100 多种，其中有 37 种已见致病例报道[1]。患有肺部疾病的老年患者、HIV/AIDS 患者、长期使用免疫抑制剂患者和器官移植术后患者是 NTM 的易感人群。NTM 侵犯宿主肺、淋巴结、骨骼、关节、皮肤和软组织等组织、器官，但没有发病，称为非结核分枝杆菌感染。感染 NTM，并引起相关组织、器官的病变，称为 NTM 病。

非结核分枝杆菌感染的案例报道最早见于 20 世纪 50 年代中期，随着科技水平和社会经济的发展、先进诊断技术和分子生物学技术的发展，结核病疫情得到有效控制。但是，近年来因为消毒隔离措施不够，国内部分医疗机构连续发生多起非结核分枝杆菌医院感染暴发事件，如何有效预防和控制 NTM 感染成为社会和广大医务人员共同关注的热点之一。

（二）NTM 的分类与微生物学特点

NTM 为引起各种 NTM 病的病原体，以往有各种不同的名称，例如异常染色抗酸杆菌、非典型分枝杆菌等。1993 年我国在黄山会议上统一将 NTM 正式命名为非结核分枝杆菌。NTM 的分类方法不一，伯杰系统细菌学手册将其分为快速生长型和缓慢生长型，Runyon 命名法根据该类菌群在试管内的生长温度、生长速度、菌落形态及色素产生与光反应的关系等将 NTM 分为四群。Ⅰ群指光产色菌，如堪萨斯分枝杆菌、海分枝杆菌、猿猴分枝杆菌等；Ⅱ群指暗产色菌，如瘰疬分枝杆菌、戈登分枝杆菌、苏尔加分枝杆菌等；Ⅲ群指不产色菌，如鸟分枝杆菌、胞内分枝杆菌、溃疡分枝杆菌等；Ⅳ群指快生长菌，如偶发分枝杆菌、龟分枝杆菌、母牛分枝杆菌等。另外，根据对人和动物的致病性和生物学特征的相似性提出 NTM 复合群分类，包括鸟 - 胞内分枝杆菌复合群（MAC）、戈登分枝杆菌复合群、堪萨斯分枝杆菌复合群、地分枝杆菌复合群、偶发分枝杆菌复合群。其中 MAC 是最常见的条件性致病菌。

NTM 与结核分枝杆菌的菌体形态和染色特性类似，革兰氏染色阳性，抗酸染色阳性，镜检不能将二者进行区分。绝大部分 NTM 能够于 22 ～ 37℃在培养基上生长，菌落形态呈光滑型或粗糙型，产色菌的菌落可呈灰色、白色、柠檬色、黄色、橘红色等。一般认为 NTM 对临床常用抗结核药物具有天然耐药性，但药敏试验结果对指导临床选用抗结核药物对 NTM 病进行治疗仍然有一定价值。传统方法根据各种分枝杆菌生化反应的差异进行鉴别诊断，目前可采用 65000 热休克蛋白基因序列、16s-rRNA 基因序列、Gen-Probe、高效液（气）相色谱等技术方法进行快速分类鉴定[2]。

(三)流行病学

NTM 广泛存在于自然环境中，土壤、水源、农作物、家畜以及乳品中都能够检出，人和某些动物均可感染。由于世界各国地理、环境、气候的不同，以及经济、文化、检测技术的差异，各地 NTM 发病率差异较大，但 NTM 疫情近年来整体呈上升趋势。根据 NTM 分离株的数量估测，在大多数工业化国家，NTM 病的发病率是 1/10 万~ 1.8/10 万，日本 NTM 病的患病率由 1971 年的 0.82/10 万上升到 1997 年的 3.52/10 万。

我国 NTM 感染和发病总体上呈现逐渐增多的趋势[3]，1979 年第一次全国结核病流行病学调查 NTM 分离率为 4.3%，1984/1985 年第二次全国结核病流调 NTM 分离率为 5.3%，1990 年第三次全国结核病流调 NTM 总感染率为 4.9%，2000 年第四次全国结核病流调 NTM 分离率则增至 11.1%，分离的 NTM 对任何一种抗结核药物不敏感率达 95.5%，同时对利福平和异烟肼不敏感率达 83.7%。1990 年我国人群 NTM 感染率约为 15.35%。

NTM 感染暴发时有发生。有资料报道国外 20 世纪 70 年代至 90 年代中期至少发生 25 起 NTM 医院感染暴发流行事件，病例数达 600 以上。菌种鉴定结果均为快速生长的 NTM，其中以龟分枝杆菌和偶发分枝杆菌为多见。发病患者数最多的一起暴发事件在南美哥伦比亚。在接受皮下或肌内注射利多卡因的 600 多例患者中，有 298 人发生皮肤龟分枝杆菌感染。另有报道，国外某医院在 3 年内从 60 例支气管镜检查中分离培养出 21 株蟾分枝杆菌，其原因为该院供水系统被蟾分枝杆菌污染所致。还有资料表明 16 例沥青中毒患者的痰标本中分离出偶发分枝杆菌，结果系这些患者共用一个淋浴室，并从水龙头上培养出偶发分枝杆菌，并经 DNA 指纹鉴定，证明水龙头分离株与致病菌株之间有同源性。另有报道，由于 NTM 污染了用来清洗和消毒内镜的水箱，结果在 41 个行内镜检查的患者中，16 人分离出 NTM。后经清洗水箱和规范消毒，才使暴发感染得以控制。还有一起隆乳术后发生龟分枝杆菌感染的暴发流行事件，调查表明系用作皮肤标记的龙胆紫液被 NTM 污染所致。另外，由于器官移植、心脏手术、透析和插管、面部美容等引起的医院感染暴发流行事件也均有报道。

在国内，近年来已经发生数起因手术或注射引起的 NTM 医院感染事件，造成了较大的经济损失和不良社会影响[4]。1996 年湖南省常德市某医院发生一起 NTM 医院感染暴发流行事件，共有 46 人发病，原因是不规范肌内注射消毒所致。导致注射部位疼痛、硬结、脓肿、破溃，并从脓液中分离培养出偶发分枝杆菌。这是我国首次报道的 NTM 医院感染暴发流行事件。1998 年 4 月—6 月深圳市某医院发生一起龟分枝杆菌脓肿亚种引起的院内术后感染暴发流行事件。该院在 4 ~ 6 月期间共做手术 292 例，其中 168 例发生手术切口感染，感染率为 57.5%，为国内外罕见。调查表明引起术后感染的直接原因是由于浸泡手术器械的消毒剂戊二醛浓度错配所致，导致手术器械污染，从而使手术切口感染。后从分泌物、脓液、消毒剂中培养出共同的致病菌、并经分子生物学鉴定才确立为术后 NTM 暴发感染。

另外，福建省南平市 1998 年 7 月—10 月发生一起 NTM 医院感染暴发流行事件，共有 59 人发病。原因是因玻璃注射器消毒不规范导致肌内注射部位偶发分枝杆菌感染。调查发现该诊所由一位乡村医务人员负责消毒、注射工作。诊所仅在厕所内装一个水龙头，因当地自来水供应不正常，用水缸蓄水。并用蓄水清洗玻璃注射器，也未经消毒液浸泡和流水冲洗，然后将注射器放铝锅内置电炉上煮沸消毒，但不计算煮沸时间。病原学检查结果表明从患者感染部位抽取的脓汁标本均培养出偶发分枝杆菌，并与水缸蓄水中培养出的偶发分枝杆菌完全相同。调查还表明同期使用一次性注射器注射的患者无一例发生感染。对所有注射用药检验均未发现细菌污染。因此，本次暴发流行事件系消毒注射器用水污染所致。

1998 年 8 月—10 月河北省辛集市某个体诊所也发生一起 NTM 的医院感染暴发流行事件。共有 34 人因注射青霉素而发生注射部位皮肤及深层组织溃烂化脓，病原学检查证实为龟分枝杆菌脓肿亚种。调查表明，本次暴发流行的原因系不规范无菌操作所致。

2003 年 11 月 19 日—12 月 19 日，湖北省公安县第二人民医院出现一起由非结核性分枝杆菌（NTM）导致的医院感染，28 名患者多表现为切口红肿、疼痛、破溃，有脓液溢出，且经久不愈，经诊断为非结核性分枝杆菌感染。经调查发现医院所使用的腔镜器械消毒方法有两种，一是甲醛加高锰酸钾氧化薰蒸 8 ~ 24h 消毒，二是用戊二醛原液浸泡，接台手术的腔镜消毒采取清洗后直接浸泡 30min ~ 1h 后使用，消毒时间未达到高水平的消毒。每天使用甲醛加高锰酸钾氧化薰蒸消毒的首例患者未被感染，使用经戊二醛浸泡过的腔镜手术患者均被感染，因此确定戊二醛为污染源。通过查看戊二醛更换记录，消毒液更换时间已超过 30 天，且戊二醛未添加碳酸氢钠激活达不到消毒灭菌效果。此外，第 1 例感染病例出现后没引起医院及医护人员的高度重视，只作为一般性的切口感染进行治疗，未采取有效的控制措施，导致医院感染的暴发。

2009 年 10 月 9 日至 12 月 27 日广东省汕头市潮阳区谷饶中心卫生院的 38 名剖宫产患者中，共有 18 名发生手术切口感染。经调查，该事件是由于手术器械灭菌不合格导致的手术切口感染，病原菌为快速生长型分枝杆菌。手术器械灭菌不合格是导致该起事件的主要原因。该院手术器械等清洗不彻底，存有血迹。手术用刀片、剪刀、缝合针和换药用剪刀等用戊二醛浸泡，不能达到灭菌效果，对部分手术器械及物品的灭菌效果未实施有效监测，手术用的外科手消毒剂不达标，诸多环节存在严重的医疗安全隐患。

2009 年 9 月至 12 月患者因为感冒发烧或发炎，到保定市新市区韩村的"老军医爱民诊所"进行"利巴韦林、先锋 V、阿尼利定"等混合肌注治疗后，在 20 至 45 天后相继发生臀部感染化脓。河北保定市卫生部门初步统计，90 多名患者在接受臀部肌注后，出现疙瘩、硬块，继而化脓、溃烂，河北省医疗专家组调查发现该诊所注射用溶媒（生理盐水）和消毒棉签启封后不能在规定时间内用完，存在继续使用或造成污染的可能性。因此，认为发病患者系偶发分枝杆菌造成的注射部位感染。

2010 年 9 月 1 日—10 月 19 日贵州某医院产科病房 87 例孕妇施行剖宫产手术，共发生 22 例 NTM 医院感染，首例病患 9 月 5 日实施手术，于 9 月 10 日发病，末例病患 10 月 12 日接受手术，于 10 月 18 日发病；病例集中发病于 10 月 1 日至 12 日；该病潜伏期为 2 ~ 13 天，多数为 3 ~ 5 天，中位数为 5 天。11 例在切口的两端出现疑似窦道样改变，周围部分组织坏死，有新鲜肉芽组织生长；切口渗出不明显，切口表面无红肿热痛；无明显的全身中毒症状。给予青霉素、头孢类抗生素（主要为头孢哌酮 / 舒巴坦）等静脉治疗；切口使用过氧化氢、甲硝唑等换药处理；治疗效果欠佳，有 12 名患者进行二次清创缝合。经分子生物学检测发现缝线与患者标本培养出同型的龟分枝杆菌，证实本次手术部位感染事件主要由被龟分枝杆菌污染的缝线造成的。

（四）治疗

近年来，随着 NTM 感染情况日益严重，对 NTM 病可靠的药敏试验就成为治疗 NTM 的关键。非结核分枝杆菌对常用抗结核药物常为耐药，对非结核分枝杆菌病的治疗，何国钧主张 4～6 种抗结核药联合化疗，在抗酸杆菌阴转后继续治疗 18～24 个月，至少 12 个月。目前，国内对 NTM 的检验技术尚未普及，很多实验室对菌型只能初筛而不能鉴定菌种，直接影响到对 NTM 的不同菌株采取不同化疗方案选择，因此，迫切需要实验室开展 NTM 菌株分型的试验方法，以便及时准确地根据菌种不同而进行可靠的药敏试验，从而进行合理高效的化疗方案。

（五）预防与控制

目前，人与人、动物与人之间的 NTM 的传播关系没有得到证实，普遍被接受的观点是，人可从环境中感染 NTM 而患病，水和土壤是重要的传播途径。有研究表明[5]，55% 的城市供水污染有分枝杆菌，其中主要是快速生长分枝杆菌，而老式镀锌供水管道可使 NTM 长期在其中生存。医院感染大多由于水污染所致，自来水、由自来水制成的冰块、经处理的透析用自来水等是医院感染的病原菌来源。此外，灰尘飞扬中的含菌气溶胶可被人吸入而感染，NTM 也可通过胃肠道、皮肤接触等途经感染人。所以，预防和控制 NTM 引起的医院感染的主要措施是加强水处理和日常消毒灭菌。

1．加强重点部门的医院感染控制工作

医疗机构应加大对重症监护病房（ICU）、手术室、新生儿室、血液透析室、内镜诊疗中心（室）、消毒供应中心、治疗室等医院感染重点部门的管理[6]。贯彻落实《重症医学科建设与管理指南（试行）》《医院手术部（室）管理规范（试行）》《新生儿病室建设与管理指南（试行）》《医疗机构血液透析室管理规范》《医院消毒供应中心管理规范》等有关技术规范和标准，健全规章制度、细化工作规范、落实各项措施，保证医疗安全。

2．加强手术器械等医疗用品的消毒灭菌工作

消毒灭菌是预防和控制非结核分枝杆菌医院感染的重要措施。医疗机构要按照《医院感染管理办法》《消毒管理办法》《医疗机构消毒技术规范》和消毒供应中心有关标准等有关规定，切实做好手术器械、注射器具及其他侵入性医疗用品的消毒灭菌工作。对耐热、耐湿的医疗器械、器具和用品应首选压力蒸汽灭菌，尽量避免使用液体化学消毒剂进行浸泡灭菌。使用的消毒药械、一次性医疗器械、器具和用品应符合国家有关规定。一次性使用的医疗器械、器具和用品不得重复使用。进入人体组织和无菌器官的相关医疗器械、器具及用品必须达到灭菌水平，接触皮肤、黏膜的相关医疗器械、器具及用品必须达到消毒水平。

3．规范使用医疗用水、无菌液体和液体化学消毒剂

医疗机构应遵循无菌技术操作规程，规范使用医疗用水、无菌液体和液体化学消毒剂等，防止二次污染[7,8]。氧气湿化瓶、雾化器、呼吸机、婴儿暖箱的湿化装置应使用无菌水。各种抽吸的输注药液或者溶媒等开启后应注明时间，规范使用，并避免患者共用。无菌液体开启后超过 24 小时不得使用。需要使用液体化学消毒剂时，要保证其使用方法、浓度、消毒时间等符合有关规定。同时加强对使用中的液体化学消毒剂的浓度监测。

4．严格执行无菌技术操作规程

医疗机构医务人员实施手术、注射、插管及其他侵入性诊疗操作技术时，应严格遵守无菌技术操作规程和手卫生规范，避免因医务人员行为不规范导致患者发生感染，降低因医疗用水、医疗器械和器具使用及环境和物体表面污染导致的医院感染。

5．加强医院感染的监测工作

医疗机构要加强重点部门［重症监护病房（ICU）、手术室、新生儿室、血液透析室、内镜诊疗中心（室）、消毒供应中心等］，重点部位（导管相关性血流感染、外科手术部位感染等）以及关键环节（各种手术、注射、插管、内镜诊疗操作等）医院感染监测工作，及时发现、早期诊断感染病例[9,10]。特别是医疗机构发生聚集性、难治性手术部位或注射部位感染时，应及时进行非结核分枝杆菌的病原学检测及抗菌药物敏感性、耐药模式的监测，根据监测结果指导临床及时应用抗菌药物，有效控制非结核分枝杆菌医院感染。

医疗机构发生非结核分枝杆菌感染的暴发时，应按照《医院感染管理办法》《医院感染暴发报告及处置管理规范》等有关规定进行报告。

6．加强对医务人员的培训

医疗机构应加强对全体医务人员医院感染预防与控制知识的培训，特别要加大对一线医务人员非结核分枝杆菌医院感染预防与控制措施的培训力度，强化防控意识，加大对消毒灭菌、无菌技术操作、手卫生及隔离等措施的落实力度，提高医务人员有效预防和控制医院感染的工作能力和处置能力，切实保障医疗安全。

（六）总结

近年来，部分基层医疗机构发生因手术器械、注射器具及医疗用水等灭菌不合格、使用不规范造成患者手术切口、注射部位非结核分枝杆菌感染暴发事件，对患者健康造成危害，对社会造成不良影响。

医疗机构应高度重视非结核分枝杆菌医院感染的预防与控制工作[11,12]，加强组织领导，强化安全意识，严格执行《医院感染管理办法》及有关医院感染控制的技术标准，明确并落实各部门预防和控制医院感染的职责，建立健全医院感染管理责任制。针对非结核分枝杆菌流行病学特点及医院感染预防与控制的各个环节，制订并完善相应的规章制度和工作规范，切实从管理及技术等方面采取有效措施，加强管理，采取有效措施预防和控制非结核分枝杆菌医院感染。

（李卫光　山东省立医院）

参考文献

[1] American Thoracic Society. An official ATS/IDSA statement：Diagnosis，treatment，and prevention of nontuberculousis mycobacterial diseases. Am J Respir Crit Care Med，2007，175：367-416.

[2] 中华医学会结核病分会. 非结核分枝杆菌病的诊断与处理指南. 中华结核和呼吸杂志，2000，23：650-653.

[3] 马玙，朱莉贞，潘毓萱. 结核病. 北京：人民卫生出版社，2006.

[4] 徐秀华. 临床医院感染学. 长沙：湖南科学技术出版社，2005.

[5] Wayne LG，Sramek HA. Agents of newly recognized or infrequently encountered mycobacterial disease. Clin Microbiol Rev，1992，5（1）：1225.

[6] Cox RA. Pseudo-outbreak of Mycobaterium chelonae infections related to bronchoscopy. Infect Control Hosp

Eopidemiol，1997，18（2）：136-139．

[7] 熊昌平，周先蓉，杨元国．一起非结核性分枝杆菌导致医院感染的调查分析．中华医院感染学杂志，2010，20（2）：255．

[8] Wagner D，Young LS．Nontuberculous mycobacterial infections：a clinical review．Infection，2004，32（5）：257-270．

[9] Herdman AV，Steele JC Jr．The new mycobacterial species emerging or newly distinguished pathogens．Clin Lab Med，2004，24（3）：651-690．

[10] 梁莉，张滢蓉，乐军，等．上海市非结核分枝杆菌感染趋势及耐药分析，中华医院感染学杂志，2007，17（7）：895-897．

[11] 何国钧．非结核分枝杆菌不容忽视．中华结核和呼吸杂志，2000，23：261-262．

[12] Anilkumar AK，Madhavilatha GK，Paul LP，et al．Standardization and evaluation of a tetraplex polymerase chain reaction to detect and differentiate Mycobacterium tuberculosis complex and nontuberculous mycobacteria-a retrospective study on pulmonary TB patients．Diagnostic microbialogy and Infectious Disease，2010，72（3）：239-247．

二、工作案例

案例一　非结核分枝杆菌感染的控制推进工作

（一）前言

近年来，部分基层医疗机构多次发生因手术器械、注射器具及医疗用水等灭菌不合格、使用不规范造成患者手术切口、注射部位非结核分枝杆菌感染暴发事件。2010 年 5 月 22 日，原卫生部办公厅下发卫办医政发〔2010〕88 号《关于加强非结核分枝杆菌医院感染预防与控制工作的通知》[1]，医院高度重视，针对非结核分枝杆菌医院感染的特点，制定非结核分枝杆菌医院感染监测和控制方案，以医疗用水的消毒灭菌为中心环节，加强职工培训，提高实验室检验水平和非结核分枝杆菌感染的诊疗水平，采取有效预防和控制措施，降低 NTM 感染风险，杜绝 NTM 感染暴发事件的发生，取得了一定成效。

（二）工作方法

1．工作基础

某医院是一家以诊治心肺疾病为重点的省级专科医院，编制床位 650 张，在职工作人员 1000 人，形成了以结核病防治为基础，以肺部疾病诊治为重点，以心血管疾病诊治为龙头的专业技术发展格局。主要设置有呼吸、结核内外科、肿瘤、心血管以及综合内外科等临床部门，每年出入院 1 万人次以上，其中传染性疾病患者（结核病为主）比例较高，占 50% 左右。该院建院 60 年以上，基础设施老化。因近期进行新院区建设，老院区的基础设施没有得到及时更新、改造，故病房空间狭小，设备老化，病床拥挤，存在很大的医院感染风险。

医院领导高度重视感染控制工作，将主要感染控制工作目标纳入全院综合绩效进行考核，建立三级医院感染管理网络。配合 ISO9000 质量体系的认证，制订完善医院感染管理基本法律法规和各种操作规程，初步形成以院长领导、医院感染管理部门负责、科室协同、全员参与的医院感染控制格局。该院于 1994 年设立感染控制专职人员，贯彻落实医院感染管理方面的政策法规，执行感染控制标准和规范，后来又承担了传染病管理的职能。感染控制科现有人员 5 人，分别属于公卫医师、护理和检验专业，两个硕士学位，两个副高级职称，分工负责传染病管理、院感监督监测等工作内容。

2．面临的困难与挑战

（1）基础设施不足。由于房屋建成时间较久，普遍存在层高较低、开间较小、通风不足、公共空间狭小、配套设施不全等限制条件。比较典型的例子，就是洗手设施的严重欠缺。个别临床科室只在治疗室和洗刷间安装了洗手盆，在医护办公室等常用区域无法洗手，直接影响了医务人员手卫生的执行。

（2）防控措施执行不到位

1）各类患者混住，隔离措施不到位。由于各病房的专业划分比较模糊，不同病种患者的隔离安置问题没有引起足够的重视，导致不同病种的患者在同一个病房或病室混住，给传染病传播和医院内交叉感染提供了机会。

2）医疗用品消毒灭菌不规范，没有实现集中消毒供应。老院区供应室房间狭小，布局不合理，设施设备陈旧简陋。全院消毒供应制度不健全，工作流程不顺畅。这些不利因素造成的结果就是，手术室的手术器械自行处理；各临床科室对诊疗器械和用品自行清洗、打包，称为"自备包"，送到供应室灭菌或消毒；临床科室抱怨供应室工作质量差，服务态度差，对供应室工作满意度较低。

3）手卫生依从性较低。医院感染管理专职人员深入临床科室暗访调查发现，医务人员手卫生依从性较低（33% 左右），且手卫生操作不规范。实际工作中情况是：洗手后 117 人（62.2%）自然风干，44 人（23.4%）白大褂擦干，44 人（23.4%）纸巾擦干。影响医务人员洗手和手消的原因中，138 人（73.4%）认为洗手设施不全，90 人（47.9%）认为工作繁忙，没有时间，42 人（22.3%）认为容易对手造成刺激和伤害。但医务人员对手卫生的基础知识掌握程度较高，问题回答正确率在 80% 以上。例如："接触同一患者不需要洗手"（83.5%），"使用快速手消完全可以替代洗手"（85.1%），"使用手消时，应将产品涂抹至所有手部皮肤，揉搓至干"（85.6%），"必须在双手干燥的情况下，才可以使用手消"（81.9%），"手套无明显污染，在为其他患者服务时仍需更换"（86.2%）。

4）个人防护不规范。口罩的合理选择和正确使用是医务人员个人防护的关键措施，感染控制科曾对临床一线部门工作人员的口罩使用情况进行突击暗访调查，情况不容乐观。本次共调查在岗工作人员 296 人，其中医生 101 人，护士 162 人，其他人员（医技、护工和工勤人员）33 人。佩戴口罩者共 222 人（一次性无纺布口罩 148 人，戴棉纱口罩 57 人，戴医用防护口罩 17 人），未戴口罩 74 人，口罩总佩戴率为 75.00%。佩戴口罩的 222 人中，医生 57 人、护士 146 人、其他人员 19 人，口罩佩戴率分别为 56.44%、90.12%、57.58%。护士的口罩佩戴率高于其他两类工作人员，其差异具有统计学意义（χ^2=43.6691，P=0.0000）。值得注意的是，在高感染风险岗位工作的 28 人员，按要求合理使用医用防护口罩者只占 53.6%。

（3）病原学标本送检不足，非结核分枝杆菌检出率较低

2009 年原卫生部发布《关于抗菌药物临床应用管理有关问题的通知》（38 号文）后，曾经做过调查，病原学标本送检率为 29%，处于较低的水平。2008 和 2009 年度，共送检 2625 份标本用于细菌学检查，共分离并初步鉴定出 39 株非结核分枝杆菌菌株，检出率为 1.49%，其中 5 株来自手术切口标本。39 株菌株经 16SrDNA 序列分析结果有 36 株是非结核分枝杆

菌，其中 29 株为胞内分枝杆菌株（80.16%），其余分别为堪萨斯分枝杆菌、偶然分枝杆菌各 2 株、戈登分枝杆菌、龟脓肿分枝杆菌复合物、瘰疬分枝杆菌各 1 株。另外 3 株经鉴定分别是结核分枝杆菌复合群 2 株，鼻疽诺卡氏菌 1 株。

3．工作措施和推进方法

（1）预防控制措施

1）落实各项工作制度，加强重点部门的医院感染控制工作。根据有关技术规范和标准，健全规章制度，落实各项措施，细化工作规范，保证医疗安全。通过修订原有工作制度和职责，增加 NTM 预防控制的相关内容，或者制订专门的 NTM 感染预防控制相关的隔离防护制度、消毒灭菌制度、监测报告制度以及 NTM 感染暴发事件的应急预案等。加大对重症监护病房（ICU）、手术室、内镜诊疗中心、消毒供应中心、治疗室等医院感染重点部门的管理。针对 NTM 医院内感染的特点，重点加强体外循环机、血浆解冻机、血小板储存机、各临床科室氧气湿化瓶等涉及医用水的器械的管理，落实责任，规范水体更换和水质监测等流程。

2）提高微生物实验室 NTM 检测技术水平，完善 NTM 检测报告体系[2]。微生物实验室开展完善的分枝杆菌临床实验室检验项目，除抗酸染色、分枝杆菌分离培养等基本检验项目外，开展基于分子生物学和质谱分析的分枝杆菌菌种快速鉴定技术。优化临床标本和院感监测样本送检流程，优化组合应用各项检验技术，明显缩短病原体鉴定的 TAT 时间。由具备相应经验的专业技术人员负责本项目，定期统计、分析、发布本单位 NTM 信息。

3）完善消毒灭菌和物品供应流程。按照原卫生部通知要求改进医用液体的供应和使用流程，禁止直接使用自来水作为湿化瓶、温育箱等临床用水。根据 NTM 生物学特点选择使用消毒剂，在消毒剂、消毒机和灭菌器的选择和使用时要参考针对分枝杆菌的技术指标和检测数据。以消毒供应中心为核心，完善手术器械和医疗用品的购置、存放、消毒灭菌、供应、监测、追溯等工作流程。

4）严格执行无菌技术操作规程。医务人员实施手术、注射、插管及其他侵入性诊疗操作技术时，应当严格遵守无菌技术操作规程和手卫生规范，避免因医务人员行为不规范导致患者发生感染，降低因医疗用水、医疗器械和器具使用及环境和物体表面污染导致的医院感染。

5）加强医院感染监测工作。加强重点部门（重症监护病房、手术室、内镜诊疗中心、消毒供应中心等），重点部位（导管相关性血流感染、外科手术部位感染等）以及关键环节（各种手术、注射、插管、内镜诊疗操作等）医院感染监测工作，将涉及医疗用水的器械和工作流程纳入常规监测。及时汇总监测资料、分析监测数据，对各种感染风险进行研判。特别是发生聚集性、难治性手术部位或注射部位感染时，应当及时进行非结核分枝杆菌的病原学检测及抗菌药物敏感性、耐药模式的监测，根据监测结果指导临床及时应用抗菌药物，有效控制非结核分枝杆菌医院感染。

（2）工作方法

1）组织开展感染控制安全月活动，强化感控知识的学习培训，完善制度流程，通过检查验收和知识竞赛考评活动效果。

2）开发领导层，筹措、投入专项资金用于手卫生设施的完善，提供基本的手卫生条件，提高医务人员的手卫生依从性。

3）加强一次性医疗用品和消毒药械的管理，规范一次性医疗用品采购、存储、使用、处置等环节。

4）配合消毒供应中心达标验收活动，对现有供应室进行修改扩建，配置必要设施，规范工作流程，将全院重复使用的医疗器械和医疗用品纳入到消毒供应中心统一管理，实现集中消毒供应。

5）结合原卫生部和省卫生厅医院质量管理年活动和临床抗菌药物合理使用专项治理活动，加强微生物实验室检测水平建设，提高临床标本送检率，推进抗菌药物合理使用。

（三）工作推进效果

1．工作推进实例及效果

（1）集中学习培训，开展知识竞赛：为强化安全意识，最大限度地减少医院感染和降低发生医院感染的危险性，更好地加强医院感染管理，提高医疗质量，保证医疗安全，医院于2010年开展以"规范行为，提高质量，加强感染控制"为主题的医院感染控制安全月活动。本次活动的宗旨是进行全院医院感染控制知识培训，提高全员防范医院感染的责任意识和工作能力，引导医务人员培养良好的职业手卫生习惯；预防和控制医院感染，保障医疗安全、提高医疗质量以及维护医务人员职业健康。

这次安全月活动的主要内容包括：①编写《医院感染管理资料汇编》分发到各科室，供各科室组织科内工作人员进行感染控制知识学习，查找科室和工作人员自身在防控医院感染方面存在的缺陷和不足，针对这些缺陷和不足制订切实可行的整改措施；②邀请院内外感控专家开展专题讲座，交流工作经验，解答工作难题；③按照不同科室的业务特点，和不同专业在感染控制方面的具体要求，准备不同内容的阶段性考核试卷，以科室为单位分别进行学习培训效果考核。④在科室考核的基础上，由各科室推荐感染控制业务骨干和积极分子报名参加院感知识竞赛，评选院感能手进行表彰；⑤根据科室所有参试人员的平均成绩确定进入现场知识竞赛的团体名单，进行现场知识竞赛，对获奖团体进行表彰。

（2）开展制度建设专项活动，梳理完善感控制度[3]：为了进一步规范内部管理，提高工作效率和质量，2010年，山东省胸科医院开始了新一轮ISO9001：2008质量管理体系认证工作，经过标准培训、文件编制、指导运行、内部审核、管理评审和外部审核等阶段，最终通过了认证。2011年，感染控制程序性文件分发到各个临床部门。

在认证过程中，感染控制科制订了《非结核分枝杆菌医院感染预防控制工作方案》，并梳理完善了其他制度、流程共104项。认证结束后，组织开展各科室感控规范性文件展评，共收到26个科室修订的规范性文件74份，包括制度24篇，SOP18份，工作流程14个，图表18个。经感染控制科初审后，共选出67份有普遍适用性的规范性文件，分别由感控小组成员、感控专职人员、医院感染管理委员会专家根据文件的完整性、原创性、切合实际工作情况等方面分别进行评分、投票，评选出一批具有我院特色并符合我院专业细分化要求的感染控制相关工作制度、工作流程和操作程序。

（3）完善设施，提供手卫生依从性：感染控制科对全院临床和医技科室的手卫生设施进行了摸底调查，提出整改建议，提交院长办公会讨论。鉴于老院区建筑的客观情况，医院决定筹措资金，从三个方面完善除ICU外其他科室的手卫生设施：①对现有洗手设施进行完善，增加液体皂液悬挂筐和肥皂干燥器，尽可能更换成非手触式水龙头；②由后勤部门勘查，对具备增设上下水条件的房间，尽可能改造上下水管路，安装洗手池；③对不具体洗手条件的单位，按照手卫生的要求，配置快速手消毒剂。

医院投入资金为各临床部门安装改造了洗手盆，配备了速干手消毒剂、抗菌洗手液和干手纸巾。通过此次活动，在普通病房的医生办公室、护士工作站、治疗室、治疗车、病历车等处都配备了手卫生资源，改善了感染控制设施条件，改变了以往在诊疗过程中无处洗手、无法进行手消毒的落后状况，基本实现了手卫生设施的可及性，满足了临床科室手卫生的基本需求。

为强化医务人员手卫生意识，减少院内交叉感染，培养医务人员良好的职业手卫生习惯，医院开展了"安全在手，感控在行动"的主题活动。本次活动中的一项内容是在全院征集手卫生宣传画和宣传文章，调动大部分医务人员的参与积极性，让临床一线的人员亲身示范手卫生的操作，通过对比、交流，展现大家从不同角度对手卫生的理解。活动的成功开展，提高了医院工作人员对感染控制的认知、责任意识和防控能力，进一步规范医院的"手卫生"，以便建立一种长效机制，使"手卫生"成为医务人员的一种自觉行为，从而不断提高我院医院感染管理质量，减少医院感染的发生，保障医疗质量和医疗安全。

（4）改建消毒供应中心，实现集中消毒供应：医院供应室由护理部负责管理，但消毒供应中心在全院感染控制工作的核心作用不容忽视。国家于2009年发布医院消毒供应三个规范后，感染控制科协助护理部对照新颁布的规范起草调研报告，将供应室存在的问题、集中处置的必要性以及解决建议一起提交院长办公会讨论。院领导对消毒供应中心规范达标问题非常重视，要求严格对照规范要求认真规划、设计、实施消毒供应中心改扩建，争取一次性通过达标验收；采用多部门协同、分步推进战略，积极实施全院集中消毒处置工作。

经过原供应室的改扩建并添置必要的清洗消毒器械，消毒供应中心达到了硬件要求；通过人员培训和流程再造，消毒供应中心的专业技术和管理水平达到了软件要求；通过护理部的协调和安排，包括手术器械和压脉带在内的全院重复使用的诊疗器械、器具和物品逐步实现了由消毒供应中心集中收集、处置、存放、发送。

（5）提高标本送检率，合理使用抗菌药物：根据原卫生部和山东省卫生厅2008年医院管理年活动的有关要求，医院要加强对抗菌药物的监督管理，严格执行抗菌药物分级管理规定，逐步建立抗菌药物临床应用预警机制，一旦发现抗菌药物应用异常情况，要积极采取相应的干预措施。由于非结核分枝杆菌在耐药性方面的特殊性，我院将其纳入需要特殊管理的多重耐药菌进行管理，建立并完善了对多重耐药菌的监测机制。

医院质量管理部门将手术标本送检率和感染性疾病患者标本3/5日送检纳入综合绩效管理，引导临床医师树立微生物标本送检意识。感染控制科在加强通过LIS系统进行微生物学检验报告进行浏览、通过HIS系统对感染症状进行筛查的同时，将感染病例的及时诊断率和及时报告率纳入工作指标进行统一考评。

微生物实验室增设检验项目，加强临床标本和院感监测样本中非结核分枝杆菌的分离和鉴定。所有标本先行涂片抗酸染色检查，阳性标本直接使用基因芯片技术进行分枝杆菌菌种鉴定[4]；分离培养阳性的菌株使用MALDI-TOF质谱仪快速鉴定到种属水平，显著缩短了临床报告时间。每季度将细菌培养及耐药情况做详细的监测分析，并将常见致病菌的耐药情况及时报告给医院药事管理委员会、医务科、感染科，并由医院统一转发临床各科室，指导临床用药。

2．推进工作主要成绩

非结核分枝杆菌感染的监测和控制工作有其自身的特点，与其他工作相比也有共性，很难单独部署开展 NTM 感染的防控。所以，院感专业人员参照特殊耐药菌感染和多重耐药菌感染预防控制工作进行开展，采取的感控措施和推进方法都兼顾了 NTM 的感染防控。与之前的工作情况相比，开展推进工作之后，取得的成绩主要体现在以下几个方面：

（1）医院感染管理实现规范化、制度化、流程化：医院感染管理工作的重点是有据可查、有法可依，而制度化建设是做好感染管理工作的第一步。通过学习、培训，通过 ISO9001 质量管理体系认证的过程，我们健全了各项管理制度，理顺了不合理流程，扭转了不规范的做法。

近年来，原卫生部和各级管理部门针对医院感染管理问题出台了许多标准、指南，医院感控部门都及时进行宣贯执行，将其揉合到程序性文件中，对原有文件进行修订、改版，实现感染控制工作的持续改进。每一个业务部门工作人员的案头，都有受控的感染控制规范性文件，指导规范性操作，提高医疗安全水平。

（2）感染控制基本设施基本齐全，感控成本核算步入正轨：陈旧的医院基础设施是医院感染管理工作面临的普遍难题，通过开发领导层，使其转变思维，循序渐进每年都投入一部分经费，引起的改变还是相当明显的。单就手卫生来说，在临床科室的不同关键点上，都能够使用洗手或者手消毒进行手卫生。洗手又可以在使用肥皂或者液体皂液之间选择，每一个洗手池旁边都设有干手纸巾盒。在个人防护方面，按照原卫生部的相关标准，对医用口罩进行了规范，招标采购符合标准的医用防护口罩和医用外科口罩供工作人员选择使用，逐步淘汰了一次性口罩和纱布口罩。

制约工作人员合理使用手卫生用品和防护用品的另一个重要问题，就是成本。为了解决这个问题，感染控制科积极向院领导解释和争取，最终领导答应：调整成本核算方法，合理使用不影响奖金。感染控制科对全院手卫生和防护用品的使用成本进行了测算，与财务部门和供应部门一起对正常使用情况进行监督，保证手卫生和防护用品的合理使用，对不合理使用的进行处罚。

（3）工作人员感染防控行为转化为主动的自觉行为：通过工作推进，医务人员的感染控制意识得到了显著提升，各项感控措施得到了较好的贯彻执行。调查发现，医务人员手卫生依从性明显提高，达到了 65%，全院每床日手消毒剂消耗量达到 4.5ml，操作中抽查手卫生样本合格率达到 67%，呼吸道防护规范率达到 83%。

（4）病原学标本送检率提高，医院感染率明显下降：随着针对临床抗菌药物合理使用综合治理工作的开展和微生物实验室检验流程的改进，临床抗菌药物使用的随意性和盲目性明显减少，标本送检率和检测时效大大提高，医院感染发生率持续下降。2010 和 2011 年度，微生物标本数达到 20729 份，阳性检出率达到 14%，都较工作推进之前明显提高。非结核分枝杆菌共检出 60 株，检出率的增长率高于同期患者增加比例。外科手术的 NTM 标本送检量由 6.7% 提升到 7.9%，但 NTM 检出量明显降低，下降到 1 株。

限于医院的专业特殊性，医院感染发生率一直处于较低的水平，2011 年度更是达到 1.07% 的低水平。但是，临床医师的医院感染控制意识显著提高，医院感染的诊断及时性和报告的及时率都在 95% 以上，并且经常积极主动地与感染控制科探讨交流医院感染问题。

（四）述评

1. 经验体会

（1）与结核分枝杆菌和其他常见医院感染病原体不同，NTM 的传播和致病机制有显著的特点。NTM 在自然界的广泛分布，特别是在水中的正常存在，给预防和控制工作带来了更大的难度。预防和控制 NTM 医院感染的中心环节是消毒灭菌，关键要抓好医院用水和医疗器械的消毒工作。由于自来水、由自来水制成的冰块、经处理的透析用自来水和作为诸如甲紫（龙胆紫）溶剂等用的蒸馏水，都是 NTM 院内感染的来源，所以医疗用水的配制必须严格按要求进行，规范操作。医疗器械消毒后最好采用灭菌水冲洗，避免使用自来水或蒸馏水进行冲洗造成二次污染。

（2）预防 NTM 医院感染需要各项感控措施的综合落实[5]。NTM 感染涉及患者诊疗的诸多环节，防控措施也应该涵盖建筑布局、环境卫生、隔离防护等各个方面。在综合防控的基础上，加强对特殊感染和 NTM 感染的预防和控制，才能获得最佳的实施效果。最近发生的几起 NTM 感染暴发事件，多为手术操作或者手术器械消毒不规范引起的，但需要我们重视的还应当包括一些门诊和多种诊疗机构的侵入性操作，甚至包括一些极其细微的侵入性操作。另外，在我国乃至国际上许多传统医学或民间疗法都不同程度地含有侵入性操作，还有目前方兴未艾的我国美容行业的发展，NTM 感染的潜在危险需要引起高度警惕。

（3）在做好预防工作的同时，还要注意加强 NTM 的检测工作。总结近年来发生的数起 NTM 感染暴发事件，可以发现一个共同的特点：医院不具备 NTM 的检测检验技术，不能及时对标本进行检测和 NTM 菌种鉴定，也没有申请外检。所以，各大区，甚至有关省、直辖市，应在现有的基础上重点培训和装备已有一定基础的检验中心，做好 NTM 菌种鉴定工作，并逐渐推广，使 NTM 能及时检出，并能进行各种 NTM 致病菌种的药敏试验，以提高对 NTM 病的处理能力和水平。

（4）医疗卫生的经费投入是顺利开展一切工作的基础，包括院感控制。而判断一个单位是否真正重视医院感染管理工作的标准，就是感染控制经费是否合理、足够。目前，大多数医疗机构已经实现由追求经济利益最大化逐步回归到医疗服务公益性和保证医疗治疗的本质上来。在进行有关医院感染控制方面的成本效益评估时，除去减少医疗事故降低医疗风险所产生的直接收益之外，更应该看到保质保量的医疗服务所产生的巨大社会效益。这一点，在当前医改实施之初医患矛盾激化的关键阶段，其潜在的社会影响更显重要。

2．总结

非结核分枝杆菌感染的监测和控制，是在发生巨大经济损失和社会不利影响的现实情况下，逐渐被重视的一项工作。面临严峻的形势，医疗机构应当加强对全体医务人员医院感染预防与控制知识的培训，特别要加大对一线医务人员非结核分枝杆菌医院感染预防与控制措施的培训力度，强化防控意识，加大对消毒灭菌、无菌技术操作、手卫生及隔离等措施的落实力度，提高医务人员有效预防和控制医院感染的工作能力和处置能力，加强监测和评估，持续改进防控措施，切实保障医疗安全。

（邓云峰　山东省胸科医院　李卫光　山东省立医院）

参考文献

[1] 卫生部 . 关于加强非结核分枝杆菌医院感染预防与控制工作的通知（卫办医政发〔2010〕88 号），

2010 年 5 月．

[2] American Thoracic Society．An official ATS/IDSA statement：Diagnosis，treatment，and prevention of nontuberculosis mycobacterial diseases．Am J Respir Crit Care Med，2007，175：367-416．

[3] 中华医学会结核病分会．非结核分枝杆菌病诊断与处理指南．中华结核和呼吸杂志，2000，23：650-653．

[4] 李地灵，陈晋．非结核分枝杆菌的实验室鉴定方法学进展．国际检验医学杂志，2013，34（14）：1840-1842．

[5] 全国结核病流行病学调查技术指导组．第四次全国结核病流行病学抽样调查报告．中华结核和呼吸杂志，2002，25（1）：3-7．

案例二　手术部位龟分枝杆菌感染暴发的控制

外科手术部位感染（surgical site infection，SSI）是术后并发症之一，是医院感染的重要组成部分。基于美国 NNIS 的报告，SSI 是第 3 位最常发生的院内感染，占住院患者发生院内感染数量的 14% ～ 16%。据报道，每例 SSI 患者额外支出费用为 3000 ～ 29000 美元，美国每年因 SSI 的经济损失高达 100 亿美元。1998 年深圳市妇儿医院暴发的手术部位感染事件被全国电台、电视台、全国各类报刊报道，引起社会各界和国内外的强烈反响。2000 年北京晨报报道，46 名暴发事件的患者索赔达 2681 万。

（一）概述

1998 年 3 月 31 日至 5 月 28 日，深圳市妇儿医院 292 例手术中，共发生 166 例手术切口感染 [1]。在自行控制未果，感染人数越来越多的情况下，求助相关专家和卫生行政部门。经调查，此次感染事件是一起由龟分枝杆菌导致的医院感染暴发事件。感染原因是浸泡手术刀片、剪刀和缝线的戊二醛因配制错误未达到灭菌效果，对污染的龟分枝杆菌不能起到杀灭效果。采用停止手术、积极治疗感染患者等控制措施，终止了本次暴发流行。医院院长被免职，直接责任药师被开除。

（二）流行病学特点

1．时间分布

1998 年 3 月 31 日—5 月 28 日，先后有 166 例手术患者出现了手术部位感染，潜伏期中位数为 24 天，术后 13 天—35 天 105 例；有早期手术的患者潜伏期长、后期手术的患者潜伏期短的特点。手术后切口感染率 3 月份为 11.11%、4 月份为 49.72%、5 月份为 69.03%，手术后切口感染率逐月升高，有统计学意义。

2．人群分布

手术感染患者年龄为 8 个月～ 83 岁,23 岁～ 40 岁者约占 85%。分布于全院各外科科室，妇女约占 85%，以剖宫产为主，有少量疝气和包皮环切术。不同手术医生的感染专率之间没有差异。

3．空间分布

166 例感染患者手术地点均在手术室；同期内产房自然分娩 416 例，所有会阴侧切伤口无 1 例感染；剖宫产术新生儿断脐由助产士从产房带去的器械进行操作，新生儿无 1 例感染。

（三）调查与控制方法

1. 医院感染暴发的发生及发现过程

1998 年 3 月底，深圳市妇儿医院妇科和产科的临床医生陆续发现不少手术患者发生手术切口感染，临床疗效不佳，遂向医务部报告。该院自行开展调查，认为与手术室手术部位皮肤消毒用的碘附有关，更换了碘附，但仍不断有新的手术切口感染患者出现。至 5 月 28 日，求助中南大学湘雅医院感染控制中心，并向当地卫生行政部门报告。

2. 暴发核实

所有患者的临床表现非常类似，临床表现为手术切口部位初期肿、痛，有小结节，圆形或椭圆形，有触痛；随后切口部位或缝线部位破溃后有脓性分泌物流出，伤口有线头夹出，可形成深部窦道；部分患者感染切口部位附近淋巴结肿大，破溃或穿刺可见脓性分泌物；患者无明显发热；清创换药后创面清洁但不愈合，或愈合后又复发。潜伏期超过 10 天。

调查显示，1998 年 3 月 31 日至 5 月 28 日的 292 例手术中，共发生 166 例手术切口感染，罹患率达 56.85%。

3. 暴发原因调查

（1）查找病原体：患者感染部位组织病理学检查显示结核样改变，抗酸染色阳性。该院伤口分泌物培养分离鉴定出 2 株棒状杆菌和 2 株表皮葡萄球菌。6 月 3 日湘雅医院临床微生物室对该院提供的 2 株棒状杆菌重新鉴定为龟分枝杆菌，药物敏感试验结果为阿米卡星、环丙沙星敏感；除此之外，在采集的伤口分泌物标本中还分离出金黄色葡萄球菌和表皮葡萄球菌。北京 309 医院结核病研究室张俊仙、深圳市卫生防疫站扈庆华等通过分子生物学研究，认为存在两种龟分枝杆菌亚型。

（2）查找传播途径：该医院早期考虑碘附是导致本次事件的原因，通过对更换碘附前后的发病率进行统计，数据显示更换碘附后的发病率仍上升，更换碘附前手术室用的碘附和产房用的碘附是同一批号等情况分析，可排除碘附的因素。中南大学湘雅医院感染控制中心微生物室对采集的各种环境样本进行细菌培养，结果显示，对手术室物体表面、手术缝线、手术刷、自来水，以及药剂科的自来水、配药的蒸馏水等的采样进行细菌培养，结果均为无菌生长。

1）手术室部分手术器械使用戊二醛浸泡灭菌：手术室使用化学消毒剂戊二醛浸泡缝线、手术刀片、剪刀进行灭菌，消毒剂每周更换一次，在更换之间，容器不做处理，直接将配制好的消毒剂倾入容器中。消毒剂配制是由本院药剂科的药师配制。产房使用的会阴侧切剪刀由消毒供应中心提供，侧切部位未发现感染。手术室行剖宫产术出生的新生儿断脐由助产士从产房带去的器械进行操作，新生儿无 1 例感染。

2）消毒液消毒效果及浓度监测不合格：按原卫生部《消毒与灭菌实验技术规范》要求，对手术室的手术消毒液原液、配制后未使用戊二醛消毒液和使用中消毒液分别作其消毒效能检测，同时用含氯消毒剂"84"（采自湘雅医院）作对照。用金黄色葡萄球菌 ATCC25923 标准菌株和患者分离的龟分枝杆菌进行定性杀菌实验。实验显示，手术消毒液原液和含氯消毒剂"84"（1 ∶ 100 稀释，有效氯含量为 600mg/L）作用 2 分钟对龟分枝杆菌的定性杀菌试验均为无菌生长。而使用中戊二醛和配制后未启用戊二醛对金黄色葡萄球菌 ATCC25923 标准菌株作用 30 分钟仍有菌生长；对龟分枝杆菌作用 60 分钟仍有菌生长。

配制后未使用的戊二醛和手术室使用中的戊二醛加中和剂后进行细菌培养。配制后未启用戊二醛无菌生长，手术室使用中戊二醛培养分离出龟分枝杆菌。

使用酸碱滴定法对配制后未使用的戊二醛和使用中的戊二醛进行浓度测定。测定使用中戊二醛和配制后未启用戊二醛的浓度均为 0.137%。

3）戊二醛浓度配制错误：药剂科盛装戊二醛的容器上没有浓度标识。医院前后曾购进 20% 和 1% 两种浓度戊二醛，购货发票上有浓度注明，但消毒剂标签无浓度注明。药师误把 1% 戊二醛当成 20% 戊二醛，稀释到原浓度的十分之一。

（3）易感人群：所有使用手术室手术器械的手术患者均为易感人群。

4．主要控制措施

发生医院感染暴发后，坚持"边抢救、边调查、边处理、边核实"的原则。

（1）关闭手术室、停止手术：在不能及时确定原因且感染患者不断增加的情况下，湘雅医院感染管理团队果断建议关闭手术室，停止手术。

（2）从手术器械使用、灭菌、消毒液等路径积极查找原因：利用多方微生物室力量对伤口分泌物进行培养鉴定，积极查找病原体及传播途径。对使用的手术器械、灭菌手术器械的消毒液进行灭菌效果及浓度监测，积极寻找原因。

（3）在当时国内缺少治疗快速生长型分枝杆菌感染经验的情况下，对多种治疗方案进行评估，积极治疗患者。

（4）原卫生部发布《关于深圳市妇儿医院发生严重医院感染事件的通告》，在全国范围加大了医院感染管理的力度。在具体措施上提出了建立并遵守消毒剂的购进、使用和管理的规章制度，加强非典型分枝杆菌的实验室诊断，尽量使用成品消毒剂，避免自行配制错误，开展对使用中的消毒液进行浓度监测等建议。

5．控制效果

该事件中的手术部位感染病原体以龟分枝杆菌为主，虽存在两个型别，但每个型别感染的患者均较多，可认为是一起严重的医院感染暴发事件。由于使用中戊二醛浓度不足以杀灭水中污染的龟分枝杆菌，随着时间的推移，细菌在使用中的戊二醛中的数量不断增加，导致了在手术室手术的患者手术部位感染的暴发。手术部位感染率逐月增加、潜伏期缩短的特点说明后期手术污染的细菌量大于早期的手术。

此次事件的传播途径为医疗器械被龟分枝杆菌污染所致，通过停止手术终止了本次暴发流行。经多种治疗方案的评价，以系统给予抗菌药物抗感染的基础上，积极采取外科手术切除病灶的方案效果最佳。

（四）述评

1．经验体会

（1）控制工作的成功之处及成功的关键点

多部门、多专业人员相互协作，认真研究新出现的问题。该事件由龟分枝杆菌引起，在认识不足，缺少经验的情况下，临床医学、预防医学、检验医学专业人员通力协作，对于明确该事件的疾病诊断、感染途径以及治疗与控制等起到了关键作用。

医院感染暴发的流行病学调查属于现场流行病学调查，没有被破坏的现场往往是找到证据的重要途径。本次调查中能在使用中的戊二醛中分离出龟分枝杆菌，与敏锐地发现重要现场，正确地采集样本密不可分。

临床专家对于临床表现的分析和治疗方案的评估确定，预防医学专家对于调查资料的统计分析，微生物学专家对于病原体以及消毒剂浓度的确定都为本次事件成功的调查和控制起到了决定性作用。

（2）控制工作的不足之处及需注意的方面

本次事件中龟分枝杆菌从哪里来，没有找到确切证据，这也是现场流行病学常出现的遗憾，也与对龟分枝杆菌认识不足有关。文献表明，龟分枝杆菌属于非结核分枝杆菌的快速生长型分枝杆菌，广泛存在于自然界的土壤、河水、海水中，通常属于机会性致病菌，主要引起皮肤软组织感染和手术部位感染，也可引起肺部、骨、关节等部位的感染。尽管手术室和药剂科的环境和供水系统均为无菌生长，由于快速生长型分枝杆菌在供水系统中的浓度较低，本调查中采样的样本量偏少也可能是导致未检出龟分枝杆菌的原因之一，现在相关调查中采用过滤集菌的方法提高了阳性率。另外，在目前的技术条件下，推荐采用分子生物学方法进行相关检测，以提高阳性率。

此次手术部位感染暴发，事件发生时间长，突显出该院在医院感染管理方面存在诸多缺陷，如临床没有医院感染报告意识，医院感染科缺少常规监测，既没有病例监测，也没有环境和消毒相关监测，细菌培养不能准确鉴定病原体，将龟分枝杆菌认为是棒状杆菌等。

2. 总结

（1）在常规医院感染病例监测中注意鉴别非结核分枝杆菌感染

非结核分枝杆菌感染的临床表现特异性不强，仅凭借临床症状和体征往往不能与其他细菌感染区分，需要病原体相关的检测配合。如非结核分枝杆菌导致的手术部位感染的诊断描述为"特异性典型地表现为合并微小脓肿的化脓性病变，革兰氏染色显示为类白喉棒状杆菌样的菌体，可表现为淋巴结炎"[2]。提高病原体检查送检率是必由之路。特别是对于难治性感染，如难治性手术部位感染，需考虑检测非结核分枝杆菌。

（2）加强自来水或饮用水系统的非结核分枝杆菌监测

美国 USEPA《国家饮用水水质标准》将分枝杆菌作为标准之一，WHO《饮用水水质准则》也将非结核分枝杆菌列为水质标准。目前，我国居民饮用水卫生标准中并没有涉及分枝杆菌或非结核分枝杆菌的监测内容和标准。但在较为洁净的城市生活饮用水中常能检测到非结核分枝杆菌，可见非结核分枝杆菌在水环境中普遍存在（如供水系统等）。在医院中，当供水突发事件（如市政供水中断、水污染或发生洪水）发生后或发生非结核分枝杆菌暴发流行时，应加强水环境中的非结核分枝杆菌的监测。

（3）提升临床微生物室对非结核分枝杆菌的检验水平

非结核分枝杆菌生长缓慢，常规的培养时间往往不能检出，培养时间可延长至 7 天，同时涂片进行革兰氏染色和抗酸染色[3]。非结核分枝杆菌种类繁多、生化反应相近等因素常成为菌种鉴定难点，在怀疑暴发流行时尽可能对分离出的微生物用分子生物学方法鉴定同源性。

（任南　中南大学湘雅医院）

参考文献

[1] 任南，徐秀华，文细毛，等．龟分枝杆菌切口感染暴发的调查分析．中国医师杂志，2002，4（10）：1099-1101.

[2] 唐神结．非结核分枝杆菌病诊断与治疗专家共识解读．中国医刊，2016，51（3）：21-24.

[3] 黄明翔．非结核分枝杆菌病的实验室诊断技术进展．中国防痨杂志，2013，35（7）：538-541.

第三章　医院感染高风险部门医院感染管理

第一节　成人重症监护病房医院感染的管理

一、综述

（一）概述

重症监护病房（intensive care unit，ICU）是医院中危重患者和术后高危患者实施集中加强治疗和护理的场所，是重症医学实践的基本医疗单位。ICU 在医学发展史上已有 50 多年历史，我国重症医学专业发展较晚，大多是 20 世纪 80 年代开始建立。1980 年广州呼吸病研究所建立了一个只有 3 张床但有现代化概念的 ICU。1985 年后各家医院相继建立以抢救为主的综合性或中心 ICU。2002 年冬至 2003 年春发生的 SARS 在实践中证明了 ICU 在抢救重症患者中的作用。经过多年的发展，目前已形成具有专科性质的 ICU，如 NICU（神经科 ICU）、CCU（冠心病监护病房）、RICU（呼吸 ICU）、EICU（急诊 ICU）及综合 ICU 的模式[1,2]。ICU 应用先进的诊断、监护和治疗设备与技术，对病情进行连续、动态的定性和定量观察，并通过有效的干预措施，为重症患者提供规范的、高质量的生命支持，为医院危重患者提供最后一道防线。但由于 ICU 患者存在病情重、病种繁多、免疫功能低下、大量应用广谱抗菌药物等高危因素，发生医院感染的概率大大增加，严重影响了 ICU 患者救治的成功率。本文将从 ICU 医院感染的现状、监测、控制措施及新进展等方面进行综述。

（二）ICU 医院感染的管理

1. ICU 医院感染现状

众多医院感染高危因素的聚集，使 ICU 患者医院感染的概率高达 26%[3]。吴安华[4] 等对 2013—2015 年中国综合性三甲医院 ICU 医院感染进行回顾性分析，共调查 29 605 名患者，医院感染发生率为 2.23%，其中下呼吸道感染发生率最高约为 45.6%，其次是上呼吸道感染率为 9.9%，泌尿系感染率为 8.52%。据报道，发达国家 ICU 医院感染发生率波动在 7.7% ~ 16.5%，较我国低，而拉丁美洲如阿根廷、巴西等国 ICU 医院感染发生率与我国相似，印度发生率较我国高。

ICU 患者发生医院感染的病原菌因感染部位的不同而有所区别。Jiguang Ding[5] 等研究显示：下呼吸道感染病原菌中鲍曼不动杆菌、肺炎克雷伯杆菌所占比例最大，其次是铜绿假单胞菌和金黄色葡萄球菌；尿路感染主要是真菌感染，尤其是白念珠菌感染最常见，另外大肠埃希氏菌感染亦比较多见；表皮葡萄球菌、大肠埃希氏菌及金黄色葡萄球菌是血流感染最常见的三种病原体。Weber 等[6] 亦报道：在造成医院感染的呼吸机相关性肺炎中病原菌主要是 G⁻ 菌，如铜绿假单胞菌、嗜麦芽窄食假单胞菌、不动杆菌等。

由于 ICU 患者病种繁多、免疫功能低下，加上各种侵入性操作繁多，大量应用广谱抗菌药物，导致院内感染的耐药菌株日益增加，并形成恶性循环。ICU 不仅具有较高的医院感染发生率，其发生医院感染者的病死率也高达 60.9%[1]。Pena 等[6] 在一次 ICU 产 ESBL-KP（产超广谱 β- 内酰胺酶肺炎克雷伯杆菌）暴发期间对所有患者致病菌进行了调查，认为在 ESBL-KP 流行的环境中，存在交叉感染的一些操作，如尿道插管、机械通气等与感染最为相关，且随住院时间延长感染危险性增加。刘旭等[8] 报道 G⁻ 杆菌中产超广谱 β- 内酰胺酶（ESBLs）菌检出率为 60.67%，其中大肠埃希氏菌为 73%，肺炎克雷伯杆菌为 55.13%，对三代头孢菌素、喹诺酮类、氨基糖苷类抗菌药物耐药性较高；葡萄球菌属中耐甲氧西林葡萄球菌（MRS）检出率达 79.81%，其中耐甲氧西林金黄色葡萄球菌（MRSA）检出率达 100%。MRSA 在医院尤其是 ICU 中变得越来越常见，耐万古霉素肠球菌（VRE）在 ICU 医院感染中也呈明显增高趋势。多重耐药和泛耐药 G⁻ 杆菌，尤其铜绿假单胞菌和鲍曼不动杆菌所致感染是临床面临的新挑战[9]，而目前真菌的耐药率相对较低。

2. ICU 医院感染监测

医院感染管理是现代医院综合质量管理的重要组成部分，是医疗安全的重中之重。医院感染监测是医院感染控制的基础。在我国，随着 ICU 医院感染管理工作的深入发展，三级医院的医院感染病例监测已经实现了从回顾性调查到前瞻性调查质的飞跃，这对于及时发现 ICU 医院感染的流行、暴发趋势，采取有力措施控制感染的发生发挥了重要作用[10]。ICU 医院感染的监测通常分为全面综合性监测和目标性监测。我国医院感染全面综合性监测工作已有近 30 年的历史，全面综合性监测对了解医院的全面医院感染发生情况起到重要作用。但随着信息化网络管理的发展，将计算机技术引入到医院感染管理监控工作，已成为医院感染学科发展的需要。

目前，国际主流趋势为医院感染的目标性监测，美国医院感染监控系统（National Nosocomial Infection Surveillance，NNIS）于 1999 年放弃医院范围的全面综合性感染率监测，重点集中在成人及儿童 ICU、高危护理、外科手术切口三个目标性监测。对于 ICU 不断变化的微生物种类和日益严重的多重耐药问题，我们必须采取具体的（S）、可衡量的（M）、可行的（A）、确切的（R）、实时的（T）监测手段，即 SMART 原则，该原则由 Marin Kollef[11] 在 2008 年 CHEST 杂志上提出的旨在降低 ICU 医院感染（呼吸机相关性肺炎、导尿管相关泌尿系感染、外科手术部位感染，以及难治性梭状芽胞杆菌相关性腹泻）。加强医院感染的目标性监测工作，通过分析监测结果，提高预防与控制医院感染的意识，使其工作达到规范化、系统化和标准化，并可全面了解各类型 ICU 医院感染的发病率及危险因素，以便采取相应措施有效控制 ICU 医院感染的发生。

3. ICU 医院感染管理的现状与存在的问题

在 2016 年 8 月 11 日召开的"第四届全国医院感染控制与消毒管理学术会议"上，专家介绍，每年有数百万住院患者发生医院感染，而 ICU 是众多医院感染高度集中的场所。导致 ICU 发生医院感染的常见原因有：①各项诊疗护理操作十分频繁，手卫生依从性及无菌操作技术规范性受到影响；② ICU 布局不合理，有些 ICU 病床单元面积过于狭小，不利于做好消毒隔离工作，易造成交叉感染；③对医院感染管理工作重视不够，有些 ICU 工作人员常以工作繁忙为理由忽视医院感染管理工作，造成医院交叉感染[12]。另外，无菌操作技术不规范，家属的频繁探视，医护人员短缺、超负荷工作会影响各种基本的卫生和感染控制措施的实施等也是引起病原菌交叉感染的主要原因。虽然 ICU 医院感染的防控十分重要，但迄今为止国内外尚无 ICU 医院感染防控标准和规范。美国医疗保险公司从 2008 年终止对血管插管相关感染和插管相关尿管感染等 8 种医院感染的赔付[13]。这使医院在面临经济损失的情况下，会更好地执行各种医院感染的防控措施，而有效的医院感染防控措施又能给社会带来良好的社会和经济效益。

管理 ICU 仅有重症医学专业医师仍然不够，更重要的是建立重症医学的专业团队[16]。美国重症医学会主席 Levy MM 等人通过研究美国 100 家医院中 123 个 ICU 的 101832 名患者后发现，重症医学专业医师参与管理的患者有着更高的死亡率。在 2009 年 10 月召开的一次大型国际会议上，Levy MM 等人认真地讨论逐步将大家的注意力集中到如何确定重症医学专业医师对患者的全时和床旁的管理方面。大家发现，美国现在的部分医院中，ICU 的设施不规范，虽然有重症医学监测医师，但不能保证对患者进行全时的实际管理，是影响患者预后的关键原因所在。目前我国 ICU 医院感染管理存在的普遍问题主要有：ICU 建筑布局不合理，基本条件不完善；医院管理松懈，规章制度不健全、不落实；法律法规意识淡漠，医院感染防控工作不到位；缺乏完善的 ICU 医院感染监测系统。我国医院感染软件的研制与开发起步相对较晚，于 20 世纪 80 年代中后期才有了可喜的开端，在具体实施与运行中取得了一定成绩，但仍存在一些系统涵盖范围狭窄、感染病例智能化识别低、医院感染相关流行病学监测有待完善、抗菌药物监测未明确到责任人、未实现监测和控制紧密结合等问题[15]。

4. ICU 医院感染管理的进展与发展趋势

在 ICU 医院感染中，多重耐药菌为重要病原菌，有侵入性操作患者的感染率明显高于没有接受过侵入性检查与治疗患者。有效地控制医院感染，可以明显减缓耐药菌的扩散与流行[16]。无论是现在提倡的"绿色医院"还是"洁净医院"，都是要走控制医院感染、提升自身国际竞争力、与国外医院展开深层次竞争的必由之路，是我国现代医院发展的未来走势。原卫生部于 1986 年成立全国医院感染监控网及全国医院感染管理培训基地，每年开展医院感染专职人员的培训工作，使专业人员的素质和结构发生了变化，20 世纪 90 年代初主要以护士为主体，以初级技术职称为多，1998 年据对 97 家医院调查发现，医师、检验人员和高级职称人数明显增多。目前国内外各大型医院已经基本完善了对专业特色的科室 ICU（例如 SICU，CCU，RICU，EICU，NICU，PICU，以及综合性 ICU 等）的建设。由于 ICU 集中了全院最危重的患者，从院长到每一个专业医务人员都十分关注 ICU 的建设和发展。要控制其感染，医疗行政的主管部门应该特别关注全院危重感染患者的流向，专科与 ICU 患者危重程度、数量的比例，为控制 ICU 医院感染制订相应的政策，建立健全各项规章制度，包括《ICU 工作管理制度》《ICU 探视制度》《ICU 消毒隔离制度》《抗菌药物使用管理制度》等[11]。

（三）总结

ICU 患者大多是重症感染和术后患者，有的伴有严重基础疾病如肿瘤、糖尿病、心力衰竭、肾衰竭，同时接受大量抗菌药物、激素和各种侵入性操作，免疫功能非常差，极易发生医院感染。因此，ICU 病房建筑布局和设施要合理，工作流程要规范；开展 ICU 病房的目标性监测，及时发现医院感染的相关危险因素；加强 ICU 病房抗感染管理制度，加强对医护人员的教育培训，加强医务人员的手卫生；加强病原菌特别是多重耐药菌的监测；加强医院感染管理部门、临床微生物实验室人员、临床医护人员等部门的沟通与合作；强化依法执业意识，实施责任追究，确保医疗质量和安全。只有这样才能有效控制 ICU 内的病原菌感染，有效预防和控制医院感染的发生。

（杨　芸　朗耀雄　山西大医院）

参考文献

[1] 李六亿，刘玉村. 医院感染管理学. 北京：北京大学医学出版社，2010.

[2] 肖正伦. 危重症监护医学与 ICU. 广州：广东人民出版社，2004.

[3] Erbay H，Yalcin AN，Serin S，et al.Nosocomial infections in intensive care unite in a Turkish university hospital：a 2-year survey.Intensive Care Med，2003，29（9）：1482-1488.

[4] 李福琴，吴安华等，2013—2015 年某综合性医院医院感染现患率调查. 中国感染控制杂志，2016，15（7）：484-487.

[5] Ji-Guang Ding，Qing-Feng Sun，Ke-Cheng Li，et al. Retrospective analysis of nosocomial infections in the intensive care unit of a tertiary hospital in China during 2003 and 2007. BMC Infectious Diseases，2009，9（115）：1-6.

[6] Webern DJ，Rutala WA，Sickbert-Bennett EE，et al.Microbiology of ventilator-associated pneumonia compared with that of hospital-acquired pneumonia.Infect Control Hosp Epidemiol，2007，28（7）：825-831.

[7] Pena C，Pujol M，Ricart A，et al. Risk factors for faecal carriage of Klebsiella pneumoniae producing extended spectrum beta-lactamases in the intensive care unit. J Hosp Infect，1997，35：9.

[8] 刘旭，穆锦江，重症监护病房医院感染病原菌分布及耐药性分析，中华医院感染学杂志，2008，18（2）：281-283.

[9] 汪复. 2007 年 CHINET 细菌药物性监测. 中国感染与化疗杂志，2008，8（5）：325-333.

[10] 任玲，周宏，郑雯，茅一平. 医院感染目标性监测与全面综合性监测方法的对比研究. 中华医院感染学杂志，2006，16（9）：995-997.

[11] Marin Kollef. Smart approaches for reducing nosocomial infections in the ICU. CHEST，2008，134：447-456.

[12] 王力红，马文晖，张京利，等. 重症监护病房医院感染现状与防控策略. 中华医院科学院学报，2008，30（5）：610-613.

[13] Rosenthal MB. Nonpayment for performance? Medicare's new reimbursement rule. N Engl J Med，2007，357：1573–1575.

[14] 刘大为，邱海波. 重症医学. 北京：人民卫生出版社，2010.

[15] 史锋庆，高建宏，韩雪玲，等. 医院感染监测系统研制进展. 中国药理杂志，2010，18（1）：29-31.

[16] 王宏沛，孟灵，王鸿玮，石瑞芳. 多重耐药菌监测与易感因素的临床研究. 兰州大学学报（医学版），2005，31（2）：55-56.

二、工作案例

案例一　多管齐下推进成人重症监护病房医院感染管理工作

（一）前言

成人重症监护病房（ICU）收治病种多且杂，多为病情危重的重度颅脑外伤、脑血管意外、多脏器功能衰竭等患者。患者营养状况差、免疫功能低下、基础疾病严重，加之广谱抗菌药物的大量使用、侵入性操作等，使患者免疫机制处于极低水平，正常屏蔽功能受到破坏，极易发生感染。国内有研究表明，成人 ICU 的医院感染发生率＞50%，甚至达 100%[1]，ICU 医院感染问题是导致抢救最终失败的重要原因之一[2]，因此做好 ICU 感染的预防与控制工作尤显重要。

（二）工作方法

1. 工作基础

西安交通大学第二附属医院成立于 1937 年，是国家教育部、原卫生部直属的一所集医疗、教学、科研、预防保健为一体的现代化大型综合医院，国家三级甲等医院。尽管医院有着悠久的历史，但因过去受房屋、设备、人员等条件所限，迟迟未成立重症医学科，直至 2009 年新的综合大楼启用才于当年 3 月成立。现有综合 ICU 病床 15 张，医师 10 人，护士 33 人；人员组成也非常年轻，各方面经验明显不足。

2. 面临的困难与挑战

重症医学科成立之初，发现存在主要问题如下：①科室医院感染监控小组未发挥应有的作用，监测与监督的记录不规范；②科室医务人员对医院感染的预防工作不重视，表现在手卫生依从性低、对多重耐药菌患者的隔离措施不到位等方面；③导致 ICU 患者感染的危险因素很多，很难判断出哪种为主要的高危因素，或者说是导致感染的直接因素，因此要准确做到对症下药较为困难；④手卫生执行力差，宣教及监督不到位，医护人员及患者家属探访时手卫生执行依从性差；⑤ICU 卫生条件较差。ICU 的保洁人员医院感染防控知识缺乏，物体表面清洁不彻底，消毒剂配制不规范，无法保证消毒效果；⑥抗菌药物使用不合理，病原学送检率较低。

3. 推进该项工作的具体方法与措施

医院在发现问题后采取了以下措施：

（1）成立感染管理小组：成立科室医院感染监控小组，由科主任和护士长负责，指定专门的感控医生及感控护士做好科室的医院感染预防与控制工作。制订医院多项切实可行的医院感染管理制度及标准操作规程，严格监督其落实情况。

（2）培训教育：定期对 ICU 医护人员进行多种形式的培训，比如赠送《医院感染预防与控制标准操作规程》一书，给 ICU 电脑上装手卫生及职业防护的视频，请省内外甚至国内外专家授课等，以提高医护人员对感染控制与预防知识的掌握。根据药敏结果合理选用抗菌药物是预防 ICU 医院感染的重要措施之一[3]。邀请医院细菌室及药剂科教授对标本的采集方法、抗菌药物合理使用等相关知识进行培训。

（3）加强沟通：加强与科主任、护士长的沟通，从 ICU 的建筑布局就开始介入，严格划分洁污各区域，使科主任深切感受到医院感染管理工作的重要性及专业性。

（4）目标性监测：在 ICU 开展目标性监测以便对 ICU 患者情况有全面的了解。医院感染管理科专职人员与 ICU 监控医生和监控护士联合开展目标性监测，每天到 ICU 了解所有入住 ICU 患者的基本情况，每天与 ICU 医生一起查房，遇到问题及时沟通。并填写相关的表格。监测内容主要包括生命体征变化，医疗装置的使用情况（使用天数，更换时间等），抗菌药物预防性及治疗性应用情况（药品名称、剂量、使用时间等），治疗性用药及治疗加预防用药的患者是否在用药前及时采集标本送检，是否根据药敏结果指导用药等。每天收集资料，每季度统计分析，找出感染的高危因素及主要环节。通过我们的监测和指导，逐步在科室树立威信。如有 1 例 ICU 患者，男，83 岁，以"股骨粗隆间胫骨折牵引术后半月，发热伴咳嗽咳痰 5 天"为主诉于 2010 年 3 月 24 日入院。入院后给予 3 次痰培养，结果都为"金黄色葡萄球菌"，考虑为社区肺部感染。入院后由于患者外周静脉留置较困难，于 4 月 20 日行中心静脉穿刺置管术，术后第 10 天开始发热，连续 4 天体温分别为 41℃、39℃、39.1℃、39.8℃，经对症治疗无好转，经医院感染管理科专职人员提醒此次发热可能为导管相关血流感染，遂给予拔管，进行导管尖端培养结果报：白念珠菌，药敏同血培养。并输血浆支持及加用参麦注射液以提升血压，拔管当天体温降到 38℃，随后逐渐转为正常。

（5）加强手卫生管理：由医务人员经手传播细菌而造成的医院感染占 30.0%[4]。提高手卫生的依从性是降低医院感染最简单、最经济、最有效、最方便的措施[5]。在 ICU 入门处及医疗区增设洗手池和洗手、干手设施，在每个病床前放置速干手消毒剂。遵循手卫生指征，严格做好手卫生。严格管理 ICU 进出人员，要求工作人员及探视家属入室前后必须洗手并派专人负责监督执行情况。

（6）加强环境管理：改善 ICU 的卫生状况。对保洁人员进行培训、加强物表的卫生清洁，每季度进行环境卫生学监测，如遇聚集性医院感染发生时及时采样。

（7）注意隔离与消毒：感染与非感染患者分开，特殊感染患者单独安置，采取相应的隔离措施，控制交叉感染。认真洗手和消毒，严格执行无菌操作，必要时戴手套。

（8）主动发现问题，与科室共同参与解决：了解医务人员工作中存在的问题，发现问题后立即向科室领导反馈，以取得领导的支持和重视，与科室共同查找原因，制订整改措施改进等，严格执行奖惩制度。

（9）课题研究：与国际组织合作开展多中心研究。特别需要一提的是 2009 年 6 月至 2010 年 6 月，医院感控科与国际医院感染控制联盟（INICC）合作开展了 ICU 院内医疗装置感染率监测的多中心合作研究课题，在研究过程中每天收集用过医疗装置患者的相关资料，包括呼吸机、导尿管、中心静脉置管、透析设备等操作后的体温、血压变化、使用时间、使用期间抗菌药物、有无感染等指标得出使用各种医疗装置导致的相关部位感染率。

此外，感控科还进行了手卫生的目标性监测。2009 年 7 月至 2010 年 6 月这一年中 ICU 医务人员手卫生的依从性每季度分别为 42%、54%、55% 和 57%。针对手卫生依从性不高的情况，医院感控科于 2010 年 6 月下旬开展了"快速手消毒剂合理应用于临床的消毒抑菌效果研究"的课题，将每次采样结果及时反馈给当事人，研究持续半年时间。

（三）工作推进的效果

1．ICU 感染患者病原学送检率从 2009 年第二季度的 30% 提高到 2010 年第一季度的 70.7%。

2．课题研究结果显示

西安交通大学第二附属医院综合 ICU 使用医疗装置感染的情况：导尿管引起的泌尿系感染率为 12%；导管相关性血流感染率为 17%；呼吸机相关性肺炎感染为 71%。导尿管引起泌尿系统感染的细菌主要为鲍曼不动杆菌；导管相关性血流感染的主要细菌为铜绿假单胞（34%）、不动杆菌（34%）、肺炎克雷伯杆菌（32%）；呼吸机相关性肺炎感染的主要细菌为不动杆菌（23%）、白念珠菌（10%）、洋葱伯克霍尔德菌（67%）。总体出院患者的医院感染率 2009 年为 6%，2010 年 6 月为 25%，说明在没有开展此项工作的时候，医院感染诊断率偏低且漏报现象比较严重。

3. 2010 年 7 月—12 月，每个月的手卫生执行率依次为 76%、69%、68%、72%、78%、70%，手卫生依从性有了显著提升。速干手消毒剂的使用量从 2010 年的第一季度的 8.7 毫升／（床·日）上升到 2011 年第一季度 63.32 毫升／（床·日）。

4. 通过这两个课题的开展，医院 ICU 在对感染控制方面的工作更加细化，落实到位，同时也使医护人员对医院感染认识及重视程度有了进一步的提高。

（四）述评

1. 经验体会

从 ICU 建立伊始的各项基础工作均较薄弱，到各项基本制度健全、目标性监测的开展以及到后来的与国际组织的多中心研究课题合作，让医院感控专职人员感觉到只要努力就有回报。然而在喜悦的同时，还应该清楚地认识到工作中仍然存在许多问题需要进一步去解决，如合理使用抗菌药物的问题，多重耐药菌控制的问题，保洁人员的执行力问题等。

2. 总结

医院感染是一门较新的学科，近年来才逐步得到各方人士的重视。但大多数的临床医师、护士尚缺乏医院感染管理知识和专业知识，对有关的法规、制度、标准掌握得不够，故应加强医院感染管理知识的培训。提高手卫生依从性；每天了解 ICU 患者体温变化的情况，感染患者用药前符合送检指征的有无得到及时送检，是否根据药敏结果合理使用抗菌药物；每天参与查房，及时与主治医生沟通，遇到问题及时解决，当时解决不了的将问题反馈给科室领导，限期解决；每天对使用中的消毒剂进行浓度监测；每季度对物体表面、医务人员手进行微生物检测。患者出 ICU 后，做好终末消毒。只有全体医务人员共同参与、密切协作，工作中严格执行消毒隔离制度，按照标准加强医院感染管理的督查，及时发现存在的各种隐患，针对不同问题采取相应的预防控制措施，才能将 ICU 的医院感染管理工作做好，将各类医院感染的发生率降到最低。

（索　瑶　西安交通大学附属第二医院）

参考文献

[1] 钟秀玲. 现代医院感染护理学. 北京：人民军医出版社，1995.

[2] 李小宇，郑爱平，单沙林. 危重症患者抗生素相关性腹泻的临床分析. 中华医院感染学杂志，2003，13（12）：1161-1162.

[3] 邢庆华，徐金美，康杰. 重症监护病房医院感染目标监测资料分析及对策. 齐鲁护理杂志，2009，15（21）：46.

[4] 韩黎，朱士俊，郭燕红，等. 中国医务人员执行手卫生的现状调查. 中华医院感染学杂志，2006，16（2）：140-142.

[5] 叶丽兰，高晓玲. 手卫生依从性的干预措施. 中华医院感染学杂志，2010，20（12）：1754.

案例二 成人重症监护病房多重耐药感染的控制

(一)前言

重症监护病房(ICU)是集中监护和救治危重患者的主要场所,也是医院感染发生的主要场所,随着抗菌药物在临床的广泛应用,多重耐菌药已成为医院感染的重要病原菌。ICU患者病情危重、免疫功能低下、侵入性检查治疗较多,其院内感染的发生率是普通病房的5 ~ 10倍。研究发现ICU是多重耐药菌菌株的主要来源[1]。对3种以上的抗菌药物耐药的细菌,称为多重耐药菌(multi-drug resistant organisms,MDRO)。目前临床常见多重耐药菌包括耐甲氧西林金黄色葡萄球菌(MRSA)、耐万古霉素肠球菌(VRE)、产超广谱β-内酰胺酶(ESBLs)细菌、耐碳青霉烯类抗菌药物肠杆菌科细菌(CRE)、耐碳青霉烯类抗菌药物鲍曼不动杆菌(CR-AB)、多重耐药/泛耐药铜绿假单胞菌(MDR/PDR-PA)和多重耐药结核分枝杆菌等。

(二)工作方法

1.工作基础

(1)病例选择:2009年1月—2010年12月某医院ICU医院感染发生率为79.8%,54例医院(院内)感染中由多重耐药菌所致33例(占61.1%)。其中男27例,女6例,平均年龄73±4.8岁,耐甲氧西林金黄色葡萄球菌(MRSA)菌株12例,多重耐药鲍曼不动杆菌菌株7例,多重耐药铜绿假单胞菌8例,多重耐药白假丝酵母菌6例。

(2)诊断标准:33例均符合医院感染的诊断标准。①全部病例均为住院48h后出现相关感染症状;②体温持续3天> 38.5℃;③痰或血细菌培养连续两次证实为多重耐药菌株;④医院感染部位包括下呼吸道感染25例,血管导管相关性感染6例,尿路感染2例。

(3)调查结果:多重耐药菌相关因素的调查。

1)基础疾病:全部病例均属危重患者,其中慢性阻塞性肺疾病并发呼吸衰竭18例,脑血管疾病7例,心血管疾病5例,肾衰竭3例。

2)感染时间:33例发生多重耐药菌致医院感染时间为:入院2 ~ 10天内15例(占45.5%);11 ~ 30天内10例(占30.3%);30天后发生感染8例(占24.2%)。

3)抗菌药物应用:33例在感染前均应用抗菌药物,以喹诺酮类、三代头孢菌素为主(31例,占93.9%)。

4)侵袭性操作:33例中27例接受侵袭性操作(占81.8%),其中接受单一侵袭性操作13例(占48.1%),接受两种或以上侵袭性操作14例(占51.9%)。

5)多重感染:合并真菌感染6例,出现抗菌药物相关性腹泻2例。

2.面临的困难与挑战

ICU患者病情重,基础疾病严重,免疫力低下,且侵入性操作多,治疗往往为多种抗菌药物联合用药,因此易发生耐药菌感染。ICU共有16张床位,经常处于满负荷状态,且医护人员配备相对紧张,因此环境感染控制和医务人员感染防控均存在多项薄弱环节。

3.推进该项工作的具体方法与措施

(1)加强医务人员的培训:将多重耐药菌相关医院感染知识纳入医务人员培训计划中,通过不同途径和方法对医护人员进行强化培训和指导,提高对多重耐药菌的认识,掌握多重耐药菌感染的消毒、隔离、防护以及合理使用抗菌药物等预防和控制方法，最大限度地降低耐药菌的交叉感染[2]。

（2）严密监测高危人群：对入住 ICU 年老体弱及有严重基础疾病的免疫力低下患者、接受侵入性检查治疗如气管切开患者、住院时间长以及接受抗菌药物治疗的患者均高度关注。从外院转入及长期住院患者适时进行多重耐药菌筛查[3]。

（3）执行耐药菌监测报告制度：微生物室一旦鉴定多重耐药菌阳性，要及时报告医院感染管理科。ICU 指定医院感染兼职护士进行现场调查，了解感染多重耐药菌的患者病史、病情及疾病的发展变化、感染发生时间，应用抗菌药物种类、数量、时间和药敏结果等。同时对可疑的物品及环境进行生物学采样，调查是否存在环境污染。ICU 护士在院感专职人员的指导下进行消毒隔离，预防感染的传播[4]。

（4）加强消毒隔离

1）完善消毒隔离设施：严格隔离是控制多重耐药菌暴发流行的措施之一，有效的隔离措施，可使 ICU 中患者间的交叉感染降至原来的 1/6[5]。设置隔离单间，感染患者单间隔离，从而避免交叉感染。病室内配备空气消毒机定时进行空气消毒，入口处备有一次性帽子、口罩、清洁隔离衣和快速手消毒剂，强化防护用品的使用。

2）加强医护人员手卫生：医护人员的手是导致多重耐药菌在患者—医护人员—患者之间流行的重要因素。有研究表明[6]，加强手卫生可以有效预防 ICU 患者多重耐药菌感染的发生。因此，定期对 ICU 医务人员手进行细菌检测及监管是多重耐药菌感染极为重要的一项控制措施。

3）环境及物品的清洁消毒：墙面和地面无污染时清水擦拭，有血迹、体液污染或有多重耐药菌感染时用含氯消毒剂 1000mg/L 擦拭，不同房间清洁工具应有标记并分开放置，每天消毒。医疗用具监护仪、输液泵、呼吸机每天清洁消毒。

4）严格无菌操作：气管切开、各种插管等侵入性操作实施严格的无菌操作技术，必须做好无菌操作准备，穿一次性隔离衣，带灭菌手套，保证无菌区域要有足够的范围，使用一次性气管插管、气管切开导管，定期更换。

5）正确处理医疗废物：严格按照垃圾分类进行医疗垃圾和生活垃圾的处理，按规定的标准使用不同颜色的垃圾袋，污物间、污物通道每日消毒，垃圾桶定期清洗消毒；特殊感染患者的医疗垃圾做好预处理，处理后用双层垃圾袋包装，及时密封。

6）加强消毒效果的监测：每月做好科室内自测，包括各种仪器的表面，特别是呼吸机和监护仪经常接触的面板和按钮部位，以及中心供气、供氧和中心压力的端口，都必须定期监测，还有每月监测医护人员手细菌培养，每季度空气培养，定期对消毒剂、紫外线灯等进行检测，空气消毒机定期检修，保证加强 ICU 医院感染发病率监测。

（5）正确采集标本：护理人员正确采集痰、血液或尿液等各种标本，采集后及时送检。

（6）消除定植：在治疗护理操作过程中，医护人员也可能为多重耐药菌携带者。因此，做好定植菌的消除被认为是控制多重耐药菌的综合控制措施之一。我科 ICU 患者均为单间病房，因此做好每个隔间的消毒隔离，每日对床单元进行擦拭消毒，床单元仪器物品如监护仪、呼吸机、输液泵、血压计、听诊器、体温表专人专用，不能专用或更换患者使用时，必须擦拭消毒之后再给下一个患者使用。在护理过程中，避免耐药菌感染患者和有人工气道的患者使用同一个护士监护管理，如人员短缺时，将对有耐药菌感染患者的操作放到最后进行。

（三）工作推进的效果

经过一系列医疗和护理措施的推进和加强，ICU 的医务人员在工作中能严格遵守手卫生制度，严格无菌操作，正确处理医疗废物，定期监测空气、物表、医务人员手的清洁，定期监测物体表面、医务人员手卫生、各种消毒剂、移动式紫外线灯和空气消毒机等的清注，定期对患者进行标本采样送检。感染管理科 2011 年全年对该 ICU 进行环境监测采样，其中空气培养 4 次，全部在合格范围；医务人员手采样 12 次，物体表面采样 24 个，合格率在 90% 以上（参考值 ≤ 5cfu/m^2）。2011 年 1 月到 2013 年 12 月该 ICU 院内感染发生率控制在 49.6%，由多重耐药菌所致占 45.2%，其中耐甲氧西林金黄色葡萄球菌 33 例、多重耐药鲍曼不动杆菌菌株 27 例、多重耐药铜绿假单胞菌 25 例、多重耐药产酸肺炎克雷伯杆菌 20 例、多重耐药白假丝酵母菌 17 例。

从监测结果看，加强院感知识的培训学习，重视耐药菌感染的发生，可以有效降低耐药菌感染的发生率，且该 ICU 医护人员做到人人掌握耐药菌感染的控制原则和方法，出现耐药菌感染时能及时给予有效防范措施，可以有效地预防控制耐药菌感染的进一步发生。

（四）述评

1. 经验体会

该 ICU 因对医院感染控制意识不足，观念不强，因此，院内多重耐药感染发生率高，经过感染管理科和该科室人员共同努力，找原因，改措施，重防范，加强感染管理的培训，增强感染防控观念，注重预防院内感染的发生，同时改善了科室环境和加强了科室消毒措施，在院内感染防控上取得了较好的效果。

2. 总结

ICU 多重耐药菌医院感染既有内源性因素，也有外源性因素，一旦发生，治疗难度增大，患者预后差，因此采取有效的消毒隔离方法，减少侵袭性操作，合理使用抗菌药物，早期确定高危人群，根据患者病情需要，及时使患者转科或出院，是减少 ICU 中多重耐药菌医院感染的重点管理措施。

（白冬梅　柯银凤　罗　曼　刘　路　安徽中医药大学第一附属医院）

参考文献

[1] 赵红梅. 多重耐药菌感染患者的护理体会. 全科护理，2009，8（7）：2003.

[2] 胡玲. 护理人员掌握多重耐药菌患者隔离措施的调查分析. 护理实践与研究，2010，7（8）：124-125.

[3] 戎建荣. 崔雪萍. 刘金萍. 临床常见耐药菌株的检测及其临床意义. 山西医药杂志，2004，33（2）：123-124.

[4] 王靖. 赵应兰. 杨爱芝. 重症监护病房控制多重耐药菌感染的体会. 护士进修杂志，2010，25（9）：860-861.

[5] 邵良朵. 邵杰. 缪宁锋. 等，重症监护病房感染常见革兰阴性杆菌产 AmpC 酶、ESBLs 及耐药性的研究. 中华医院感染学杂志，2009，1（19）：1-3.

[6] 龚晓琪．瞿嵘．黄淑萍．等．加强 ICU 医护人员洗手干预对患者肺部多重耐药菌感染的影响．中国医药导报，2010，7（15）：38-39．

案例三　重症监护病房导管相关血流感染的监测

（一）前言

医疗机构相关感染的监测，特别是高危病区如重症监护病房（ICU）已经成为美国和其他发达国家医院感染控制和质量保证的不可或缺的组成部分。因为监测能够预防医院相关感染（HAI，简称医院感染），是 CDC 研究医院感染控制效果的依据。有很多文献显示 HAI 是发达国家中患者发病和死亡的主要原因，同时也是医疗相关费用增加的原因。操作相关感染，特别是呼吸机相关性肺炎（VAP）、中心静脉导管相关血流感染（CR-BSI）和导尿管相关尿路感染（CAUTI）已成为 ICU 患者安全的最大威胁。导管相关血流感染（CRBSI）最重要的危险因素是中心静脉插管，一旦发生感染，极难控制，其病死率高达 12.00% ～ 25.00%[1]。感染控制进程强调改善手卫生、导管护理，是减少病死率、HAI 发病率、CLABSI、CAUTI 和 VAP 的重要方法。2009 年原卫生部颁发的《医院感染监测规范》是全面综合性监测向目标性监测转换的风向标。

某院重症监护病房的监测结果显示：三导管的使用率呈逐年递增趋势，特别是中心静脉导管的使用率由 2009 年的 45.80% 增加到 2015 年的 84.31%；2010 年 ICU 导管相关血流感染发病率为 10.25‰，略高于国内文献报道的 4.56‰～ 9.34‰[2-4]；同时 ICU 的医院感染发病率高出普通病房 3 ～ 4 倍[5]。因此，在 ICU 开展中心静脉导管相关血流感染监测不仅十分必要，同时还具有代表性及岗哨性。通过目标性监测寻求科学高效的防控方案，达到降低 CRBSI 感染率，缩短患者住院日，降低住院费用，减少医院耐药菌产生的目的。

（二）工作方法

1．工作基础

某院属三级甲等教学医院，配备感染控制专职人员 5 名。其中研究生 3 人，高级职称人员占到 60%，专业结构较为合理。所有监测人员经过"ICU 导管相关血流感染的目标性监测"的专项培训，主要监测人员已在血液透析室、肿瘤科开展过相关项目的监测工作。ICU 的建筑布局及硬件配备符合国家重症监护病房的需求。配备有专职感控人员 1 名，ICU 医院感染管理小组成员参与项目的监测工作，在人力上保证了监测项目的实施。医院微生物室负责鉴定临床标本的细菌分布和耐药情况，属国家耐药菌监测基地。相关科主任高度重视，ICU 全体医务人员给予很好的配合。

2．面临的困难与挑战

（1）新开诊科室人员知识储备不足：某院 ICU 是 2009 年 3 月份建成开诊的，ICU 的床位设置为 15 张，医护人员 51 人，工作年限超过 3 年的仅有 7 人，占到 13.73%。医护人员基本为新上岗人员，临床经验及知识积累薄弱。2009 年 11 月的医务人员医院感染相关知识的掌握情况调查结果显示：ICU 医务人员医院感染知识知晓率如下：医院感染诊断方面为 54.16%、耐药菌的消毒隔离为 38.46%、物品的消毒、灭菌为 69.90%、医疗废物管理为 46.42%、手卫生为 45.19%、微生物送检为 39.42%、职业防护为 63.46%、标准预防为 20.19%。

（2）医护人员在导管置入及导管维护相关方面知识缺乏，科室开诊初期 CLABSI 预防与控制标准操作规程不完善，执行力偏低，特别是插管操作不够娴熟。

（3）医护人员手卫生依从性差：2009 年的手卫生执行情况的监测结果显示侵入性操作前、后手卫生执行率分别为 68.75%、66.67% [6]。

（4）ICU 感染病例的微生物送检率偏低：2009 年送检率为 55.26%。

（5）医务人员导管相关血流感染病原学诊断标准、血标本的采集、送检方法、微生物室检验结果的解读等方面未进行系统化培训；临床医护人员与微生物实验室的沟通不够，导管血培养与外周血培养报阳时间无特别说明，不能很好地为临床诊断导管相关血流感染提供依据。

（6）缺乏完善的中心静脉导管拔管指征评估系统。

3．推进该项工作的具体方法与措施

（1）项目的设计阶段（2009 年 7—9 月）包括调查内容及监测方法的设计，ICU 医院感染管理小组成员参与项目的设计。方案经院伦理委员会及医院感染管理委员会审核通过，确保了项目的安全性、可行性及科学性。

（2）监测分基线调查阶段（2009 年 10—12 月）及干预阶段［持续至少 6 个月，以及永久（无期限）］：基线调查阶段为主动地监测 CLABSI 及存在的问题，时间最少 3 个月。基础调查阶段后，进行评估以确定是否进入研究的干预阶段。评估的内容包括监测的结果、存在的问题及改进措施。

1）监测的形式及内容：监测人员每周至少 3 次，每次不少于 2 小时，进行观察和监测的同时完成"ICU 患者日志""ICU 临床病情等级患者数登记表""重症 ICU 患者统计资料、基础疾病、侵入性操作、抗菌药物使用和预后""手卫生依从性登记表"等表格的填写，特别是"插管、维护情况登记表"，包括置管部位、置管人员、插管时是否采用最大无菌屏障、灭菌纱布或透明无菌敷料（贴）是否干燥、有无潮湿、包裹是否完好，是否显示插入日期、询问并观察三通接头及输液管更换的时机、是否每天对保留导管的必要性进行评估等内容的填写。

2）纳入标准：所有进入 ICU 达到或超过 24 小时并追踪转出 ICU 48 小时的患者；使用中心静脉导管（CVC）达到或超过 24 小时的，都应评估 CLABSI。

3）主要干预措施：①培训，采用现场培训及讲座的形式对 ICU 内的所有医务人员进行以下内容的培训：CLABSI 的诊断标准；CLABSI 的预防与控制标准操作规程；标本的采集方法；微生物检验结果的解读等内容；②主要监测人员每周至少 1 次参加 ICU 医生、护士的大查房，以便全面地了解患者的病情并将日常工作中存在的问题进行现场反馈，商讨解决方案，督导整改；③每月 1 次利用晨交班或病例讨论会将监测结果及存在问题进行反馈；对每例 CLABSI 病例进行分析、总结，做到医院感染"零宽容"。

（三）工作推进的效果

1．2011—2015 年在中心静脉导管使用率升高的情况下，CLABSI 明显下降（图 3-1-1）。

2．开展监测以来连续 5 年的手消毒剂消耗量的统计结果呈上升趋势（图 3-1-2）。

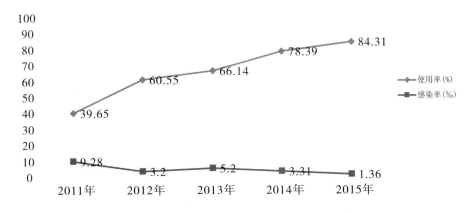

图 3-1-1　2011—2015 年某医院中心静脉导管使用率及感染率对比图

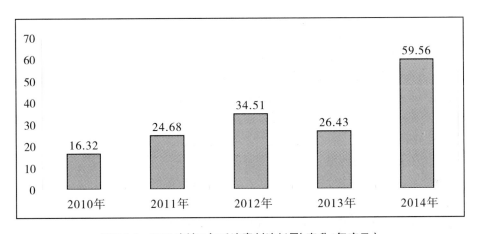

图 3-1-2　ICU 连续 5 年手消毒剂消耗量(毫升 / 每床日)

3．医护人员医院感染知识的掌握程度有所提升。医院感染诊断方面知晓率为 85.71%，耐药菌的消毒隔离为 89.58%，物品的消毒、灭菌为 60.41%，医疗废物管理为 47.05%，手卫生为 89.58%，微生物送检为 91.67%，职业防护为 72.27%，标准预防为 91.67%。

（四）述评

1．经验体会

（1）成功的关键点

1）在临床科室科主任的大力支持下，主要调查人员运用认真的工作态度、严谨的工作作风及科学的管理方法，从日常工作着手，协助临床解决了工作中的难题，实施"零距离"培训、督导改进，取得了实实在在的成效。同时增强了科室感控小组的凝聚力，强化了感控小组的工作职责及目标任务。医院感染调查人员成为了院内感染防控的主力军。在科委会的支持下，将医院感染预防与控制质量纳入了科室医疗质量管理和科室管理的整体规划中，从人力、物力上给予支持，促使感染防控各项措施落到了实处。也使监测工作不被流于形式。

2）感染控制专职人员参与科室大查房及疑难病例大会诊，有利于专职人员自身业务水平的提高及对疑难感染病例的诊断水平。同时利于将日常问题及时反馈改进。

3）规范采样方法、及时采样、正确解读微生物监测结果，以利于感染病例的诊断、治疗，杜绝抗菌药物的滥用。陈杏春等人的调查发现，约 10.00% 的送检导管长度不规范，或直接浸泡于肉汤增菌管内送检，影响感染率的正确检出[7]。

4）医院感染病例"零宽容"。与医护人员共同对感染病例进行分析、总结，找出导管置入及日常维护中存在的问题，是最直接、最有效的一种提升执行力的方法。

5）感染控制专职人员参与临床感染控制工作，更容易了解临床感染控制的薄弱环节及控制要点，利于各种措施、制度的修订工作。

6）采用循证医学证据督导临床各项防控措施的落实。如：对使用中输液接头进行微生物检测，阐明输液接头与感染的相关性；通过体外实验制订出科学的冲管液量，以保证充分冲管，避免营养物质在管腔内停留，造成感染；在完成院级科研项目"导管相关血流感染集束化干预措施的研究"的同时也提升了各项防控措施的执行力，降低了导管相关血流感染发生。

（2）推进工作的不足之处及需进一步完善的方面

1）资料的真实性有待完善，如三通接头及输液管的更换信息的获取主要依靠监测人员向临床护士进行询问获得，但临床护士对管路的更换无书面记录，护士工作 3 班倒，不固定，信息容易出现误差。而很大一部分感染病例是由于输入血及血制品、脂肪乳剂后或停止输液时未及时更换输液管或冲管不彻底所导致。

2）感染控制管理信息化系统缺如，监测人员消耗很大的精力，浏览病程记录、查看检验结果、登记抗生素应用情况等，感染病例筛查工作量大，不利于感染病例的早期发现、早治疗，大量的登记工作及统计分析消耗了有效的干预和控制时间。

2. 总结

在推进该项工作中遇到的最大问题是疑难病例的感染诊断问题。ICU 住院病例中，社区感染患者占到 60% ～ 70%，多为混合感染，患者大部分患有基础疾病，部分患者还使用免疫抑制剂，一旦出现新的感染或感染加重就需要及时判定是否为导管相关血流感染，一旦诊断有误就会延误患者治疗或出现错误拔管等。需要感染控制专职人员与临床医生进行沟通并完善相关检查、关注治疗效果。因此，对感染控制专职人员的专业水平及临床经验有较高的要求。

（王红梅　索　瑶　西安交通大学附属第二医院）

参考文献

[1] O'Grady NP, Alexander M, Dellinger EP, et al. Guidelines for the prevention of intravascular catheter-related infections.MMWR, 2002, 51（10）：1232.

[2] 姚惠萍，孙仁华，刘亚新，等. 集束化方案预防导管相关性血流感染的研究. 中华医院感染学杂志，2011, 21（10）：1988-1990.

[3] 蓝翠珍，陆春婉，蔡燕芬，等．集束预防策略对导管相关性血流感染发生率影响的多因素分析．现代中西医结合杂志，22（24）：2719-2720．

[4] 张晓卿．综合重症监护病房医院感染目标性监测分析．现代预防医学，2011，38（19）：3946-3947．

[5] Correia M，Simao C，Lito LM，et al.Nosocomial infection in a pediatric intensive care unit.Acta Med Pore，1997，10：463-468．

[6] 王红梅，索瑶，李金娜，等．重症监护病房医务人员手卫生执行情况调查．中华医院感染学杂志．2010，20，（23）：3707-3708．

[7] 陈杏春，梁亮，林伟．重症监护病房中心静脉导管相关性血流感染病原菌及相关因素分析．中华医院感染学杂志，2010，20（2）：192-194．

案例四　重症监护病房患者家属手污染管理案例

（一）前言

重症监护病房监护的患者大多是各种急、危、重症，因此重症监护病房（ICU）对环境质量要求较高，患者一般不与家属接触。但是从患者康复，尤其是患者的心理康复方面来说，探视显得非常必要，因此 ICU 在一定时间段会允许家属探视并与患者发生接触，包括语言、精神交流，甚至身体上的接触。而患者家属从外环境进入，一般不可避免地携带多种易引起感染的因素，如病原体、细菌以及无机污染物等，对 ICU 环境质量影响较大，尤其是患者家属的手是接触患者最多的部位，也是污染严重的部位，其携带的大量的病原微生物对 ICU 的环境质量和被探视患者造成不良的影响，是导致发生医院感染的巨大的潜在的威胁[1]。同时多数探视亲属缺乏防治感染的认识，尤其是缺乏对自己双手不经意间可能给患者带来巨大危害的认识，同时也与本身清洁卫生习惯有关。有报道表明[2]，100% 患者家属手部有微生物污染，且检出的细菌为致病菌和条件致病菌，它们均为医院感染的重要致病菌。大量流行病学调查资料表明，医院感染通常是直接或间接借手传播，这一途径比空气传播更具危害性。当前各级医院对医务人员的手卫生较重视，对患者家属的手卫生重视明显不够。虽然，目前没有足够的数据表明患者家属手卫生会造成 ICU 患者医院感染率的上升，但 ICU 患者病情重、免疫力极为低下，如果不注重相关手卫生，受到感染或整体感染率上升是必然的。

作为医院感染管理者以及一般医护人员必须认识到，患者探视亲属普遍缺乏探视前洗手防治医院感染的知识和习惯，必须制订制度和规则，并随时要求和检查探视亲属做到探视前洗手、防范感染。

（二）工作方法

1. 工作基础

（1）病例选择：对进入 ICU 的 56 位探视人员的手卫生情况进行了调查分析。

（2）检测方法：采用随机抽查访问的方法对进入 ICU 探视的 56 位患者亲属手卫生状况进行调查。

（3）调查结果：接触前用洗手液洗手有 15 人（占 26.8%），用快速手消毒剂的有 3 人（占 5.3%），不洗手的有 38 人（占 67.9%）。在进行的普通洗手法中，对手面手背的清洁率认知较高（90%），只有少数探视人员对指缝及指尖进行揉搓，而对拇指的揉搓力量也不够，另外洗手的时间普遍较短，平均洗手时间不足 10 秒。

2．面临的困难与挑战

（1）《中国重症监护病房（ICU）医院感染管理指南》要求患者家属进入病室探视患者前和结束探视离开病室时，应洗手或用含酒精的快速擦手液消毒双手，但实际操作中探视人员的执行和医护人员的监督都不严格。

（2）探视人员不知晓正确的洗手方法和不执行手卫生对患者造成的危害。

（3）对于手卫生的认知程度不够。大多数的患者家属都意识到手卫生对健康的重要性，但对接触患者及物品前后，洗手可以保护自己和患者不被感染等的认知率较低；患者家属认为简单的接触不需要洗手。

3．推进该项工作的具体方法与措施

（1）首先对医护人员及患者家属进行培训。召开科会，让科内所有医护人员了解目前我科手卫生现状，并积极进行相关知识培训。培训材料为《中国重症监护病房（ICU）医院感染管理指南（2006 版)》。经过培训，医护人员认识到要求患者家属进入病室探视患者前，和结束探视离开病室时，应洗手或用快速手消剂消毒双手；加强对患者家属的洗手教育，提高对手部卫生观念的认识，从患者入住 ICU 时即安排院感班向患者家属介绍相关的医院感染知识，使其从思想上认识到手是医院感染传播的重要途径，洗手和手消毒是切断传播途径的重要手段，从而使家属自觉主动执行手卫生。向患者家属宣教时，重点加强患者家属认知的薄弱环节及执行手卫生的指征，即哪种情况需要洗手（入室前、接触患者及患者周围环境后、出室前）。向患者家属示范正确的六步洗手法，注意宣教指缝和指尖的清洗。因为探视人员流动性较大，且总体认知度不高，因此长期反复的健康教育是必需的，同时请求家属互相教授洗手的方法。使家属认识到手卫生的重要性。在探视间门口挂上洗手重要性的标识，图文并茂。

（2）利用探视前的时间，每周固定周三、周五培训。加强洗手观念教育和洗手技术培训，采用方式包括讲座、专题讨论、印发宣传资料、张贴手卫生宣传画和标语、专职人员现场演示和抽查考核等 [3]。鼓励所有家属参与到医疗活动中来，人人参与，人人知晓，提高手卫生依从性，降低医院感染率。

（3）根据家属的年龄、文化层次、患者的病情，在不同的时间内采取不同的教育培训方式，对于个别特殊群体，制订个体化的培训方案。例如对于年轻的探视人员主要使用发放资料和相关讲解的方法；而对于老年的文化程度较低的探视人员，主要是利用动作示范和家属之间的相互学习而达到培训的目的；对于多重耐药菌的患者家属的手卫生宣传多是寻求管床医生的配合，共同讲解培训，方能达到良好的效果。考虑家属探视人员的更换，采取经常性的、多形式的、不同深度的培训内容和培训频率。我们应通过图片、示范等简单易懂的方式进行培训，使其掌握手卫生知识。

（4）建立患者家属洗手设施，每个床位备有洗手池，指导患者家属探视前规范洗手。在每一床前贴上洗手的提醒标识。提倡使用快速手消剂，完善患者床旁快速手消剂设施，家属探视室及 ICU 病房等候区及床边均配备快速手消剂，方便患者家属及时快速地进行手消毒。

（5）加强手卫生监督，院感科及科室监控人员不定期观察家属手卫生依从性及家属洗手的正确性。跟踪患者家属探视时有关预防感染制度的执行情况。

（6）加强感染监测，每月定时进行手卫生的专项监测，并及时将监测结果在每月召开的工休座谈会上汇报给患者家属，对于部分多重耐药菌感染的患者多是委托管床医生在通报病情时一并汇报给家属。

（三）工作推进的效果

经过 60 天的一系列改进措施的推进及加强对患者家属的宣传教育，随机调查一周 5 天内进入 ICU 探视的家属 67 人接触前用洗手液洗手有 25 人（占 37.3%），用快速手消毒剂的有 40 人（占 59.7%），不洗手的有 2 人（占 3%），离开前均会先进行手消毒后再脱隔离衣，较好地遵守了 ICU 的手卫生制度。

（四）述评

1．经验体会

（1）事小影响大，关键在观念：患者家属探视前洗手看似是一件有关个人卫生习惯的小事，也不属于院感管理的专业领域，但是注意到 ICU 监护的患者大多是种急、危、重病症，患者病情重、免疫力极为低下和容易受到感染，以及患者家属从院外进入，此前接触环境极为复杂，探视前洗手这样一件小事可能成为导致患者感染与否和 ICU 受污染与否的重要事件。

（2）预防在前，贵在坚持：首先是建立健全 ICU 探视人员的规章制度体系，预防在前，教育为先，让患者家属接受并执行制度要求，不可希望他们自觉做到这一点，但可以让他们自愿做到。而要取得实质性的效果，贵在坚持，贯穿到日常工作的每个环节、每个患者家属和每次探视中，同时有效的检查、监督和奖惩也是有效的保障。

2．总结

规范手卫生，在 ICU 中，手卫生的意识应该落实到每个人，医务人员应严格遵守，家属也应该遵守，只有加强培训教育，提高认识，不断地向家属宣教洗手的重要性，使患者家属明白洗手旨在保护患者，在预防外源性医院感染中发挥重要作用。改变只注重自身防护，轻视防交叉感染意识，从而提高洗手行为的自觉性，才能把 ICU 的手卫生落到实处。

（罗　曼　刘　路　白冬梅　牛　晨　安徽中医药大学第一附属医院
马红秋　安徽医科大学第一附属医院）

参考文献

[1] 杨丽娟，李振香．现代危重症临床护理．济南：山东科学技术出版社，2009，9：140-141．

[2] 马朝霞，朱霞云，唐玉娟．ICU 患者家属手卫生调查分析与对策．中华医院感染学杂志，2010，20（12）：1679．

[3] 刘素球，粟尤菊，赵奕，等．手卫生目标管理效果分析．中华医院感染学杂志，2010，20（15）：2274．

第二节 新生儿病房的医院感染管理

一、综述

（一）概述

从脐带结扎到出生后 28 天内的婴儿，称为新生儿（neonate）。根据医护人员的水平及病房的设备条件可将新生儿病房分为三级：①Ⅰ级新生儿病房（level Ⅰ nursery）：即普通婴儿室，适于健康新生儿，主要任务是指导父母科学地护理婴儿，以及对常见遗传代谢病进行筛查；②Ⅱ级新生儿病房（level Ⅱ nursery）：即普通新生儿病房，适于胎龄 > 32 周和出生体重 ≥ 1500g（发达国家为胎龄 > 30 周和出生体重 ≥ 1200g）者或患有各种疾病如产伤、呼吸窘迫及产科麻醉并发症等而无需循环或呼吸支持及外科手术治疗的新生儿；③Ⅲ级新生儿病房（level Ⅲ nursery）：即新生儿重症监护病房（室）（neonatal intensive care unit，NICU），是集中治疗危重新生儿的病室，应有较高水平的医护技术力量、众多的护理人员及先进的监护和治疗设备，并配有新生儿急救转运系统，负责接受Ⅰ、Ⅱ级新生儿病房转来的患儿。

随着新生儿科的发展、各级各类新生儿病房的建立，其在降低新生儿死亡率、提高新生儿生命质量方面发挥了越来越重要的作用。但是，由于新生儿免疫功能低下，正常菌群尚未建立，不可避免地成为医院感染的高危人群，使得新生儿病房的感染管理及医疗安全面临着严峻的挑战。尽管卫生行政部门、医院管理者和广大医务人员为此做出了不懈的努力，使新生儿医院感染的发生率得到了有效控制，但新生儿作为一个特殊人群，易发生医院感染，且易形成暴发。有调查表明，在我国医院感染暴发事件中，新生儿医院感染的暴发占整个医院感染暴发事件的 60%[1]，尤其是近年来发生的数起重大医院感染事件[2]，导致患儿死亡，给其家庭带来巨大的经济负担和精神损伤，造成不可挽回的损失，在社会上及医疗卫生领域引起强烈反响。因此，新生儿病房作为医院感染预防和控制的重点部门，应受到高度的关注和重视。

（二）医院感染管理工作的发展

在国外，医院感染管理工作最早可追溯到 19 世纪早期[3]。到了 20 世纪 50 年代，随着抗菌药物的大量应用，在临床上出现了耐药菌株尤其是耐甲氧西林金黄色葡萄球菌（MRSA）的流行，这引起了美国疾病控制中心（CDC）的高度重视，并于 1958 年召开两次全国性学术会议，会上制订了整套预防措施，到 20 世纪 60 年代初期，MRSA 的流行基本得到控制，感染率大为下降。1970 年，CDC 建立了医院感染分部，负责首次医院感染国际学术会议，随后，在 CDC 的倡导和组织下，美国成立了世界上第一个由约 80 所医院参加的全国医院感染监测系统（NNIS），以收集全国的医院感染资料。以其为模板，欧洲各国结合自身实际纷纷建立了医院感染监测网，如德国 RKI（相当于美国 CDC）的医院感染监测系统（KISS）系统、英格兰的医院感染监测系统（NINSS）系统、荷兰的医院感染监测系统（PZDS）系统。1986 年，美国 CDC 在 10 余年医院感染监测的基础上，对医院感染的诊断标准进行了修订，提出了新的监测方法，即在全面综合性监测的基础上根据各自实际情况开展目标性监测，一直沿用至今。

我国的医院感染管理工作起步较晚，20 世纪 80 年代初期尚只有零散报道，较美国晚了近几十年。但工作进展较快，1986 年，在原卫生部医政司的领导下，成立了医院感染监控协调小组，负责全国医院感染监控工作的组织、指导和监督管理，并成立了由 17 所医院和 8 所防疫站组成的医院感染监控系统。经过 3 年的试点工作于 1989 年扩大到全国 29 个省、自治区、直辖市，省、地、县不同级别的 103 所医院，1992 年发展到 134 所医院。通过监测，基本掌握了我国医院感染的一般规律，同时，在医院感染法规体系的建设、医院感染管理组织机构的建立、医院感染控制等方面也取得了令世人瞩目的成绩，医院感染得到进一步的控制，发病率有逐年下降趋势。在这个大环境下，新生儿的医院感染控制也取得了很大进步，各级各类医院对新生儿病房的医院感染控制工作的重视程度均有所提高，多家医院根据原卫生部要求对新生儿病房开展了目标性监测。但由于多种原因，目前在很多方面执行力度仍显不够。

医院感染管理是一项系统工程，贯穿于医疗活动的全过程，是医疗质量管理的重要组成部分，已日益受到广大医务人员的高度重视。全国医院感染监控网资料 [4] 显示，新生儿科是医院感染的重点部门，新生儿是医院感染的高危人群，新生儿医院感染率高于医院的平均水平。尤其是近年来国内外新生儿病房医院感染暴发流行事件屡有报道，更是为新生儿科的医院感染管理工作敲响了警钟。因此，新生儿病房是医院感染监控和管理工作的重中之重。

（三）新生儿病房医院感染管理的现状

近年来，新生儿医学发展迅速，随着广谱抗菌药物的普遍应用和侵入性操作的增多，加之新生儿作为一个特殊群体，具有免疫功能缺陷，生物、血脑屏障功能不全，对外界抵抗力差，新生儿始终是医院感染的高危人群。在美国，每年约有 5% 的患者发生医院感染，而新生儿医院感染率约为 5% ～ 15% [5]，我国作为发展中国家，随着各项危重抢救技术的发展，越来越多的早产、低体重的高危儿得到救治，在新生儿存活率增加的同时，和发达国家相比，我国由于医院硬件配置和医院感染控制的不足，新生儿医院感染发病率较高，国内报道高达 6% ～ 16.1%。很多医院均发生过新生儿医院感染的暴发流行，导致新生儿住院时间延长，住院费用增加，病死率增加，医患纠纷也随之增加。医院感染的暴发流行和控制不当，除了导致患者的利益受到损害，同时对医院产生了巨大的负面社会影响。

1. 新生儿医院感染特点

NNIS 监测资料显示 [6]，在新生儿医院感染中，血流感染是最常见的感染，其中 88% 与脐静脉导管或中心静脉导管有关；其次为肺炎，再次为眼耳鼻喉部感染。新生儿最常见的医院感染病原菌为凝固酶阴性葡萄球菌、金黄色葡萄球菌、肠球菌、肠杆菌属和大肠埃希氏菌。随着感染部位的不同，病原菌分布也明显不同，但在大多数感染部位，这种变化与出生体重无关。血流感染最主要是由 B 族链球菌和凝固酶阴性葡萄球菌引起。呼吸机相关性肺炎（VAP）最常见的病原菌是金黄色葡萄球菌，占 38%，其次为铜绿假单胞菌（17%）和大肠埃希氏菌（14%）及其他 G⁻ 杆菌。皮肤与软组织最常见为葡萄球菌感染，其中金黄色葡萄球菌占 31.1%，凝固酶阴性葡萄球菌占 28.6%；最常见胃肠道感染的病原体为病毒，其中 96.4% 为轮状病毒。

全国医院感染监控网资料 [7] 提示，新生儿科医院感染部位以呼吸道为主（包括上呼吸道和下呼吸道），其次是皮肤软组织、消化道和血液感染。新生儿感染的病原菌，近年来出现多元化趋势。常见的 G⁺ 病原菌包括凝固酶阴性葡萄球菌、金黄色葡萄球菌、肺炎链球菌、肠球菌等，常见的 G⁻ 病原菌包括肺炎克雷伯杆菌、大肠埃希氏菌、假单胞菌、鲍曼不动杆菌、枸橼酸杆菌等。新生儿真菌感染比例也有增加趋势，最常见的病原菌是白念珠菌。与国外资料不同的是 [8]，我国 VAP 感染以 G⁻ 杆菌为主，可达 94.2%，病毒和真菌也是不可忽视的较常见病原微生物，研究表明，在 NICU 中医院获得性肺炎（HAP）80% 为 VAP，检出的病原微生物中主要为鲍曼不动杆菌（46.1%）及肺炎克雷伯杆菌（23.1%），而排在第三位的为呼吸道合胞病毒（RSV），占总 HAP 病例的 13.9%。由于病毒感染的临床表现无特异性，诊断上往往缺乏病原学证据，如果不能早期发现、治疗和采取隔离措施，可能在新生儿病房造成感染暴发。

2. 新生儿医院感染的高危因素

（1）自身生理特点：新生儿的免疫力特征常表现为免疫系统发育不够成熟，功能欠完善，白细胞的生产和储备都比较少，当他们患有感染及严重疾病时，白细胞的消耗量会增加，从而降低其吞噬功能和杀菌活性，尤以早产儿、极低体重儿更为明显。新生儿皮肤黏膜薄嫩，脐部未闭成为细菌入侵门户，呼吸道纤毛运动差，胃酸胆酸少，杀菌力差，同时分泌型 IgA 缺乏，这些因素均导致新生儿对细菌、病毒和真菌具有普遍易感性。有研究证实，胎龄越小，出生体重越低，医院感染率越高 [9-10]。

（2）侵入性操作：随着医学技术水平的提高，侵入性诊断和操作越来越多，如气管插管、反复吸痰、下胃管等。在所有侵袭性操作中，以机械通气致医院感染的发生率最高。机械通气是抢救危重患儿生命的重要手段，但气管插管操作过程易造成气管损伤，从而增加了医院感染的机会。同时，接受机械通气治疗的患儿均同时插有胃管，可抑制吞咽反射，造成胃食管反流，导致胃肠内病原菌向口咽部移位。机械通气时口咽部及胃肠病原菌的定植和吸入，是引起肺部感染的重要原因。研究显示 [9]，在 36 例行气管插管者中，有 8 例发生医院感染，感染率为 22.0%；而在 5612 例未插管者中，有 97 例发生医院感染，感染率仅为 1.7%，显而易见气管插管患儿感染率明显高于未插管患儿（$P < 0.005$）。

（3）抗菌药物滥用：由于新生儿，尤其是早产儿特有的免疫和解剖生理特点，使得临床医生很难准确把握应用抗菌药物的治疗指征和预防用药指征。抗菌药物的使用一方面能有效治疗感染，另一方面易使体内正常菌群遭到破坏，造成患儿菌群失调，产生内源性感染，同时，长期应用广谱抗菌药物会诱导耐药菌的产生，不仅给临床治疗带来难度，而且易造成医院感染的暴发。

（4）环境卫生学因素：我国医院新生儿科普遍存在环境拥挤、空气流通差等情况，病区面积小、仪器设备多、患儿多，治疗、护理均在一起，隔离条件差。此外，物体表面消毒不彻底，尤其是暖箱、雾化吸入器、奶瓶等患儿密切接触的物品，均是造成患儿医院感染的重要途径。而由于医务人员医院感染防控意识的欠缺导致手卫生依从性差，使得病原菌通过医务人员手或者日用品传播到新生儿体内，更是为医院感染的发生起了催化剂的作用。

3. 新生儿病房医院感染管理存在的主要问题

近年来，我国新生儿科的医院感染管理工作得到了很大发展，但不断暴发的新生儿医院感染事件反映了在实际工作中仍然存在很多问题。

（1）建筑布局及功能流程不合理，医院感染防控基本设施欠缺，投入不够：随着新生儿科的快速发展，国内很多医院纷纷开设新生儿科，然而在新建、扩建或改建新生儿病房的过程中，大多优先考虑经济效益，而未充分考虑医院感染的预防与控制工作，表现为违反医院感染防控的基本原则，如布局不合理，清洁区、潜在污染区和污染区划分不明确，有的无隔离病房，或将本应专用的奶具清洗区域与其他功能区合用等。按规定，无陪护新生儿病房每床净使用面积不少于 $3m^2$，床间距不小于 1m；有陪护新生儿病房应当一患一房，净使用面积不低于 $12m^2$，但目前国内普遍达不到这一要求。此外，手卫生设施配备不足，仍在使用手触式水龙头，甚至在 NICU 也看不到一个洗手池和（或）速干手消毒剂，使得手卫生这一最经济、最简单的预防医院感染的方法不能得到有效地施行。作为管理部门，选择手卫生产品会使预算增加，但要有前瞻性眼光，要把患儿的生命权放在首位，把这些预算和医院感染所致的损失进行比较、评估，可很大程度上有效减少医院感染的发生和流行。

（2）领导不重视，医务人员感染防控意识不强：医院感染管理是医疗质量的核心之一，需要有软件和硬件的持续投入，只有医院领导对医院感染有足够的认识和重视，医院感染管理工作才能正常有序地进行。而当前层出不穷的医院感染暴发事件正暴露出医院领导对医院感染的认识和重视程度严重不足。某些医院领导关于医院感染管理的观念相当滞后，认为医院感染科是一只不会下蛋的鸡，不能直接创造经济效益，光花钱不挣钱，要认真管理势必增加无谓的投入，因此拒绝感染管理科拨款申请的例子很常见。由于领导的不重视，势必造成对新生儿科人力、物力投入不够，导致病房拥挤、人员配备达不到原卫生部要求、手卫生设施配备不足等。同时，临床医务人员包括科主任、护士长对医院感染控制重视程度不够，认为医院感染是患儿疾病过程中自然发生的并发症，没有必要进行报告，任事态自由发展，直至不可收拾的地步；或是以各种理由强调客观条件的限制，强调患儿方面的原因，而不是主动地分析感染发生的原因，采取有效措施进行控制。这种思想上的不重视，导致对医院感染防控制度、措施等的落实不到位，进而造成医院感染暴发。

（3）医院感染管理队伍建设薄弱，专业人才不足：感染管理是涉及多学科的新兴边缘综合学科，需要掌握和学习的知识、技术较多，知识更新较快，因此要求专业人员的素质较高。而纵观多次的新生儿医院感染暴发事件，在医院感染防控的诸多环节存在隐患，这与医院感染管理专职人员数量不够、专业不合理、未能及时发现医院感染的暴发、或即使发现也难于有效进行控制有很大关系。2005 年，原卫生部对北京、上海、广州三个城市共 16 所医院调查显示，感染管理专职机构的人员学历层次仍相对较低，本科及大专学历占 60%；从专业工作时间看，从事医院感染管理工作超过 10 年的仅占 27%。人员数量的不足和专业知识的欠缺使得感染管理科没有足够的时间与精力，落实国家对医院感染预防与控制的法规与要求，难以高质量完成预防和控制医院感染的各项管理、业务工作，难以保证对医院感染的重点部门和环节实施有效监督和指导。

（4）缺乏循证医学介入，防控措施执行力差：实践证明，将循证医学应用于医院感染控制中可有效减少医院感染的发生。我国新生儿科由于其性质特殊、患儿年龄小、病情危重、信息不易采集等原因，还缺乏循证医学的介入，致使许多工作都是凭想象，相当部分医院仍在执行某些无效的感染控制措施，而对部分已通过循证医学研究证实有效的措施落实不到位。比如手卫生，这是防控医院感染的基本措施，是降低医院感染最简单和最重要的方法，已得到国际的公认。据有关数据统计，医院感染有 1/3 可通过遵循简单的手卫生而得到预防，但有关部门在对国内 8 家三级甲等医院的 500 多名医护人员调查后发现，只有 41% 的护士、16% 的医生每天能按规范进行手卫生，而且 34% 的医生和 20% 的护士在洗手后会习惯性地在白大褂上擦干。再者就是消毒隔离措施，这是防控医院感染的基本措施之一，在多起新生儿医院感染暴发事件中，均发现在日常的消毒隔离工作中存在极大隐患，如配奶操作有污染，奶瓶、奶嘴的消毒、保存不合格；沐浴用品存在共用，未能及时更换发生交叉感染；使用的诊疗用品如暖箱、呼吸机等消毒不到位；发生感染后，由于考虑经济效益或是受客观条件的限制，仅床旁隔离，不能做到有效的单间隔离等，为新生儿医院感染的暴发创造了条件。因此，感染管理工作重在执行。

（四）应对新生儿病房医院感染的策略

新生儿是一类特殊人群，易发生医院感染，且由于没有主诉，患病时临床表现不典型，不易早期发现，病情变化快，稍有疏忽，极易演变成医院感染暴发，且病死率高。因此，做好新生儿医院感染防控工作极为重要。

1. 完善新生儿病房布局及流程

建筑布局应遵循医院感染控制原则，对不合理的流程进行改造及调整，做到功能流程合理、洁污分开、通风良好。清洁区、潜在污染区和污染区之间应有门隔开，标志明显，设有接待区、沐浴间、配奶间、普通病室、隔离病室等。配备有必要的清洁和消毒设施，每个病室内至少设置 1 套洗手池及干手设施，洗手池应为非手触式，病房入口处应设置洗手设施及洗手标志。

2. 加强新生儿病房患儿、人员、环境、设备等的日常管理

（1）做好新生儿日常护理工作：注重新生儿眼部、皮肤、口腔、脐部护理，病情允许时应每日沐浴，如新生儿每日沐浴所用衣物、毛巾，实行一患一用一消毒；及时更换尿布，清洁臀部，做好患儿脐部护理，保持脐部清洁干燥等。同时向家长宣传护理常识，及早发现轻微病灶并及时处理以免感染扩散。要注意，在给每个新生儿诊治及护理前，尤其是在做皮肤护理及脐部护理前应重视手卫生。规范手卫生是减少交叉感染、避免医院感染暴发的重要措施之一。

（2）加强新生儿探视管理：有研究提示 [11]，母婴同室的新生儿病房在探视前后空气培养合格率分别为 76.67% 和 16.67%，提示探视后空气污染严重，可增加新生儿医院感染的风险。因此，必须加强探视的管理，针对患儿不同病情阶段和生理状况，确定探视频度、时间和人数。医护人员要告知患儿家属，应主动要求患有传染病或者感染性疾病的探视者不探视。

（3）对医务人员的要求：新生儿病房应当根据床位数配备足够数量的医师和护士，人员梯队结构合理，其中医师人数与床位数之比应当为 0.3：1 以上，护士人数与床位数之比应当为 0.6：1 以上 [12]，充足的医务人员是保证医疗护理质量的基本保证。同时，可为所有医务人员建立健康档案，要求自身身体健康，无任何感染性疾病，防止工作人员接触患儿造成交叉感染。此外，新生儿病房工作人员上班时要衣帽整齐、着工作服和工作鞋，工作服保持清洁，污染后及时更换。进入治疗室及进行各项操作时一律要求洗手、戴口罩帽子，必要时戴手套。

（4）加强病房环境管理，预防环境污染：新生儿病房应当保持空气清新与流通，每日通

风不少于 2 次，每次 15 ~ 30min。有条件者应装配气流方向从上到下的空气净化设备系统，能独立控制室内温度和湿度[13]。新生儿病房的物品应保持清洁，定期消毒，遇污染随时消毒。尽量将感染及非感染者、特殊感染者与普通感染者分室收治，避免交叉感染。同时应按规定定期对新生儿病房做环境卫生学监测，包括空气、物体表面、医务人员手等。监测结果不合格时，应分析原因并进行整改，如存在严重隐患，应当立即停止收治患儿，并将在院患儿转出。

（5）加强对新生儿使用的物品、医疗器械和设备的管理：新生儿使用的被服应保持清洁，污染后及时更换，出院后新生儿所用过的物品及床单全部要进行终末消毒；接触患儿皮肤、黏膜的器械、器具及物品均应当一患一用一消毒，如雾化吸入器、面罩、氧气管、体温表、听诊器、浴巾、浴垫等；暖箱、呼吸机等仪器设备要定期清洁消毒，用毕终末消毒；一次性使用的医疗器械、器具不得重复使用。

3．建立健全各项规章制度和标准操作规程，严格无菌操作

在总结医院感染发生的经验与教训的前提下，应建立健全各项规章制度，制订切实可行的探视陪护、医疗护理、消毒隔离等制度。应结合科室实际情况，把各项制度细化、量化、优化，形成新生儿室的具体规定，使之具有可操作性，还可做成规范的标准操作规程，内容包括从工作人员自身到病区环境、医疗用品、患者用品、空气等，如配奶标准流程、沐浴操作流程等，使大家都按照标准操作流程来完成日常工作。实施过程中，加强与临床的沟通，以便及时发现问题并进行改进，从而使新生儿病房的感染管理工作逐步科学化、制度化及规范化。同时，在治疗、护理的各种操作中均应严格遵守无菌技术操作原则，侵入性治疗和检查时，要严格掌握适应证，并加强对侵入性装置的维护，尽可能缩短侵入性干预时间，防止导管相关性感染的发生。

4．合理使用抗菌药物，加强耐药菌株的监测

抗菌药物是一个双刃剑，合理应用可有效治疗感染，使感染患儿早日康复，但不合理应用抗菌药物不但不能达到预防感染的目的，反而会造成机体菌群失调、产生内源性感染，甚至导致细菌产生耐药性，给临床治疗带来困难。因此新生儿使用抗菌药物应以细菌培养和药敏试验为依据，严格掌握使用抗菌药物的适应证，尽量使用窄谱抗菌药物，减少抗菌药物使用的种类，防止频繁更换品种、连续长期使用的现象，真正做到合理用药，以减少菌群失调的发生。长期使用抗菌药物易使体内菌群紊乱，产生多重耐药菌株。有研究显示，目前我国耐药菌引起的医院感染人数，已占到住院感染患者总人数的 30% 左右，因此，加强耐药菌株的监测对医院感染的防控非常重要。

5．定期监测，积极发挥医院感染管理三级网络作用

新生儿病房的日常监测是非常必要的，但要注意，医院感染监测是医院感染管理的一种手段而不是最终目的，监测的理念应该有所转变。一是应该把监测更多地放在了解干预的效果上，应监测经过干预后，医院感染的发病率是否有下降。二是要做目标监测、过程监测，由关注结果的监测转向关注过程的监测，实现关口前移，简言之，就是要监测降低发病率的手段有没有实施。例如，由监测手指皮肤带菌数量变为监测手卫生依从性，由监测医院内肺炎发病率变为监测呼吸机应用情况等。通过这种目标监测和过程监测，及时发现管理中的薄弱环节，实施可行性的干预措施，并通过与临床沟通，随时发现医院感染暴发迹象。临床医务人员应加强医院感染防控知识的培训，提高对医院感染的甄别与诊断水平，做到早发现、

早报告、早治疗和早采取控制措施，共同将医院感染暴发控制在萌芽阶段，这对新生儿医院感染暴发的控制尤为重要。医院感染控制过程中，多部门协作必不可少，应建立健全三级网络，职责明确并履行职责。吸纳新生儿病房科主任为医院感染管理委员会委员，病区临床感染管理小组则由科主任、护士长、骨干护士及责任心强的高年资医师组成。临床只要发现有新生儿医院感染或有院外感染的转入，就应尽快报告感染管理部门，而感染管理部门则应该按照"零宽容"的理念来对待和处理。如果疑似同类感染发生3例以上，医院应组织与协调有关部门开展调查，采取相应的控制措施；如疑似同类感染达到5例以上，则应按照《医院感染管理办法》的要求进行报告与控制。

6．加强培训，引起重视，提高防控感染基本措施的执行力

通过不同的形式进行培训，让全院职工包括医院领导、临床医务人员以及工勤人员等，认识到医院感染控制的重要性，提高防范医院感染的责任意识和工作能力，增强恪守职业道德的自觉性，强化医务人员医院感染的防范意识，调动其参与医院感染控制的积极性和主动性。同时，应通过规范化的健康教育，向患儿家属普及医院感染知识，以便养成良好的卫生习惯，减少医院感染的发生，如指导母亲每次喂哺前清洗双手和乳头，并保持乳房清洁，能有效防止新生儿鹅口疮及肠道感染。此外，坚持定期与随机检查相结合的方式，对新生儿科的感染管理工作进行督查，并和工作人员交流制度、措施落实情况，在全科范围内形成人人高度重视医院感染防控工作的良好氛围。只有在思想上重视了，才能有效提高感染防控措施的执行力。近期在综合医院的新生儿科或妇幼保健院发生的几起严重新生儿医院感染暴发事件，究其原因，多数是防控医院感染的基本措施落实不到位所致，而其中最重要的是通过成人的双手，包括医务人员的双手和新生儿的母亲、探视者、陪护人员的双手的途径造成医院感染的暴发。导致手卫生依从性差的原因有很多，如手卫生设施缺乏、没有配备速干手消毒剂、医务人员工作繁忙、没有干手用品等，然而，最根本的原因还是思想上不重视。因此，通过培训，引起全员重视，配备必要的硬件设备，使医院感染防控工作能够正常有序地开展，才能真正提高感染防控措施的执行力。手卫生如此，消毒、隔离也是如此。提高基本感染控制措施的执行力是预防医院感染暴发的关键。

7．零宽容（zero tolerance）理念在新生儿医院感染防控中的认同与应用[14]

零宽容是当今医疗领域在医院感染防控工作中营造的一种文化，一个奋斗目标，是对发生医院感染所持的一种态度和一种责任心。也就是不再将医院感染当作是疾病应该发生的并发症，有一个基准发病水平，而是朝着"零"发生的方向去努力。医务人员对发生的每一例医院感染都应认为是不该发生的，应认真调查、分析其感染的原因，并采取有效措施。同时号召所有的医务人员参与到医院感染的防控工作中来。如果我们广大医务人员对发生的每一例新生儿医院感染都能采取"零宽容"的理念，将循证医学的理论应用于新生儿医院感染的监测、控制与管理的实际工作中去，新生儿医院感染的发生率将会大大下降，新生儿的医院感染暴发就可以避免。

（李卫光　山东省立医院）

参考文献

［1］ 徐秀华．临床医院感染学．长沙：湖南科学技术出版社，1998：176-183．

［2］ 卫生部关于西安交通大学医学院第一附属医院发生严重医院感染事件的通报．http：//www.moh. gov. cn/publicfiles/business/htmlfiles/mohyzs/s3594 /200810 /38040. htm.

［3］ Wenzel RP.Prevention and Control of Nosocomial infections.3rd ed．Philadelphia：Lippincott Williams & Wilkins.1997，3-19：127-163．

［4］ 任南，文细毛，易霞云，等．全国医院感染监控网儿科和产科新生儿室院内感染监测报告．中国当代儿科杂志，2003，5（2）：120-122．

［5］ Martone WJ，Jarvis WR，Culver DH，et al．Incidence and nature of endemic and epidemic nosocomial infections．Hospital Infections，3rd ed. 1992，Boston：MA. Little，Brown and Company，577-596．

［6］ Babcock HM，Zack JE，Garrison T，et al.Ventilator-associated pneumonia in a multi-hospital system：differences in microbiology by location.Infect Control Hosp Epidemiol，2003，24（11）：853-858．

［7］ 任南，文细毛，易霞云，等．全国医院感染监控网儿科和产科新生儿室院内感染监测报告．中国当代儿科杂志，2003，5（2）：120-122．

［8］ 张晓丽，王书会，董荣芝．新生儿重症监护病房器械感染相关性研究．中国消毒学杂志,2013,30（11）：1047-1049．

［9］ 任军红，殷环，吴安华，等．新生儿重症监护病房器械相关感染流行病学多中心研究院内感染原因分析及护理对策．中国感染控制杂志，2015，14（8）：530-534．

［10］ 任军红，吴安华，胡必杰，等．新生儿重症监护病房影响医务人员手卫生洗手行为依从性多中心研究的因素及对策．中国感染控制杂志，2015，14（8）：557-560．

［11］ 任丽茹，吴小梅．加强母婴同室探视陪伴管理减少院内感染．中华护理杂志，1999，34（6）：355．

［12］ 卫生部．卫医政发〔2009〕123号卫生部关于《新生儿病室建设与管理指南（试行的通知》．

［13］ 中国医师协会新生儿专业委员会．中国新生儿病房分级建设与管理指南．中华实用儿科临床杂志，2013，28（3）：231-237．

［14］ 李六亿．我国新生儿医院感染控制工作面临的挑战．中国新生儿科杂志，2009，24（2）：65-67．

二、工作案例

案例一　预防新生儿皮肤感染

（一）前言

新生儿是医院感染的高危人群，其自身免疫系统发育尚未成熟，体内仅存少许从母体获得的免疫球蛋白，因此对许多疾病高度易感[1]。新生儿尚未建立正常菌群，抵御外来病原微生物侵袭的能力较低；且因其不能主诉，疾病的临床表现不典型，不易在早期被发现；病情变化快，稍有疏忽，极易演变成医院感染暴发，且病死率高。新生儿发生医院感染是导致住院新生儿死亡的主要因素之一[2]。近年来发生的数起新生儿重大医院感染暴发事件引起了社会的广泛关注，造成了恶劣的影响。

多项研究显示，新生儿医院感染发生的部位以皮肤软组织为主[3,4,5]。新生儿皮肤柔嫩，接触细菌后因对细菌敏感而造成炎症反应过强。此外，营养不良、环境湿热、用塑料布包裹以及其他促使皮肤发生浸渍等因素也起一定的作用[6]。脓疱疮感染多由金黄色葡萄球菌和白念珠菌所致，病变常发生在表皮与真皮之间，如不及时治疗，易蔓延至周围皮肤，形成小脓肿，引起皮下组织或肌层的广泛化脓，严重时可导致败血症，危及患儿生命。

目前因母婴同室、母乳喂养的推广，脓疱疮患儿发病增多，多与产妇及家属唯恐新生儿受凉，包裹过于严密，且接触新生儿时未注意手卫生有关。而感染流行多由共用洗浴用品、被褥以及医护人员的手作为传播媒介。新生儿脓疱疮的防控对降低新生儿医院感染发病率具有重要意义。

（二）工作方法

1．工作基础

某医院感染管理科成立于1989年，主要负责的工作包括：制订医院感染管理规章制度并对制度落实情况进行检查和指导；对医院感染及其相关危险因素进行监测、分析和反馈，针对问题提出控制措施并指导实施；对医院的清洁、消毒灭菌与隔离、无菌操作技术等工作提供业务指导；对医院感染聚集性发生事件进行报告和调查分析，提出控制措施并监督落实；对医务人员进行预防和控制医院感染相关知识的培训等。医院感染管理专职人员的专业构成主要为临床医学和护理学，学历均在大学本科及以上，所有专职人员均参加过北京市医院感染管理质量控制和改进中心举办的岗位培训，并曾多次参加中华预防医学会、中国医院协会等学术机构举办的各种专业学术交流。在医院内开展了手术部位感染目标性监测、ICU器械相关感染目标性监测。经过20余年的摸索与不断积累经验，医院感染管理科具备了扎实的工作基础，形成了一支具备了相当知识水平的专职人员队伍。

医院领导对新生儿室医院感染管理工作非常重视，投入资金对新生儿室进行装修改造。改造后的新生儿室硬件设施条件有了很大改善，设置了独立的新生儿诊疗区域，配备了专用配奶间、新生儿沐浴间等；新生儿室入口处安装了流动水洗手设施。近年来不断发生的新生儿医院感染事件对临床医务人员触动很大，医务人员能够积极参与新生儿的医院感染防控工作，对手卫生、环境清洁消毒、无菌技术操作、医疗器械的消毒灭菌、无菌医疗用品的规范使用等在医院感染控制中的重要意义有了一定认识。

2．面临的困难与挑战

（1）手卫生设施需要改善，手卫生依从性有待提高：手卫生是控制医院感染最简单有效的措施，有研究表明，严格实施正确的手卫生可降低约30%的医院感染。手卫生设施是否便捷是影响医务人员手卫生依从性的主要因素之一[7]。

虽然在病房装修改造时已考虑到手卫生设施的配置问题，如新生儿室入口处、护士工作站、治疗室、处置室等处均安装了流动水洗手池，取消了固体肥皂，一律使用一次性包装洗手皂液，但并未能提供适宜的干手设施。电热干手器因噪音大、干手时间长且内部难以保持清洁等问题，不适宜使用；干手纸巾因科室认为支出较大也未安装，故仍然使用重复清洗消毒的小毛巾作为医务人员的干手用品，毛巾2～4小时更换；但事实上，临床医务人员很少使用小毛巾擦手。经调查，33%的医务人员使用白大衣擦手，29%的医务人员洗手后自然晾干，使用干手小毛巾擦手的不足40%。且大量研究证明，公用擦手毛巾是环境中一个储菌源，其染菌量达100%，平均细菌总数为245.4 cfu/cm²，是标准值的30.7倍，其中最多可达

810 cfu/cm^2，最少也有 16 cfu/ cm^2 [8]。多项研究表明，使用一次性干手纸巾成本低、依从性高，是目前较理想的干手工具 [9,10]。2005 年 WHO 发布的《医疗活动中手卫生指南》和 2009 年我国原卫生部发布的《医务人员手卫生规范》中，均建议"如果手无可见污染，宜用速干手消毒剂进行卫生手消毒"，使用速干手消毒剂是一种简便快捷有效的手卫生方式。自 2003 年起，医院即为临床医务人员提供了速干手消毒剂，但由于工作习惯等原因，医务人员对速干手消毒剂的接受程度尚待提高。调查发现 85% 的医务人员首选流动水洗手。2009 年儿科病房洗手皂液实际每床日消耗量为 39ml，速干手消毒剂实际每床日消耗量仅为 5.6 ml。而在没有适宜干手设施的情况下，使用白大衣或公用小毛巾擦手反而造成了手的二次污染，达不到手卫生效果。手卫生不规范极易造成新生儿脓疱疹的流行。

（2）医务人员数量不足，新生儿室护士难以固定：医务人员特别是护士数量不足是医院普遍存在的问题，儿科作为综合医院中的小科室，且由于儿科专业的特殊性，这个问题尤显突出。新生儿室床位共 10 张，仅有医生 2 人，护士 4 人，难以满足工作需求，随时需要普通儿科病区的护士协助，有交叉感染的风险。

（3）沐浴间通风不良，新生儿洗浴用品的管理需进一步加强：因建筑原因，新生儿沐浴间设置在病区内侧小房间，无外窗，自然通风不良，沐浴间湿度大，通风不良易有真菌生长。沐浴池有 2 个，分为普通新生儿用及感染新生儿专用；沐浴露取液方式为按压式，浴巾等均为专用，不存在新生儿间交叉混用的问题。但因沐浴池较深，且使用沐浴露等清洁用品后皮肤较滑，为保障新生儿安全，科室专门定做了沐浴架，沐浴时在沐浴架上铺小毛巾，将新生儿放置在毛巾上操作，小毛巾一人一用。沐浴架为木质，虽使用的木材为专用防水木板，但沐浴架在通风不良湿度大的情况下，不能完全排除真菌生长的可能性。垫在沐浴架上的小毛巾为棉质，被水浸湿后其阻菌功能大大下降，虽一人一换仍有交叉感染的可能。

3．推进该项工作的具体方法与措施

（1）区域规划：将新生儿诊疗区域进行重新规划，分为普通新生儿区、重症新生儿区和隔离新生儿区。按病室面积设置床位数量，保证每床净使用面积不小于 3m^2，床间距不小于 1m，不盲目加床。急诊收治的不能排除感染性疾病可能的新生儿暂时安置在隔离新生儿区。

（2）增加人员：与护理部等相关部门协调，增加医务人员数量。新生儿室护士数量由 4 人增加至 7 人，由相对固定的医务人员负责新生儿室工作。为新生儿室的医务人员制做专门的工作服，以便与普通儿科病区医务人员分开。

（3）培训：开展形式多样的培训活动，加强对新生儿室医务人员（医生、护士、保洁员）进行医院感染相关预防与控制基本知识的培训。培训内容根据培训对象的不同有所侧重，与培训对象共同讨论后确定。培训方式采用集中讲课、观看视频、案例分析等多种形式，使大家都能积极参与到培训活动中来，保证培训效果。

（4）改进手卫生：完善手卫生设施，增加手卫生标识，提高医务人员手卫生依从性。医院感染管理科制做了卡通形象的手卫生提示标识，粘贴在每名新生儿床单位显眼处，提醒每一名医务人员接触新生儿前务必洗手或手消毒，在每个手卫生提示标识的旁边均放置一瓶速干手消毒剂。取消干手毛巾，安装干手纸巾盒。实际计算使用一次性干手纸巾和公用小毛巾的手卫生成本，用数字说话，打消科室顾虑。使用一次性干手纸巾事实上并未增加支出，且减少了护理人员的工作量和时间成本，响应了"把护士还给患者"的号召。

（5）完善新生儿洗浴设施及流程：完善新生儿洗浴设施，制订新生儿洗浴操作的标准化操作流程（SOP）。在新生儿沐浴间内安装排风扇，加强空气流动；将木制沐浴架改为塑料材质，将棉质小毛巾改为一次性清洁塑料套；洗浴操作按 SOP 执行。沐浴露等洗浴用品采用小包装，避免使用时间过长。定期对使用中的沐浴露、直接接触新生儿皮肤的包被、浴巾等进行细菌监测，以保障新生儿安全。

（6）健康教育：加强对孕产妇及家属的知识宣教。通过孕妇学校，对孕妇及其家属进行新生儿护理卫生知识宣教，使孕妇及家属了解和掌握预防脓疱疹的相关知识，保持新生儿的清洁卫生、衣服的清洁卫生和皮肤的清洁干爽；常给新生儿沐浴换衣服，不要把新生儿捂得过紧，特别要注意手卫生，接触新生儿前必须洗手。用事实说话，对产妇及家属的手进行采样，将培养结果作为对孕产妇及家属进行卫生宣教的实例，提高培训效果。在母婴同室参照新生儿室的管理方法，除加强医务人员培训外，特别加强对产妇及家属的教育。

（三）工作推进的效果

1．手卫生依从性升高

新生儿室医务人员手卫生依从性自 56% 上升至 91%，洗手液实际每床日消耗量自 39ml 上升至 45ml，速干手消毒剂实际每床日消耗量有了大幅上升，自 5.6 ml 上升至 27ml。

2．成本效益

干手纸巾 5 元 /100 张，洗手皂液 8 元 / 瓶，速干手消毒剂 20 元 / 瓶，按每名工作人员月收入 3000 元计算，工作推进后，每月科室因为人员数量增加及手卫生依从性提高而增加的支出约为 15000 元。平均每例脓疱疹患儿住院天数约为 5.67 天，治疗费用约为 4500 元，且重症患儿的住院天数和治疗费用均明显高于普通患儿。众所周知，脓疱疹不仅增加患儿及家属的痛苦，病情严重时可能会出现败血症等并发症甚至导致死亡。若发生医院感染流行或暴发，后果更为严重，不仅严重威胁医疗安全，同时也会给医院造成巨大的经济损失和负面的社会影响。反之，医院感染防控工作做得好可以提高医院声誉，节省卫生资源。另外，随着单病种收费的日益推广，若发生医院感染，必然会延长住院时间，增加治疗费用，不仅会增加患者的经济负担、影响医院收入，更重要的是还会导致额外卫生资源的投入和浪费。因此，在医院感染的防控过程中，不能单纯计算表面的经济账，还应进行更深层次的成本效益分析。

（四）述评

1．经验体会

通过此项工作的推进，有效地改进了新生儿室、母婴同室的手卫生设施，提高了医务人员手卫生依从性；通过加强对孕产妇、家属及医务人员的健康教育，普及了卫生知识；规范了新生儿洗浴流程的管理，最终减少了新生儿脓疱疹的发病率。虽然在推广使用速干手消毒剂、干手纸巾的过程中，科室医务人员由于习惯及成本的原因，接受起来有一定的困难，但通过案例教育、细致的成本计算，并广泛征求医务人员意见，选择其认为适宜的用品，用实际数据最终说服了科室医务人员及其管理者。

然而，此项工作仍存在一些不足，如保洁员的培训教育及日常监督。新生儿室日常环境的清洁与消毒非常重要，清洁用品的处理、保洁员的手卫生、清洗消毒的彻底与否等环节都可能影响新生儿室的感染控制工作。保洁员一般文化程度较低、流动性大，给培训教育及措施落实造成了一定困难，需要特别关注。

　　2．总结

　　新生儿室是医院感染管理的重点科室。国外 NICU 医院感染类型以导管相关血流感染最常见，呼吸机相关性肺炎次之[11]。文献报告，国内一些儿童医院及我国医院感染监测网报告儿科医院感染发病率为 1.72%～5.80%，略高于国外报道。2005—2007 年 7 月同期调查儿科住院患者共 35135 例，发生医院感染 919 例，平均医院感染发病率为 2.62%，调查新生儿住院患者共 9241 例，发生医院感染 362 例，平均医院感染发病率为 3.92%[12]。2015 年调查了 17 所儿童医院 13227 例住院患儿，医院感染发生率为 2.72%；新生儿 1468 例，医院感染发生率为 2.79%[13]。新生儿医院感染的暴发流行，以皮肤感染多见，主要因接触传播，加强接触隔离措施的落实，能有效降低皮肤软组织感染，控制新生儿中皮肤感染的暴发流行。在工作推进的过程中，常会遇到因空间及人力不足，不能提供便利的设施设备，医务人员意识欠缺等原因，造成措施落实不到位。通过完善设施设备，加强培训教育，真正提高意识，从思想上真正转变是最终获得成功的基本要素。

（刘　坤　首都医科大学附属北京朝阳医院）

参考文献

[1] 杨玲蓉，彭珉娟，李桦，等．新生儿重症监护室患儿医院感染病原菌分布及医院感染的危险因素分析．中国当代儿科杂志，2013，15（2）：112-116．

[2] 郑丽玲，黄小凤，周冰新．2003—2010 年住院新生儿死亡原因分析．海南医学，2013，24（4）：571-573．

[3] 朴爱善．42 例新生儿脓疱病临床分析．中国实用医药，2009，4（5）：88-89．

[4] 周建平，陶红，程建，等．母婴同室新生儿医院感染目标性监测结果分析．中国妇幼保健，2016，31（5）：907-908．

[5] 张喜丽．NICU 新生儿医院感染调查及防控对策．中国消毒学杂志，2014，31（2）：198-199．

[6] 臧惠珍，夏艳．新生儿皮肤脓疱疹的预防对策．中华医院感染学杂志，2007，17（1）：10．

[7] 宋丽红，贾会学，贾建侠，等．医务人员手卫生影响因素的调查与分析．中华医院感染学杂志，2009，19（1）：35-37．

[8] 田洪明，舒逸萍，王莉．擦手毛巾染菌量与潜在医源性感染分析．中华医院感染学杂志，1996，6（3）：162-163．

[9] 郭君怡，王荣荣，彭运婵，等．2 种干手工具成本及使用依从性比较研究．护理学报，2011，18（3A）：40-41．

[10] 赵红娟，翟颖斐，马晓晴．临床护理人员不同干手方法的探讨．中国临床护理，2014，6（3）：251-252．

[11] Tekin R，Dal T，Pirinccioglu H，et al．A 4-year surveillance of device-associated nosobomial infections in a neonatal intensive care unit．Pediatr Neonatol，2013，54（5）：303-308．

[12] 吴安华，易霞云，文细毛，等．全国医院感染监控网络医院感染管理的调查．中华医院感染学杂志，2007，17（11）：342-344．

[13] 李六亿，吴安华，付强，等．传承·创新·展望　中国医院感染管理卅年（1986—2016）．北京：北京大学医学出版社，2016：424．

案例二 新生儿病房空气质量改进

（一）前言

由于新生儿免疫系统发育不成熟、抵抗力较差、对外界适应能力弱，空气净化层流病房能为患儿提供保护性隔离，是预防感染的重要措施之一。但层流病房使用或管理不当，达不到原设计的洁净级别，易造成空气细菌污染，不仅起不到保护效果，还可能成为传染源，造成医院感染的暴发的流行。为此，合理、规范、标准化地建立、应用及维护空气洁净系统可有效预防医院感染，国外有学者研究表明，环境改善，可使新生儿的医院感染率从 18.6% 降至 12.8%[1]。

厦门大学附属第一医院作为福建省新生儿救治厦门市分中心，每年收治新生儿 1800 余名，大部分为高危儿，早产儿占新生儿总数的 2/3。全病房采用层流净化空气系统，洁净度级别为 10 万级①，面积约 1400m²，共有 9 间病房，其中感染隔离病房 2 间，早产儿室、重症监护室、新生儿疾病室、普通病室、恢复室、光疗室、配药房各 1 间。医院新生儿层流净化系统由设备物资部统一招标建立，经第三方验收合格后于 2010 年 1 月投入使用，其布局流程相对较合理，符合原卫生部《新生儿病室建设与管理指南（试行）》的要求[2]。

（二）工作方法

1．工作基础

厦门大学附属第一医院采用层流净化系统的科室有综合性重症监护病房（GICU）、导管室、产房、手术部，均于 2010 年前后投入使用，层流净化系统由设备物资部统一招标建立，分属不同建造商，且建成后即撤离。近年医院新建改建任务重，保障保卫部人员严重不足，无专人负责层流净化系统的管理，也无相关经验。新生儿层流净化系统验收合格后立即投入使用，临床工作人员工作繁忙，未与建造商进行工作衔接，未接受过专项培训，无层流净化系统使用及维护经验。医院感染管理部对新生儿病房实行分片管理，直接负责该片区的责任人为主管护师，缺乏空气净化系统相关的专业及背景知识。

2．面临的困难与挑战

新生儿层流净化系统尤其是净化机组启用后完全陷入无人看管状态，空气培养合格率较低，2010 年 2 月份空气培养合格率降至 66.67%（8/12），与 2009 年旧病房空气培养合格率 93.48%（86/92）相比显著降低（$\chi^2=8.78$，$P < 0.01$）；重症监护室（ICU）、新生儿病室数次空气培养细菌菌落总数均超过 4 个 /30（分·φ90 皿）；2010 年 2 月 25 日 ICU 检出大量曲霉菌生长。经查阅资料发现国内外均有报道新生儿病房空气污染真菌导致医院感染暴发的情况[3,4]。

医院感染管理部将发现的问题及时反馈至新生儿科主任及护士长，要求规范管理、使用净化系统，保持人造小环境空气的洁净度。紧急采取以下处理措施：①由于无法开窗通风，

---

①洁净度级别为 10 万级：尘粒最大允许数 / 立方米 ≥ 0.5μm 尘粒数为 350 000 个，≥ 5μm 尘粒数为 20 000 个，微生物最大允许数浮游菌 / 立方米为 500 个，沉降菌 / 皿为 10 个。

且只有 ICU 检出曲霉菌生长，经研究决定将 ICU 新生儿迁出，彻底进行终末消毒；②各类物体表面采用 1000mg/L 含氯消毒剂擦拭消毒，包括送风口及回风口；③采用移动式紫外线灯消毒 1h；④将 ICU 回风口的里侧密封后，用过氧化氢进行喷雾消毒，密闭 2 小时。连续消毒 3 天后，再次采样未再检出曲霉菌。

经历曲霉菌空气污染事件后，各部门均认为不能盲目地使用空气净化系统，医院急需建立一套空气净化系统的标准化管理、使用、保养及维护操作规程。问题的焦点集中至保障保卫部、医院感染管理部及新生儿救护中心三个部门如何职责分工。新生儿科主任及护士长认为净化系统有问题主要是净化机组的管理问题，与使用者无关，应该由具备专业背景知识的专人来管理净化系统，使用者不需承担维护及管理责任，希望保障保卫部有专人管理空调机组，负责空调机组的日常保养及维护，包括空调系统（挡水板、排水点、水盘、水塔）的清洗及高效、中效过滤器的养护；保障保卫部一方面强调其人手紧张，另一方面认为无相关的规定要求其负责接管空调净化机组，且各机组分属于不同厂家，无交接记录，不熟悉相关机组的运行及养护，要求厂家委派专人驻点负责净化机组的运行与维护；净化系统使用科室要求医院感染管理部负责协调、监督并对日常使用管理提供指导。

综上所述，厦门大学附属第一医院新生儿病房洁净系统规范化使用及管理需要解决以下三个问题[5]：①管理部门及使用者急需接受相关专业知识培训，改变理念；②需要有专业人员负责空调机组的日常维护；③建立及落实洁净系统医院感染管理标准化制度与措施。

3．推进该项工作的具体方法与措施

（1）首先对管理部门及使用者进行培训

2010 年 2 月 26 日通过设备物资部了解到具体负责新生儿洁净系统建造的厂家，由其指派专业培训师于 3 月 1 日下午到新生儿病房进行授课，时间约 1h，参加对象为全体医务人员、医院感染管理部人员、保障保卫部相关人员，授课内容包括洁净的定义及洁净室技术支持体系、进入洁净室空气的处理流程、空气洁净度的主要影响因素及污染主要来源、洁净室日常使用及维护要点、各项技术指标的监控如温湿度、如何进行保洁工作，进入洁净室各类物品及人员的要求等。

经过培训，工作人员认识到空气洁净度的保持，不只与净化机组的开关有关，还与室内人员总数、检查操作和护理活动关系密切。空气污染来源主要有以下三个途径：控制空气中沉降菌的空气净化系统、患者及工作人员自身带菌、进入洁净室的物品。赵瑞玲等研究表明人员流动频繁可能是造成病室内空气细菌菌落数增高的重要原因，应严格控制病室内的流动人员数。如果能够控制每一小时进入病室人数在 9 人以下，即使关机 12 h，病室内的细菌菌落数仍能维持在较低水平。

（2）建立洁净系统使用及管理标准化制度与措施

1）布局合理：洁净区和非洁净区分区明确，标识清楚。不同区域间设置缓冲区，各区域的门应保持关闭状态。人、物、洁、污流线分明，按流程由专用通道进出，防止交叉污染。

2）人员管理：工作人员由专用通道进出病房，按要求戴好口罩、帽子、更衣洗手；患传染性疾病的工作人员无防护时原则上不得入内。患者由患者通道进入；新入院患者应沐浴更衣后方可入病房；患者外出检查时由患者通道进出。严格探视制度，控制进入病房的人员，若工作需要进入者则需穿隔离衣，戴口罩、帽子，洗手后方能进入。

3）物品管理：转运暖箱不进入病房，用后及时消毒备用；进入物品均应先做除尘、清洁处理，如有外包装先去除外包装，物品摆放要避开回风口；尽量采用不易产生棉絮的被服、洗浴用品等，动作轻柔避免大幅度抖动棉织物，减少扬尘。

4）温湿度调控：病房内温度、湿度等均可调控，需要调节时应由病房工作人员负责，其他无关人员禁止随意调节控制开关，保持温度在 22℃～26℃，湿度为 50%～60%，每日有温湿度记录。

5）环境、物表卫生：日常卫生实行湿式打扫，病房、内外走廊、辅助间地面每日清洁擦拭，遇污染随时清洁、消毒，保持地面清洁干燥；室内吊塔、操作台、婴儿床等物体表面、地面每天清洁擦拭，遇污染随时清洁、消毒，保持清洁干燥；每周对病房进行全面卫生清洁一次；不同区域的卫生清洁用具分开使用并有标识，用后清洁消毒干燥备用。

6）工作人员操作：工作人员应严格执行无菌操作技术，严格执行标准预防原则和手卫生制度，接触每个患者前后应进行洗手或采用速干手消毒剂消毒双手。

7）净化系统维护：建立洁净病房的日常监测和维护管理记录，空气净化系统按要求定期清洗：送风天花每月检查清洗 1 次，送风口每周清洁 1～2 次，回风口过滤网每周清洗 1～2 次，回风口每天清洁 1 次，回风口过滤器每月检查 1 次，并要求有记录。

8）监测：每月进行洁净病房的空气、物体表面、工作人员手等环境卫生学监测，发现问题及时查找原因及整改，并重新进行监测，同时报告医院感染管理部。

（3）落实洁净系统使用及管理制度与措施

1）2010 年 3 月 3 日将洁净新生儿病房使用及管理制度与措施下发至新生儿病房各个医务人员及保洁工作人员手中，要求做到人人知晓。

2）医院感染管理人员于 3 月 5～6 日连续两天利用科室早会交接班前 10 分钟，对制度与措施落实要点进行讲解，并对知识掌握情况进行考核。

3）3 月 5 日～7 日负责新生儿病房感染管理的工作人员连续三天上午 09：00－11：00 到病房蹲点了解制度的执行情况。

4）通过调查发现具体操作存在几个问题：各区域间缓冲门关闭不及时，均敞开；探视制度落实不到位；保洁工人不清楚空调回风口过滤网的拆洗方法；病房被褥及棉质制品较多；对婴儿包被、浴巾、擦手毛巾、工作衣，操作动作幅度大时，导致回风口过滤网上残留较多棉絮；各间病房具体温湿度无人监控。

5）3 月 7 日下午将存在问题以持续改进表的形式通过医院办公系统反馈给新生儿病房，并组织新生儿病房医院感染质量监控小组（科主任、护士长、医院感染监控医生及护士）于 3 月 8 日中午召开洁净系统使用及管理专项会议，探讨解决办法，具体整改措施如下：①淘汰旧敞开式的棉被，全部更换为密闭式纤维被；②将一床一巾的棉质布小毛巾及其他擦拭毛巾更换为超细纤维毛巾；③将擦手毛巾更换为一次性擦手纸巾；④改进探视流程，设置探视走廊，家属探视一律不得进入病房。⑤统一新生儿入院处置，新生儿入院需洗浴后，更换为医院统一的被服；⑥制订医院感染监控工作：科室落实护士负责每日定时巡查及记录各室的温湿度；⑦培训保洁工人正确拆洗空调回风口过滤网，由护士长现场指导示范操作；⑧由医院感染管理部制订考核表，指定督导员至新生儿病房监督各项措施的落实情况，及时纠正错误的操作，如缓冲门未及时关闭，持续考核 5 天，将考核得分纳入月度质控；⑨各间病房具体温湿度的监控由护士长负责。

6）一次性擦手纸巾于 3 月 10 日配备到位，超细纤维毛巾于会后 7 天即 3 月 15 到位，被服则于 3 月 22 日全部更换到位。

（4）组织全院净化系统使用及管理相关部门召开工作协调会，解决净化机组的使用、清洗、维护问题。2 月 26 日上午由医院感染管理部主任将净化机组的管理现状及已经出现的问题汇报给分管院长，强调净化机组若长期无人管理，未及时清洗、更换相关配件，将成为细菌病毒的藏身处所。病原菌可经空气传播导致医院感染暴发、流行。分管院长立即决定于下午 3 点病原菌组织召开各相关部门协调会，参加会议的部门负责人来自包括使用空气净化系统的临床科室（新生儿病房、GICU、产房、麻醉手术室）及相关管理部门（设备物资部、保障保卫部、医院感染管理部），会议由分管医院感染的院长主持。考虑到医院缺乏净化系统管理专业人才，且后勤保障部门人手紧张，经研究决定将全院净化机组的管理委托给负责建造手术净化系统的公司（因手术部净化系统在全院净化系统中所占比重最大），由其安排专人驻点负责所有净化机组的管理与维护，人员于 3 月 10 日到位。

（三）工作推进的效果

经紧急消毒处理三天后，重新采样 ICU 空气细菌菌落数降至 2 个 /30（分 · φ90 皿），未再检出曲霉菌及致病菌。从 4 月份开始空气监测合格率明显升高，均在 90% 以上，新生儿层流病房规范使用后，空气培养合格率明显高于规范使用前，具体监测结果见表 3-2-1。

表 3-2-1　2010 年新生儿病房空气培养监测结果

月份	监测标本数	合格标本数	合格率 %
1	10	9	90.00
2	12	8	66.67
3	18	15	83.33
4	18	18	100
5	10	10	100
6	13	12	92.31
7	10	10	100
8	10	10	100
9	10	10	100
10	13	12	92.31
11	10	10	100
12	10	10	100
合计	144	134	93.06

新的被服及超细纤维毛巾配备到位后，残留在回风口过滤网上的棉絮明显减少，清洁度提高，每周清洗 1 次即符合要求。应用一次性擦手纸巾每使用一次的费用仅为 0.034 元，相比使用小毛巾成本更低，因为重复使用的小毛巾不仅消耗消毒剂、水，还包括人力及折旧成本。

随着新生儿层流病房的建立以及管理的规范化，新生儿医院感染率由 2009 年的 1.77%

降至 2010 年 1.01%，经统计学检验有明显差异（$\chi^2=4.31, P < 0.05$），共减少患者感染 11 例，具体感染率见表 3-2-2。

表 3-2-2 2009 年与 2010 年新生儿医院感染率分析

年份	住院人数	感染人数	感染率（%）
2009 年	1583	28	1.77
2010 年	1889	17	1.01
合计	3472	47	1.35

（四）述评

1. 经验体会

(1) 推进工作的成功之处及成功的关键点

1) 主动为临床服务，注重专业知识培训，理论与实践相结合，促进理念转变：医院感染管理人员利用数字化网络信息资源，检索相关文献，并邀请专家到临床科室授课，培训范围广，包括保洁工人，形式多样。首先从思想上让使用者改变原有事不关己的态度，使之逐步认识到开展净化系统管理工作的重要性及必要性。然后，再详细介绍开展工作的方法，保证各项规章制度均能落实到位。让管理者认识到净化系统污染后可能导致医院感染暴发，后果很严重，且目前已经暴露出不少问题。

2) 领导支持，多部门共同协作，临床科室工作配合：空气净化系统运行后能否达到预先设定的洁净等级，不仅与净化机组的运行状态有关，还与使用科室人员的活动，物品的配置有关，其规范化管理需要多部门互相支持，密切合作，需要建立健全各项规章制度来保证。各项制度措施的落实既要争取临床科室的协同配合，同时要得到相关职能部门的鼎力支持。更要取得医院领导的大力支持，增加在人力、物力方面的投入。

3) 数据说话：以空气培养的细菌菌落数作为反映空气洁净度的直接、客观指标，持续监测，用事实说话，说服力强。

(2) 推进工作的不足之处及需进一步完善的方面

1) 在推进工作的过程中，更多的是考虑如何解决问题，成本效益分析不够。

2) 医院感染管理部介入净化系统管理的时机较晚，且是在发现问题之后，应在投入使用前就规划好标准化的管理及使用制度与措施。

2. 总结

推进规范管理、应用、维护空气洁净系统，保持新生儿层流病房空气洁净度，必须解决以下两个问题：①要有专人负责净化机组的日常维护工作。管理者考虑到成本问题可能置之不理，必须将可能产生的最严重后果报告至分管领导，使其认识到专人管理不是可有可无的事，而是必须做到。②多部门协作，注意沟通方式，本着为临床服务的理念，主动融入临床实际工作中，有利于各项规章制度的落实。

（黄辉萍 厦门大学附属第一医院）

参考文献

[1] Von Dolinger de Brito D，de Almeida Silva H，Jose Oliveira E，et al．Effect of neonatal intensive care unit environment on the incidence of hospital-acquired infection in neonates．Journal of Hospital Infection，2007，65：314-318．

[2] 中华人民共和国建设部．GB 50333-2002 医院洁净手术部建筑技术规范．2002．

[3] 周玉莲，董兆华，邢惠芝，等．探视者对新生儿病房污染的前瞻性研究．中国感染控制杂志，2007，6（5）：349-350．

[4] 赵瑞玲，王丽娟，李松．流动人员对新生儿重症监护室中空气细菌菌落数的影响．中华围产医学杂志，2004，7（2）：96-99．

[5] 练英莲．层流病房管理标准化的研究．中华医院感染学杂志，2004，14（3）：303-305．

第三节　内镜室的医院感染管理

一、综述

（一）内镜检查引起的交叉感染

1．概述

近年来，消化内镜诊疗技术在临床应用的范围不断拓宽和深入，由此带来的医院内感染风险也随之增加。由于消化内镜是深入体腔的诊疗器械，在使用过程中不可避免地会被患者携带的病原体污染[1]。2009 年美国紧急医疗研究所（Emergency Care Research Institute，ECRI）发布了 2010 年前十位的医疗技术危害报告，将与柔性内镜有关的交叉感染列入第一位，2011 年至 2016 年 ECRI 发布的 10 大医疗技术危害的报告中，因内镜处理不当引起的交叉感染又连续登上榜单的前列[2,3]。随着我国经济的飞速发展，消化内镜在基层医院普遍开展，内镜检查数量逐年增加，内镜消毒清洗面临严峻的挑战。

2．内镜检查所引起的医源性感染

据报道，内镜引起的感染约为 0.8%。从 1974—1987 年共报道[4] 84 例内镜导致的沙门菌感染。造成感染的原因是由于没有严格执行内镜清洗消毒规范所致，比如内腔管道清洗不够、消毒剂失效、消毒时间不足等。1974—1993 年全球报道了 45 例内镜相关的铜绿假单胞菌感染[5]。2006 年 Seoane-Vazquez 等[6] 进行了一项 Meta 分析，调查研究 1974—2004 年 30 年间美国发生的所有污染事件。报告指出，共有 10989 名患者暴露于被污染的检查仪器下，其中 740 人受到了感染。暴露于上消化道内镜污染的患者中出现感染的病例数最多。引起感染最常见病原菌是结核分枝杆菌和铜绿假单胞菌，这两种细菌感染都可能会给患者造成生命威胁，并与产生耐药有关。

美国最近几年发生多起由于十二指肠镜消毒不合格而造成的医院感染暴发，引起全球医疗系统的广泛关注。2012 年美国华盛顿州的西雅图维吉尼亚梅森医学中心有 32 位患者被确诊为因接受 ERCP 而获得感染，其中 30% 的患者因感染死亡。2014 年美国伊利诺伊州芝加

哥郊区的 Advocate Lutheran 综合医院有 29 人接受 ERCP 治疗后，获得产新德里金属 -β- 内酰胺酶（New Delhi metallo-β-lactamase，NDM）耐碳毒霉烯的肠杆菌感染。2015 年 3 月 30 日，美国华盛顿州某医院发生了特大耐药大肠埃希氏菌暴发感染事件，32 名接受 ERCP 检查的患者出现严重胰腺及胆道感染性疾病，有超过 30% 的患者死亡，其中 7 名发生在分离出大肠埃希氏菌的 1 个月内。

在我国鲜见内镜检查引起感染的报道，仅有内镜微生物污染的报道。胡必杰等对上海市17 家医院支气管镜和胃镜的调查显示：10 所医院消毒后的支气管镜及其配件中，有 3 所污染。17 所医院消毒后的胃镜及其配件中，有 5 所污染。检出微生物主要为铜绿假单胞菌、金黄色葡萄球菌、草绿色链球菌、不动杆菌、奈瑟菌等。沈伟等调查发现内镜污染微生物主要有金黄色葡萄球菌、铜绿假单胞菌、大肠埃希氏菌、乙型肝炎病毒及分枝杆菌等。

3. 微生物传播机制和途径

内镜相关感染传播机制主要有：①内镜清洗消毒程序错误；②内镜及附件浸泡于化学消毒剂的时间不够；③内镜自动清洗消毒机使用不正确；④胃肠镜水瓶和全管道灌流器被污染；⑤对已清洗消毒的内镜不恰当地干燥和储存。如果未严格地在清洗后用 70% ～ 90% 乙醇或异丙醇灌注内镜孔道，再用高压气枪吹干是导致铜绿假单胞菌等水源性微生物污染管道的重要原因。不按规范的内镜清洗程序消毒可能是导致 HBV、HCV 感染的主要原因。内镜消毒不严，通过患者 - 患者、患者 - 医护人员，寄居于内镜及附件上的条件致病菌传播的途径可导致感染发生。此外十二指肠镜的气水孔道以及抬钳器孔道未能充分清洗及干燥也是造成 ERCP 时假单胞菌感染的原因。

（二）我国内镜中心（室）的医院感染管理现状

2016 年，为了解国内内镜清洗消毒的历史和现状，由中国医院协会医院感染管理专业委员会牵头的"中国医院感染管理工作 30 周年总结"课题之一《内镜中心（室）的医院感染管理》于 2016 年 4 月—6 月对全国 278 家二级及以上医院的内镜清洗消毒相关情况做了专项调查。

1. 经过培训的清洗人员增加，由工人清洗的比例明显增加

清洗人员的数量及清洗质控是确保内镜清洗消毒过程不可忽视的重要环节。清洗人员的数量呈增长趋势。多数医院都以护理人员清洗为主，但经过培训的工人的比例逐年上升，从1986 年的 2.94% 上升到目前的 21.48%，大多经过省市级的培训，或通过进修、医院内部培训等方式来提高清洗水平。没有内部质控的比例从 1986 年的 42%，减少到 2015 年的 6.7%。清洗人员能自觉执行规范的清洗消毒技术标准，最终达到掌握最佳的技术操作技能，为确保内镜的清洗质量提供保证。

2. 清洗用水质量提高

清洗用水质量的变化非常明显。1986 年 50% 的单位使用存储水进行内镜的清洗，2005年，90% 的单位使用流动水进行清洗，而 2015 年这一比例已达到 100%。水的质量也不断提高，2015 年有 16% 的机构使用纯化水进行内镜的清洗，52% 的医疗机构使用过滤水。并且 42% 的医疗机构清洗用水水温可以调节。

3. 清洗用品及设施改善

调查显示最初的清洗方式主要是在水桶内浸泡，而 2015 年手工流动水清洗槽（组）、含

有自动灌流器的半自动清洗槽（组）、及全自动清洗机（台）的使用逐渐普及。1986 年几乎没有清洗酶的使用，到 2015 年已经有超过 99% 的医疗机构使用酶液清洗内镜。清洗计时方式也由 1986 年的人工估算（72%）到 2015 年普通计时器（44%）及自动灌流器计时（53%）普遍使用。内镜内孔道冲洗也由简单冲洗到目前的强化冲洗、自动化冲洗，有效改善了清洗质量。

4．内镜消毒及监测日趋规范

随着消毒剂的发展，逐渐有邻苯二甲醛、氧化还原电位水和络合氯类消毒剂应用于内镜消毒。消毒剂的使用逐渐规范化，苯扎氯胺（洁尔灭）等低水平消毒剂已不再使用，取而代之的是酸化水、邻苯二甲醛等消毒剂的普及。消毒剂应每天监测浓度及定期微生物学监测，调查结果显示监测日趋规范化，只有 0.74% 的机构不能做到定期对浓度及微生物情况进行监测。

5．清洗消毒记录信息化

调查显示 1986 年及 2005 年内镜清洗消毒采用人工记录，工作繁重，操作人员耗费大量的时间与精力。内镜周转较快，书面记录难以快速查询，不具备长期保存数据和可追溯性的效果。2015 年采用信息化追溯系统的机构增多，可以记录清洗人员、具体每个清洗消毒时间、使用患者信息等。真实记录内镜清洗消毒、使用过程的完整数据，并且操作简单，可以减轻手工记录的繁琐工作，提高工作效率，内镜储存更加规范。

（三）内镜清洗消毒工作发展趋势

1．内镜清洗消毒技术规范化

随着内镜诊疗技术的迅速发展，各级医院相继成立了内镜中心，进一步规范了内镜的清洗消毒，杜绝因内镜清洗消毒（洗消）不彻底造成的医源性感染发生。内镜自动清洗消毒机的技术发展非常快，甚至一台机器可以同时洗消多根内镜，国内应用及其清洗的单位也越来越多。随着内镜洗消技术的发展，从事内镜诊疗和内镜清洗消毒工作医务人员的培训也越来越受到重视。省级、市级等各种培训确保了内镜感染控制的有效性。

2．内镜的清洗消毒监测更趋向严谨

日常监测是发现问题的重要环节。通过日常监测抽查评价消毒灭菌效果，有问题能做到及时发现及时改正。在美国全国范围内出现内镜检查发现超级细菌感染事件后，美国 FDA、CDC 已经着手调查当前的内镜消毒程序，并于 2015 年 2 月份出台了新的临时性内镜监测方案、采样和培养办法。新的监测方案指出 [7]，尽管内镜常规培养不是当前美国指南的一部分，但是最近与十二指肠镜有关感染的暴发促使医疗机构必须定期监测、充分评价十二指肠镜的消毒效果。但是监测培养的最佳频率尚未建立，国际指南推荐的间隔范围为每 4 周到每年一次。新的推荐建议，医疗机构可以在内镜洗消之后进行周期性培养，如对每个十二指肠镜应每月或每 60 次操作检查后进行培养，也可以对十二指肠镜进行每周培养（如在星期五操作结束后选择培养），另外还可在每次内镜操作、洗消之后进行培养。

美国新的推荐意见要求，如果为成功的消毒，培养应不能检测出任何高度关注的微生物（如常与疾病相关的微生物），如革兰氏阴性菌（大肠埃希氏菌，肺炎克雷伯杆菌，或铜绿假单胞菌的其他肠杆菌科细菌），金黄色葡萄球菌，肠球菌。而少量的低关注微生物（如与微生疾病相关性少的微生物和采集标本过程中潜在的污染）可以被偶尔检测到（如不包括里昂葡萄球菌的凝固酶阴性葡萄球菌，芽胞杆菌，类白喉杆菌）。通常，对少于 10 个菌落形成单位（CFU）的关注度较低的微生物培养结果不需要干预；而对 ≥ 10cfu 的低关注微生物培养结果应结合医疗机构典型培养结果的背景进行解释。任何数量的高关注微生物（如一个菌落或更多）则需要采取进一步的补救措施。

我国 2004 年《内镜清洗消毒技术规范》以及 2016 年修订的《软式内镜清洗消毒技术规范》[8] 均规定消毒内镜应每季度进行生物学监测并做好监测记录，灭菌后的内镜应每月进行生物学监测并做好监测记录。消毒后的内镜合格标准为：每件内镜细菌总数 <20cfu，不能检出致病菌；灭菌后内镜合格标准为：无菌检测合格。

（四）总结

内镜技术要保持飞速发展的态势，必须有与之相对应的清洗消毒技术，防止交叉感染将成为 21 世纪内镜检查面临的重大问题。内镜消毒灭菌方法应趋于多元化，希望在未来有更多的临床研究、尤其是设计严谨的多中心随机对照试验启动、完成，为内镜的清洗消毒灭菌工作提供循证医学证据。

对医院感染管理控制人员来说，除了在洗消技术上对内镜中心进行指导和监管外，不妨结合国外最新的推荐意见，加强对消毒或灭菌后的内镜进行采样、培养，以便及时发现问题，反馈给临床，追根溯源，对有可能被影响到的患者进行密切观察和采样检查，对出现消毒或灭菌不合格的原因进行充分分析，避免感染的发生。

（姜亦虹　李　阳　南京大学医学院附属鼓楼医院）

参考文献

[1] Alfa M. Automated washing with the Reliance Endoscope Processing System and its equivalence to optimal manual cleaning，American Journal of Infection Control，2006，34（9）：561-570.

[2] Dirlam Langlay A，et al. Reported gastrointestinal endoscope reprocessing lapses：the tip of the iceberg. American Journal of Infection Control，2013，41（12）：188-194.

[3] A 21st century nosocomial issue with endoscopes [Feature]，The British Medical Journal，2014，348：g2047 doi：10.1136/bmj.g2047.

[4] Spach D，et al. Transmission of infection by gastrointestinal endoscopy and bronchoscopy，Annuals of Internal Medicine，1993，（118）：117-128.

[5] Schembre D. Infectious complications associated with gastrointestinal endoscopy. Gastrointestinal Endoscopy Clinics of North America，2000（10）：215-232.

[6] Frătilă O，Tantău M. Cleaning and disinfection in gastrointestinal endoscopy：Current status in Romania. J Gastro intestine Liver Dis，2006，15（1）：89-93.

[7] Essential Elements of a Reprocessing Program for Flexible Endoscopes-Recommendations of the Healthcare Infection Control Practices Advisory. Committee. www.cdc.gov/hicpac/ recommendations/flexible-endoscope-reprocessing.html.

[8] 刘运喜. 新版《软式内镜清洗消毒技术规范》[EB/OL]. http://www.Chinadmd.com/file20130117.pdf.2013-01-17.

二、工作案例

案例一　内镜清洗消毒管理工作的改进

（一）前言

自 1805 年德国 Bozzini 提出应用内镜（endoscope）技术诊断疾病的设想以来，已经过了 200 余年。随着科学技术的进步，内镜技术得到迅速的发展，并在临床各个学科得到了广泛的应用 [1,2]。特别是近年来各种新型内镜的研发与应用，使得内镜技术在临床实践中取得了令人瞩目的进展，它使诊断变得更为简便准确，这已是不争的事实。除了带来诊断方面的进展之外，治疗领域也随之发生了变化，应用内镜和各种配件仪器，医生还可做一些高难度的手术，而这些手术的创伤、风险、甚至费用，都远低于常规的外科手术，又能取得令人满意的效果。一方面，内镜本身的技术更新，由硬式内镜到纤维内镜，以及到目前的电子内镜，加上与染色、超声、内镜放大等技术的结合，使内镜的功能达到了前所未有的地步，另一方面，内镜不仅应用于诊断，越来越多的疾病可通过内镜进行治疗。内镜已在临床各科疾病的诊断和治疗中显示其特殊的作用 [3]。

据美国消化内镜协会估计每年接受消化内镜检查达 1 000 万人次以上。日本人口约 1.2 亿人，每年接受消化内镜诊疗的人数约 1100 万例，这一数字仅限于使用医疗保险的患者。内镜作为一种侵入人体腔内的仪器，因其材料特殊，构造精细，存在许多管腔、窦道，许多部件不耐高温、高压，怕腐蚀，只能采用低温消毒或消毒剂浸泡，又因其造价高，医院购置的内镜数量少，使用频率高等原因，给内镜消毒带来许多困难，是造成医院感染和医源性传播的重要途径。此外，由于消毒剂使用不当，也会对患者与工作人员造成化学性伤害。因此，防止因内镜检查导致交叉感染的措施——内镜的清洗消毒，是值得临床重视的问题 [4,5]。

文献报道较多的是内镜被细菌污染后再感染患者，尤其是那些免疫功能受到抑制的患者。最常见的感染细菌为假单胞菌属，容易定植于内镜或内镜清洗消毒机中。1993 年美国消化内镜学会统计，内镜相关感染的发生率是 1/180 万。但是这一数字也许只是冰山一角，实际的内镜相关感染率远高于这个数字，特别是在内镜清洗消毒不严格的国家和地区。理论上各种病原微生物均有可能通过内镜诊疗操作进行传播。从 1974—1987 年，全球共报道了 84 例内镜导致的沙门菌感染 [6-13]；1974—1993 年全球共报道 45 例内镜相关铜绿假单胞菌感染。国内对由内镜检查后引起的感染病例报道较少。

2015 年 3 月 30 日，美国华盛顿州某医院发生了特大耐药大肠埃希氏菌暴发感染事件，32 名接受 ERCP 检查的患者出现严重胰腺及胆道感染性疾病，有超过 30% 的患者死亡，其中 7 名发生在分离出大肠埃希氏菌的 1 个月内。无疑向我们说明了一个显而易见的事实：在手工清洗掉所有的可见污物之后，内镜的生物负载仍存在，特别在那些容易污染、难以观察和清洗的部位，如活组织检查端口和通道等。在大多数因内镜检查而发生的感染事件中，最后都在镜管内部找到了相应的病原菌。然而，病毒感染潜伏期较长，明确病毒感染与内镜操作之间的关系即对病毒感染的确定非常困难。从理论上讲，污染 HIV 的内镜可导致 HIV 的交叉感染，但目前尚无相关报道，不过由于这些病毒一旦感染即可致命，应当予以重视。

（二）工作方法

1. 工作基础

背景资料：某院体检部消化内镜洗消中心，配备一套手工清洗消毒设备，2台自动清洗机，30条内镜（胃镜和肠镜各15条），内镜采用邻苯二甲醛消毒，清洗使用多酶清洗液，每日检查人数（清洗数量）合计约20～30人次。以胃、肠镜检查为主。主要洗消设备和内镜使用2年余。

清洗消毒室共2名工作人员，一名护士2个月前从消化科轮岗到内镜中心负责管理，一名洗消员，刚刚上岗2个月，院感科每年进行一次培训，每季度对在用的内镜进行抽检。

2. 问题与原因分析

2014年3月感染管理科对所有30条消化内镜进行生物学检测，其中4条内镜（1条胃镜，3条肠镜）不合格，细菌超标，消毒后细菌总数＞20个菌落数/条。（见表3-3-1）。

表 3-3-1　内镜中心整改前检测结果

胃镜编号	消毒后检测（菌落数/条）	肠镜编号	消毒后检测（菌落数/条）
1	0	1	1
2	0	2	0
3	0	3	40
4	1	4	0
5	0	5	28
6	0	6	6
7	1	7	29
8	32	8	0
9	0	9	3
10	0	10	0
11	0	11	0
12	2	12	2
13	1	13	0
14	0	14	5
15	0	15	0

经现场调研，发现该内镜洗消中心存在下列问题，可能是导致细菌超标的主要原因：

（1）内镜测漏数量不够，每天测漏8～10条；不能做到每条内镜至少每天测漏一次。

（2）乙肝表面抗原阳性患者使用后内镜的洗消流程存在错误，清洗前直接使用的消毒剂浸泡30分钟，且使用的消毒剂为非内镜专用的过氧乙酸（医院常规使用的过氧乙酸A、B液配制，过夜后使用），然后再进行清洗，消毒流程。

（3）内镜洗消工作站计时器未启用，无法记录内镜的洗消时间。

（4）清洗内镜时所用擦拭布是抹布，且重复使用；内镜干燥台上所用的无菌巾非常潮湿，且更换不及时，在暖气片上干燥，未采用灭菌处理。

（5）内镜清洗使用的酶液不是一用一更换，一般清洗 4 条才更换。

（6）操作人员：内镜中心原来的洗消人员离岗，重新招聘的一名洗消人员，在原洗消人员帮带 10 天后，认为达标。个别医生参与洗消内镜。

（7）终末漂洗冲洗内镜外表面所用的水为自来水，内管道使用的过滤水，但生产过滤水所使用的滤膜未定期更换；对过滤水进行微生物学检测，结果为 300cfu（2004 版标准为 ≤ 100cfu）。

3．推进该项工作的具体方法与措施

发现问题后，感染管理科向医务部医疗处报告，并立即与体检部消化内镜中心联系，召开专题讨论会，对内镜洗消中心督促整改，整改的内容如下：

（1）内镜按规定至少每天测漏一次，并做好记录。

（2）取消乙肝表面抗原阳性患者使用的内镜清洗前直接使用消毒剂浸泡消毒的做法，改为按普通内镜的洗消流程，即先清洗，再消毒。

（3）启用内镜洗消工作站计时器，每一个操作步骤均按规定的时间进行。

（4）清洗内镜时所用擦拭布改为低纤维絮且质地柔软的擦拭布，一用一更换。干燥台的无菌巾每 4 小时更换 1 次，更换后送洗衣房清洗后，消毒供应中心灭菌后使用。

（5）内镜清洗使用的酶液一用一更换。

（6）更换制备过滤水所使用的滤膜，终末漂洗内镜使用过滤水，并告知定期更换。

（7）请洗消人员到门诊内镜中心现场观摩学习，对洗消人员进行手把手的培训与指导，并进行严格考核，合格后再进行内镜洗消，严格规定不允许医生参与洗消内镜。

（三）工作推进的效果

经改进后，再抽检 15 条内镜，监测结果均合格（消毒后细菌总数 <20 菌落数 / 条）。（见表 3-3-2）。

表 3-3-2 内镜中心整改后检测结果

胃镜编号	消毒后检测（菌落数 / 条）	肠镜编号	消毒后检测（菌落数 / 条）
1	0	1	3
2	0	2	1
3	1	3	4
4	0	4	0
5	1	5	5
6	0	6	0
7	0	7	0
8	1	-	-

（四）述评

1. 经验体会

（1）内镜材料特殊、结构复杂，洗消难度大。洗消不彻底，有引发疾病传播的危险。严格按照《内镜清洗消毒技术操作规范》进行洗消，定期地自采监测和感染管理科的质控监测相结合是规范化管理、及时发现问题、杜绝医院感染隐患的有效手段。

（2）洗消人员的岗前培训和规范操作，熟练掌握洗消技能，是保障洗消质量的核心。同时，在提升工作人员专业能力的同时，还应加强其责任心的培养。

（3）内镜消毒后终末漂洗用水的污染状况需引起足够重视，应用过滤水或灭菌水进行冲洗，以保证内镜清洗消毒的效果。

（4）感染管理科要加强质控监测与督导，发现问题，及时现场提供技术服务与指导，帮助解决。

2. 总结

软式内镜诊疗技术的应用范围不断拓宽。2015 年发表在 BMJ 上的一篇文章指出防止交叉感染将成为 21 世纪内镜检查面临的重大问题。一项 2013 年中期的研究报告指出，在美国，15% 的医院内镜经液体灭菌处理后仍未达到公认要求的清洁标准，其中有 30% 的十二指肠镜存在污染，清洁度最差。在软式内镜诊疗技术应用不断大幅度增加的情况下，如何加强软式内镜的使用与管理，保证消毒灭菌质量，确保医疗安全，是摆在内镜使用者和医院感染管理者面前的一个重要问题[6]。

本案例中，内镜出现清洗消毒不合格的问题，原因是多方面的，主要是管理方面的问题：如洗消人员更换后培训不到位的问题，也有对规范落实不彻底的问题，更有医院感染管理科监管不力的问题，这些问题累计叠加在一起就出现内镜洗消后不合格的问题，如果不加以整改，很有可能导致医院感染暴发。所以医院感染管理科除了开展培训外，现场的督导检查必不可少，包括定期的微生物学监测，这是确保内镜使用安全的前提。

（刘运喜　中国人民解放军总医院）

参考文献

[1] 钱火红. 内镜微创技术护理学. 北京：人民军医出版社，2003：8.

[2] 刘厚任. 现代内镜学. 上海：复旦大学出版社，2001：20-25.

[3] 于中麟. 消化内镜的清洗消毒. 中国实用内科杂志，2005，25（3）：220-221.

[4] 沈玲. 内镜的清洗消毒和感染管理. 当代护士，2004，6（3）：93-95.

[5] Foutch PG. Complications of percutaneous endoscopic gastrostomy and jejunostomy. Recognition, prevention and treatment. Gastrointest Endosc Clin N Am, 1992：231-248.

[6] 傅永红. 应用内镜清洗消毒技术新规范的体会. 现代医药卫生，2004，20（24）：2711.

[7] Schembre DB. Infectious complications associated with gastrointestinal endoscopy. Gastrointest Endosc Clin N Am, 2000, 10：215-232.

[8] Brullet E, Ramirez JA, et al. Cleaning and disinfection practices indigestive endoscopy in Spain：results of a

national survey. Endoseopy, 2001：33：864-868.

[9] 李兆申, 宛建新, 许国铭, 等. 2003 年上海市 107 家医院消化内镜质控督查结果分析. 中华消化内镜杂志, 2004, 21 (6)：397-399.

[10] 李六亿, 巩玉秀, 武迎宏, 等. 内镜清洗消毒方法的研究. 中华医院感染学杂志, 2003, 13 (10)：901-903.

[11] 龚瑞娥, 吴文华, 王曼平, 等. 内窥镜的使用与消毒现状. 中国内镜杂志, 2002, 8 (2)：99-100, 103.

[12] 于中麟, 张泰昌, 巩玉秀, 等. 内镜手术清洗消毒研究及自动清洗消毒机消毒效果抽样调查. 中华消化内镜杂志, 2002, 19：261-262.

[13] 于中麟. 国内外对消化内镜消毒的现状. 中华消化内镜杂志, 1998, 15 (1)：60-62.

案例二　十二指肠镜消毒质量的推进

（一）前言

内镜作为检查手段本身并无危险, 但同一内镜检查应用于不同患者之间时的清洗消毒过程则易导致交叉感染的发生, 这是一直困扰医务人员的问题。在美国, 每年约有 186 万次内镜检查以及至少 50 万次纤维支气管镜检查。医务人员必须对内镜的清洗消毒过程给予最大限度的关注。相对于大量的内镜检查而言, 虽然相关检查后发生多重耐药菌感染属于低概率事件, 但交叉感染引发的严重后果已引起医务人员的高度重视[1-2]。

（二）工作方法

1. 背景

2014 年美国华盛顿州一位叫 Theresa Bigler 的女士向法院提出诉讼, 原因是其丈夫在一家处于领先水平的医疗机构住院期间, 使用了污染内镜而感染耐药的"超级细菌"导致死亡。2014 年 10 月 Lauren Epstein[3] 等在《JAMA》期刊上发表题为《和十二指肠镜暴露有关的新德里产 β- 内酰胺金属酶的耐碳青霉烯类大肠埃希氏菌》一文, 对美国一家医院发生的 39 例与内镜检查有关的感染病例进行病例对照研究, 分析十二指肠镜本身、操作区域、患者所在房间、手术室、自动洗消装置、住院时间长短、是否有经内镜逆行性胰胆管造影术（ERCP）、磁共振胰胆管造影（MRCP）检查史、3 个月内抗生素使用史等可能引起感染的诸多因素, 发现产金属酶的 β- 内酰胺酶"超级细菌"感染病例与十二指肠镜检查高度相关。经过改变内镜的消毒方法、程序, 用环氧乙烷气体熏蒸消毒替代使用邻苯二甲醛的自动高水平洗消之后, 再无新的感染病例发生。此报道引起了我们对十二指肠镜清洗消毒的关注。

2. 面临的问题

内镜为重复使用的器械, 但是由于内镜构造以及侵入性检查的特殊性, 内镜相关感染时有发生。由于内镜管腔长, 加之各种附件的构造复杂, 即便执行严格的清洗消毒过程, 也会发生细菌残留。清洗消毒过程、发生侧漏以及生物膜（biofilms）的形成等都是容易引发感染的环节, 且生物膜对抗菌剂和消毒剂具有高度抵抗性, 控制内镜相关感染难度增加。另外, 有机污染物（血液、蛋白等）在各种内镜管腔中残留、存放过程中, 管腔内细菌也可借助残留有机物快速生长。

2014 年 10 月, 某医院与消化内镜质控中心联合省会四家分别使用邻苯二甲醛、戊二醛、酸性氧化电位水进行消毒的三甲医院，选择其中的 15 根十二指肠镜进行筛查采样，结果显示 70% 的抬钳器孔道检测不合格。在本院检测的十二指肠镜中，85% 的抬钳器孔道检测不合格，而活检孔道的合格率为 100%。

分析十二指肠镜检测不合格的原因可能是再清洗处理不足。主要原因有：十二指肠镜抬钳器腔道的冲洗不足；镜先端部的刷洗不充分；先端帽的清洗不彻底；消毒时间不足；抬钳器腔道无法充分消毒及干燥；清洗人员对内镜结构的相关知识缺乏、清洗人员数量不足；内镜的快速周转需求影响了对十二指肠镜的清洗消毒。某医院为中华医学会消化内镜培训中心，ERCP 相关技术达国内领先水平，结合此前相关的报道，决定解决此项问题。

3．推进该项工作的具体方法与措施

（1）加大内镜清洗消毒相关设施设备的投入：针对抬钳器孔道注水不到位的问题，消化内镜中心引进新一代的全自动清洗消毒机，可以对各种类型的内镜进行测漏、清洗、消毒和漂洗。它拥有 8 条连接器，可以和内镜的所有孔道连接。连接装置可检测通道是否真正连接，是否有阻塞或泄漏。同时采用美国 FDA 批准的 0.5% 的 Intercept 清洁剂，它具有清除生物膜的能力。消毒程序则采用能达到灭菌水平的方法，消毒剂为 Rapicide PA（主要成分是 0.1% 过氧乙酸和 0.5% 的过氧化氢），作用 30 分钟，最大限度地降低十二指肠镜的感染传播风险。内镜的清洗与消毒全部由专业人员进行操作。

（2）加强内镜操作及清洗消毒专业人员的培训：为适用新管理模式和新技术，医院邀请鲁沃夫专业培训师对内镜与附件的保养维护、内镜的构造原理、内镜清洗与消毒流程以及生物膜等相关知识进行培训，并对专业护理技能和专科知识进行训练，让医护人员充分认识到个人防护的重要性，同时掌握正确的内镜清洗消毒技术，保证内镜的使用安全。

（3）重视十二指肠镜的手工清洗和刷洗：由于十二指肠镜的钳子管路、抬钳器腔道、先端部很难进行常规有效的清洁，因此需要严格刷洗。医院要求所有内镜的通道，内部和外部表面和可拆卸的部件必须进行彻底刷洗和清洗。选择合适正确的内镜清洗刷，刷毛必须严密接触管壁以去除污物。对先端部进行刷洗，必须拆卸下先端帽，在流动水下彻底刷洗内外表面，然后采用洗涤液清洗，同时抬起并放下抬钳器。重点刷洗导丝锁定槽、凹槽及钳子管道出口；刷洗抬钳器两侧和内部凹槽。清洗刷需插入内镜先端部的钳子管道开口来回刷洗抬钳器钢丝及钳子管道开口凹槽，直到清除完所有碎屑。

（4）严格遵照清洗消毒机的使用要求：正确连接灌流管路，仔细检查，注意监测清洗消毒阶段。内镜自动清洗消毒前首先应按照手工清洗消毒流程完成测漏、清洗、漂洗，然后将内镜装入自动清洗消毒机进行自动清洗消毒，不能省略手工清洗步骤。若自动清洗消毒机工作过程中断，则消毒效果不能保障，应重新开始新的全过程清洗消毒程序。

（5）重视测漏：对十二指肠镜处理需要关注其测漏环节，一旦发生测漏不合格，立即停止对内镜的使用。在第一次漂洗开始前对整个内镜进行 30 秒的测漏。测漏结果分为两种，一种为严重泄漏，操作员立即停止清洗消毒流程，内镜必须经过检修才可以重新清洗；另一种为微小泄漏，程序将有所提示，但清洗消毒流程不会停止，而是继续完成。我们发现正是这样微小泄露的内镜在完成清洗消毒后，微生物检测超标。经检修发现，其泄漏的部位恰巧在抬钳器孔道的注水口，也就是说整个清洗消毒过程中自动清洗消毒机也许都未能对孔道进行有效的灌注和消毒。

（6）重视十二指肠镜的干燥处理：十二指肠镜储存前的干燥处理是预防疾病传播和院内

感染的关键步骤之一。在干燥的步骤中，十二指肠镜抬钳器通道必须按制造商相关说明进行手动干燥。研究指出，内镜在压缩空气中干燥 2 min，经过 48 h 的存储后，检测出超过 1000 万单位的革兰氏阴性细菌；而改用强制空气干燥 10 min，经过 48 h 后再进行检测则没有微生物的增长。因此，美国疾病控制预防中心的监测临时草案中提到在干燥这一环节的重要性，并要确保各腔道储存前彻底干燥。

（7）重视十二指肠镜的存储及保养：为保持内镜干燥和无微生物污染，内镜必须存储在洁净、通风良好、无尘的环境。十二指肠镜比较精密，需要高度重视其保养过程。医院邀请专业的工程师对内镜进行定期检查、正确操作与精心保养，延长内镜使用寿命，并配备专业的工程师进行维护。

（8）强化监测：十二指肠镜再处理的目标监测中人工清洗的所有步骤都应经过检查：确保其先端部彻底清洁且无任何可见的杂物。十二指肠镜在每一次再处理或固定时间间隔（例如一个月）进行培养检查一次。从操作范围的通道和末端获取样本后进行细菌培养检查。对十二指肠镜使用后的患者进行随访，并进行相应的跟踪监测记录。

（三）工作推进的效果

抬钳器孔道清洗的合格率由原来的 15% 提高到 100%。证明实施的干预措施有效。十二指肠镜干预前与干预后消毒效果检测结果见表 3-3-3。

表 3-3-3　干预前和干预后活检孔道和抬钳器孔道消毒合格率（%）

孔道	干预前			干预后			P 值
	例数	合格数	合格率	例数	合格数	合格率	
活检孔道	20	20	100	20	20	100	> 0.5
抬钳器孔道	20	3	15	20	20	100	<0.5

（四）述评

1．经验体会

内镜感染暴发事件将清洗消毒质量控制的重要性提升到历史高度。如何减少通过内镜进行检查和治疗导致的相关感染并发症的发生，确保患者安全，需要一系列有效的质控方法和防控措施。

（1）改变管理模式：由于护士人力有限，治疗工作繁重，在加强内镜消毒室的管理时，选择责任心强的工人为小组负责人，协助内镜清洗消毒的管理。清洗流程由护士统一标准负责相应知识的培训和带教，护士长统一督导管理。这种管理模式提高了督导管理力度，节省了护理人力，有效地调动了清洗消毒工人的积极性，管理收效显著。

（2）完善清洗工具，为软式内镜规范清洗创造条件：根据软式内镜诊疗人数适当购置软式内镜设备器械和清洗消毒必需设备，从而提高规范清洗消毒的依从性。

（3）加强培训是提高内镜清洗质量的关键：重视对内镜清洗人员专业知识和清洗消毒技术实践能力的培训，尤其注重责任心的培养。应每年对员工的能力进行评估考核，并进行相关的专业认证。研究表明，接受培训者对清洗消毒的依从性明显高于未经过培训者，接受培训者对软式内镜器械清洗的重要性和清洗流程的了解程度高于未经过培训者。因此，组织软式内镜清洗消毒专家针对软式内镜清洗消毒的要求和流程重点培训内镜专职清洗人员，对严格执行内镜清洗消毒规范至关重要。

只有严格按照规范和标准程序对消化内镜进行清洗消毒，才能保证患者的安全，避免内镜交叉感染的风险。管理好清洗环节，将显著提升内镜的消毒质量。规范的清洗消毒是预防和控制内镜相关感染的关键，是内镜工作者必须高度重视的问题。

2．总结

随着内镜微创技术的发展，十二指肠镜作为诊断和治疗胆胰疾病不可缺少的设备已被广泛应用于临床。分析影响十二指肠镜清洗消毒效果的因素，采取有效措施，做好内镜清洗消毒工作，对防止院内感染事件发生，具有积极的现实意义。

规范的清洗消毒缺乏依从性在很大程度上取决于监测力度不够，检测手段缺乏，致使"彻底清洗"流于形式。目前临床上常用的目测法既不科学也不准确，带有很大的主观随意性。目前国内可采用2种试验来监测内镜清洗的效果，可以利用残留组织（血液、蛋白质、各种有机物）检测的"通道检测"试验，有条件地使用采用ATP生物荧光法检测试验。选择一种科学有效、方便操作的化学检测试纸或试剂势在必行。在已发表的各种论文中，监测频率和检测流程仍是争议的焦点问题，尚需进一步的研究。必须对十二指肠镜使用前后的患者有无感染进行多中心的跟踪观察和监测，并使其常规化；为随后制订十二指肠镜的清洗消毒监测指南提供有力的数据基础。

（李　阳　姜亦虹　南京大学医学院附属鼓楼医院）

参考文献

[1] 邓彩虹，刘俊．消化内镜应用新进展．临床消化病杂志，2012，（2）：120-122．
[2] 中华医学会消化内镜分会清洗与消毒学组．中国消化内镜清洗消毒专家共识意见．中华消化内镜杂志，2014，（11）：617-623．
[3] 陆秋香，魏正杰．经十二指肠镜行逆行胰胆管造影术后感染及防控策略现状．中华消化内镜杂志，2016，（11）：808-810．
[4] Noronha AM，Brozak S.21st century nosocomial issue with endoscopes.BMJ. 2014 Mar 19；348：g2047．Doi：10.1136/bmj.g2047．

第四节　血液透析中心（室）医院感染的管理

一、综述

（一）概述

血液透析中心（室）是采用血液透析的方式，对因相关疾病导致慢性肾衰竭或急性肾衰竭的患者进行肾替代治疗的场所。血液透析时需要将患者血液引出体外，血液在透析器中与透析液进行物质交换，达到清除体内代谢废物，排出体内多余的水分，纠正电解质和酸碱失衡，部分或完全恢复肾功能的目的。由于操作复杂，时间长，透析过程中发生感染的机会很多，首先，透析患者存在淋巴细胞和粒细胞功能的受损，免疫功能下降；其次大多数患者营养不良，伴随慢性贫血；另外对血管反复穿刺，血液在体外循环反复大量交换透析液、血浆和血液置换液等，这些都导致患者对许多病原微生物易感，容易发生内源性和医源性的感染，直接影响患者的透析治疗效果和生存质量。

血液透析中心（室）常见的感染为经血传播疾病的感染，包括乙型肝炎病毒（HBV）、丙型肝炎病毒（HCV）、人类免疫缺陷病毒（HIV）、巨细胞病毒（CMV）、EB病毒（EBV）、肝炎相关病毒（TTV）及弓形虫等的感染，此外细菌感染也较常见，近年来留置中心静脉导管的使用越来越多，若导管处理不当、留置导管过久，易发生细菌感染。随着医疗机构内多重耐药菌的不断增多，血液透析中心内多重耐药菌感染的比例也在不断增高。

由于基础建设、设施设备配置不符合规范，工作人员培训不到位及责任心不强，职责制度不完善等诸多因素，血液透析患者感染丙肝等经血液传染性疾病的报道屡见不鲜。2009年我国发生了多起因血液透析引起丙肝暴发的事件。2009年初，山西省太原公交公司职工医院、山西煤炭中心医院发生患者因血液透析感染丙肝的事件。2009年11月，安徽省霍山县医院也发生了一起严重的医院感染事件，在58名血液透析患者中，19名患者医院治疗期间感染丙型肝炎，造成了严重的后果，引起了巨大的社会反响。此后一个月，安徽某医院又发现进行血液透析治疗的77名患者中，39人丙肝抗体阳性，其中15例初步确诊为医院感染。

这些事件的集中发生，使得血液透析中心的感染问题显得尤为突出，全国的医院都提高了警惕，开始重视血液透析中心的医院感染管理。2010年原卫生部先后颁布了《医疗机构血液透析室基本标准（试行）》[1]和《血液净化标准操作规程》[2]，各省展开医院血液透析中心（室）医院感染管理工作现状调查，就调查结果来看，目前国内一些医院中主要存在以下问题，包括血液透析室布局流程不合理，隔离透析区管理不规范，透析液B液配制设备消毒不符合要求，透析机内部消毒方法不正确，洗手设施不符合要求，水处理系统及质量控制不规范，医院职能部门督查不力，未开展血液透析相关感染病例监控等。且不同级别医院存在差异，医院的等级越低，感染防控做得越不到位。2016年12月国家卫计委又颁布了《血液透析中心基本标准（试行）》《血液透析中心管理规范（试行）》，进一步规范了我国血液透析中心相关工作。

（二）血液透析中心（室）医院感染管理的发展史

1955年，美国人工器官协会宣布人工肾（血液透析）正式应用于临床，随着血液透析技术应用的不断发展，相应的防控措施也逐渐完善。美国CDC1977年颁布了第一部血液透析中心控制乙型肝炎指南，1980年进行了修改，这对降低血液透析患者及工作人员HBV感染率发挥了重要作用。1982年，美国推荐对所有易感患者和工作人员注射乙肝疫苗，但是由于工作人员没有意识到这一措施的重要性，接种率不高，使得维持性血液透析患者中HBV和HCV感染的暴发仍不断发生。1999年，美国报告血液透析患者HCV感染患病率为8.9%，一些中心报告的患病率甚至高于40%。其他国家的统计数据显示，血液透析患者的HCV感染患病率从3.3%（荷兰2000年）到84.6%（沙特阿拉伯1995年）不等。伴随着高患病率的是高的阳转率，随着透析时间的延长，感染的风险也会增加。Souqiyyeh 等 1995 年报道在沙特阿拉伯进行了一个多中心 2 年随访研究，抗 -HCV 年阳转率为 7% ～ 9%。Mohamed 等 1996 年报道进行了 3 年随访研究，187 例血液透析患者抗 -HCV 年阳转率为 22.6%。

我国对血液透析引发感染的研究始于 20 世纪 80 年代末，但全国性的调查数据缺乏。部分血液透析中心报道乙肝患病率为 27.1% ～ 55.6%[3-7]，显著高于发达国家和一些发展中国家，其原因可能与我国人群中 HBV 感染患病率高，部分血液透析中心对血液透析中心（室）肝炎病毒传播的防范不力有关。近年来我国 HBV 感染率已呈下降趋势，这得益于一系列的监控措施，如对血液透析患者和工作人员进行 HBV 感染筛查、消毒隔离、血液制品的感染筛查、HBV 疫苗的应用等。然而，仍有血液透析中心 HBV 感染暴发的报道，反映了在监控措施执行上的某些缺陷。

除了病毒感染，近年来留置中心静脉导管作为血管通路已越来越多，由此引发的感染也很多，如导管处理不当、留置导管过久，尤其使用不带皮下隧道的单腔导管时易发生感染。另外，随着医疗机构内多重耐药菌的不断增多，血液透析中心内多重耐药菌感染的比例也在不断增高，严重威胁着患者的生命安全。

（三）血液透析中心医院感染管理的现状

血液透析中心作为医院的一部分，其医院感染管理的工作是医院感染综合性监测的一部分，与其他科室的监测同时进行。1974 年美国疾病控制预防中心（CDC）主持开发了国家医院感染监测（NNIS）系统，以监测医院感染的发生及相关的危险因素和病原体。NNIS 系统一直致力于应用统一的医院感染病例的收集方法和感染率的计算方法，建立全国医院感染发生率的数据库，用于衡量医院内各专业科室及不同医院间医院感染水平。2005 年美国 CDC 将 NNIS 系统与透析监测网（DSN）、国家医务人员监测网（NaSH）3 个监测系统进行整合，形成了国家医疗安全网（NHSN），参与医院感染监测的医疗机构也从 20 世纪 70 年代的 10 余所医院增加到 2007 年的 923 所。20 世纪 90 年代，法国、英国、德国、加拿大、澳大利亚等发达国家分别在美国之后建立了各自的医院感染监测系统，在医院感染的预防与控制工作中发挥了积极、有效的作用。有研究表明，美国采用协同干预，能够有效降低门诊血透患者的血液感染，其主要的干预措施包括：使用 NHSN 监测透析事件；使用洗必泰进行皮肤消毒；审核手卫生；导管和血管通路的护理观察；患者教育和参与；医务人员教育和能力测试；减少使用导管及在导管出口部位使用抗菌药膏（推荐措施）。

我国的医院感染监控工作起步较晚，但发展较快。1986 年原卫生部医政司将医院感染管理纳入主要工作日程，并组织全国 17 所医院组建了我国第一个医院感染监控系统，这标志着我国医院感染管理工作的正式起步。随着信息技术和科学水平的发展，计算机网络越来越多地被应用到医院感染监控工作中，在一定程度上提高了医院感染管理的工作效率和反应速度。2000 年前后，多个省市和医疗机构开发了区域性的医院感染监控系统。用前瞻或回顾性的研究方法监测住院病例医院感染的发生情况，但与发达国家的监测系统相比，仍存在较大差距。

1. 监测标准不统一

医院感染管理专家在 NNIS 系统医院感染监测定义和标准的基础上，编写了我国的医院感染诊断标准（2001 年），成为我国目前诊断医院感染病例的主要依据。但是很多临床医生对诊断依据的理解存在差异，导致漏报的情况。统一的医院感染监测标准和方法，是建立全国医院感染监测系统的前提，是指导我国医院感染管理专职人员开展规范化监测工作的基础。

2．监测方法相对滞后

目前的医院感染监控系统基本上采用的模式为医生发现医院感染病例，填报病例医院感染相关信息，医院感染管理人员根据上报信息到病房核实情况，然后确认医院感染诊断信息，必要时还要通过网络平台上报到上级医院感染监督管理部门，则需要二次录入信息进行上报。在该过程中医院感染管理人员了解的医院感染信息相对滞后，难以及时了解临床的实际情况和在关键时刻发现和应对威胁患者和医务人员安全的问题，在一定程度上失去了监测的意义和目的。

3．监测目的不明确

随着国际医院感染监测的主流由全院综合性监测转移到目标性监测，我国各医院感染监测系统和医疗机构分别建立了各自的医院感染目标性监测模块或体系，但部分参与医院感染目标性监测的医疗机构未能理解目标性监测的实际目的，为了监测而监测，每 2～3 个月转换 1 次监测目标，造成了人力和资源浪费，未能达到降低医院感染的根本目的。

（四）主要问题

根据多项调查的结果显示，目前我国血液透析中心（室）主要存在以下问题。

1．建筑布局不合理

如各功能室（区）混用或交叉，三区划分不清；单位诊疗面积不足，不能保证血液透析中心（室）有良好的治疗条件。

2．医院感染管理制度不健全

目前血液透析中心（室）"重技术轻管理"，护士争当技术能手，忽视管理制度的落实；工作人员职责不清，忽视预防性的防范措施，医院感染的质量控制落实不到位，监督力度不足；消毒制度如对透析机、透析器、反渗机等消毒的制度不够完善。需要指出的是，透析器复用的管理方面往往没有具体的要求。

3．消毒与隔离不到位

（1）透析机未实施严格的消毒。如两透析患者之间，无论是传染病病原体阴性患者之间或是阳性患者之间，透析机不消毒；部分透析机使用的消毒剂浓度不够，消毒时间不足，致使不能达到消毒的要求。在透析治疗时，很多透析机的透析液是单向流动的，输入和输出管道不存在交叉现象，因此在整个透析过程中，输入管道被污染的可能性很小。但在进行透析机内部管路消毒时，透析液输入和输出管道便形成了一个环路，使消毒剂充满整个管路，循环消毒，这时如果消毒不彻底，透析液输入管道便被严重污染，比消毒前污染程度更大。因此透析机的正确、彻底地消毒非常重要。

（2）反渗水系统消毒处理不及时。水处理后到透析机间的供水系统是另一个引起污染的环节。无论是使用中央配制透析液或者终端单机配制透析液的方式，都存在一个供水系统。管道中水存留过夜，会使细菌迅速繁殖，因此供水系统应定期消毒，并设计使消毒剂能停留足够的时间，无死腔；应在每日用完后放空存水。

（3）血液透析器的重复使用，不符合《血液透析器复用操作规范》的要求，易致交叉感染。由于经济的原因和新透析器可引发首次使用综合征，透析器的重复使用变得越来越广泛。美国 1976 年仅有 18% 的透析中心实行透析器重复使用，到 1988 年已达 68% 的透析中心实行重复使用，但也因此发生了多起医院感染暴发事件。感染的原因主要是消毒工作存在问题，消毒效果不可靠；使用的消毒剂不适于透析器的消毒，易破坏透析膜的完整性。另外透析器的复用，缺乏复用管理制度、复用操作流程、复用记录与登记、血液透析器整体纤维容积（total cell volume，TCV）检测、透析膜完整性试验，复用透析器的标识不规范，没有透析液的监测等。有时因标签无法辨认患者名字，出现透析器混用的现象。

（4）血液透析中心（室）物体表面、透析机表面等消毒处理不严格，透析机的外表面消毒经常被忽略。在日常工作中，工作人员手经常接触透析机操作面板，从而容易被患者的血液、体液污染，如面板的消毒不彻底，易成为引起交叉感染的一个重要环节。

（5）透析液未做到无菌配制。透析液的主要成分 A 液、B 液使用与保存过程中盛装容器不密闭，开口暴露于空气中；有些医疗机构自己配制浓缩液，在配置过程中，无菌操作不严格，配制所需物品达不到卫生学要求；透析用水处理流程不合理，使反渗水达不到卫生标准，这些因素最终导致透析液微生物含量超标，从而使患者发生医院感染。

4．医护人员无菌操作不规范

主要表现为手卫生不到位，对两个患者操作之间不洗手、不更换手套或摘手套后不洗手；在无菌操作过程中，由于一些原因需要接触污染的物体表面，在重新进行无菌操作前没有洗手和更换手套，导致交叉感染。血液透析患者一般需要建立血管通路，无菌操作尤其重要。中心静脉插管相关性感染是影响血管通路的严重并发症，导管留置与动静脉内瘘、血管移植相比有更高的感染率，时间延长的导管插入术、不规范的无菌操作以及透析时的频繁操作都可增加感染的发生率。

5．人员培训不足

血液透析中心（室）有其特有的操作规程和职业防护原则，为了预防与控制医院感染的发生，工作人员需要了解相关的制度、操作流程等，但是很多医疗机构不重视对人员的培训，工作人员不了解如何防控医院感染和做好自身防护，导致医院感染不断发生。

6．职业防护意识差，尤其是标准预防的意识薄弱

在血液透析治疗过程中，医务人员经常会暴露于患者的血液和体液，如果不注意手卫生、手套的使用，容易引起自身的感染，尤其当发生锐器伤时。

7．其他

医院不重视对患者和医护人员进行预防性接种疫苗，如接种乙肝疫苗等；患者卫生观念差；献血员的筛查不全面，输血及血液制品的大量使用，增加感染机会。

针对以上问题，卫生行政部门制订和完善了多项操作规范和相关政策；各级医院也都采取了积极的措施，对规章制度、布局流程、透析相关操作流程以及无菌操作和手消毒等逐项进行规范，并采取相应控制措施，强化血液透析中心的医院感染管理，加强医护人员感染防控知识的培训，注重科室环境及血液透析系统的感染控制，正确处理医疗废物，加强消毒灭菌效果的监测，建立督查和考核制度，有效地预防和控制血液透析患者医院感染的发生，提高医疗护理质量。

（五）血液透析中心医院感染管理进展及发展趋势

随着人们对血液透析中心医院感染管理工作的理解与认知的逐渐深入，对需要关注的环

节也越来越明确，具体管理重点及进展如下[8-10]：

1．环境清洁与消毒

进行物体表面（以下简称"物表"）消毒之前，使用洗涤剂（肥皂）、清水、抹布等进行物理清洁至关重要。清洁的目标就是去除生物负载以及绝大多数的病原体。消毒的目的是确保物表的病原体被清除／杀灭干净。

血液透析场所中传播病原体的高风险环境表面将通过不同的术语进行描述。"患者区域"代表患者可以触摸到或者可以接触到患者的物表，如座椅、扶手、床旁小桌的台面、抽屉或者柜子的把手。"高频接触物表"表示的是医护人员频繁接触的物体表面，包括患者区域中的物表、血透仪的外表面、电脑屏幕、键盘等。对上述物表（患者区域／高频接触物表）的清洁和消毒必须在所有的患者诊疗活动间隙进行，以避免环境传播病原体如耐甲氧西林的金黄色葡萄球菌（MRSA）、艰难梭菌，以及经血液传播病原体如乙肝病毒、丙肝病毒等的传播。需要注意的是，不同的微生物在环境中的存活时间是不一样的，据报道MRSA可以在包装物表面存活38周，耐万古霉素的肠球菌轮椅表面可以存活6个月之久，而乙肝病毒在干燥的血渍中可以存活7天。

具体清洁消毒原则如下：

（1）不同患者诊疗之间，需清洁和消毒患者周围经常接触或"高频接触"的表面（椅子、扶手、柜子台面、抽屉／橱柜把手、透析机外表面）。

（2）清洁剂或消毒剂与皮肤消毒剂及患者用品分开放置。

（3）清洁不同患者周围环境时要更换布巾或使用一次性消毒湿巾。

（4）清洁患者周围环境前后要进行手卫生。

（5）使用清洁／消毒剂时戴手套。

（6）可考虑使用微细纤维布巾和地巾（比以往棉布类布巾清洁效果好）。

（7）清洁时最好从上向下清洁，以免刚清洁的表面被污染。

（8）使用清洁布巾应注意：①当使用消毒剂时，一定要保证弄湿物体表面，利用摩擦的方式进行清洁并自然干燥。②根据需要更换布巾，每个患者单元可能需要一块以上的布巾。③患者间应更换清洁布巾。④不应将使用后的布巾浸在清洁的消毒液中。

2．设备清洁与消毒

（1）诊疗用品应专人专用，可复用物品使用后应进行清洁或消毒，才能放入清洁区域或用于其他患者。

（2）每个患者诊疗后，外部的静脉和动脉压力传感器、过滤器／保护膜应更换。内部传感器不需要常规更换。

（3）当复用或丢弃透析器时，透析器端口应盖盖，管路应夹住。可复用的透析器应放置在防渗漏的容器中，运输至复用区域。处理过程中一定要戴手套，可能污染衣服时，应穿隔离衣。

（4）所有设备，包括透析机前面，患者诊疗后均应视为被污染。

（5）不接触无菌组织或黏膜的非一次性器械（剪刀、止血钳、夹具等），在透析过程中可能会被污染，应彻底清洗包括关节处，然后根据制造商产品说明采用适当的消毒方法进行消毒。也可选择送消毒供应中心进行处理。

（6）透析机器内部消毒：每次透析结束后按照说明书消毒，如发生破膜等情况污染机器时，立即消毒。

3．手卫生

（1）为提高手卫生依从性，在入口或病床边放置速干手消毒剂，或使用小瓶放在医务人员口袋中。

（2）摘手套后应洗手；不应戴着手套洗手。

（3）不同患者间应换手套。

（4）双手没有可见污染时，可使用速干手消毒剂代替洗手。

（5）与患者直接接触时，不应戴假指甲。

（6）手卫生指征

1）"两前"：接触患者前；清洁操作前。

2）"三后"：接触患者后；接触患者周围环境后；接触患者血液、体液后。

4．免疫接种和肺结核（TB）筛查

（1）在透析开始时，应评估所有患者的疫苗状态，合格的血透患者应接种乙肝疫苗。

（2）乙肝疫苗的接种。

1）HBV：三剂疫苗接种（根据所提供的疫苗不同，乙肝疫苗可能是四剂疫苗）。接种完三剂疫苗后，建议 1 ~ 2 个月后进行血清学检测，以确定是否需要复种。

2）每年检测抗 -HBs 水平，以确定是否需要加强，抗 -HBs 水平小于 10 MIU /ml 时，应加强接种。

3）所有新的患者应接受全程乙肝疫苗接种。

4）终末期肾病患者接受高于正常剂量。

5）最好在透析前，免疫状态好的情况下接种。

6）在患者未能达到所需的抗体滴度（≥ 10 MIU /ml）的情况下，建议再次全程接种。如果患者仍然没有反应，应每月检测抗原，无需再次接种。一定要注意，接种后 2 ~ 3 周内不能检测 HBsAg。

7）如果抗 -HBs 和抗 -HBc 阳性，不需要后续筛查。

5．药物 / 安全注射

（1）单剂量小瓶应仅用于一个患者，不应重复使用。

（2）注射药物应在指定的清洁区准备，远离患者的治疗区域。

（3）不要使用治疗车将药物送至患者单元。

（4）透析前擦拭静脉导管接头和药物瓶盖。

（5）准备（处理）肠外药物（液体）时，使用无菌技术。

（6）多个患者不应使用同一个输液用品，如针头、注射器、冲洗液、输液器、静脉输液。

（7）避免使用多剂量小瓶。

6．标准预防 / 基于传播途径的预防

（1）在不同患者之间转运设备或一次性物品，可增加传染性物质传播的风险。

（2）患者从家带来的物品，治疗结束后必须带回家，以免被其他患者使用。

（3）患者诊疗区域内尚未使用的物品（如注射器、酒精棉签），不应再带回清洁区，或用于其他患者。

（4）禁止共用可移动治疗车。

（5）任何时候接触患者或患者的设备，必须戴手套。

（6）重点隔离 HBsAg 阳性患者。

（7）正确使用个人防护用品，详见表 3-4-1。

表 3-4-1　不同操作时个人防护用品的穿戴要求

工作项目	手套	工作服	隔离衣或围裙	护目镜 + 口罩或面屏
医务人员				
患者安置	✓		✓	✓
插管	✓		✓	✓
拔管	✓		✓	✓
中心静脉连接 / 断开	✓		✓	✓
提供零食		✓		
调式未使用的透析机	✓	✓		
转运及倾倒化学品	✓		✓隔离衣	✓
透析器复用	✓手套使用后应清洗		✓隔离衣	✓
HBV 隔离	✓		✓隔离衣	根据工作而定
中心静脉插管	最大无菌屏障（无菌衣、手套、大铺巾、防护面屏			
拔除中心静脉插管	✓		✓	
患者				
插管或拔管时			隔离屏障	
中心静脉连接、断开或更换敷料				✓
探视者	✓		✓	

7．手套的使用指征

（1）护理患者时。

（2）接触患者医疗设备、处理实验室标本或使用后透析器。

（3）清洁透析机、擦拭血液或其他体液时。

（4）接触另一患者或另一患者设备前，更换手套。

（5）对于同一患者，从脏的部位移至清洁部位或清洁操作前，更换手套。

（6）插管后更换手套。

（7）摘手套后应洗手。

8．HBV 隔离 / 注意事项

（1）HBV 阳性患者单间或单独隔离区，透析机专用。

（2）透析器使用后应按医疗废物处理，不能复用。

（3）进入隔离房间或区域应戴手套及穿隔离衣。

（4）插管和拔管时戴口罩及护目镜。

（5）护理 HBV 阳性患者的医务人员不应护理高危患者（无免疫应答患者），自身应有免疫抗体。

（六）血管通路感染的预防

1．建议使用永久血管通路。

2．插管时要求

（1）遵守无菌技术。

（2）严格的手卫生。

（3）成人避免使用股静脉插管。

（4）使用最大的无菌屏障。

（5）使用 0.5% 葡萄糖洗必泰进行皮肤消毒。

3．插管后护理

（1）透析前应由经验丰富的人观察插管部位，确定有无感染征象。

（2）导管连接、断开等操作时应遵循无菌技术。

（3）在卸下帽之前，将接口部位浸泡在碘附溶液或用碘附溶液浸湿的纱布包裹 5 分钟。

（4）透析开始连接管路时，应更换一副新的手套。

（5）帽卸下后，应使用洗必泰、醇类、碘附消毒接口。

（6）导管接口应尽快连接，减少暴露于空气中的时间。

（7）在撤机时也要执行以上操作。

（8）导管相关操作应尽量减少，如果有渗液现象，尽快明确位置。

（9）可考虑使用浸有洗必泰的敷料。

4．插管出口敷料

（1）每次治疗后更换，透明敷料可每周更换一次。

（2）通常每周三次治疗，纱布可每 3 天更换，透明敷料每 7 天更换。

5．导管出口部位皮肤消毒

（1）注意无菌技术（手卫生、患者和医务人员戴口罩等）。

（2）长期留置导管护理首选 0.5% 的洗必泰 -70% 的醇类复方消毒剂，过敏时，可选用洗必泰水溶液。对洗必泰水溶液过敏，可以使用碘附溶液。

（3）清洁与消毒皮肤应包括以下几个步骤：

①从出口由里向外环形擦拭。

②消毒面积直径为 10 厘米。

③重复此步骤两次，不必冲洗。

④待干后方可贴敷料。

（4）清洁与消毒 CVC 导管接口和帽时，使用两根棉签，即用第 1 根棉签擦拭连接处，使用第 2 根棉签擦至接口上导管 10 厘米。

（5）可能会与皮肤接触的导管部位需要清洁与消毒。

（6）消毒剂的选择应考虑材质的问题。

（七）水处理

需注意透析用水的特定微生物检验及水处理系统定期消毒。

（八）监测

关注过程监测和结果监测，详见表 3-4-2。

表 3-4-2 监测的项目及内容

监测项目	结果监测	过程监测
环境清洁/消毒	• 透析机表面、物体表面、反渗水、透析液培养	• 清洁过程
	• 阳性数/检测数	• 处理医疗废物过程
HBV 阳性（新发病例）	• 抗体或抗原阳性数/监测患者数	• 高危患者每月检测 HBsAg
		• 抗体阴性患者接种疫苗，查文档
		• HBsAg 阳性患者隔离情况
患者免疫	• 接种人数/监测患者数	• 接种档案
感控措施的有效性	• 感染例数/监测患者数	• 标准预防相关措施落实
	• 因感染拔管数/监测患者数	• 手卫生情况
		• 0.5% 洗必泰护理
		• 药品准备

（贾会学 北京大学第一医院）

参考文献

[1] 国家卫生和计划生育委员会. 血液透析中心基本标准（试行）. 2016.

[2] 国家卫生和计划生育委员会. 血液透析中心管理规范（试行）. 2016.

[3] 牟霞等. 贵州省 22 所医院血液透析室医院感染管理工作现状调查分析. 中华医院感染学杂志，2011（12）：2529-2530.

[4] 赵欣等. 黑龙江省三级甲等综合医院血液透析室感染管理现状及影响因素分析. 中华医院感染学杂志，2012（14）：3110-3112.

[5] 黄牧. 沈阳市医疗机构血液透析室医院感染管理现状. 中国消毒学杂志，2012（02）：144-145.

[6] 汤善芳. 血液净化中心医院感染管理现状与对策. 中华医院感染学杂志，2012（17）：3813-3814.

[7] 张为华等，重庆市血液透析室医院感染管理现况调查. 重庆医学，2012（16）：1625-1626.

[8] Lindberg C，Dowham G，Buscell P，et al. Embracing collaboration：A novel strategy for reducing bloodstream infections in outpatient hemodialysis centers. American Journal of Infection Control, 2013, 41（6）：513.

[9] 李小燕. 浅谈血液透析中心医院感染的预防与控制. 中国民族民间医药，2012（11）：59.

[10] 美国 APIC. Guide to the Elimination of Infections in Hemodialysis. 2010.

二、工作案例

案例一　血液透析医院感染案例分享

（一）前言

随着血液透析技术疗法的广泛应用，伴随而来的各种感染已成为公共卫生问题。血液透析患者一直被美国疾病控制中心列为医院感染的高危人群，因血液透析患者免疫力差，以长期反复穿刺血管作为治疗的通路，血液在体外的循环，致血行感染的概率增高。血液透析感染是较常见的医院感染。近年来血液透析（HI）患者日益增多，资料显示感染是导致尿毒症透析患者死亡的第二位原因，仅次于心血管疾病。近年来我国血液透析医院感染暴发事件时有发生，已引起原卫生部及各级各类医疗机构管理者的高度重视。有效预防控制血液透析医院感染，有助于早期预防和治疗，提高患者生存率及生活质量，降低医疗费用，缩短住院时间。加大血液透析医院感染管理的力度，提升医务人员血液透析医院感染意识，使医务人员在医疗、护理工作中自觉约束自己的医疗行为，遵守正确的操作规范，减轻患者的痛苦和经济负担，提高医疗质量和护理质量，保障患者安全，是我们的最终目标。

（二）工作方法

1．工作基础

华中科技大学同济医学院附属协和医院（武汉协和医院）是一所集医疗、教学、科研于一体的原卫生部直属大型综合性教学医院，历史悠久，享誉中外，为国内规模最大的三级甲等医院之一。医院于1986年成立医院感染管理办公室，1995年根据学科建设与发展的需要，正式成立医院感染管理科，是一个具有管理职能的业务科室，直属医疗院长负责。多年来，医院党政领导高度重视和支持医院感染管理工作，人员配备、知识结构及专业水平均达到原卫生部《医院感染管理办法》的要求。目前，我院医院感染管理科专业专职人员14人，3名临床医生，4名公共卫生医生，6名护士，1名检验师。血液透析中心是我院医院感染管理的重点科室之一，科室委派1名专职医生负责督导血液透析中心医院感染预防与控制工作。

2．面临的困难和挑战

武汉协和医院血液透析中心（室）隶属肾内科，现有4个透析单元；其中，有5间普通透析治疗室，共20个普通透析治疗单元；有3间隔离透析治疗室，共5个隔离透析治疗单元；有复用清洗间和复用透析器贮藏间，其他治疗和辅助区域均具备。

近年来，我国血液透析医院感染暴发事件时有发生，原卫生部下发了一系列的文件及规范，对照原卫生部《医疗机构血液透析室管理规范》《血液透析室建设与管理指南（征求意见稿）》[1-2]，医院血液透析中心还存在不足和有待完善的地方：①医院进行血液透析治疗的患者日渐增多，现有的透析单元已不能满足患者的需要；②按照《医疗机构血液透析室管理规范》，医院血液透析中心需增设急诊透析治疗间；③部分血液透析患者首诊缺少HBV、HCV、HIV及梅毒等血源性传播疾病相关标志物检测；④复用清洗间通风条件有待进一步改善；⑤医务人员医院感染意识、手卫生依从性及职业防护有待进一步提高。

3．推进该项工作的具体方法与措施

结合医院血液透析中心工作的实际情况和近年来国内血液透析医院感染暴发事件，院党政领导高度重视，医疗院长亲自督查，多次召开医院感染管理科、医务处、护理部及后勤等有关职能部门专题会，并到现场查找医院血液透析中心目前存在的一些隐患和亟待解决的问题。

鉴于医院进行血液透析治疗的患者日渐增多，现有的透析单元已不能满足患者的需要，为了进一步改善血液透析患者的就医环境，院长办公会讨论决定，将血液透析中心搬迁至新建的门诊医技大楼，共设40多个透析单元。

按照原卫生部《医疗机构血液透析室管理规范》的要求，医院感染管理科会同肾内科血液透析中心、医务处、护理部、后勤等有关部门，现场查看，就血液透析中心现状，因地制宜，在血液透析普通治疗间隔出一个急诊血液透析治疗区。

医院感染管理科针对部分血液透析患者首诊缺少HBV、HCV、HIV及梅毒等血源性传播疾病相关标志物检测的情况，向医疗院长、医务处提出报告，要求血液透析患者在首次进行血液透析治疗前，应进行HBV、HCV、HIV及梅毒等血源性传播疾病相关标志物的检测。医务处要求肾内科医师对首诊血液透析患者，必须进行HBV、HCV、HIV及梅毒等血源性传播疾病相关标志物检测。肾内科血液透析中心将此检测纳入诊疗规范，并将相关检测结果进行登记。

为进一步加大对血液透析中心医务人员专业培训，医院感染管理科与血液透析中心共同制作了"血液透析中心医院感染预防控制标准操作流程（SOP）"，标准操作流程从血液透析中心的布局、手卫生设施、血液透析设备消毒和维护、患者的管理、医务人员的管理和环境卫生学监测等方面进行了详细的阐述，方便医务人员执行。医院感染管理科制作了《血液透析医院感染预防控制策略及新进展》课件，对血液透析中心医务人员进行了专业培训。重点强调了以下几个方面：①手卫生。阐述了医务人员手卫生的重要性，在诊疗过程中，如何提高手卫生的依从性，并例举了由于手卫生不到位导致医院感染暴发的数个经典案例，使我院血液透析中心医务人员深受震撼，并加深了大家对手卫生重要性的理解[3-6]；②透析机面板的消毒。透析机面板是最易受血液污染的地方之一，也是较易忽略的地方，每次透析结束后，应先清洁再消毒。消毒可用500mg/L的含氯消毒剂擦拭消毒，擦拭30min后应再使用清水擦拭，也可使用消毒湿巾。如透析机表面有血液污染，应及时用一次性吸湿布或纸巾擦拭去掉血迹后，再用500mg/L的含氯消毒剂擦拭消毒，30min后应再使用清水擦拭。③透析管路的消毒。每次透析结束后，应对机器内部管路进行消毒。消毒方法应遵循透析机产品的使用说明。④HBV、HCV和梅毒患者应在相应的隔离区域使用专用的透析治疗机进行透析治疗。对于HIV患者，转诊到医疗救治中心（传染病医院）。⑤第一次开始透析的新入患者或由其他中心转入的患者应在治疗前进行HBV、HCV、HIV及梅毒感染的相关检查。感染指标结果未回报而需要紧急行血液透析者，应暂时安排在急诊透析区，应使用一次性透析器。疑似感染HBV或HCV或有高危因素的患者（如输血等），应进行HBV、HCV、HIV及梅毒感染的相关检查，并于第3，第6个月再次复查相关指标（即0，3，6原则），保留原始记录并登记，在此期间，应使用一次性血液透析器，不可复用。⑥做好消毒及患者信息的详细记录，这样既可规避医疗纠纷，也是对医务人员自身的保护。

为了进一步提高医院医务人员医院感染意识，医院开展了"医院感染宣传周"活动，并进行了专题学术讲座。针对提高手卫生的依从性，预防和控制医院感染，制作了知识题板及趣味性有奖问答等，使医院医务人员进一步增强了消毒隔离和无菌技术操作观念。特别是血液透析中心医务人员，利用早交班和业务学习时间进一步学习和相互交流，使理念变为行动。为了更好地提高手卫生依从性，医院感染管理科联合后勤相关科室，为血液透析中心配备了合格的非手触式洗手设施，并在每床配备了速干手消毒剂，方便医务人员随时进行手卫生。

此外，医院感染管理科还将在国内外参观考察所见的好的经验和做法带回医院，传授给血液透析中心医务人员，使之受到很大的教益和启发。如：使用一次性护理包、患者信息登记牌等。血液透析中心严格执行血液透析中心医院感染预防控制 SOP，使血液透析工作得到进一步完善，并不断进行持续改进。

为了加强血液透析中心医务人员的个人防护，我院在血液透析中心设置了洗眼装置，并要求医务人员在工作中应遵循标准预防的原则与措施。并对血液透析中心（室）医务人员进行 HBV 和 HCV 标志物检测，对 HBV 血清标志物全阴性的医务人员进行乙肝疫苗接种，并每年检查抗体水平，若抗体水平低于最低预防水平（< 10MIU/ml），就追加接种疫苗。

（三）工作推进的效果

为了评估我院血液透析感染管理工作推进的有效性，院感科对血液透析中心患者和医务人员进行了一系列评估，具体包括：①血液透析中心患者的医院感染发生率；②医务人员手卫生的依从性；③医务人员针刺伤、锐器伤和职业暴露情况；④医务人员血源性传播疾病感染情况；⑤其他相关情况。

调查了 2010 年 1 月 1 日至 2010 年 12 月 31 日在我院进行血液透析的 856 名患者，共进行血液透析 6549 次。无一例患者发生 HBV、HCV 等血源性疾病的医院感染。

采用问卷调查和现场抽查方法评估医务人员手卫生依从性，手卫生依从性从原来的76.4% 上升到 98.5%，虽然手卫生依从性有所提高，但仍未达到 100%。

2010 年 1 月 1 日至 2010 年 12 月 31 日期间，我院血液透析中心医务人员未发生针刺伤、锐器伤和职业暴露，未发生血源性传播疾病医院感染事件。

（四）述评

1. 经验体会

（1）推进工作的成功之处及成功的关键点（环节）

1）医院感染管理科充分调动了血液透析中心（室）医务人员的责任感和工作积极性，及时向院领导汇报，并得到他们的理解和支持。与医务处、护理部、后勤等相关职能部门进行了良好的沟通和交流，并得到他们的大力协助。为进一步做好血液透析医院感染预防与控制工作，医院感染管理科和血液透析中心就目前的现状和存在的问题进行了多次探讨，针对这些问题提出了意见和建议，并寻求解决的办法。急临床医务人员之所急，想临床医务人员之所想。

2）医院感染管理科感控专职人员不断学习和更新医院感染相关的知识和理念，并及时地将新知识和新理念传授给血液透析中心医务人员。

3）使用数据和事实说话，医院感染管理科收集了国内外众多的血液透析医院感染暴发事件，这些活生生的事例和教训使大家受到警示。

4）采用多种培训方式和丰富多彩的活动形式，有效地增强了新知识、新理念，不断提高了医务人员医院感染意识。

（2）推进工作的不足之处及需进一步完善的方面

1）医院血液透析中心现阶段仍不能满足血液透析患者的需要，其完全解决有待血液透析中心搬迁至新门诊医技大楼。

2）血液透析中心医务人员手卫生依从性有待进一步提高：这个问题的解决不可能一蹴而就，既依赖于硬件措施的解决（如：提供数量合理的洗手装置，增加医务人员数量以保证医疗护理工作的需要等），也依赖于医务人员手卫生意识的增强。这始终是我们医院感染管理工作的重点。

2．总结

血液透析中心推进工作经常会遇到以下困难：①如何更好地调动临床医务人员的积极性，使其积极配合医院感染管理的工作。要解决这个问题，医院感染管理科应该多与其沟通。就以"专病专机专区"为例，首先这是原卫生部要求医院必须做到的，其次可以有效控制血源性传播疾病的医院感染暴发，如缺乏有效隔离，可能会出现医院感染的隐患，导致医院感染事件的暴发，可以通过一些文献和杂志中的经典案例予以佐证；②手卫生意识有待提高：部分医务人员认为工作繁忙，没有时间洗手，仅更换手套即可，需要通过培训增强手卫生意识；③记录不全：部分医务人员不重视对机器的消毒及患者情况做详细记录，认为做了就行了，这需要感控专职人员详细说明记录的重要性，只有规范记录，才能有效规避医疗事故，降低医疗风险，最大限度地保护医务人员；④个人职业防护意识有待提高，特别是复用设备的清洗人员。

（邓　敏　吴艳艳　华中科技大学同济医学院附属协和医院）

参考文献

[1] 卫生部．医疗机构血液透析室管理规范．2010年3月23日．

[2] 卫生部．血液透析室建设与管理指南（征求意见稿）．

[3] Kalantar-Zadeh K，Kilpatrick RD，McAllister CJ，et al．Hepatitis C virus and death risk in hemodialysis patients．J Am Soc Nephrol，2007，18（5）：1584-1593．

[4] Hendricks K，Sehulster L，Bell RL．An outbreak of hepatitis B virus infection among hemodialysis patients-California，Nebraska，and Texas，1994．Mmwr Morb Mortal Weekly Rep，1996，45（14）：285-289．

[5] Lo Cascio G，Bonora MG，Zorzi A，et al．A napkin-associated outbreak of Burkholderia cenocepacia bacteraemia in haemodialysis patients．J Hosp Infect，2006，64（1）：56-62．

[6] Diguio N，Chanet P，Hautemanière A，et al．Control measures for a VRE outbreak in a haemodialysis unit．Nephrol Ther，2009，5（Suppl）4：S272-280．

案例二　血液透析综合治理管理案例

（一）前言

血液透析是慢性肾衰竭患者赖以生存的肾替代治疗手段之一，也为急性肾衰竭患者完全或部分恢复肾功能创造了条件。其原理是利用半渗透膜来去除血液中的代谢废物和多余水分，并维持体内的酸碱平衡。临床上主要用于治疗各种原因引起的急、慢性肾衰竭及部分中毒性疾病等。近年来，世界各国救治的急慢性肾衰竭患者的数量、质量和方法在逐年发展。透析设备随着微电子技术和材料科学的进步而日臻完善，已经不断发展为血液透析滤过、持续性血液净化等多种血液净化装置。

随着社会老龄化，老年慢性肾衰竭患者在逐年增多，因慢性肾病导致的尿毒症而接受血液透析治疗的患者日益增加，不仅发达国家如此，我国近年来这种发展趋势也非常迅速。美国急性肾衰竭的发病率从 1988 年 610 人 /（百万人口·年）上升为 2002 年的 2880 人 /（百万人口·年），平均年龄为 72.1 岁[1]。1999 年美国血液透析中心达 3483 家，慢性血液透析患者达 19 万人。2008 年，我国血液透析患者约 79.1 人 / 百万人口[2]。尽管我国血液透析中心的规模在不断扩大，血液净化技术在不断改进和发展，但是维持性血液透析（maintenance hemodialysis，MHD）患者的生活质量和生存率并不理想，其中透析相关感染的发生是终末期肾衰竭患者死亡的主要原因，占透析患者死亡的第 2 位[3-4]。为提高血液透析患者的治疗水平，保证透析中心的质量和患者的医疗安全，满足患者和医保部门对血液透析服务的要求，卫生行政部门应加强血液透析市场的管理。

目前，血液透析疗法在临床上应用广泛，有关血液透析装置的可疑医疗器械不良事件报告数量也逐渐增多。国家药品不良反应中心自 2002 年至 2010 年共收到有关血液透析装置的可疑医疗器械不良事件报告 487 份，主要涉及透析机、透析器、透析管路、透析粉、透析液、透析复用机、透析水处理系统等七个产品，可疑不良事件主要表现为器械故障和患者损害[5]。医务人员在对患者进行血液透析治疗时，应合理权衡血液透析对患者的效益和风险，充分了解患者的体质、既往病史等情况，严格掌握适应证，并在治疗中加强监护，加强安全使用培训和对患者的宣教，严格按照规定进行操作，并定期对装置进行维护保养。发挥患者的主观能动性是改善血液透析质量的不可或缺的方面，患者应加强自我保护意识，主动配合医护人员的治疗，在治疗过程中或治疗结束后出现不适症状应及时报告、就医，以防止不良事件的发生。

美国 1995 年资料：39% 透析单位的患者平均 HCV（丙肝病毒）感染率为 10.4%。其他国家血液透析单位患者 HCV 抗体阳性率为 1% ～ 47%，平均为 20%；国内报道血液透析单位患者 HCV 抗体阳性率为 7.2% ～ 84.1%，明显高于国外；2006 年上海报道：1999 年度维持性血透 HCV 抗体阳性率为 28.6%，采取措施控制，2004 年度 HCV 抗体阳性率下降为 16.6%。血透患者免疫功能低下，患者交叉感染，医务人员手卫生不到位，操作流程不规范，血透室布局不合理等常是导致血液透析单位发生丙肝感染的主要原因。

2009 年 2 月山西省原卫生厅陆续接到太原公交公司职工医院血液透析患者投诉，反映在该院进行血液透析感染丙肝。山西省原卫生厅立即责成太原市原卫生局进行调查，经调查核实，2008 年 12 月至 2009 年 1 月，太原公交公司职工医院对在本院进行血液透析的 47 名患者进行检测，结果 20 名患者为丙肝抗体阳性，其中有 14 名患者曾在山西煤炭中心医院进行过血液透析治疗。太原市原卫生局立即责令太原公交公司职工医院停业整顿。

山西省原卫生厅在立即查找原因的同时上报原卫生部医政司，2009 年 2 月 27 日原卫生部派出事件调查组抵达太原公交公司职工医院和山西煤炭中心医院召开现场会议，调查组由时任原卫生部医政司郭燕红处长带队、李六亿教授为国家院感特派专家。山西省原卫生厅、太原市原卫生局的相关领导和山西省院感专家原山西医科大学第一附属医院杨芸主任，山西省人民医院李江营主任、山西医科大学第二附属医院李斗主任等共同参与现场调查。

经调查，发生上述血液透析丙肝感染事件的主要原因是：两家医院缺失血液透析工作的相关规章制度，管理混乱；重复使用一次性血液透析器；太原公交公司职工医院对血液透析器的处理过程不规范，未进行测漏试验和质量监测，消毒方法不正确，尤其是对配液容器、配置容器、存放容器的消毒不到位，对丙肝抗体阳性患者不能实施专机血液透析和专区处理血液透析器，使用工业用过氧乙酸对血液透析器进行消毒，存在交叉感染和安全隐患。

2009 年 3 月原卫生部通报山西省太原公交公司职工医院、山西煤炭中心医院发生患者因血液透析感染丙肝的事件[6]。山西省原卫生厅、太原市原卫生局对该事件高度重视，已于2009 年 3 月 3 日责令太原公交公司职工医院血液透析室停业整顿，对山西煤炭中心医院下达了整改意见。太原公交公司职工医院上级主管部门已经撤销医院主持工作的常务副院长和副院长的职务并给予行政记过处分；山西煤炭中心医院上级主管部门已经撤销该医院主管副院长的职务并给予警告处分。两所医院血液透析室主任、护士长等相关责任人被免职。

医疗机构开展血液透析应具备下述条件：原则上应在二级（含二级）以上的医院开展，其他医院经严格审查符合条件也可考虑；透析室或中心应设透析区、水处理区、配液区、治疗室、候诊室等，开展透析复用的，应设置复用间；血液透析专业人员包括医师、护士、技师应在三级甲等医院接受过不少于 3 个月的血液透析专业培训并达到从事血液透析的相关条件方可上岗；应有符合规范的血液透析机、反渗水处理系统及医疗抢救的基本设施；必须建立健全并严格执行与血液透析有关的各项规章制度，如消毒隔离制度、透析液及透析用水的质量检测制度、技术操作规范、设备保养及维修制度等。

（二）工作方法

1. 血液透析综合管理的工作基础

目前我国血液透析围绕着改善透析质量，提高患者长期生存率，着重从以下几方面开展研究工作：掌握血液透析感染的相关因素，确保透析用水的安全管理，严格执行透析液的配置和使用规程，确保血液透析机器的安全运作，规范传染性疾病患者的管理，落实血液透析器复用操作规范，提高血液透析中紧急事件的处理能力，合理使用和培训透析专业护士，及时有效地防止感染的发生。尽管我国在对国外血液透析技术的引进、消化吸收和发展方面已取得了不小成绩，并积累了丰富经验，但是透析技术在我国开展还很不平衡，在人员培训、技术标准化、质量管理方面尚需继续努力。

2. 血液透析综合管理面临的困难

血液透析在综合管理工作中常遇到许多问题，如血液透析治疗的成本投入巨大，而维护、检测及监控的成本也十分巨大，美国肾数据系统（USRDS）估计每个有风险的患者每年因透析管路发病导致的费用接近 8000 美元，保守地估计，这个数字仅相当于每个血透患者总耗费的 17%，高额的透析费用对病患家庭是一项很大的负担，而且血液透析设备的清洗消毒及病原检测操作流程繁琐容易出错，热消毒技术成本高，推广难。这也是很多基层医院违反规定复用或超量复用透析器，不按规定严格执行规范消毒的原因。

全国对血液透析院感管理的理论研究稀缺，虽然建立了血液透析治疗病例登记系统，可以通过互联网上报，但是无法直接通报省内，也缺乏计算机联网的血液透析资料统计、分析系统，目前我们还难以获得准确的全国性血液透析数据。

降低复用式透析器的使用率，患者的就医成本有所上升，理论上降低了感染暴发的风险，但是具体降低多少，没有相关大样本的数据和研究支持，如何有效地降低血液净化治疗的成本至患者可接受的程度，仍然是一个世界性难题。另外，国家在血液透析治疗方面的医疗保障制度不够健全，一些基层地市医疗资源较稀缺，大型医院较少，院感管理相对薄弱，也是影响血液透析综合管理工作的主要原因。

以上问题决定了血液透析综合管理工作的复杂性和必要性，随着透析人群的不断增加、血液透析中心规模的不断扩大、患者对血液透析服务要求的不断提高和患者自我保护意识的增强、医疗保障制度的健全和医疗服务的考核更加规范和严格，我们应积极引进和借鉴现代化的管理理念和方法，应结合国情，在学习和介绍国外血液透析先进技术的同时，努力探索适合我国情况的血透质量标准和质量控制方法，总结制订出血液透析综合管理的合理方案，推行持续性规范管理的策略，将有助于提高血液透析中心的运行效率，提高血液透析患者的质量和患者满意度，以促进我国血液透析事业的发展。

3．血液透析综合管理的具体方法与改进措施

2010 年 2 月 2 日国家原卫生部颁发了"卫生部关于印发《血液净化标准操作规程（2010版）》的通知"（卫医管发〔2010〕15 号）[7]，要求各级各类医疗机构及医务人员在血液净化工作中，要认真贯彻执行该规程，全部血液透析流程严格按照国家管理规范执行。为加强医疗机构血液透析室的规范管理，提高医疗质量，保证医疗安全，2010 年 3 月，原卫生部组织制订了《医疗机构血液透析室管理规范》[8]，对血液透析室的执业资质范围、管理职责、工作规章制度、医疗质量的管理控制、医院感染的预防控制、人员培训及职业安全防护以及检查评估等方面都进行了详细的规定。

为进一步提高各级医院的血液透析质量，确保血液透析安全，促使血液透析专业人员牢固树立医院感染管理质量控制意识，山西省原卫生厅于 2009 年颁布了《山西省血液透析质量控制规范（试行）》[9]，并于 2009 年 8 月成立了血液净化质控部，联合院感质控部定期对医护人员、院领导以及院感管理人员进行全省范围内的院感知识培训。山西省近年来注重复合型人才培训，在提高医务人员临床技能的同时，不断更新其感控理念，建立了血液透析培训基地，对血液透析的工作人员进行为期 3 个月的培训，医疗、护理、院感专职人员、技师专业同时进行培训，培训人员经过一个月理论学习后，再接受 2 个月的临床实践培训，取得了非常好的效果。

如何预防和控制血液透析患者并发感染，已成为近年来医院感染管理关注的重点。监测是防控的先决条件[2]。通过监测、追踪，能了解血液透析感染的高风险人群，以及需要改进的设施措施，预测流行趋势，采取有效的防控措施[10]。因此，在加强培训的同时，全省继续加强对血液净化治疗工作的院感管理及检查、督导和监测，制订了全省的院感质控工作规则、计划和质控标准、规范，履行监测、预测、科研等职责，逐步实现三级医院院感质控信息网络监测，完善了相关医院感染的预防与控制机制。

血液透析综合管理的具体要求如下：工作人员在患者开始透析疗程前，做好透析前体格检查工作，必须给患者进行乙肝、丙肝、梅毒、艾滋病等血源性感染疾病的实验室检查，检查结果明确后方可开始透析治疗，对 HBV 表面抗原阳性患者应进一步行 HBV-DNA 及肝功能指标的检查，HCV 抗体阳性的患者应进一步行 HCV-RNA 及肝功能指标的检查；普通患者

接受透析治疗后，每半年进行一次传染病检查；乙肝、丙肝、梅毒、艾滋病经血液传播的患者应当分别在各自透析治疗间或者隔离透析治疗区进行专机、隔离透析；上机前先检查患者内瘘流量，对内瘘颤动不明显者，应警惕内瘘有闭合的可能；固定专职人员，每个血透室固定专职血透仪器技师、专职医师和护士，并经过统一培训后方可上岗，透析过程中经常巡视观察病员病情变化；实行血液净化病例信息登记工作；采取相应的消毒隔离措施，透析机由原先的每天消毒一次增加到每班次消毒，包括透析机表面及内部的消毒，加强对透析用水、透析液、水处理系统的消毒处理及监测；推荐使用一次性透析膜的，减少复用透析机的使用；要求血透室医护人员严格执行手卫生规范。各医疗机构通过对血液透析过程的控制，不断改进透析方式、方法，提高透析效果，降低透析并发症，加强院感监测力度，加强血透室医务人员的院感意识，提高透析患者的生活质量和长期生存率，为终末期肾衰竭患者提供更优质、更安全可靠的透析治疗服务。

（三）工作推进的效果

山西血液透析患者感染丙肝事件，卫生行政部门的及时介入，院感专家的现场指导，客观的调查，及时的原因分析和严格的责任追究，对山西省血液透析室的规范化管理起到了重要的推动作用，同时在全国范围内起到了警示效果，通过近几年来对血液透析的规范化管理，保障了透析患者和医务人员的医疗安全。山西省各医疗机构根据原卫生部要求结合自身实际制订了相关责任规章制度，强制执行原卫生部颁布的《医疗机构血液透析室管理规范》和《血液净化标准操作规程（2010 版）》等标准规范。从 2009 年至今，全省未再有血透感染暴发事件的报道，各医疗机构血液净化相关信息上报完整及时。全省的血透室的医护人员通过相关培训，持证上岗。医务人员的院感意识大大增强。全省的血液净化医疗安全环境得到了根本的改变，结束了过去的混乱不清、安全隐患不可控的局面。

做好血液透析工作的综合管理，真正的关键点在于如何从源头清除安全隐患的根源，深入了解并梳理医院、患者及管理机构甚至医保部门在血液净化治疗的各个环节的矛盾点及其产生的原因，实事求是地推进相关整改措施，制订相关规章制度，保障血液净化工作的医疗安全。现有的研究表明，只要严格执行规范的感染控制措施及有关血液透析工作的各项规章制度，就能够有效地预防和降低血液透析医院感染的发生，保障血液透析状况处于可监测、可控制状态，并可确保透析患者的安全。

（四）述评

山西血液透析导致的丙肝感染事件的背后，暴露了医疗安全隐忧，尤其是在基层医疗机构，组织不健全、制度不完善、流程不规范、措施不落实、操作不规范甚至违法操作、监管不到位等会给医疗质量和患者安全带来极其严重的后果，特别是重复使用一次性医疗用品，加上不规范地复用是此次事件的主要原因。2010 年原卫生部出台了《医疗机构血液透析室管理规范》和《血液净化标准操作规程（2010 版）》，由于血液透析诊疗操作的特殊性，由血液透析引起丙肝的事件仍时有发生，继山西血液透析感染丙肝事件后，近年来其他某些省市又相继发生几起血液透析导致的丙肝事件，给予我们深刻的教训，医疗机构在积极增收创益的同时，更应该将医疗质量和患者安全放在第一位。

血液透析是临床上一项特殊的治疗技术，接受治疗的对象是一个特殊治疗群体，机体抵抗力低，各种侵入性操作多，透析治疗涉及的环节、人员多[11]，血液透析质量的优良与否，直接关系着透析患者的寿命和生活质量。我们必须根据国内临床特点不断加强完善血液透析质量管理，通过加强血透中心各环节的管理，保证透析工作正常有序地进行，防范医院内感染的发生，降低患者的医疗支出，从而有效地保障了医疗安全，以更好地为临床工作服务。

（杨　芸　郎耀雄　山西大医院）

参考文献

[1] Waikar SS，Curhan GC，Wald R，et al．Declining mortality in patients with acute renal failure，1988 to 2002．J Am Soc Nephrol，2006，17：1143-1150．
[2] 张慧，宗志勇．门诊血液透析患者血液透析事件监测．中国感染控制杂志，2015，14（8）：565-570．
[3] 洪大情，何强，蒲蕾，等．2011年度四川省血液透析患者死亡情况分析．中国血液净化，2012，11（10）：575-578．
[4] 吕文律，滕杰，钟一红，等．血液透析患者死亡原因分析．肾病与透析肾移植杂志，2011，20（3）：227-234．
[5] 国家食品药品监督管理局．警惕血液透析装置的使用风险．医疗器械不良事件信息通报，2011．
[6] 卫生部通报山西煤炭中心医院等血液透析感染事件．http：//www.gov.cn/gzdt/2009-03/31/content_1273919.htm．
[7] 卫生部．血液净化标准操作规程（2010版）．2010．
[8] 卫生部．医疗机构血液透析室管理规范．2010．
[9] 山西省卫生厅．山西省血液透析质量控制规范（试行）．2009．
[10] Haddad NJ，Winoto J，Shidham G，et al.Hemodialysis access monitoring and surveillance，how and why？Front Biosci，2012，4：2396-2401．
[11] 李六亿．血液透析感染丙型肝炎事件引发的思考．中国护理管理．2010，10（4）：36．

第五节　手术部（室）医院感染的管理

一、综述

（一）概述

手术部（室）作为拯救病危患者、实施手术治疗的场所是医院的重要职能和技术科室。手术部（室）的感染防控与手术部位感染（surgical site infection，SSI）等医院感染的发生密切相关。SSI的发生常与再次手术、再入院、住院时间延长、病死率增加等联系在一起，SSI患者与非SSI患者相比，医疗成本上升34%～226%，住院天数延长48%～310%[1]。SSI给患者带来巨大痛苦，给医疗机构带来沉重的负担。同时由于手术部（室）是手术集中治疗的医疗场所，手术部（室）的感染防控出现问题，往往导致SSI的升高，甚至SSI暴发。

1998 年广东省深圳市妇儿医院 166 例产妇发生 SSI；2005 年安徽省宿州市立医院 10 名白内障手术患者发生眼球感染事件；2009 年广东省汕头市谷饶华侨医院发生产妇切口非结核分枝杆菌感染等严重 SSI 暴发事件，原因均为手术部（室）手术器械消毒灭菌、监测管理出现问题所致。SSI 的暴发更是极为不良的社会事件，严重影响医院的声誉。SSI 发生的手术部（室）相关危险因素非常多，本文将重点阐述的危险因素有手术部（室）的环境控制、手术器械管理、人员管理、外科手消毒及戴手套、无菌技术、手术技巧、抗菌药物预防使用等。针对危险因素可能出现的感染防控问题，应重视和关注手术部（室）相应环节的医院感染管理工作，结合医院的实际情况，采取科学合理的管理，建立标准规范的工作流程，达到预防和控制 SSI 的发生。

（二）手术部（室）环境控制

1. 建筑布局

手术部（室）的建筑设计布局流程合理，应靠近消毒供应中心（室）和重症监护室。手术部（室）应严格区分限制区和非限制区，各区标志明显，人流、物流分开，各行其道。有条件的医院还应设感染手术间（负压手术间），未设立感染手术间者应先做无菌手术再做感染手术，避免交叉感染的发生。感染管理科专职人员要在洁净手术部的建设中充分发挥职能作用，必须学习和领会建设标准，直接介入洁净手术部的设计、工程质量的验收，从专业的角度与其他部门的人员一起查找存在的问题，提出整顿意见。

2. 洁净手术环境

手术部（室）空气中悬浮菌密度与感染危险性呈正相关，悬浮菌密度为 700 ~ 1800 cfu/m³ 时具有明显传播感染的危险性，空气中悬浮菌密度 < 180cfu/m³ 时引起感染的可能性很小 [2]。自 20 世纪以来，空气洁净技术在手术部（室）得到普及和推广应用。洁净技术可以控制一定大小的微粒在手术部（室）环境中的数量，能有效降低空气中悬浮菌的密度。手术部（室）有了现代化的硬件设施，同时需要有严格的管理制度及标准化的工作流程规范，才能保证洁净设备正常运行，达到层流净化效果。这主要包括建立并严格执行洁净设备运行、检测、保养和维修的规章制度，确保洁净手术部（室）的综合性能全面达标。某些医院的经验是，需手术部（室）用户、设备维修方、感染管理科三方共同参与洁净技术运行指标的检测。有条件的医院感染管理科应配备粒子计、空气采样器等设备并进行每季度检测。中国人民解放军总医院 2008 年洁净手术部（室）开诊前洁净性能指标的测定经第三方国家检测机构检测结果已符合国家标准。但感染管理科专职人员仍检测出部分手术间手术区净化板接缝处粒子数量不合格，达不到百级、万级标准。查其原因是净化板接缝处结合不严密，出现小条漏洞，导致手术区接缝处粒子超标。另一方面，手术过程中应控制人员数量及人员活动，尽量避免手术部（室）门频繁开关，因为这都会使手术部（室）中细菌数量增加。手术接台时湿式消毒后，一定要达到层流自净时间后方可进行下一台手术。（百级手术间自净 15 分钟；万级手术间自净 30 分钟）

（三）手术器械管理

消毒供应中心（室）对于手术器械从回收到发放形成一体化管理，科学地进行回收、清洗、灭菌、分类包装、存放、检测和发放，做好器械灭菌效果监测的管理，防止出现清洗消毒不彻底的情况发生，做好无菌器械的分类、包装与存放，防止污染和交叉污染。

目前，我国手术常规准备一套手术器械，同一患者需再次使用同一器械时，用乙醇纱布擦拭消毒，而国外手术则准备大量的手术器械，供外科医生使用足够的无菌器械。手术过程中手术器械是引起细菌传播的重要媒介。因此，器械护士对器械的提供很重要，决不能将接触过感染组织的器械再次使用。某医院脑室 - 腹腔分流术中脑室与腹腔切口手术同时进行，手术器械共用，可能存在腹腔肚脐细菌污染的手术器械再应用于脑室切口操作；后改进手术流程，脑室切口完成后再进行腹腔切口手术，SSI 明显降低。新的手术部位感染防控国家规范要求：铺设无菌器械台超过 4 小时未用应视为污染需重新更换。手术时间超过 4h 时，手术器械应更换[3]。

（四）手术人员的控制

严格控制进入手术部（室）内人员的数量，参观者应距离手术人员 > 30cm，不得随意走动和出入。因为洁净手术部（室）细菌污染的来源主要是：空气中的沉降菌、患者及工作人员自身带菌、带菌的器械敷料。其中人员是最重要污染源，洁净部（室）来自人员的尘源占 80% 以上。手术中穿着无菌服的人员发菌量统计显示：静态下 300 个 /（分·人）、动态下 1000 个 /（分·人）。手术过程中人员增多与 SSI 发生率密切相关。李欣欣[4] 回顾性研究 9185 例各类手术，手术参观人数多于 3 人与少于 3 人比较，SSI 增加一倍（3.04% VS 1.52%）。因此，进入洁净部（室）的人员数量及活动要求应严格控制。

（五）外科手消毒及戴手套

据文献报道[5]，手术部（室）医院感染的 35% 是因为医护人员洗手不彻底导致的。按原卫生部《医务人员手卫生规范》（2009 年版）外科手消毒监测的细菌菌落总数应 ≤ 5 cfu/cm^2 为合格标准；而许多医院规定的外科手消毒微生物监测为无菌生长。实际调查的结果如何呢？国内文献报道[6]，监测外科手消毒无菌生长率为 47% ~ 93%。某医院连续几年的外科手消毒后监测结果，基本为 100% 合格，即 ≤ 5 cfu/cm^2 合格，其中无菌生长率约为 70%。而临床工作中由于外科医生急于开始手术，洗手时间不足，是导致手消毒不合格的主要原因。应加强手卫生管理，提高外科手消毒质量。

自 1894 年手套应用于外科手术以来，戴手套已成为外科手术无菌技术的常规操作。手术过程中手套破损应立即更换。但实际情况并非如此，Chan[7] 对 130 例骨科手术后医护人员手套破损情况进行测试，结果显示，手套的破损率为 3.58%，且 61.5% 的手套破损在手术中未被发现。手套破损，增加术中切口污染的机会，增加 SSI。研究也证实[8]，4147 例心脏、血管和创伤手术，在未预防性使用抗菌药物的情况下，术中手套破损增加 SSI 的发生（调整后 OR=4.2，95%CI：1.7 ~ 10.8，$P = 0.003$）。

（六）无菌操作技术

进入手术部（室）内的所有人员包括医师、护士、实习生、工勤人员都应参加专业培训，认真学习各项感染管理制度，严格遵守各项无菌技术操作规程。调查中发现，手术部（室）内麻醉师的无菌意识弱化，对患者进行静脉置管等一些侵入性操作时，无菌操作有漏洞，应特别引起管理上的重视。细节管理在预防与控制手术部（室）感染方面具有重要作用。文献报道^[9]，手术部（室）内护理人员的细节管理，制订各项操作的标准流程，进行培训教育，严格落实执行，可以降低 SSI（2.1% VS 0.7%）。手术部（室）的各项无菌操作技术应有标准化工作流程，规范各类人员落实。

（七）手术技巧

手术人员技术欠缺，或操作中违反皮肤消毒原则，术中无菌操作不严格，操作程序不规范均可能造成手术切口污染；手术技术掌握不佳，导致手术时间过长，切口暴露于细菌的机会加大，SSI 发生率增加；操作中动作粗暴致手术创面过大，造成局部组织严重损伤、死腔、血肿形成，及术后遗留异物或引流不畅等破坏局部的免疫功能，均可增加 SSI 的发生机会。如止血时仅用止血钳尖部夹住出血点，避免大块钳夹组织；或用高频电刀止血时电刀电切范围过大，程度过深，均可造成切口局部组织缺血缺氧和损伤，降低局部组织的抗感染能力或导致局部切口愈合不良，易发生切口感染或吻合口瘘，进而发生器官腔隙感染。

（八）抗菌药物的预防使用

正确使用抗菌药物对预防手术部位感染具有十分重要的作用。围手术期抗菌药物合理使用，术前 0.5 ～ 2h 合理给药，以保证手术过程中切口及周围组织保持有效的抗菌药物的血药浓度，达到最佳的预防 SSI 的效果。手术时间 > 4h 或失血量 > 1500ml 的手术应追加一剂抗菌药物。研究结果显示^[10]：预防性使用抗菌药物可以使 SSI 降低，同时抗菌药物给药时间与降低 SSI 效果密切相关，术前 0.5 ～ 2h 给药预防效果最佳，术后给药预防效果最差，甚至不能达到预防 SSI 的效果。

国内大部分医院得出术前 0.5 ～ 2h 合理用药率的数据，是基于人工检查，即感染管理科专职人员在手术部（室）门口检查手术患者有没有带抗菌药物进入手术部（室），若带抗菌药物进入手术部（室）即认为有术前 0.5 ～ 2h 合理用药。而实际情况如何？某医院 2011年将信息化监测系统与电子化麻醉手术系统对接，准确计算出每位患者术前抗菌药物使用的具体时间，结果显示抗菌药物术前 0.5 ～ 2h 合理用药率为 15% 左右；其余 40% 基本为术前 0 ～ 29 分钟，甚至有近 40% 的患者术后开始使用抗菌药物。调查发现手术部（室）医护人员均有术前 0.5 ～ 2h 合理用药的意识，但输注抗菌药物是手术医生、麻醉师与手术护士三者配合，责任并没有明确，导致输注抗菌药物时间拖后。与手术部（室）主任护士长商讨后，提出改进管理方案：麻醉诱导完，患者病情允许时，麻醉师立即告诉护士输注抗菌药物，护士开始输注；明确三方责任，规范工作流程。感染管理科每月反馈术前 0.5 ～ 2h 合理用药率数据，进行目标考评管理。管理半年之后结果显示抗菌药物术前 0.5 ～ 2h 合理用药率为 60%左右；其余 30% 基本为术前 15 ～ 29min，术后开始使用抗菌药物现象不存在。

总之手术部（室）的感染控制管理工作是一个复杂的系统工程，对每一个环节我们都要足够重视。建立健全手术部（室）各项管理制度及管理流程，包括洁净手术部（室）卫生清洁制度、手术间管理制度、消毒隔离制度、手消毒流程、巡回护士工作流程、连台手术及污染手术处理流程等。认真落实各项管理制度，做到各管理环节有章可循、逐项落实，确保洁净手术部（室）的安全运行。感染管理科专职人员应定期到手术部（室）进行手卫生、消毒、无菌操作技术、手术器械使用、抗菌药物合理使用等检查督导；并将检查数据、国内外文献数据反馈给医护人员并进行针对性的教育培训。通过教育培训、检查督导、数据反馈等方法全方位提高无菌操作意识，规范医护人员诊疗行为，达到有效降低 SSI 的发生，防止 SSI 暴发流行，提高医疗质量，确保医疗安全的目的。

（杜明梅　中国人民解放军总医院）

参考文献

[1] Broex EC，van Asselt AD，Bruggeman CA，et al．Surgical site infections：how high are the costs? J Hosp Infect，2009，72（3）：193-201．

[2] Truscott W．Impact of microscopic foreign debris on post-surgical complications．Surg Technol Int，2004，12：34-46．

[3] 胡必杰．手术部位感染预防与控制最佳实践．上海：上海科学技术出版社，2012．

[4] 李欣欣，田德龙，李延海．手术部（室）医院感染的危险因素及控制措施．中华医院感染学杂志，2013，23（13）：3207-3209．

[5] 泮蔡芬，施海丹，等．手术室医院感染控制与管理．中国消毒学杂志，2011，28（2）：254-255．

[6] 俞桂珍，叶旭琴，祝娟英，等．加强手卫生管理提高外科手消毒质量．中华医院感染学杂志，2012，22（12）：2619．

[7] Chan KY，Singh VA，Oun BH，et al．The rate of glove perforation in orthopaedic procedures：single versus double gloving．A prospective study．Med J Malaysia，2006，61 Suppl B：3-7．

[8] Mesteli H，Weber WP，Reck S，et al．Surgical glove perforation and the risk of surgical site infection．Arch Surg，2009，144（6）：553-558．

[9] 熊建萍．手术室应用细节护理管理对控制感染的价值．全科护理，2013，11（8）：2167-2168．

[10] Classen DC，Evans RS，Pestotnik SL，et al．The timing of prophylactic administration of antibiotics and the risk of surgical-wound infection．N Eng J Med，1992，326（5）：281-286．

二、工作案例

案例一　建立手术安全平台，规范洁净手术部的医院感染管理

（一）前言

随着外科手术的不断发展和外科手术量的日益增长，加强手术室的医院感染管理工作，对保障患者安全、提高医疗质量、降低医疗费用具有重要的意义。手术部位感染是一种常见的并发症，是医院感染中最常见的、经济花费最高的感染，估计有高达 60% 的手术部位感染可以避免，每例手术部位感染的发生可能产生 7 ～ 11 天的额外住院日，发生手术部位感染的患者的死亡风险比未发生手术部位感染的患者高 2 ～ 11 倍 [1]。手术部位感染发生的危险因素很多，包括患者年龄、营养状况、免疫功能等自身情况和手术前住院时间、备皮方式与时间、手术部位消毒、器械的灭菌、无菌技术、手术技巧、手术间的环境等手术因素 [2]，手术室空气细菌含量与手术部位感染率呈正相关，以空气过滤为核心的空气净化是去除手术室

内微生物的主要手段[3]，洁净手术室应运而生，成为越来越多医院的首要选择，但洁净手术室的运行和维护给医疗机构带来了新的挑战，不合理的使用将会带来更大的医院感染风险。北京大学第三医院于2005年启用了洁净手术部，各职能管理部门加强沟通与联系，以医院感染为主线，整合各部门相关的现行法律、法规、指导性文件及循证依据，结合本院实际情况统一督察标准，建立健全本院规章制度，各部门各负其责，手术室常态平稳运行。2007年北京市洁净手术部空气净化地方标准发布以后，增加了动态空气质量的监测，监测数据显示常规维护的洁净手术部静态监测数据合格，但动态监测发现存在细菌超标现象，特别是复杂手术动态监测数据明显高于静态监测数据[4,5]。

（二）工作方法

1. 工作基础

具有完善的组织管理框架，成立了手术室安全运营管理委员会，主管院长亲自担任主任委员，各相关科室及部门主要负责人担任委员，委员会与各有关专家整合各科室现行的法律、法规、指导性文件及循证依据的各项规章制度，建立健全了适合本院的规章制度及有利于多科室合作的实施细则，根据工作需要统一购置了维护手术安全系统运行的必需设备、设施，定期召开例会，沟通、解决手术室日常运行中存在的问题；应急状态下，负责协调全院各部门及时启动应急预案。

2. 面临的困难与挑战

手术室安全涉及各手术临床科室和医务部、医院感染管理科、护理部、医学工程处、总务处、信息中心等多个职能处室。临床科室希望加快手术室运转速度，增加每日手术量，降低住院日，减轻门诊压力。涉及人员众多，协调统一相对困难；职能处室管理人员专业背景不同，管理角度迥异，需接受相对应的卫生行政部门、各专业的质量控制与改进中心等上级管理部门的指导与监督，且各管理部门标准不完全统一，存在职能交叉、标准矛盾现象，需要协调统一，平衡各方面需求，找到适宜本院的管理模式。

3. 推进该项工作的具体方法与措施

（1）完善组织管理体系：在手术室安全运营管理委员会的领导下，成立了手术部，以手术室、麻醉科为核心，各相关职能部门加强沟通、密切合作，结合各卫生行政部门的指导标准和本院实际，制订出适合本院的管理制度和质量控制标准，联合督导检查，发现问题直接协调解决，定期向手术室安全运营管理委员会汇报。

（2）加强多科室合作，提高规章制度的执行力：由院内统一下发经手术室安全运营管理委员会审核通过的各项规章制度，在进行院内常规培训的基础上，各部门加强本科室相关制度的科内培训，严格执行规章制度，履行部门职责及实施细则，履行本科室各岗位的工作职责、遵守标准操作规程，明确协作单位，与协作单位加强沟通合作，相互监督，共同进步。

（3）加强人员管理

1）医务人员的管理：做好医务人员的培训及日常监管，强化无菌观念，严格执行科学的操作流程，熟练手术操作，提高手术技能，改善手术方式，降低手术操作时间，合理使用抗菌药物，正确选择缝线类型、手术切口贴膜、植入物类型与数量等术中使用物品，做好手术相关医务人员手卫生准备，监督做好患者术前皮肤清洁、消毒准备，术中协同做好患者体温维持、液体管理、术中给氧等；医务人员经工作人员通道进入手术部，本院手术相关医务人员经门禁系统进入后，用胸牌换取拖鞋、刷手衣及更衣柜钥匙，手术完毕后交齐以上物品换回胸牌。如有外院参观手术者，需术前在手术通知单上注明参观者的姓名和人数。首选通过电教系统观看手术，尽量避免非手术人员进入手术间。如有外院人员参观手术室时，需有院领导的签字同意后方可参观。每批次新进入手术室的人员均接受手术室专项培训，遵循手术室的管理规定及工作流程，禁止随意出入手术间。

2）手术患者的管理：加强手术患者围手术期的管理，包括术前准备、术中感染控制及术后康复。术前准备包括病房的工作人员结合患者的实际情况进行术前患者宣传教育和手术区域及全身皮肤清洁准备，一般不去除毛发，确实影响术野的采取电动剪毛方式在手术当天进行；麻醉医生手术前一日完成麻醉访视，评估患者的全身情况，给出 ASA 评分，确定麻醉方式；手术医生根据患者的基本情况结合预期的手术方式和手术时间评估感染的风险，决定是否使用抗菌药物，如需使用抗菌药物，在皮肤、黏膜切开前 0.5 ~ 1 小时内或麻醉开始时给药，万古霉素或氟喹诺酮类等由于需输注较长时间，应在手术前 1 ~ 2 小时开始给药。在输注完毕经三方确认后开始手术，如手术时间超过 3 小时或超过所用药物半衰期的 2 倍以上，或成人出血量超过 1500ml，术中追加 1 次[6]。术毕由手术室人员专人护送患者回病房，与属地工作人员做好交接，做好手术后诊疗护理和出院后随访。

（4）严格物流管理：所有设备进入洁净部前，应先安装完毕，清洁、消毒后方可进入；进入洁净区的物品，在缓冲区域脱外包装后经传递窗进入洁净区分类存放；一次性物品、一次性无菌物品由院方指定部门统一采购，进院之前备齐证件与样品，审核合格并报批院耗材管理委员会审议通过后方可购用，专区贮存，由手术室专人集中管理，严格遵照一次性物品管理规定，不得复用；可重复使用的医疗器械及敷料均在手术室中心供应部由消毒供应专业人员统一回收、清洗、消毒、包装、灭菌后经清洁电梯运送至手术室无菌物品储存间备用；手术室内产生的废弃物严格执行废弃物管理的相关规定，由手术室与专业转运人员双方签字交接，密闭转运，使用专用工具固定路线转运，并由院方统一集中交接处理。

（5）加强手术室设备及环境的管理

1）医学工程处负责指导手术室内医疗设备的清洁消毒，并每日进入手术室对手术间内的医疗设备（如：麻醉机、麻醉恢复用呼吸机、多参数患者监护仪、高频电刀、内窥镜主机、手术床、无影灯、吊塔、移动式 C 臂机、PACS 浏览工作站等医疗设备）开展预防性巡检工作，及时发现问题并予以相应解决，确保其外观完好，电源线完好无破损，电源插座接地正常，设备接地导线完好无破损，能正常工作。

2）总务处动力科实时监控净化设备运行参数，定期维护设备设施（表 3-5-1）。

3）洁净手术部工作人员每天进行手术前的环境物体表面的清洁消毒工作，并提前 1 小时开启净化空调设备，进行手术间自净，并且配合医学工程处与动力科工作人员进行设备晨检工作；检查控制面板是否正常，有无异常反应，例如数字不显示、出现异常代码等，如发现异常立刻通知空调组工作人员进行检修；手术过程中，尽量一次性备足术中用物，尽量减少人员数量和人员流动，保持手术室门呈关闭状态；手术结束后，环境物体表面的清洁消毒完毕、所有医务工作人员离开和自净操作后关闭手术净化空调设备，并且保证手术室门为关闭状态；每周清洗回风口过滤纱网，保持格栅清洁。

4）加强手术环境监测：①空气监测，规范的洁净空调系统的设置和运行是保障手术间空气质量的重要措施，定期监测空气质量是及时发现洁净手术室安全隐患的重要环节[7]。医

表 3-5-1　净化设备的维护方法

维护类别	周期	备注
温度、湿度、压差监测	每天开始使用前确认，每小时记录	有问题随时排查修正
所有运行参数	每季度自查，每年第三方检测	
传感器及仪表	每年校对	
冷水机组	每周维护，每年保养维修	
新风口过滤网	每周清洗 1～2 次	风沙天气增加频次
初效过滤器	1～2 个月更换一次	
中效过滤器	2～4 个月更换一次	
亚高效过滤器	1 年更换一次	
高效过滤器	3 年更换一次	
热交换器、表冷器水盘和水塔以及冷凝水排水点	每年清洗	

院集中购置了静压差仪、温湿度计、微粒检测仪、浮游菌监测仪等洁净空调系统的检测设备，并加强了洁净手术室的监测频率。总务处洁净空调组严格依据《医院洁净手术部建筑技术规范》进行医院洁净手术部的验收、运行、日常监测等工作，在洁净手术部投入使用之前由第三方有资质的工程质量检验检测单位进行综合性能全面检验评定，作为洁净手术部投入运行前手术部的静态背景材料存档。在运行阶段，洁净空调组根据《医院洁净手术部建筑技术规范》及《北京市医院洁净手术部污染控制规范》的监测要求，每天开始手术前进入手术室进行手术室参数实地检测并记录温湿度及压差的检测结果，发现异常情况及时处理，保证手术室内温度在 20℃～26℃之间，湿度在 35%～60% 之间，压力在正常范围内，确认运行参数正常后，手术室护士长和动力科科长签字后存档；每季度进行手术室截面风速（Ⅰ级）、换气次数（Ⅱ～Ⅵ级）、洁净度、静压差、新风量等重要参数自检，出具自检报告，报送手术安全管理委员会，抄送手术室及医院感染管理科；每年请有国家认定资质的检测单位对手术室进行年度检测。手术室医院感染监督员每月抽样进行各手术间的静态空气培养和手术期间的动态空气质量监测，医院感染管理科每季度抽检，区疾病预防控制中心年度抽检。监测结果及时反馈至有关部门，结果异常及时查找原因，积极处理，保障洁净空调系统正常运行。②物体表面的监测，手术室医院感染监督员每月进行各手术间的物体表面培养，医院感染管理科每季度抽检，并配合区疾病预防控制中心进行年度抽检；③医务人员手卫生监测，手术室医院感染监督员每日检查、监督各手术工作人员按照要求进行手卫生，每月进行外科手消毒后的效果监测，各临床科室医院感染监督员监督本科室的医务人员手卫生执行情况，积极配合医院感染管理科每季度抽样监测，出现不合格情况及时复查，分析查找原因，持续改进直到符合要求为止。

（三）工作推进的效果

建立手术安全平台管理后，各职能处室加强了沟通与联系，为手术室及手术患者提供了一体化的服务，主管院长亲自担任手术安全管理委员会主任委员和手术部主任加大了管理力度，提升了规章制度的执行力，实施手术室安全平台管理后手术间静态监测均合格，动态监测合格率从72.6%上升到100%[8,9]，清洁切口手术部位感染率持续维持0.1%～0.2%之间，手术例次数逐年增加，手术台周转效率提高，手术科室平均住院日平稳下降[10]，提高了手术患者的医疗质量，减轻了手术患者的医疗负担，保障了患者的安全。

（四）述评

1. 经验体会

（1）推进成功的关键点

1）争取领导重视，加强多科室合作，建立手术安全管理平台。

2）手术安全涉及医务管理、护理管理、后勤保障等多个部门，直接面对手术科室的一线工作人员。需要争取领导的支持，加强多部门合作，建立手术安全平台的管理体系，整合各部门的规范要求，建立健全各项规章制度，取得临床一线人员的支持和配合。将具体分工具体落实到部门和个人，并加强监督考核和定期评估。

3）配备适宜的设施设备，做好洁净系统的自检自控：洁净手术部的监测需要特殊的设施设备，第三方监测费用昂贵且不能及时到位，年度检测频度不能满足安全的需求，需要争取资金购置稳定的温湿度计、压差计、粒子检测仪、风速计等检测设备，培训医疗机构自己的监测人员，加强洁净手术部的监测，发现问题及时整改。定期分析监测数据，探索洁净设备自身的规律，保障洁净设备的正常运行。

4）在规范洁净系统的日常维护基础上加强动态参数的监测：洁净手术部是否能真正提供手术时的洁净环境不仅与空气净化系统的运行状态有关，还与手术过程中人员活动，物品移动，手术间门的开启等多因素相关。应关注手术间使用过程中的动态数据的监测。手术部位感染与患者自身因素和手术技巧、皮肤准备、消毒灭菌、无菌技术等多因素相关，需要加强一线工作人员的培训，将感染防控理念贯彻至每个工作人员心中。明确洁净技术不能代替环境清洁、消毒灭菌、无菌操作等手术部位感染防控措施，需要真正落实手术部位感染的综合防控措施才能有效保障患者安全。同时加强一线工作人员实际工作过程中规章制度的执行力监测，结合手术间动态监测数据和手术部位感染率及时反馈临床，给予必要的奖惩。

（2）需要进一步完善之处

1）在推进的过程中忽略了全面数据的收集和整理，数据系统性相关性不足。在今后的工作中应加强数据的积累，定期进行数据分析，进行静态监测数据、动态监测数据、手术部位感染率等相关性分析，为持续改进提供数据的支持。

2）洁净手术部的维护需要大量的人力、物力和资金支持，工作过程中仅关注了手术安全，忽略了成本效益分析。应加强对成本效益的关注，为合理选择手术间空气洁净方式提供循证依据的支持。

2. 总结

手术室是外科诊治和抢救患者的重要场所，洁净技术是大型医院控制手术室空气质量的首选方法，洁净手术室可以提供舒适的可控的温湿度环境，能有效控制空气中微粒的含量和微生物的数量，减少感染的风险。参与手术的医务人员来自于各临床科室，人数多且流动性大，而且在手术中往往还需要医疗辅助科室的配合，多科室通力合作，加强手术室人员、物流、环境及设备的管理，可以有效维护洁净手术室的良好运行，保障手术安全[11]。洁净手术室的环境维护，特别是手术过程中的动态环境不仅与手术室的洁净空调系统有关，还和手术间内人员数量、人员流动、仪器移动、门开启等多种因素有关，应该加强动态管理和动态参数的监测。建立手术安全管理平台首先要开发领导资源，引起领导的重视，增加资金的投入；其次，因手术室的安全管理涉及多个部门，需要及时整合多部门信息，达成一致，形成适合本院的规章制度，明确各部门职责及操作规程，以免在工作上出现漏洞或有相互推诿的现象发生；最后，人永远是活动的主体，增进科室人员间的理解与协作，保障科室间工作有序，协作紧密方可增强手术室患者快速、有序地流动。手术间空态或静态的微粒和细菌总数的控制标准不能反映实际工作中的空气质量，应加强手术中动态空气质量的监测，可以直接反映手术过程中实际污染水平，与手术部位感染直接相关，间接反映手术室的管理水平，应严格控制手术间内人员的数量和流动次数，减少整理室内物品时间和开门次数，均有利于降低空气含菌量；加强手术人员的个人卫生、着装、外科手消毒、清洁、消毒与无菌技术等行为监测，提高其规章制度的执行力，有利于防控手术部位感染，保障患者的安全。

（袁晓宁　北京大学第三医院）

参考文献

[1] Anderson DJ，Podgorny K，Berrios-Torres SI，Bratzler DW，et al．Strategies to prevent surgical site infections in acute care hospitals：2014 update．Infection Control and Hospital Epidemiology，2014，35（6）：605-627．

[2] 卫生部．外科手术部位感染预防与控制技术指南（试行），卫办医发〔2010〕187号．

[3] 于玺华．空气净化是除去悬浮菌的主要手段．暖通空调，2011，41（2）：32-37．

[4] 郭莉，何玮，孔立娟，等．脊柱手术及关节镜手术过程中空气细菌含量的动态分析．中华医院感染学杂志，2009，19（1）：63-64．

[5] 郭莉，黄燕萍，何玮，等．脊柱手术及关节镜手术过程中空气质量的影响因素对比研究．中华医院感染学杂志，2011，21（4）：705-707．

[6] 国家卫生和计划生育委员会．抗菌药物临床应用指导原则（2015版），国卫办医发〔2015〕43号．

[7] 王亚霞，魏兰芬，潘协商，等．洁净手术手术室运行管理与日常监测．中国消毒学杂志，2013，30（3）：278-279．

[8] 郭莉，夏婧婷，米湘琦，等．妇科接台手术空气质量影响因素的研究．中华医院感染学杂志，2015，25（6）：1403-1405．

[9] 李清，夏静，张俊，等．北京大学医学部所属医院洁净手术部检查结果分析．中国医院管理，2012，32（5）：24-27．

[10] 郭莉，刘晓光，文英，等．手术室加快手术台周转率的管理方法．中国护理管理，2012，12（9）：85-87．

[11] 曾红梅．洁净手术室管理常见问题及对策．华西医学，2014，29（3）：455-457．

案例二　脑室-腹腔分流术手术流程改进的案例分析

（一）前言

手术室的感染防控与手术部位感染（surgical site infection，SSI）等医院感染的发生密切相关。同时由于手术室是手术集中治疗的医疗场所，手术室的感染防控出现问题，往往导致SSI的升高，甚至SSI暴发。2005年安徽省宿州市立医院10名白内障手术患者发生眼球感染事件；2009年广东省汕头市谷饶华侨医院发生产妇切口非结核分枝杆菌感染等严重SSI暴发事件，原因均为手术室手术器械消毒灭菌、监测管理出现问题所致。SSI发生的手术室相关危险因素非常多，常见的危险因素有手术室的环境控制、手术器械管理、人员管理、外科手消毒及戴手套、无菌技术、手术技巧、抗菌药物预防使用等。针对危险因素可能出现的感染防控问题，应重视和关注手术室相应环节的医院感染管理工作，达到预防和控制SSI的发生。

1．背景资料

利用医院感染实时监控系统，做神经外科所有手术的监测时发现，脑积水患者的脑室-腹腔分流术术后颅内感染率高达20%，是神经外科所有颅脑手术平均颅内感染率的3倍以上，引起感染科的高度重视。专职人员到临床科室跟班作业，包括手术全程跟台、术后患者护理操作、医疗操作等，与临床主刀医生深入沟通探讨，发现脑室-腹腔分流手术过程中脑部切口与腹部切口手术操作同时进行，两切口的手术器械可能共用，存在腹部皮肤污染菌交叉传播，导致手术后颅内感染高发。神经外科医生改进手术方案，优化手术流程，使脑部手术完成，关闭切口后，再开始腹部切口手术。脑室-腹腔分流术术后颅内感染率由20%降至5%以内，控制效果明显。

2．病例情况

2010年1月—2012年12月某医院神经外科因脑积水进行脑室-腹腔分流术患者，年龄4个月~78岁，平均46.3岁，男103例，女49例。手术时间为0.75~4.16 h，平均手术时间为1.96 h（从麻醉诱导开始到手术结束）。排除病例标准：术前有颅内感染的脑积水患者。

3．术后颅内感染诊断标准

本研究采用以下标准诊断术后颅内感染：颅脑手术后持续性发热38.5℃以上超过72 h，伴或不伴头痛或颈强直等症状和体征，排除其他部位引起的感染；同时具备以下三条之一者：

（1）术后脑脊液常规检查：白细胞 > 10×10^6/L，多核白细胞 > 50%；外周血中白细胞 > 10.0×10^9/L。

（2）术后脑脊液生化检查：糖 < 450mg/L（2.25mmol/L），蛋白 > 0.45g/L。

（3）脑脊液外观浑浊，细菌培养阳性。

4．监测方法

采用医院感染实时监测系统[1]，监测手术部位感染监测模块自动预警疑似手术部位感染病例，感染科专职人员进行初步诊断，同时将疑似感染病例发送给临床医生，感染病例均经过感染科专职人员与临床医生共同确诊。

计算机自动筛查的术后颅内感染策略为：

术后连续发热 > 38℃超过2天（排除术后72h反应热）；术后新使用抗菌药物（排除手

术预防性使用抗菌药物）；术后有引流液、切口分泌物等微生物培养阳性；术后鞘内注射抗菌药物；脑脊液常规白细胞异常升高 $> 10 \times 10^6/L$；脑脊液生化蛋白升高 $> 0.45g/L$，糖降低 $< 450mg/L$；脑脊液常规生化结果正常但送检次数异常增高（术后 ≥ 3 次）。

监测病例包括住院期间发生感染患者和出院后发生感染再次住院患者。

5. 问题发现

2010 年监测神经外科各种手术的术后感染，发现：手术时间长、手术范围大的脑肿瘤 SSI 发病率为 10% 左右，解剖部位特殊、手术复杂的后颅窝手术 SSI 发病率为 7% 左右，均与文献结果及临床危险性评估结果相符 [2-3]；但手术时间短的脑室 - 腹腔分流术，术后颅内感染率高达 20%（10/49），高于医院神经外科的脑肿瘤手术和后颅窝手术术后颅内感染率，同时高于文献报道的脑室 - 腹腔分流术颅内感染率的 8% ～ 13% [4]，引起医院感染专职人员的高度重视。可能是由于医院脑室 - 腹腔分流手术过程中或术后存在一定问题，导致感染率高？总结分析 2010 年脑室 - 腹腔分流术感染的病例 10 例（手术总例数 49 例），术后颅内感染发生时间：分别为术后 2 天 6 例、术后 3 天 2 例、术后 5 天 1 例、术后 7 天 1 例。感染表现：10 例患者均术后高热，脑脊液常规、生化异常，1 例患者脑脊液细菌培养为鲍曼不动杆菌阳性。颅内感染治疗方法：静脉滴注万古霉素与美罗培南 + 鞘内注射阿米卡星 + 脑脊液置换治疗。感染控制结果：10 例颅内感染患者均治愈出院。

6. 改进措施

（1）原因分析

1）感染科专职人员全程跟班患者的术后护理医疗操作。发现术后医生护士的无菌观念较强，护理操作与无菌换药操作基本符合操作规范，基本排除引起术后颅内感染高发的环节或操作。结合感染病例颅内感染情况的分析，大部分患者感染发生时间在术后 24h ～ 48h，基本排除术后引起感染的可能。将感染高发的原因定位到手术过程中。

2）感染科专职人员跟班主刀医生脑室 - 腹腔分流术全过程，手术过程中发现：脑室切口与腹腔切口同时进行，手术开始后，腹腔镜刚好从肚脐打孔进入（此部位虽经过皮肤消毒，但因肚脐解剖特殊，细菌寄居较多，可能存在消毒死角）。而两切口手术中有时会共用手术刀、手术剪等手术器械，可能会导致腹部皮肤细菌交叉感染机会增加。同时若患者的腹腔存在炎症（如脑室 - 腹腔分流术后多年的患者），会导致腹腔细菌经手术器械传播至患者颅内，引起术后颅内感染的机会增加。手术跟班过程还发现手术医生无菌操作观念稍差，麻醉医生的无菌操作、手卫生意识差。手术室内手术开始前大静脉置管率高达 40%，均选择股静脉置管。多数手术抗菌药物开始输注时间较晚，手术刀碰到皮肤后才开始使用，术前 0.5 ～ 2h 合理用药率仅占 10%。

（2）采取措施

2011 开始，针对手术过程中存在可能导致 SSI 高发的危险因素，采取以下控制措施：①脑室切口与腹腔切口分开进行，即脑室切口手术处理好，引流管置入完毕后，关闭脑室切口；再用腹腔镜或开腹方式进行腹腔切口手术。②对神经外科全体医护人员进行多次感染防控教育培训（包括神经外科感染数据反馈分析、手卫生、无菌操作、抗菌药物合理使用、大静脉置管等）。③感染科专职人员每月一次检查神经外科医生外科手消毒，并对医生消毒后的手进行采样并微生物培养，每次结果合格率为 100%。④手术室内手术开始前大静脉置管率明显降低至 15%，需要置管者均选择颈内或锁骨下置管。⑤规范抗菌药物输注流程，麻醉诱导后第一时间输注抗菌药物，保证手术刀碰皮肤前 0.5 ~ 2h 使用抗菌药物。

7. 结果

医院脑积水脑室 - 腹腔分流术手术量没有明显变化，为 25 ~ 30 例 / 半年。2011 年初采取干预措施后，术后颅内感染率由 20% 下降至 0% ~ 4.35%，详见图 3-5-1，控制效果明显。

手卫生依从率由 55% 上升至 85%；股静脉置管率由 40% 下降至 0%；术前 0.5 ~ 2h 合理用药率由 10% 上升至 70%。

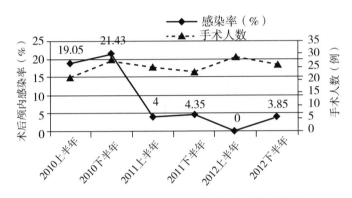

图 3-5-1　脑室 - 腹腔分流手术术后颅内感染率变化图

（二）述评

中枢神经系统由于血脑屏障的特殊保护作用，颅内感染的发生率低于机体其他系统，但神经外科手术可使这些屏障遭到破坏，使脑组织与外界相通，因此增加了颅内感染的发生概率。神经外科手术存在诸多感染危险因素，诸如开颅手术时间较长的手术，术野暴露时间越长，与空气和术者的手以及各种物品的接触也就越频繁，术后感染概率越大。本研究全面监测神经外科所有手术，并能做到按疾病种类和手术种类分类进行手术部位感染率的监测，敏感地抓住手术时间短脑积水患者的脑室 - 腹腔分流术感染率的高发。与临床主刀医生进行深入沟通探讨，全程跟班作业，进行及时准确剖析，找出引起感染的高危因素，并采取针对性干预控制措施；充分发挥临床医生的主观能动性，优化手术流程；通过教育培训、检查督导、数据反馈等方法全方位提高无菌操作意识；有效地降低术后颅内感染率。

本研究的结果建议应用信息化途径进行全面监测全院所有手术，并能按照疾病种类和手术种类获取手术部位感染率的统计数据[5-6]，使感染科专职人员具有一双"明亮的眼睛"，发现自己医院感染率高的手术，与文献报道、国内外医院感染率不一致的手术，进行流行病学分析与现场调查，将感染数据及时反馈给临床医护人员，提高医护人员的感控意识，充分发挥他们的主观能动性，发现可能存在的引起感染高发的危险因素；给临床医护人员提出防控的专业建议，采取针对性干预控制措施，使医护人员自觉主动地落实规范措施，可能是有效降低手术部位感染率的一条新途径。

（刘运喜　杜明梅　中国人民解放军总医院）

参考文献

[1] Mingmei Du，Yubin Xing，Jijiang Suo，et al．Real-time automatic hospital-wide surveillance of nosocomial infections and outbreaks in a large Chinese tertiary hospital．BMC Medical Informatics and Decision Making，2014，14（9）：1-8．

[2] 荣红辉，林晨曦，刘运喜，等．神经外科手术患者医院感染危险因素分析．中华医院感染学杂志，2014，24（2）：433-435．

[3] 吕学明，袁绍纪，张荣伟，等．后颅窝相关术后近期颅内感染的临床分析．中国临床神经外科杂志，2013，18（9）：522-524．

[4] 徐柯贝，谭毅．脑室-腹腔分流术后感染的研究进展．中国临床新医学，2013，6（7）：713-716．

[5] 邢玉斌，杜明梅，索继江，等．利用医院感染实时监控系统开展手术部位感染目标性监测．中国医院，2013，17（3）：6-8．

[6] Mingmei Du，Meng Li，Kexin Liu，et al．A real-time surgical site infections surveillance mode to monitor surgery classification-specific，hospital-wide surgical site infections in a Chinese tertiary hospital．Am J Infect Control，2017，3（16）：1093-1098．

第六节　口腔门诊医院感染的管理

一、综述

（一）概述

口腔门诊医院感染是指患者在接受口腔诊疗过程中接触到病原微生物导致的一切感染，这里包括口腔医务人员在工作环境中获得的感染。口腔门诊医院感染的发生可以通过以下途径获得：直接接触血液、唾液或患者污染的物品；间接接触被污染的物体表面（设备、治疗台等）和消毒灭菌质量不合格的医疗器械等；黏膜（眼、鼻腔及口腔）接触到已感染患者喷溅的含有病原体的飞沫；呼吸道吸入悬浮于空气中长期存活的病原体等。患者和医务人员通过以上途径发生感染的个案，国内外均有报道。如何保证就医患者和医务人员的安全，避免传染病在口腔诊疗中的传播，是口腔诊疗工作中非常重要的工作任务。

口腔是一个有菌的环境，诊疗基本是在患者有菌的口腔内进行。患者血液除携带有大量细菌之外，还可能会携带乙型肝炎病毒（hepatitis B virus，HBV）、丙型肝炎病毒（hepatitis C virus，HCV）、人类免疫缺陷病毒（human immunodeficiency virus，HIV）和其他致病因子，口腔诊疗均为近距离操作，增加了患者和医务人员的交叉感染的机会。另外，在口腔诊疗牙钻切磨过程中产生的含有细菌的悬浮颗粒在空气中扩散，污染医生的皮肤和治疗台。研究表明，高速涡轮机造成的气雾可能在 1 min 内散发细菌 $1000cfu/m^3$，其中 95% 的微粒直径小于 $5\mu m$。用喷枪干燥牙齿造成的气雾每分钟散发细菌 $72cfu/m^3$，有 65% 直径小于 $5\mu m$。未经消毒的修复打磨，牙洁治后的机械抛光所形成的碎屑或固体颗粒物质均可污染空气，进入黏膜（口、鼻、眼）和破损的皮肤（手），其中如结核分枝杆菌、单纯性杆菌病毒、巨细胞病毒及上呼吸道感染病毒随空气进入支气管及肺泡，导致肺结核、肺炎、流感等疾病的传播。刘桂平[2]等人用气动牙科器械喷雾冲洗 5 名开放性肺结核患者的患牙，处理仅 1min，在距离患者口腔 1.2m 处仍采集到结核分枝杆菌。口腔器械内部结构复杂、腔隙多，治疗后粘有患者的血液、唾液、龈沟液以及感染的牙齿组织粉末等，不易清洗消毒；为牙钻提供动力的牙科手机内部机械结构精密复杂，加之因为提供动力存在回吸，容易造成病原体在患者间的交叉感染。研究显示，口腔医疗器械 HBV 污染率为 5%～30%[3]。邓宏燕等人[4]用强阳性鸭肝炎病毒污染牙科手机，结果发现被 HBV 污染的牙科手机即使在斑点杂交检测为阴性结果的情况下，也不能排除传播肝炎病毒的可能。所以口腔器械易成为感染性疾病的传播媒介，成为传播多种疾病如 HBV、HCV、HIV 的重要途径，同时也存在传播结核、克雅病及其他蛋白相关性疾病的可能。另外，口腔诊疗的多数仪器为锐利器械，消毒后容易变钝，部分器械不耐高温，也增加了消毒灭菌的难度。

（二）口腔门诊医院感染防控工作推进

口腔门诊的医院感染在过去的一百多年来并没有被得到充分的认识，直到 1970 年，国内外学者开始重视病毒性肝炎与口腔医学的关系。特别是艾滋病的发现，引起了国内外各医疗学术团体和卫生管理部门对经血传播疾病的重视[1]。1986 年、1987 年、1988 年，美国疾病控制中心（centers for disease control，CDC）、世界卫生组织（world health organization，WHO）、美国牙医学会（American dental association，ADA）等国家和组织分别对口腔医疗中的感染控制问题提出了管理指南和建议书。我国从 90 年代开始注意口腔医疗的感染控制工作，90 年代末推行牙科手机一人一用一灭菌的工作，2002 年原卫生部颁布的《消毒技术规范》中增加一节口腔科感染控制基本内容。重视口腔诊疗的感染控制工作是在 2003 年非典型性肺炎（severe acute respiratory syndrome，SARS）疫情暴发后，个别地区有接受口腔治疗的患者患乙型肝炎，医学文献也有口腔诊疗器械被检出乙型肝炎病毒的报道。原卫生部于 2005 年制订并向全国发布了《医疗机构口腔诊疗器械消毒技术操作规范》文件，规范的出台使得开展口腔诊疗服务的医疗机构和卫生监督部门都有了可以遵循的依据。我国口腔感染控制工作虽然起步晚，但在近 10 年内正在逐步规范，并且部分经济发达地区口腔诊疗服务水平和感染控制的投入基本与国际接轨。

（三）口腔门诊医院感染管理工作现状与存在的问题

口腔感控工作在过去 30 年取得了许多成绩和进步，但由于全国各地经济、教育、医疗等存在很大差异，口腔诊疗服务需求不断增大、口腔诊疗服务医疗机构出现得快，数量多、性质复杂，口腔专业医院感染管理水平参差不齐，在制度措施落实上存在不足。缺少从建筑布局、口腔放射、诊疗环境等重点环节的感控要求，使得开展口腔诊疗服务的医疗机构在医院感染管理上存在盲区和谬误。教育培训不够、口腔器械消毒灭菌操作等方面存在医源性感染的隐患，口腔医学专业的医生和从事口腔护理的人员对口腔感控工作认识不足等诸多问题。医学院校口腔感控教育不系统不完善。感控管理专家、医学教育专家以及医院管理专家都不约而同地呼吁，有必要在基础医学教学中加强对感控知识和操作技术的传授和考核，口腔医学专家们提出进入临床实习阶段时溶入相关法律知识和技术规范的学习，让感染控制理念牢牢树立起来。

（四）口腔门诊医院感染管理进展及发展趋势

1. 口腔门诊的建筑布局与感染控制

口腔门诊的建筑布局与医院感染控制的关系密切。国外在规划口腔门诊时会邀请环境卫生学、职业病方面的专家参与设计，使得布局更合理，更符合安全的需要。口腔诊疗的特点是在诊疗过程中会产生大量的微生物气溶胶及粉尘，而微生物气溶胶根据其粒子直径大小和可进入呼吸道的不同部位，直径在 $1 \sim 4 \mu m$ 的粒子，大部分可以直接进入肺泡，造成感染[5]。口腔内大约有700～1000种以上的微生物，这些微生物在诊疗过程中通过牙齿机械备洞或预备、超声洁治、义齿打磨等操作时将产生的气溶胶及粉尘释放到空气中，污染诊室内的空气[6]。这些均增加了长时间在诊室中工作的医务人员和接受治疗患者的医院感染机会。所以口腔门诊的合理布局是维护医患双方健康与安全的重要因素。口腔门诊在设计时，首先，要考虑到空气流通和空气净化问题。第二，诊疗区域与候诊区域要分开设置。第三，诊室内两台牙科椅位之间应有物理隔断，并且每个诊疗区域使用面积不能少于 $9m^2$。这些对于感染控制都具有实际意义。

2. 口腔诊疗器械清洗消毒灭菌的重要性

口腔诊疗器械的特点是材质多样、形状复杂、种类繁多。特别是牙科手机内部构造复杂，类别多样，从提供转速上分高速、低速手机，从使用功能上分直角、弯角、钝角、反角、根管治疗用手机等。其功能是向牙科工具提供动力，它也是口腔器械中比较贵重的器械。所以口腔器械的处理需要经过一系列复杂的步骤才可以完成。英、美等国家根据口腔器械在使用中可能造成感染性疾病传播的危险程度分为高危、中危、低危三个级别[7,8]，并根据其危险程度限定消毒、灭菌和储存。对于一些难于清洗、消毒和灭菌的器械，通常作为一次性使用，如拔髓针、牙锉、牙钻、成型片、吸唾器等。我们国家对重复使用的口腔诊疗器械要求必须达到"一人一用一消毒或灭菌"，虽然没有对口腔诊疗器械进行危险程度分类，但给出了原则，我们可以参考原卫生部颁发的73号文件《医疗机构口腔诊疗器械消毒灭菌技术规范》。现在大部分从事口腔诊疗服务的机构对口腔诊疗器械的清洗、消毒和灭菌没有统一的标准，存在一些误区。如将牙科手机平放于热清洗机内或浸泡于消毒溶液内或放入超声波清洗器内进行清洗，这些方法不但不能达到牙科手机内部的清洗效果，而且容易导致器械的损坏。还有拔髓针、成型片等器械在第二次使用时已不能保证器械的原始功能，并且这类器械购置成本低，所以对这类器械建议一次性使用。口腔诊疗器械的消毒灭菌工作在预防传染性疾病的传播方面是不容忽视的，许多就医患者本身患有某些经血传播性疾病，在就诊时害怕引起歧视而隐瞒病情或患者本身并不知道已感染传染病。如果不重视诊疗器械的消毒灭菌就无法保障就医患者的安全。

3. 诊疗环境的感染控制

口腔诊疗环境的感染控制在预防疾病传播中的意义也非常重要。美国CDC对口腔诊疗环境按照是否直接接触患者、手接触的程度和频率、表面受物体或环境中污物等污染程度分为临床接触面和诊室内环境表面。临床接触面需要在被污染后进行严格的消毒，诊室内环境表面每日进行清洁消毒。由于诊疗过程中频繁地接触到公用的物体表面（如牙科综合治疗台面、挑灯的把手、盛装器械或物品的容器等），公用的物体表面就成为了微生物的寄宿地，尽管物体表面污染还没有直接导致医务人员或患者感染的报道，但是受污染的物体表面上的微生物会通过医务人员的手传递到医疗器械、患者和其他环境表面，如果不对这些被污染了的物体表面进行适当的清洁和消毒，出现医源性感染的可能还是存在的，特别是通过接触传播的传染病暴发流行时（如急性结膜炎、手足口病等），物体表面在两个患者间进行清洁消毒尤为重要。对于不能充分清洁消毒的表面，可以选用塑料材质的屏障进行防护。口腔的辅助材料应使用带盖的容器盛装，在摆放时应远离治疗区，避免治疗过程中被污染。

4. 牙科综合治疗台用水质量控制

国外研究表明牙科综合治疗台供水系统的污染增加了免疫缺陷患者患病的可能性。美国CDC报道过受污染的牙科用水造成了两名免疫缺陷患者发生铜绿假单胞菌感染，但无人发病[7]。我国针对牙科综合治疗水路微生物污染及防治的研究也很多，微生物的污染情况基本与国外相同，细菌含量大于 10^5cfu/ml，检出细菌为嗜麦芽窄食假单胞菌、铜绿假单胞菌、大肠埃希氏菌、链球菌和放线菌等[9,10]。这些细菌在细菌数量多、患者免疫力低或进行有创治疗时会增加患者感染的机会。控制牙科综合治疗用水所致感染，除了提高牙科综合治疗台供水质量外，还要加强日常使用中的维护和限定诊疗中的使用范围。1995 年美国 ADA 要求牙科综合治疗台供应商应在供水系统中加装过滤装置，以达到治疗用水细菌数在 200cfu/ml 以内。使用过程中细菌数 < 500cfu/ml 被认为是可接受的牙科水质，这个标准的水只能用于牙体预备、超声洁治、口腔冲洗等，对于侵入血管系统及其他支撑口腔的骨或黏膜下组织等无菌区域治疗用水应选用无菌溶液作为冷却或冲洗用水。预防感染的措施还有在每日开诊前冲洗牙科线 1 分钟，以减少长时间沉积在管路内的微生物含量。对牙科手机来说在每位患者间进行30 秒排水和排气，将有助于清除进入牙科手机内部的污染物。牙科综合治疗台供水系统生物膜的形成是一个比较棘手和难以解决的问题。英国 Putnins 等采用电子显微镜和细菌生存活力染色的方法检测生物膜，结果显示口腔供水线路内有一层坚固的生物膜，由纤维状和杆状细菌组成，它的外层由外在脂多糖包绕。生物膜既保护细菌免于被冲掉，又保护细菌免于被抗菌制剂作用[6]。当口腔供水流经生物膜时可以携带生物膜内坏死的细菌和丛生的细菌脱落，导致口腔供水污染。目前，市场上已有自动清洗消毒的牙科综合治疗台，但我国大部分医疗机构使用的牙科综合治疗台还没有这一功能。那么要保障供水质量，安装防回吸装置避免使用过程中污染物回吸至牙科水线内、对使用储水罐供水的要定期更换储水罐内水，并应对储水罐进行清洁和消毒。有条件的医疗机构可定期对供水质量进行微生物监测，以便在监测到致病性微生物存在时采取清除措施[11]。

5. 口腔放射感染控制

口腔放射的感染控制工作是比较容易被忽略的，它不像诊疗器械那样受到更多的关注。口腔放射在操作中直接接触口腔内的唾液，在不被重视的情况下很容易污染周围环境，造成患者间的交叉感染。口腔放射包括口内 X 线片和口外 X 线片照射。口内拍片时是将胶片直接放于患者口内或使用持片夹固定后放于口腔内被照射部位，照射完成后从患者口腔内取出胶片送暗室冲洗，这一过程涉及患者的手和唾液，操作者的手、公用持片夹和胶片冲洗等环节的污染。美国口腔颌面外科协会制订了一系列防范措施，如对操作人员要求戴手套为患者固定好胶片，每位患者间应对可能污染的表面进行消毒，消毒剂应是 EPA 注册并标明对 HIV 和 HBV 病毒有杀灭作用的消毒剂。取出胶片后使用一次性纱布或纸巾擦去胶片上沾染的唾液或血液，送暗室洗片。洗片过程中要避免胶片的污染。口外照射曲面断层时患者公用咬合架选用防护屏障，并在每个患者间进行更换，如怀疑屏障破损，还应使用消毒剂进行消毒。

为解决患者手卫生问题，经济条件允许的医疗机构在放射室内安装快速手洗消毒设施。目前，越来越多数字化牙片机的使用解决了胶片污染的问题，但数字化牙片传感器的消毒也应符合感染控制的要求。

6. 口腔技工室感染控制

口腔微生物污染印模和石膏这一情况国内外均有报道。还有某些微生物可以在石膏材料内存活 7 天的报道。污染的印模和石膏导致医务人员和患者感染案例并没有被报道。微生物污染技工材料和工具是事实存在的。做好口腔技工室感染控制工作需要从两个方面着手：一是对患者的保护，二是对技工室工作人员的防护。对患者的保护体现在技工室返回给临床的义齿、修复体、矫正器等应消毒好后再返还。口腔医生在给患者试戴或调试后也应进行有效消毒后再进入患者口腔。再一方面，临床从为患者取的印模在送技工室前须进行冲洗至肉眼无可见污物并标注已消毒后送技工室。技工室工作人员对印模灌制石膏模型和其他切削操作时应做好个人防护，如戴手套、遇有飞沫产生时戴口罩和防护面罩等。目前对藻酸盐的印模材料不能进行有效的消毒，因藻酸盐吸水性强，浸泡消毒会导致变形，而影响后期修复体的制作。对于这一难题，临床上尽量将印模上污染的唾液或血液用流动水冲洗干净，标注好未消毒送技工室，技工室技术人员在防护到位的情况下对其进行下一步制作。技工用具如技工刀、抛光轮等应定期消毒，如确认被污染应即刻消毒。

（五）口腔门诊医院感染管理对策

口腔门诊医院感染管理工作的重要性不言而喻，感染的发生会出现在以上任何一个环节中。特别是经血液传播疾病流行的今天，医务人员在诊疗操作过程中极易发生职业暴露，从而感染传染性疾病。同样，口腔的诊疗器械、物品如果消毒不严格，就诊的患者也存在发生医源性感染的危险，使治疗疾病的场所成为传播疾病的场所。口腔门诊需要消毒灭菌的物品和器械较多，但大多数是不能收费的项目，导致私立或经济独立核算的口腔医疗机构减少了感染控制经费的投入，感染控制工作不能很好地落实。目前，口腔感控工作缺少对医务人员感控知识培训指标、如何保证牙科综合治疗台用水质量、牙科小器械重复使用的功能评估、有效测定印模材料消毒方法等一系列的循证医学数据和规章。今后要加强口腔感控相关制度的制订和制度的落实工作，加强口腔医务人员的培训，编写口腔医务人员感染控制知识培训教材，不断强化感染控制意识，探索多学科合作，开展学科理论研究，学术交流，信息共享，教育培训整合，产品创新研发等，为口腔感染控制提出科学可行的解决办法。

（刘翠梅　北京大学口腔医院）

参考文献

[1] 徐岩英，LP. 圣曼雅克，郭传斌. 口腔医院感染控制的原则与措施. 北京：北京医科大学. 中国协和医科大学联合出版社.

[2] 刘桂平，张秀华. 口腔科护士职业性危害的原因分析及防护进展. 山西护理杂志，2000，14（1）：13.

[3] 陈力，闫黎津，傅体权，等. 口腔器械消毒效果的调查研究. 中华医院感染学杂志，2001，11（6）：

448.

[4] 邓宏燕，谢尧，邓小虹，等. 牙科手机传播乙型肝炎可能性的动物实验研究. 中华医院感染学杂志，2006，16（10）：1102.

[5] 刘翠梅，沈曙铭. 口腔诊室空气消毒方法的研究. 中华医院感染学杂志，2008，18（2）：227.

[6] 曹采芳，吴织芬，孟焕新. 牙周病学. 北京：人民卫生出版社，2000：29-31.

[7] Guidelines for Infection Control in Dental Health-Care Settings-2003. American.

[8] Advice sheet：infection control in dentistry 1997. England.

[9] 班海群，张宇，张流波. 全国 30 所医院口腔科用水污染状况分析. 中华医院感染学杂志，2011，21（6）：1094-1096.

[10] 平逸帆，张元，王娟，等. 牙科综合治疗台水路微生物污染及防治. 口腔医学杂志，2016，36（7）：657-661.

[11] 刘东玲，卢爱工. 控制口腔供水质量的措施. 中华医院感染学杂志，2007，17（3）：359.

二、工作案例

案例一　口腔器械消毒灭菌管理的改进

（一）前言

随着我国经济的发展和人民生活水平的不断提高，口腔诊疗服务的需求在不断上涨，就医人群的增加使得现有的医疗资源不能够满足当前的诊疗需要。加上近些年来新旧传染性疾病的增多，特别是 2003 年 SARS 的暴发流行和因口腔治疗导致乙型肝炎传播的个案报道等，给从事口腔诊疗服务的医疗机构敲响了警钟。一方面是患者在接受口腔诊疗中如果器械消毒灭菌质量不过关有可能感染其他疾病，另一方面是医务人员在诊治过程中如果个人防护不到位，感染其他疾病的风险也相对增加。保障就医患者的医疗安全和医务人员的身体健康是医疗机构不可推卸的责任。制订并严格落实消毒隔离灭菌制度、配备充足而符合规范要求的器械和防护用品以及通过各种形式对医护人员进行培训和教育是保证口腔诊疗服务安全的必要措施[1-2]。

（二）工作方法

医院感染学是一门新兴的学科，所涉及学科多、范围广，但在我国的高等医学教育课程中并未设置医院感染学课程，这导致了各医疗机构没有专业的医院感染控制人员。医院感染控制是医疗机构保障医疗质量安全的重要环节，涉及临床、管理、传染病、流行病、微生物、药理等多方面的知识。无论是医生、护士、技术员以及其他受过医学教育的人员在从事医院感染管理工作时都需要进行相关知识的学习和工作经验的积累。以前，口腔医疗机构的感染控制工作大部分由护理部门进行管理，没有专职从事口腔医院感染控制的工作人员。口腔门诊的感染控制工作在消毒隔离制度的制订、消毒灭菌技术的选择、消毒灭菌设备的配置、医务人员个人防护培训等各方面存在很多不完善的地方[3-4]。

北京大学口腔医院自 1995 年成立医院感染管理办公室（以下简称院感办）后，建立了相应的管理制度、考核标准以及奖惩措施等，但在具体工作落实上遇到了来自科室管理层和执行医务人员的阻力。阻力产生主要原因就是医院感染的预防措施需要投入大量的经费和人力，另外，医务人员对个人防护的理解和认识参差不齐。为保证各项制度的落实和科室管理层的配合，院感办就目前院感防控工作中存在的问题、国家相关法律法规的要求，以及如何落实医院感染控制工作建议等向主管院领导做了书面申请。在取得医院领导的支持后，院感办首先对管理制度进行细化，并根据管理制度和存在的问题进行全面检查。检查目的就是为了发现制度落实中存在的问题和管理制度中需要完善的内容。检查结果发现车针、根管治疗器械等牙科小器械采用2%戊二醛浸泡灭菌，灭菌的质量控制不到位，未进行浓度监测和灭菌时间记录。以前，院内感染控制管理制度仅标明了消毒灭菌原则，尚未对灭菌方法做出明确要求；科室未配备超声清洗机，手工清洗存在人力不足的问题而导致牙科小器械清洗质量欠佳；科室未配备足够的防护用品，部分医务人员对个人防护认识不足，导致医务人员在诊疗活动中防护不到位；消毒室的操作者尚未经过系统培训，亦没有相关制度，导致压力蒸汽灭菌器的使用、监测不规范。另外，医院还存在灭菌监测检查疏漏等一系列院感问题。为更好地解决存在的问题，医院召开医院感染管理委员会工作会议，研究并提出了初步解决方案。

1. 修订门诊消毒隔离制度

根据存在的问题再次修订了门诊消毒隔离制度。修订内容包括：①将牙科小器械直接纳入高温高压灭菌范围，取消使用化学消毒剂灭菌器械；②科室应配备超声清洗机清洗牙科小器械，并确定质量监控人员；③科室应为医务人员提供防护用品，并督促佩戴；④明确灭菌器的监测要求，每锅次监测数据应记录在由医院统一印制的监测登记本上，登记本内有提示操作者所监测的各项参数指标和不合格原因分析等项目（附表1灭菌监测登记本内容供参考）。

2. 加强沟通和培训

各项制度的落实都离不开科室管理层和医务人员的配合和理解。院感办将国家的法规文件、查阅的文献等资料整理成册发放给科室管理人员，并加强沟通，针对制度落实中存在的具体问题进行面对面的沟通，分析存在问题的原因和可能引发的医疗质量问题，共同商讨解决办法。院感工作人员要积极地参与到解决临床实际问题中，帮助临床科室解决问题。对新的理念和做法采用引进来的方式，邀请相关领域的专家到医院做专题讲座，引导医务人员正确落实各项感控工作。针对医务人员个人防护不到位的问题，院感工作人员结合国内外职业暴露案例对医务人员进行宣教，使医务人员自觉地接受职业防护的要求。

3. 组织检查与落实

为保证制度能够有力地落实，经医院院长办公会讨论决定，临床科室在落实以上工作时需配备的器械和设备的首次经费由医院支付，后期再补充或更换器械和设备的经费由科室自行解决。依据重点推进的感控措施制订检查标准，由医院感染管理委员会定期对制度落实情况进行检查，检查结果以简报形式向全院通报。对存在问题的科室由检查组人员填写医院感染管理检查考核表，并在考核表中明确指出存在的问题、整改意见和整改时间，考核表一式两份交科室负责人签字，科室和院感办各留存1份，作为下一次复查整改情况的依据（附表2医院感染管理考核表）。

（三）工作推进的效果

口腔门诊医院感染预防措施实施后，经过多部门的共同努力，全院12个口腔科室均配备了超声清洗机、个人防护用品和灭菌器物理监测自动打印装置。门诊使用牙科小器械的科室按照医院要求取消了化学消毒剂灭菌器械的方法，均采用小型预真空灭菌器对其进行灭菌。医务人员在进行飞沫操作时个人防护用品佩戴率达到100%。

（四）述评

1．口腔门诊医院感染管理推进成功之处

①本次医院感染工作推进过程中存在科室不配合、缺少资金支持等困难，为了让工作更好地落实，院感办向医院提出了详细的报告，报告中分析了医院感染存在的风险，具体解决方案，以及需要投入的资金预算等，争取医院领导给予管理上和经费的支持。②医院感染管理工作的进步和提高离不开医院感染管理专职人员，因为院感人员在整个医院感染管理工作中起着承上启下的作用，对上要能够为医院决策层提供有价值的参考数据和解决方案，对下要能够承担临床科室相关业务的咨询及指导工作，所以提高医院感染管理人员的综合能力是工作推进成功的关键之一。③建立良好的沟通渠道、和谐的工作方式是推进感染控制工作成功的不可或缺的因素。④取得院领导的支持和科室管理人员的认同是推动一项工作落实的前提，这就要求我们从事感染控制工作的人员要找到有利的工作依据，做到合情合理，对医院、对职工、对患者均有利的工作方法。

2．口腔门诊医院感染管理推进不足之处

口腔门诊的感染控制重点是交叉感染的预防，即诊疗器械的消毒灭菌质量和医务人员诊疗过程中的质量控制是关键环节。院科两级的质量控制需要强化落实。

3．总结

医院感染控制工作对于国家或部门都是一项非常艰辛和充满挑战的工作，它需要投入大量的人力、物力、财力，却不容易看到产出。其实这项工作应该防患于未然，预防工作做得好，感染风险才会降低。医院感染管理工作相当于一个医院内的卫生监督和疾病预防控制相结合的工作，既要监督医院各临床科室对制度的落实，又要做好相应的技术支持，所以医院感染管理人员需要具备丰富的临床、管理、传染病、流行病、微生物、药理等综合知识，能够发现潜在的医院感染危险，做到及时采取措施和上报医院的主要决策者，以避免和减少对患者和医院的影响。

（刘翠梅　北京大学口腔医院）

参考文献

[1] 卫生部．医疗机构口腔诊疗器械消毒技术操作规范．2005．

[2] Guidelines for Infection Control in Dental Health-Care Settings-2003．American．

[3] 甘和平．口腔诊疗医院感染管理存在的问题与对策．上海预防医学，2009，21（8）：390-392．

[4] 徐秀华．临床医院感染学．长沙：湖南科学技术出版社，2005．

附表 1　灭菌监测登记本内容

灭菌日期：　月　　日	灭菌器标识（编号）：	灭菌周期：B 类□　S 类□	灭菌锅次：第　　锅
化学监测：合格□　不合格□ 　　　　　未测□	生物监测：合格□　不合格□ 　　　　　未测□	其他监测：　　合格□　不合格□	
工艺变量监测（物理参数）：合格□　不合格□			
自动 打印 工艺 变量 粘贴处	不合格检测结果原因分析：		
灭菌装载物说明或编号：			
确定监测数据：灭菌物品放行　□	操作人员签名：	放行人员签名：	
灭菌日期：月　　日	灭菌器标识（编号）：	灭菌周期：B 类□　S 类□	灭菌锅次：第　　锅
化学监测：合格□ 不合格□ 　　　　　未测□	生物监测：合格□ 不合格□ 　　　　　未测□	其他监测：　　合格□　不合格□	
工艺变量监测（物理参数）：合格□　不合格□			
自动 打印 工艺 变量 粘贴处	不合格检测结果原因分析：		
灭菌装载物说明或编号：			
确定监测数据：灭菌物品放行　□	操作人员签名：	放行人员签名：	

附表 2　医院感染管理考核表

北京大学口腔医院

医院感染管理检查考核反馈表
_____科室：
经检查您可存在以下医院感染问题：
请您督促本科室相关人员在_____年_____月_____日前予以改正，改正内容及建议如下：
医院感染管理委员会委员：　　　　　　　　　　　　　　　　年　　月　　日
科室主任签字：　　　　　　　　　　　　　　　　　　　　　年　　月　　日

注：此表一式两份，一份科室留存，一份医院感染管理科留存

案例二　口腔综合治疗台水路污染控制案例

（一）前言

牙科手机、超声洁治器、水气枪等是口腔科常用设备，这些设备均需要牙科综合治疗台（dental comprehensive unit，DCU）供水，在诊疗操作过程中会产生飞溅和气溶胶，因此口腔科就诊患者和医务人员往往会暴露于口腔科用水。目前，欧美等发达国家对口腔科用水质量日益关注。然而，国内无牙科综合治疗台水质标准及处理规范，口腔医疗机构和牙科综合治疗台生产商对用水质量重视度不够。污染的牙科综合治疗台出水对人体尤其是免疫力低下的特殊人群会造成一定影响，因此保证牙科用水质量能够降低诊疗过程中的感染风险，提高医疗安全和医疗质量。

（二）工作方法

1．工作基础

（1）牙科综合治疗台水路（dental unit water lines，DUWLs）的污染体现在两方面：一是水路内浮游微生物；二是水路管壁内生物膜堆积，脱落后严重污染水质。暴露于潮湿环境的物体表面附着有大量微生物，此即生物膜。生物膜很普遍，潮湿环境下随处可见，如溪流、池塘里的石头、植物表面，排水、下水系统管路内壁，储水罐内壁等。

2007 年中国疾病预防控制中心将口腔科用水质量监测纳入全国医院感染——消毒监测项目，2007 年—2009 年对全国 8 个省市，30 家医院，监测水样品 1368 份，以《生活饮用水卫生标准》中生活饮用水菌落总数 100cfu/ml（水质常规指标——微生物限值）和 500cfu/ml（农村小型集中式供水和分散式供水，水质微生物限值）判断，牙科手机喷水菌落总数超过 100cfu/ml 和 500cfu/ml 的比例分别为 65.72% 和 49.56%。近 20% 医疗机构的口腔科用水菌落总数在 $10^4 \sim 10^5$ cfu/ml。这些数据说明多数牙科综合治疗台水路的水质达不到生活饮用水标准，有些情况甚至非常恶劣。诊疗过程中，水会接触创面、牙齿内部结构，患者不可避免会有吞咽，因此，令人相忧的口腔科用水很难试想其对人体毫无不良影响。对某医院某科 DUWLs 出水端水质进行检测，菌落总数以 100cfu/ml 为标准，合格率约为 40%。

（2）口腔科用水质量与医院感染确有关联：牙科综合治疗台水路（DUWLs）内发现的病原体包括假单胞菌属、军团菌属、非结核分枝杆菌属。虽然目前少有直接证据表明某种普遍存在的公共卫生问题是由牙科综合治疗台的水造成的，但我们有理由对此进行关注[1-2]。原因如下：

1）已发现口腔工作人员鼻部菌群发生改变，军团菌抗体滴度有很明显的增高，这说明口腔工作人员暴露在能引起军团菌病的微生物中。

2）牙科污染用水可能是免疫缺陷患者牙龈组织感染的来源。铜绿假单胞菌是常见的水源性细菌，易致感染。

3）研究发现 DUWLs 是细菌内毒素的来源，内毒素能引起局部炎症，对于易感人群可引起发热和休克。吸入的内毒素可引起呼吸道症状，哮喘的严重程度直接与内毒素浓度相关。同时，内毒素可刺激手术中的牙龈组织释放促炎细胞因子，导致愈合困难。

2．面临的困难与挑战

（1）牙科综合治疗台用水无相关标准：DUWLs 有大量细菌的现状与现代交叉感染控制与预防的实践要求是矛盾的。而且，从伦理道德层面，即便可评估的交叉感染风险较低，令患者、牙科工作者暴露于已知污染严重的水也是完全不合适的。然而，目前没有官方标准和立法对牙科综合治疗台出水质量提出要求。而且，牙科综合治疗台（DCU）生产厂家也几乎没有供水质量标准。对 DUWLs 的出水质量的保证主要依赖于牙科工作人员的操作及管理。DUWLs 用水不是有意消费品，因此其质量容易被忽略，但它进入口腔，在治疗过程中会被吞咽。因此，相关学者指出牙科综合治疗台出水质量至少应达到饮用水标准。各国饮用水标准中，需氧异养菌含量限值为欧洲 100cfu/ml、美国 500 cfu/ml、日本 100 cfu/ml、中国 100cfu/ml（500cfu/ml—农村小型集中式供水和分散式供水）。美国（American Dental Association）ADA 在 2000 年提出 500cfu/ml 的水质要求与患者对现代牙科标准与安全的期待不符，应设新的标准为 200 cfu/ml[3]。在无牙科综合治疗台用水标准的情况下，通过查阅国内外文献，初步可参考我国生活饮用水标准作为牙科用水的标准。

（2）牙科综合治疗台供水方式多样：一是市政自来水直接供水；二是牙科综合治疗台独立水罐供水；三是医疗机构中心水处理后集中供水。这三种供水方式的水源质量理论上可以达到标准，但现实中却存在诸多问题。一般来说市政供水可以达到饮用水标准，但因地理差异水质也存在差异，同时，长期应用市政水可能造成 DUWLs 内矿物质沉积形成堵塞，严重者可能对某些部件有损坏。独立水罐内虽然灌装无菌水，但水罐本身由于清洁消毒不及时，水质难以保证，有时会有严重的污染，如夏天不及时处理或多日未使用时，储水罐内会产生绿苔。中心水处理系统对市政供水进行过滤和软化，可以提供较好的水源，但如果该装置缺乏定期维护，则水质难以保证。即便三种供水系统的水源都得到控制，如果 DUWLs 系统内的生物膜得不到控制，生物膜中的细菌会持续释放，在临床诊疗操作中会再次污染综合治疗台的水，故单靠水源控制不能持久有效地减少水污染。只有当生物膜去除后，控制水源才最有效，因此控制水源质量和去除 DUWLs 内的生物膜是我们工作的重点。

（3）DUWLs 水质控制方法多样：文献报道，有多种方法能够应用于 DUWLs 水质控制，但是效果各有不同，同时也存在不同程度的缺陷[4]，如表 3-6-1 所示：

表 3-6-1　DUWLs 水质控制方法比较

牙科综合治疗台水管路处理方法	处理效果	存在缺陷和注意事项
*冲洗管路 30 秒	可暂时性地有效降低出水的细菌含量，减少水路内浮游微生物	• 不能抑制生物膜形成 • 不能去除已形成的生物膜
*防回吸装置	短期有效，减少微生物回吸入水管路系统	• 失败率高且难以监测效果 • 不能去除已形成的生物膜
微生物滤膜	可降低出水的细菌含量	• 会堵塞，要定期更换，存在持续性的成本消耗 • 不能抑制生物膜的形成 • 不能去除已形成的生物膜
*定期或持续处理 / 消毒	有效抑制生物膜形成 有效去除生物膜	• 需关注消毒剂的选择和应用方式 • 避免设备损坏和环境影响 • 简化操作程序提高工作人员依从性

*冲洗管路 30 秒："牙科手机使用后在带车针情况下使用牙科综合治疗台水、气系统冲洗牙科手机内部水路、气路 30 秒"（WS 506-2016 口腔器械消毒灭菌技术操作规范）

*防回吸装置：有些牙科综合治疗台和一些牙科手机具有防回吸装置，但其有效性难以监测

*定期或持续处理 / 消毒：目前主要分为三种方式。一种为工作人员人工处理，每周对独立水罐供水的 DUWLs 进行消毒剂消毒。另一种为应用自带水路自动消毒系统（water management system，WMS）的 DCU，制造商提供消毒液，可基本确保综合治疗台管路部件可耐受其提供的消毒液，消毒方式为持续提供低浓度抑菌水或定期消毒。第三种为应用中心供水系统或独立供水系统，通过水生成装置，产生抑菌水供给到每台 DCU，在一定程度上抑制 DUWLs 生物膜的生成

（4）综合治疗台水路生物膜的形成影响因素较多：①空气中和患者口腔的细菌可能通过水路开口和牙科手机或三用枪的回吸现象污染治疗台水管路系统。②管路里的水并非处于高压下（当进入牙科手机后，水才处于压力下形成气雾），管路中心的水流速较高，而接近管路内壁的水流速很低。很多时候管路内的水是处于静止状态的，这有利于生物膜的形成。③管路直径很细（一般小于 2mm），造成表面 / 流速比高，这样给细菌提供了更多的管壁附着机会。④即便供水细菌含量很低，但它们持续不断地存在，与先前的细菌共同形成生物膜。⑤进入水系统的水源性细菌有独特的特性，能附着在表面，并且易于形成生物膜。⑥治疗台的进水为正在形成生物膜的细菌提供持续不断的营养来源。⑦附着在管壁的细菌不断繁衍，使生物膜的量逐渐增大。⑧水流经生物膜时，会从生物膜上携带大量细菌，传送到牙科手机、三用枪、洁治器。综合治疗台水路内壁生物膜的形成速率受以上因素的影响，虽没有牙

菌斑形成得快，但一台新治疗台使用数小时后，水路内壁即可形成生物膜。新的综合治疗台投入使用 5 天后，水路内水的细菌含量可达 100 000cfu/ml。治疗台流出的水含大量微生物，生物膜是重要来源。当水管路内长有生物膜时，即便排水冲出浮游微生物，并注入无菌水，无菌水在几小时内也会被严重污染，这就是未经管路处理的无菌水独立供水系统也存在细菌含量超标的原因。

3．推进该项工作的具体方法与措施

鉴于对文献回顾、对口腔科供水系统和牙科综合治疗台现状的了解，针对门诊牙科综合治疗台水质控制做如下要求：

（1）对于单体 DCU，选择自带水路自动消毒管理系统（water management system，WMS），WMS 持续供给抑菌水可抑制生物膜生成，内置消毒系统可清除因久置不用等原因形成的生物膜，其一键操作的自动设计减少了人为参与，提高了水处理的依从性。

（2）对于多台 DCU，选择抑菌水生成与供应装置，直接对 DCU 供应抑菌水，抑制生物膜生成，水路感染控制通过水路系统完成，无需医务人员参与。对于现有 DUWLs 处理方式，可参考表 3-6-2 进行操作：

表 3-6-2　DUWLs 水路处理方式选择

	市政自来水	中心水处理	独立水罐		
			无 WMS		有 WMS
			人工处理	应用抑菌水	
供水端	定期维护过滤器材（软水装置）		• 每周消毒水罐 • 每日灌装无菌水	同下日常处理	• 灌装无菌水 • 按使用说明操作
出水端	每个患者使用结束后，应运行连接在水路系统上的口腔器械（牙科手机、三用枪、超声洁治器）至少 30 秒，以排除有可能污染的水				
门诊日常处理	持续型消毒处理装置提供多台 DCU 用水		• 每日终末清空水罐 • 每日晨灌装无菌水 • 每周清洗消毒水罐 • 每周灌装消毒液充盈水管路隔夜消毒，次日晨无菌水彻底冲洗后使用（谨慎选择消毒剂） • 停用时排空管路水	灌装或应用有持续型消毒功能的抑菌水	• 一键式操作水路自动消毒 • 人为配置和灌装消毒液

（三）工作推进的效果

1．更新带 WMS 装置的 DCU。在该医院感染管理科的推动下，部分科室已逐渐应用带 WMS 装置的牙科综合治疗台。科室人员按照使用说明在诊疗后和每日对水管路进行消毒，出水端水质合格率达 60% 以上，不合格的原因为操作人员未按规定操作，消毒液未及时填装。

2．独立水罐 DCU 应用持续抑菌水。部分 DCU 应用 pH 在 5.5 ~ 6.5，浓度在 10ppm 的微酸性次氯酸水，每日灌装使用，持续对出水端水质监测 76 周，出水端的细菌菌落总数符合生活饮用水标准的合格率达 95%。

3. 独立水罐 DCU 按要求进行人工处理。采用独立水罐的 DCU，如不使用抑菌水，理论上应按照上述要求进行操作，但经过实践证明：五项要求很难完全落实，原因如下：消毒操作需要较多人为参与，费时费力；不同类型的牙科综合治疗台对消毒剂耐受不同，有损坏危险。但其中两项"每周清洗消毒水罐"和"停用时排空水管路内的水"可较全面落实。因全面落实困难，横断面调查进行水质监测，出水端的细菌菌落总数符合生活饮用水标准的合格率约为 20%。

4. 中心供水系统应用抑菌水生成装置。局部多台 DCU 应用抑菌水生成装置进行集中供水，供水为 pH 在 5.5 ~ 6.5，浓度在 15ppm 的微酸性次氯酸水。持续应用三周后，出水端的细菌菌落总数符合生活饮用水标准。

（四）述评

1. 经验体会

（1）成功之处：本案例的改进关键在于持续应用抑菌水，其处理效果较好，尤其是应用于中心供水系统，自动简便、持续有效，减少了人员参与，节约了临床时间，效果比较有保证。应用带 WMS 装置的 DCU 也能在一定程度上解决水质问题，但需要工作人员有良好的依从性。

（2）存在不足：关于 DCU 水质控制，也只是刚刚起步。可探索的方向还有很多，如 DCU 水路消毒剂与 DCU 易损部件相容性研究，大型机构中心供水系统低浓度抑菌水应用的研究等 [5]。

2. 总结

（1）本底数据对工作推进要有足够支持：通过各种监测方法、现场观察、人员访谈等充分了解现状，收集客观依据，发现问题实质，寻找解决问题的突破口。现实中的工作缺陷，需要我们透过现象看本质，找到原因，通过对大量信息的收集分析，提出解决方案。感控专职人员不能只做问题的发现者，要将思考和解决方案一并呈现，这样才能够争取到领导和临床工作人员的支持和理解。

（2）提高学习能力，创建学习型组织：大量查阅国内外文献，尤其是发达国家的相关文献，可以拓展思路，少走弯路。通过学习文献，可以了解到国际关注的问题焦点，各国学者的思考和措施，各种实验方法，各种实验结果和措施效果。在充分学习的基础上，可以带领相关人员开展实验研究，使一批人能够紧密团结在感染控制工作周围。在实验基础上，可以提出有依有据的改进方案，降低推进工作的前期阻力。

（3）改进措施要简化、流程化：任何改进方案都要以临床工作为核心，不能单纯以符合理论为出发点。感控专职人员应将改进方案流程化、简明化，尽量选择便捷高效的方式以减少操作人员的精力投入。

（苏　静　首都医科大学附属北京口腔医院）

参考文献

[1] Pankhurst CL, Coulter W, Philpott-Howard JJ, et al. Prevalence of legionella waterline contamination and Legionella pneumophila antibodies in general dental practitioners in London and rural Northern Ireland. British Dental Journal, 2003, 195 (10): 591-594.

[2] Pankhurst CL, Coulter W, et al. Evaluation of the potential risk of occupational asthma in dentists exposed to contaminated dental unit waterlines. Primary Dental Care, 2005, 12 (2): 53-59.

[3] Pankhurst CL, Coulter W. Do contaminated dental unit waterlines pose a risk of infection? Journal of Dentistry, 2007, 35: 712-720.

[4] Coleman DC, O'Donnell MJ, et al. Biofilms problems in dental unit water systems and its practical control. Journal of Applied Microbiology, 2009, 106: 1424-1437.

[5] O'Donnell MJ, Shore AC, Coleman DC. A novel automated waterline cleaning system that facilitates effective and consistent control of microbial biofilms contamination of dental chair unit waterlines: A one-year study. Journal of Dentistry, 2006, 34: 648-661.

第四章　医院感染暴发的控制

第一节　手术部位医院感染暴发的控制

一、综述

（一）概述

1．基本概念

美国疾病预防与控制中心（Centers for Disease Control and Prevention，CDC）1988 年用外科伤口感染描述手术后的切口感染，1992 年重新修订了外科伤口感染的定义，改为手术部位感染（surgical site infection，SSI），包括表浅切口感染、深部切口感染和器官/腔隙感染。表浅切口感染是指发生于术后 30 天内仅限于切口涉及的皮肤和皮下组织的感染；深部切口感染指发生于无植入物术后 30 天内，有植入物术后 1 年内与手术有关并涉及切口深部软组织（如深筋膜和肌肉层）的感染；器官/腔隙感染指发生于无植入物术后 30 天内，有植入物术后 1 年内与手术有关（除皮肤、皮下、深筋膜和肌肉以外）的器官或腔隙感染[1]。手术部位感染暴发是指医疗机构或其科室的患者中，短时间内发生 3 例以上同种同源手术部位感染病例。

手术部位感染的发生是患者和微生物间相互斗争的结果，患者全身和局部的免疫功能状态、细菌的毒素和数量是感染的重要因素。术后机体免疫功能低下，大手术和复杂手术尤为严重，一旦切口污染细菌，很容易发生感染。手术部位感染的危险因素非常多，目前已明确的危险因素有高龄、婴幼儿、肥胖、疾病严重指数、远离感染灶、术前毛发去除、手术类型、抗菌药物的预防使用、手术持续时间等[2]。

2．国内外手术部位感染的管理现状

手术部位感染是最常见的医院感染类型之一，2016 年世界卫生组织（World Health Organization，WHO）调研显示，SSI 在美国占所有医源性感染的 67%，欧洲占 33%，在中低收入国家，SSI 发生更普遍，且发生率远高于发达国家。SSI 会增加患者痛苦、延长住院时间、增加病死率，还会带来严重的经济负担，美国每年因 SSI 的经济损失高达 100 亿美元[3]。

国外非常重视手术部位感染控制，搜集大量的循证医学证据，颁布一系列的指南并不断更新，以指导手术部位感染的管理。1999 年美国 CDC 制订了《手术部位感染预防指南》，2014 年美国感染病学会和美国医疗保健流行病学学会发布了《急诊医疗机构手术部位感染预防策略（更新版）》；2016 年 11 月 WHO 发布最新的《预防手术部位感染全球指南》，从术前、术中、术后 3 个环节提出 29 条推荐意见，以预防手术部位感染，其中 9 条强烈推荐的意见：已知鼻腔内携带金黄色葡萄球菌患者进行心胸外科或骨科手术时，应在围手术期间鼻内使用 2% 莫匹罗星软膏联合或不联合洗必泰沐浴液；择期结直肠手术的成年患者不宜单独使用机械肠道准备（不联合抗生素）用于降低 SSI；所有接受外科手术的患者，都应用剪刀清除毛发，无论何时都强烈不建议剃除毛发，不管是在术前准备还是手术室中；必要时（取决于手术类型）应在手术切皮前预防性应用抗生素；应在手术切皮前 120 分钟内预防性应用抗菌药物，同时需要考虑抗菌药物的半衰期；戴无菌手套之前，需要用合适的抗菌皂和或者合适的含酒精的速干消毒剂进行外科手部准备；使用含酒精和葡萄糖酸氯己定的消毒液做术前皮肤准备；行气管插管，全身麻醉的成年手术患者，应在术中给予 FiO_2 80%，如果可行，术后立即给予 2 ~ 6 小时；术后延长预防性使用抗生素不能降低 SSI。

我国政府及各类学术团体也高度重视手术部位感染的预防与控制。2010 年卫计委印发了《外科手术部位感染预防与控制技术指南（试行）》，详细地阐述了手术部位感染的管理要求和术前、术中、术后的预防措施。国外每发布一项指南，国内各类学术团体均及时进行翻译，供各医院的手术部位感染防控工作参考。

（二）手术部位感染暴发情况

1. 手术部位感染暴发的历史及现状

有统计资料表明，100 多年前截肢手术在英国多数医院中死亡率达 40%，欧洲其他国家有些医院的死亡率高达 60%。1867 年英国医师李斯特经过较长时间的观察和研究后，成功地用苯酚消毒手术器械和患者伤口，手术死亡率大幅度下降。此后，世界许多医学科学家研究出用于手术器械、衣物、敷料、洗手、皮肤消毒的多种灭菌方法，如蒸汽灭菌、紫外线消毒、超声波灭菌法等。外科消毒灭菌法的发明，挽救了亿万人的生命。1928 年，英国的弗莱明发明了青霉素，1947 年美国的瓦克斯曼发现了链霉素，近半个多世纪过去了，科学家们已经发现了近万种抗菌药物，对防治外科术后感染起了重要作用。

现今，手术部位感染仍然是常见的医院感染。在美国，2002 年 SSI 排在医院感染的第二位，占全部医院感染的 17%；2006 年—2008 年，手术部位总感染率约为 2%。在我国，2008 年手术部位感染占全部医院感染的 8.35%，排第四 [4]；2009 年第 4 季度手术部位感染率从 0 到 21.43% 不等，这与手术种类、切口类型、患者术前有无感染有很大关系 [5]。SSI 加重患者病情，增加其心理和经济负担，延长住院时间，影响医院床位周转，若是发生 SSI 暴发，更会影响医院的经济效益和社会效益。1998 年，某院 4 月—6 月份共做手术 292 例，其中 168 例发生切口感染，感染率为 57.5%；2005 年，安徽某院接受白内障手术治疗的 10 例患者术后均发生感染，其中 9 例被迫摘掉眼球；2009 年 8 月底至 11 月下旬，某院产科至少 18 名剖宫产产妇发生 SSI，感染率超过了 50%。事件结果虽然吊销了相关人员执照、处分了相关人员、处罚了医院，但是却弥补不了给患者造成的伤害。诸如此类的不良事件轮番上演，在对医院表示愤慨、对患者表示痛惜的同时，我们应该吸取教训，防患于未然，掌握 SSI 暴发的特点，并要学会如何控制。

2. 国内外手术部位感染暴发的特点及控制事件

（1）国内手术部位感染暴发的特点及控制事件：我国近 10 年才有文献报道 SSI 暴发事件，从这些发表的文献来看 [6-15]，几乎每年都会发生手术部位感染暴发事件，特点如下：①没有明显的季节分布；②手术切口包括 Ⅰ、Ⅱ、Ⅲ类，涉及普外科、骨科、妇产科、眼科、移植术等各类手术；③表浅切口、深部切口和器官 / 腔隙感染均有；④感染症状基本上是切口红肿、疼痛、破溃、脓液分泌等；⑤感染人数最多一次是 1998 年剖宫产感染 168 人，此后感染人数 3 到 28 人；感染率为 1.76% ~ 100%，感染率超过 50% 的年份占一半；⑥病原菌主要是医院内常见的条件致病菌，非结核分枝杆菌、铜绿假单胞菌、大肠埃希氏菌、嗜水气单胞菌等；⑦感染的原因主要集中在手术器械的消毒、灭菌上，消毒剂选用不当，如用 0.1% 新洁尔灭浸泡手刷，由于其杀菌作用弱，尤其对革兰氏阴性杆菌作用不明显，导致铜绿假单胞菌污染手刷；消毒、灭菌剂浓度不达标，且不进行浓度监测；盛装容器不做灭菌处理；消毒、灭菌剂更换时间过长，如戊二醛更换时间大于 30 天，未添加碳酸氢钠激活，导致戊二醛浸泡过的腔镜手术患者均被感染；此外，医疗用品被污染，如医用密封剂被嗜水气单胞菌污染，导致深部切口和 I 类切口感染；手术室条件不合格，如眼科手术室布局、流程、环境、设施等均不符合开展无菌手术的基本要求，造成了 10 例患者眼部感染，其中 9 例被迫摘除单眼球的恶性结局；医务人员对手术操作不熟练，如某院新引进的腹腔镜直肠癌手术，术后感染率为 62%；医生术前外科手消毒不规范，揉搓时间、力度和范围不够；其他的因素，如骨髓抑制、引流管时间过长导致某院改良根治性乳房切除术后手术部位感染聚集性发生。

确定发生手术部位感染暴发后，医院感染管理人员如何进行控制，防止感染例数进一步增多呢？下面以三个案例进行说明：①国内某文献报道[8]，1998 年 3 月 31 日至 5 月 28 日的 301 例以剖宫产为主的手术中，共发生 168 例手术部位感染，3 月份感染率为 11.11%，4 月份为 49.72%，5 月份为 69.03%，从这些数据可看出，4 月份的感染率已经很高了，可该院未采取相应的控制措施，导致 5 月份感染率进一步升高。直到 5 月 28 日，协助调查组才到达该院进行调查，调查内容包括收集感染患者的临床资料、培养切口分泌物、环境物品采样培养、消毒剂效能检测及细菌培养，后证实为手术室戊二醛浓度低（仅为 0.137%），达不到消毒效果造成；另外，消毒剂瓶标签上未注明浓度，是造成错误稀释的原因之一。文中建议应建立并遵守消毒剂购进、使用和管理的规章制度，消毒剂从进货到使用均应进行监测。② 1999 年某院创伤外科病区[7]发生 3 例铜绿假单胞菌感染，医院感染委员会随即组织暴发调查，分析感染患者情况，对消毒供应室、手术室和病区的无菌物品、消毒灭菌剂、空气、物表、手进行微生物学监测，现场观察病房设置及医务人员的无菌操作，结果发现病区空气、物体表面和手抽样检查的细菌数超标，无菌手术患者与感染患者安置在同一病室，医务人员无菌观念薄弱、尤其是换药不规范，针对这些问题，该院进行了相应的整改措施，感染得到控制。③ 2009 年，某医院[10]医院感染管理科接到产科电话报告发生 2 例剖宫产切口感染后，立即到产科展开调查，制定监控方案。第 1 步，调查当日产科、外科罹患率，回顾性调查 2 周前以来的感染率及对未来 3 个月进行目标性监测。结果显示调查当日产科切口感染罹患率为 45.46%，而外科术后切口感染率为 1.03%；第 2 步，采集手术相关的材料和手术环境生物检测，对剖宫产手术切口感染的相关因素，特别是整个手术操作过程现场调查。结果手术器械和环境生物检测合格率为 100%；产科切口感染手术均为急诊手术，监测 18 例次手术医师术前外科手消毒时的揉搓时间、力度和范围不够，均不合格；第 3 步，干预对比，特别关注术前刷手，分为干预组、随机产科组和随机外科组。结果显示干预组切口 6 例全部甲级愈合，与其他两组比较差异有统计学意义，验证了规范正确外科手消毒和手术野皮肤严格消毒等是控制剖宫产切口感染有效的方法。

（2）国外手术部位感染暴发特点及控制事件：国外报道 SSI 暴发的文献数量较国内的多，①从年份来看，20 世纪 90 年代及以前的暴发事件较多，近十年暴发事件较少；②发达国家的感染人数比发展中国家少，发达国家均为 10 例以下，发展中国家如印度，有报道术后眼内炎 20 例；③病原菌方面，80 年代以前革兰氏阳性球菌常见，如金黄色葡萄球菌、A 族链球菌等；80 年代以后菌种丰富，有革兰氏阳性球菌、念珠菌、铜绿假单胞菌、芽孢杆菌、曲霉菌、黏质沙雷氏菌、阴沟肠杆菌等；④近 20 年的原因主要是手术器械污染、术中使用的液体污染、术前剃刀剃毛、术前皮肤消毒不到位、医院改造、手术医生携带病原菌、麻醉医生未遵循无菌技术、手术室空气及物表污染、空调系统污染；⑤手术种类涉及眼科、骨科、心外科等。

早在 1957 年 Lancet 就有发表的文献报道术后伤口感染金黄色葡萄球菌暴发[16]，1967 年到 1977 年一年间，美国 CDC[17] 共调查了 22 起手术患者院内感染暴发事件，其中 15 起涉及手术部位感染。感染病原体以革兰阳性菌最多，占 47%，革兰阴性菌占 13%，非典型分枝杆菌占 13%，曲霉菌占 7%，多种微生物占 20%。这些感染菌株中的 53% 来源于感染人员或患者、20% 来源于手术室环境。控制措施包括治疗病原体携带人员和感染患者，遵守无菌技术，改进手术间气流和清洁手术，手术间改造过程中停止择期手术。各 SSI 暴发事件原因：①1973 年 [18] 两起术后伤口感染与医务人员头发上携带金黄色葡萄球菌有关，一起是普外科病房的医生，导致 11 例严重伤口感染，另一起是肾移植病房的护士，引起 5 例患者伤口轻微感染。作者认为伤口感染暴发时常规从医务人员头发和鼻、咽部采样培养是重要的，建议手术中心医务人员使用含碘洗发水和遮盖头发；②1977 年 [19] 有文献报道骨科短期内 4 例患者发生 A 族链球菌术后伤口感染，其中两例发生猩红热。最后追查结果表明参加过三例手术的医生的肛门携带有 A 族链球菌，抗原检测与 4 例患者相同；③1992 年泰国和 1993 年加拿大 [20] 分别发生眼科手术术后细菌性眼内炎暴发，病原体分别是铜绿假单胞菌和芽胞杆菌，原因都是术中使用了污染的生理盐水和透明质酸；④Koloms HJ 等 [21] 1997 年发表的一篇文章总结了过去 50 年关于化脓性链球菌引起的术后伤口感染的英文文献，共有 15 起与医务人员携带病原菌有关，涉及 136 位患者，每起事件感染人数从 2 到 20 不等，外科医生和产科医生与 6 起事件有关，麻醉医生与 5 起事件有关，其余 4 起事件因辅助人员引起，包括手术室护士、技术人员。

（3）国内外手术部位感染暴发的共同特点：①偶然性与必然性并存，事件发生的时间、感染的患者是偶然的，但是事件的发生是必然的，手术室、病房环境不达标，医务人员无菌观念薄弱，消毒灭菌方法错误、一次性医疗用品不过关等，长期如此必然会发生 SSI 暴发；②发生频率，过去大于现在，随着医疗技术的发展、国家监督力度加大、医务人员院内感染防控意识增强，SSI 暴发事件的数量和严重性较过去显著地减少；③地区分布，发展中国家多于发达国家，医疗条件差的医院要高于条件好的医院；④感染患者涉及各类手术各种人群；⑤暴发控制需要多部门合作，需要感染控制人员、检验科、临床医生、护士、后勤等部门的合作。

3. 手术部位感染暴发控制的进展及发展趋势

我国于 1986 年成立了全国医院感染监控网，手术部位感染监测是其中一项重点内容。2000 年原卫生部下发的《医院感染管理规范（试行）》规定了医院感染暴发的报告制度和控制措施；2006 年，原卫生部制订的《医院感染管理办法》规定了医疗机构应当及时发现医院感染的暴发，分析感染源、感染途径，采取有效的处理和控制措施，积极救治患者；2009 年 10 月起施行的《医院感染暴发报告及处置管理规范》，更细致地规范了我国的医院感染暴发事件，包括组织管理、报告程序、处置工作和质量管理。2016 年 8 月卫计委下发的《医院感染暴发控制指南》重点对医院感染暴发的管理要求、暴发的流行病学调查、暴发的处置与评估、撰写调查报告等进行了详尽的阐述。针对造成手术部位感染的各种原因，原卫生部于2010年12月印发了《外科手术部位感染预防与控制技术指南（试行）》，详细地阐述了管理要求和术前、术中、术后的预防措施。对于手术部位感染暴发控制方面，我国没有针对性的法规或指南。

美国CDC 1999年制订了《手术部位感染预防指南》，描述了SSI的危险因素及其预防措施，住院患者、出院患者和门诊患者SSI的监控等内容。预防措施包括改善手术室空气、灭菌方法、隔离、手术技术和抗菌药物预防使用、监测数据反馈给手术医生等。主动监测和向医务人员主动报告SSI发生率能降低SSI数量，它的成功依靠于感染控制人员与手术人员形成合作关系的能力。虽然不能完全消除SSI，但是通过交换信息的过程，能够影响医务人员的行为，从而降低SSI发生率。许多国家建立了全国医院感染监测系统。美国于1970年左右建立了全国医院（院内）感染监测（Nosocomial Infection Surveillance System，NNIS）系统，最初有60家医院参与，如今监测系统已有3000多家医疗机构参与。NNIS危险分值用ASA分级、手术持续时间和切口类型来计算，可预测SSI的发生。澳大利亚使用NNIS危险分值预测手术部位感染，结果显示NNIS分值能很好地预测结肠手术的SSI。德国国家院内感染监测系统（Krankenhaus Infektions Surveillance System，KISS）1997年1月到2003年12月的SSI监测数据表明[22]，住院手术患者的手术部位感染率从第一年的1.8%降到2003年的1.5%，第三年感染率与第一年感染率相比的相对危险度为0.72。荷兰于1996年6月开始全国范围监测SSI，西班牙于1997年建立全国院内感染监测网络，巴西于2004年4月建立监测系统。在院内监测SSI往往会漏掉出院后发生的SSI，1995年美国有关于出院后的SSI监测项目，结果SSI发生率比传统的监测方法高出近四倍[23]。

（三）总结

手术部位感染是不能完全消除的，但是手术部位感染暴发是可以通过日常的工作进行预防、及时发现、及时控制的。对我国来说，加强手术相关医疗用品的消毒、灭菌是最简便易行的预防措施，虽然我国已制订《消毒技术规范》，但由于各地各级医院水平不一，对消毒、灭菌方法的理解和使用不一致，笔者认为要对消毒、灭菌相关人员进行规范化培训，并应定期考核；还需进一步加强手术人员的手卫生、无菌观念；感控人员应做好SSI监测，定期巡视病房；发现SSI增加趋势，应组织人员进行调查，尽快核实是否暴发；若核实暴发，应上报领导，及时采取控制措施，扼制SSI病例的增多。

（林金兰　北京清华长庚医院）

参考文献

[1] Mangram AJ，Horan TC，Pearson ML，et al. Guideline for prevention of surgical site infection，1999. Hospital Infection Control Practices Advisory Committee.Infect Control Hosp Epidemiol，1999，20（4）：250-278.

[2] 刘振声，金大鹏，陈增辉.医院感染管理学.北京：军事医学科学出版社，2000.

[3] Anderson DJ，Pyatt DG，Weber DJ，et al.Statewide costs of healthcare-associatedinfections：estimates for acute care hospitals in North Carolina. Am J Infect Control，2013，41（9）：764-768.

[4] 任南，文细毛，吴安华.2008 年全国医院感染横断面调查报告.// 中国医院协会第十六届全国医院感染管理学术年会论文集.2009：83-87.

[5] 邓小华，张玲，刘竹，等.10 所医院手术部位感染横断面调查.中华医院感染学杂志，2010，20（12）：1672-1682.

[6] 崔树玉，周景洋，赵克义等.1 起致病性嗜水气单胞菌医院感染暴发调查.预防医学论坛，2007，13（5）：401-403.

[7] 古少华.创伤外科病区绿脓杆菌感染暴发调查及对策.广东微量元素科学，2000，7（2）：49-51.

[8] 任南，徐秀华，林战，等.龟分枝杆菌切口感染暴发的调查分析.中国医师杂志，2002，4（10）：1099-1101.

[9] 彭双七，彭仙凤.某外科患者手术切口感染暴发流行的调查与分析.中华医学研究杂志，2007，7（2）：125-126.

[10] 王文爱，付蕊红，李转芬，等.剖宫产术后切口感染监测分析.中华医院感染学杂志，2009，19（21）：2865-2867.

[11] 祝洪山，王德明，陈玲，等.消毒剂污染引发铜绿假单胞菌医院感染.医学动物防制，2002，18（5）：256.

[12] 姚玉周.一次手术切口感染上升趋势的原因调查及对策.中国中医药咨讯，2010，2（8）：228-229.

[13] 熊昌平，周先蓉，杨元国.一起非结核性分枝杆菌导致医院感染的调查分析.中华医院感染学杂志，2010，20（2）：255.

[14] 冯丽，黄勋，任南，等.外科病房结直肠癌切除术后患者手术部位感染的调查分析.中华流行病学杂志，2008，29（9）：859.

[15] 贾会学，赵秀莉，贾建侠，等.改良根治性乳房切除术后手术部位感染聚集性发生调查与控制."利康杯"医院感染防控学术论文交流会暨 2010 年北京医院感染预防与控制会议.2010.

[16] McDnald S，Timbury MC. Unusual outbreak of staphylococcal postoperative wound infection.Lancet，1957，2（273）：863-864.

[17] Garner JS，Dixon RE，Aber RC. Epidemic infections in surgical patients. Aorn Joural，1981，34（4）：700-724.

[18] Dineen P，Drusin L. Epidemics of postoperative wound infections associated with hair carriers.The Lancet，1973，302（7839）：1157-1159.

[19] Richman DD，Breton SJ，Goldmann DA. Scarlet fever and group A streptococcal surgical wound infection traced to an anal carrier. The Journal of Pediatrics，1977，3（90）：387-390.

[20] Centers for Disease Control and Prevention（CDC）. Outbreaks of postoperative bacterial endophthalmitis caused by intrinsically contaminated ophthalmic solutions-Thailand，1992，and Canada，1993. Morb Mortal Wkly Rep.1996，45（23）：491-494.

[21] Kolmos HJ，Svendsen RN，Nielsen SV. The surgical team as a source of postoperative wound infections caused by Streptococcus pyogenes. Journal of Hospital Infection，1997，35（3）：207-214.

[22] Gastmeier P，Geffers C，Brandt C，et al.Effectiveness of a nationwide nosocomial infection surveillance system for reducing nosocomial infections. Journal of Hospital Infection，2006，64（1）：16-22.

[23] Fields CL.Outcomes of a post-discharge surveillance system for surgical site infections at a Midwestern regional referral center hospital. The Association for Professionals in Infection Control and Epidemiology，1999，27（2）：158-164.

二、工作案例

案例一 改良根治性乳房切除术患者手术部位医院感染暴发控制案例分析

（一）基本情况

某医院 2007 年 12 月—2008 年 2 月医院感染常规监测发现改良根治性乳房切除术患者切口感染率升高，感染率为 11.6%。对 2007 年 12 月—2008 年 2 月对所有改良根治性乳房切除术患者进行调查，腋窝引流天数≥10 天（$P=0.04$）、腋窝引流量≥1000ml（$P=0.04$）与 SSI 相关，具有统计学意义。具有Ⅱ度骨髓抑制可能为另一危险因素（$P=0.055$），而新辅助化疗可引起骨髓抑制（$P=0.04$）。通过预防应用抗菌药物和免疫增强剂，以及感染控制人员监督控制措施的落实，2008 年 3 月—6 月没有发生 SSI 病例（0/65），聚集性感染得到有效控制。由此可见针对骨髓抑制患者使用免疫增强剂及预防性应用抗菌药物、及早拔除和适当护理引流管、开展目标性监测可以降低 SSI 的发生率。

（二）调查与控制方法

1. 医院感染暴发发生及发现过程

通过全面综合性监测发现，2007 年 12 月—2008 年 2 月改良根治性乳房切除术患者 43 例，表浅切口感染[1]5 例，分别发生在术后第 10、11、17、23、30 天，感染率为 11.6%。临床表现为发热（38℃以上）、血常规白细胞增高，感染以腋窝引流部位表现突出，如局部红肿、压痛，有波动感、皮温增高及炎性渗出等。3 例诊断依据为伤口脓性引流并有实验室证据，培养结果为铜绿假单胞菌；2 例诊断依据为有感染体征（红、肿、热、痛）并被临床医师证实。其中 4 例实施了新辅助化疗，均出现了骨髓抑制现象，这 5 例感染患者围手术期均未预防应用抗菌药物。

2. 暴发的核实

2007 年 12 月—2008 年 2 月感染率为 11.6%；上一年同期即 2006 年 12 月—2007 年 2 月和前期即 2007 年 9 月—11 月手术患者分别为 40 例和 45 例，均未发生手术部位感染，与 2007 年 9 月以前相比感染率明显增高，考虑存在医院感染的聚集性发生现象，如表 4-1-1 所示。

表 4-1-1 不同时期改良根治术后手术切口感染率

调查月份	改良根治手术例数	切口感染例数	切口感染率（%）
2006 年 12 月—2007 年 2 月	40	0	0
2007 年 9 月—11 月	45	0	0
2007 年 12 月—2008 年 2 月	43	5	11.6
合计	128	5	3.9

3. 流行病学调查

（1）调查方法：对 2007 年 12 月—2008 年 2 月的所有手术患者在前瞻性监测的基础上，

进行回顾性调查，调查内容包括患者的基本资料、手术日期、手术名称、手术时间、糖尿病、肥胖、化疗方法、围手术期预防性抗菌药物应用、伤口引流、感染日期、感染部位、细菌培养结果等。手术切口感染的诊断依据原卫生部 2001 年颁布的《医院感染诊断标准（试行）》。研究变量与 SSI 的相关性，分类变量用 χ^2 或 Fisher's 精确检验，计量变量用 Mann-Whitney 检验，用 5% 作为判定是否具有统计学意义的标准，采用 SPSS11.5 进行统计分析。

（2）改良根治术后手术切口感染影响因素分析：通过对 2007 年 12 月—2008 年 2 月 43 例改良根治术患者的手术持续时间、骨髓抑制情况、糖尿病、体重指数、新辅助化疗比例、术后化疗比例、胸骨引流天数与引流量、腋窝引流量、腋窝引流天数等进行分析，腋窝引流量 $\geq$ 1000ml（P=0.04）、腋窝引流时间 $\geq$ 10d（P=0.04）、存在 II 级以上骨髓抑制（P=0.055）可能为引起感染的危险因素，详见表 4-1-2。

表 4-1-2　改良根治术后手术切口感染影响因素分析

影响因素	分层	手术例数	感染例数	P 值
体重指数	$\geq$ 25	19	3	0.64
	< 25	24	2	
新辅助化疗	有	20	4	0.16
	无	23	1	
术后化疗	有	27	4	0.63
	无	16	1	
II 级以上骨髓抑制	有	16	4	0.055
	无	27	1	
腋窝引流量（ml）	$\geq$ 1000	8	3	0.04
	< 1000	35	2	
腋窝引流时间（d）	$\geq$ 10	22	5	0.04
	< 10	21	0	

（3）新辅助化疗与 SSI 的关系：2007 年 12 月—2008 年 2 月改良根治性乳房切除术患者切口感染率升高，临床医生怀疑与新辅助化疗有关。该科室从 2007 年 9 月开始开展新辅助化疗这种方法，术前化疗一般为 4～6 个疗程，周期为 3 个月左右，2007 年 12 月第一批接受新辅助化疗患者进行手术，考虑感染率升高与此有关。通过单因素分析，新辅助化疗不是导致感染率增高的危险因素，我们深入分析新辅助化疗对腋窝引流和骨髓抑制的关系。结果显示在 2007 年 12 月—2008 年 6 月共有 108 例改良根治术患者，进行新辅助化疗的患者 48 例，非新辅助化疗患者 60 例，两组腋窝引流天数与引流量差异均无统计学意义（P > 0.05）；而新辅助化疗患者容易产生骨髓抑制（P < 0.05），详见表 4-1-3。

（4）结论

改良根治性乳房切除患者由于采取了新辅助化疗，使患者机体的抵抗力下降，尤其是产生骨髓抑制，WBC 数下降明显，导致患者发生感染。

表 4-1-3　新辅助化疗对患者引流情况和骨髓抑制的影响

新辅助化疗	腋窝引流量（ml）	腋窝引流时间（d）	Ⅱ级以上骨髓抑制例数	
			有	无
有	628.1±559.9	13.3±11.1	8	40
无	790.1±711.2	11.2±6.8	2	58
P 值	0.19	0.23	0.04	

4．暴发的控制措施

根据调查中发现的问题，采取了如下针对性措施：

（1）对 WBC $< 2.0 \times 10^9$ 的患者使用免疫增强剂（胸腺素或胸腺喷丁），提高患者的机体抵抗力。免疫增强剂使用率从 2007 年 12 月—2008 年 2 月的 10.8% 上升到 2008 年 3 月—6 月的 28%。

（2）对 WBC $< 2.0 \times 10^9$ 的患者预防性使用抗菌药物；2008 年 3 月—6 月围手术期预防性应用抗菌药物使用率从 2007 年 12 月—2008 年 2 月的 14.0% 上升到了 29.2%。

（3）加强无菌操作和引流管的护理。

（4）自 2008 年 7 月开始针对乳房切除手术患者进行手术部位感染的目标性监测。

（三）控制的效果

1．暴发的控制过程

（1）提出初步假设和改进措施

对 2007 年 12 月—2008 年 2 月（A 时期）的所有手术患者在前瞻监测的基础上，进行回顾性调查。快速分析感染原因，6 位感染控制专职人员用了 3 天的时间完成了这次回顾性调查，然后分析收集的数据并把最初结果反馈给临床医生，同时与该科主任、临床医生等反馈调查初步分析结果，提出初步假设和改进措施。

（2）了解控制措施的效果

对 2008 年 3—6 月（B 时期）采取同样手术的人开展了前瞻性调查。感染控制人员经常到该科室监督医务人员对干预措施的依从性。通过采集与 A 时期调查相同的资料以评价控制措施的效果。

（3）开展目标性监测，掌握感染趋势及控制措施的长期效果

自 2008 年 7 月开始开展针对所有乳腺手术患者 SSI 的目标性监测。患者手术后，每天对其术后伤口情况进行评估直至出院和 / 或术后当月回医院化疗期间。

（4）针对目标性监测期间的感染波动，强化其他控制措施

通过监测发现，2010 年 11 月—2011 年 1 月感染率再次增高，临床表现与 2007 年 12 月至 2008 年 2 月感染患者类似。感染时间均为术后 9 天以上，考虑感染与手术操作关系不大，与术后因素相关性较高，如术后换药、术后引流管护理及使用的引流管。与科室沟通讨论，3 月 21 日引流瓶改为每周更换，并申请使用洗必泰 - 碘消毒剂用于换药。

2011 年 4 月—2011 年 7 月感染率并无下降趋势，尤其是 6 月和 7 月，感染率明显增高，但与 5 月份（7.7%）相比，差异无统计学意义（$P > 0.05$）。可能与通过引流瓶逆行感染的

可能性不大。另外，伤口换药主要由专科医生进行，一般至少 3 天换一次药，换药时使用酒精擦拭，对于引流时间长、引流液较多的患者来说可能预防感染的效果不好。继续加强以下工作：①继续监督医务人员的无菌操作，包括观察整个手术过程；②落实换药相关问题（使用洗必泰和增加换药频率）；③查阅相关文献，了解预防措施，指导下一步工作。

8 月与临床医生再次讨论认为术后感染最根本的原因是引流时间太长，通过文献检索，国外引流时间为 5 天以内，国内引流时间为 5 ~ 7 天，我院为 10 天以上，减少引流时间的措施包括：①手术剥离取消使用电刀，改为手术刀，减少淋巴管的损伤；②术后加压包扎；③负压引流；④术后缝合方式（皮瓣与胸大肌缝合等）改变，尽量缩小死腔。但①和④涉及整个手术系统操作，改变较困难；措施②对于改良根治术患者实施较困难，因手术中剥离组织较多，剩余皮瓣较薄。采取加压包扎易导致局部缺血坏死；对于措施④，与患者接受程度有关，使用负压引流瓶，患者活动不太方便，还有就是费用问题。因此，减少引流时间的以上措施实施有一定难度，鉴于目前引流时间长的现状，预防 SSI 易采取的措施主要为改变换药方式和换药频率。

通过讨论确定采取以下措施：①采取酒精纱条置于引流管口，延长抗菌时间；②部分患者采取加压包扎，减少引流，尽量缩短引流时间；③继续协商洗必泰购置问题，尽快使用洗必泰消毒换药，并于 9 月份开始使用洗必泰。

2. 控制效果

（1）控制措施效果明显：2008 年 3 月— 6 月改良根治性乳房切除术患者未发生切口感染病例，感染率为 0；2008 年 7 月— 2009 年 7 月共监测改良根治性乳房切除术患者 206 例，切口感染 3 例，感染率为 1.4%。

（2）目标性监测期间略有波动：通过监测发现，2010 年 11 月—2011 年 1 月 86 例手术患者中，发生 6 例手术部位感染，罹患率为 7.0%。通过采取以上控制措施，8 月份较 7 月感染率明显下降，2011 年 9 月—2012 年 2 月未发生 1 例手术部位感染，控制效果明显，详见表 4-1-4 与表 4-1-5。

表 4-1-4　2010 年 11 月—2012 年 2 月乳腺手术术后感染分析

年月份	手术例数	手术部位感染例数	手术部位感染率（%）
2010.11	28	2	7.1
2010.12	28	1	3.6
2011.1	30	3	10.0
2011.2	19	0	0.0
2011.3	47	1	2.1
2011.4	39	2	5.1
2011.5	39	3	7.7
2011.6	33	2	6.1
2011.7	29	6	20.7
2011.8	28	4	14.3

年月份	手术例数	手术部位感染例数	手术部位感染率（%）
2011.9	32	0	0.0
2011.10	30	0	0.0
2011.11	36	0	0.0
2011.12	46	0	0.0
2012.1	27	0	0.0
2012.2	37	0	0.0
合计	528	24	4.5

表 4-1-5　加强控制措施实施前后手术部位感染率比较

干预情况	手术例数	感染例数	感染率（%）
干预前（2011.1—8）	264	21	7.95
干预后（2011.9—2012.5）	271	3	1.11
合计	535	24	4.49

（四）述评

1. 经验体会

（1）明确改良根治性乳房切除术 SSI 危险因素至关重要：明确改良根治性乳房切除术 SSI 危险因素可助于采取干预措施以降低手术切口感染率和节约医疗成本。本研究发现，腋窝引流天数≥ 10 天、腋窝引流量≥ 1000ml 与 SSI 相关。因为引流管的存在容易产生生物膜，给细菌入侵的机会。细菌可先通过定植在引流管出口的外表面而逐渐侵犯伤口；或引流管远端被污染，通过断开连接倒出引流液而引起内管腔细菌定植，从而发生感染。有研究显示引流管的细菌定植可为引起 SSI 的独立危险因素 [2]。发生 SSI 的高危因素不仅反映了患者免疫功能的下降，也可能与伤口和引流管系统处理标准程序依从性差有关。这与很多其他研究结果一致，针对具有引流的女性患者采取一系列干预措施包括伤口和引流管系统处理的无菌技术、抗反流引流系统等，可以降低 58.6% 的感染 [3]。一些研究建议在发生引流管细菌定植前及时拔除可降低 SSI。最佳拔管时间不易确定，很多乳腺中心尽量避免引流时间多于 5 天。

（2）与医务人员沟通了解诊疗变化：本研究通过单因素分析显示，新辅助化疗不是导致感染率增高的危险因素，但将调查结果及时反馈给该病房的管理者及临床医务人员，他们认为感染与新辅助化疗有关。因该病房从 2007 年 9 月开始开展术前新辅助化疗，这种治疗一般为 4 ~ 6 个疗程，周期为 3 个月左右，到 2007 年 12 月第一批接受新辅助化疗患者进入手术期，导致感染率升高，与感染时间吻合。通过深入分析发现新辅助化疗容易使患者产生骨髓抑制（$P < 0.05$），而骨髓抑制为手术部位感染的危险因素。因此新辅助化疗通过骨髓抑制而导致感染的上升。

此暴发事件同时说明不能仅依赖统计分析，而是要结合临床具体分析，才能发现真正的感染因素，以便采取针对性的感染防控措施，提高感染防控效果。

同时感控专职人员通过查阅文献发现，乳腺手术 SSI 的两个主要危险因素为术前化疗和立即乳腺重建[4,5]。有这些危险因素的患者应重点预防 SSI 的发生。Penel Nicolas[6] 等报道可有效降低 SSI 的措施包括高危人群如术前化疗、乳腺重建患者预防应用抗菌药物。这些研究均表明术前化疗这种治疗方式是引起 SSI 的危险因素，对这些患者而言，如出现免疫抑制情况，应预防应用抗菌药物。

（3）不同时期根据感染情况不断改进控制措施：本案例中，尽管前期的控制措施依从性较好，另外诊疗技术也未发生任何改变，在目标性监测期间感染率再次升高，可从其他细节中寻找答案，如引流瓶、伤口护理、换药方式等，另外可查阅相关文献，哪些新方法可有效预防 SSI 的发生，尤其在目前抗菌药物管理非常严格的时期，在合理应用抗菌药物的前提下，如何采取更有效的方式进行防控，如使用洗必泰进行伤口护理换药，延长抗菌时间，利于伤口愈合等。

2．总结

（1）不应忽视其他关键医院感染防控措施：众所周知，发生医院感染的原因很复杂，有些不能通过量化分析其是不是危险因素，如对于手卫生，所有感染相关操作均要考虑到，这时便需要加强医务人员的感染控制意识，注重细节。这对无法明确感染原因的医院感染聚集性发生事件尤其有效。在调查感染事件时，感染控制人员扮演非常重要的角色，如促进医务人员对干预措施的依从性，规范各种操作等。

（2）目标性监测的重要性：临床新医疗技术的发展，为医院感染控制工作带来新的挑战。若某种医院感染感染率增加，高于去年同期或前一段时间，在着手调查之前，需要与临床医务人员沟通，了解有无新诊疗手段的改变而影响感染的发生，并提醒临床医务人员在他们引进新技术时，要考虑是否与医院感染有关。另外针对感染率高的部门或部位进行目标性监测也是非常有效的降低感染的措施，因为通过目标监测可以及时发现感染和危险因素，避免医院感染聚集性发生；同时通过向临床医生反馈感染率，可使其自主改善感染控制措施，降低感染率。

（贾会学　北京大学第一医院）

参考文献

[1] 卫生部.医院感染诊断标准（试行）.2001.

[2] Vilar-Compte D，Jacquemin B，Robles-Vidal C，et al.Surgical site infections in breast surgery：case-control study.World J Surg，2004，28（3）：242-246.

[3] Vilar-Compte D，Roldan-Marin R，Robles-Vidal C，et al.Surgical site infection（SSI）rates among patients who underwent mastectomy after the introduction of SSI prevention policies.Infect Control Hosp Epidemiol，2006，27（8）：829-834.

[4] Wilza A，Guilherme L，Guilherme S. Surgical site infection among women discharged with a drain in situ after breast cancer surgery.World J Surg，2007，31：2293-2299.

[5] Lefebvre D，Penel N，Deberles MF，et al.Infection du site operatoire en chirurgie carcinologique mammaire. Presse Med，2000，29：1927-1936.

[6] Penel N，Yazdanpanah Y，Chauvet MP，et al. Prevention of surgical site infection after breast cancer surgery by targeted prophylaxis antibiotic in patients at high risk of surgical site infection.Journal of Surgical Oncology，2007，96：124-129.

案例二 骨科手术部位医院感染暴发控制

（一）基本情况

某医院骨科 2011 年 10 月—2011 年 12 月先后出现 5 例脊柱手术术后切口感染病例，均为开窗减压＋椎弓根固定＋髓核摘除术，医院感染发病率为 4.0%（5/125），和 2010 年同期、2011 年 7 月—9 月均未出现感染患者相比，医院感染发病率明显升高。对 2011 年 10 月—2011 年 12 月所有脊柱手术患者进行调查，患者原发病、肥胖度、术者、手术时间、手术环境、预防使用抗菌药物、手术器械（包括外来器械）清洗灭菌处理方式和以前相比均未出现改变，感染前后骨科手术间环境卫生学等各项院感质控指标均正常。进一步调查发现，2011 年 9 月份开始，部分脊柱手术患者使用的可吸收止血海绵为新增厂家产品，而且 4 例感染患者在二次手术返修清创时均发现手术部位止血海绵吸收效果不理想、残留渣滓、絮状物多，可见较多积血积液，统计分析，使用该产品的患者手术部位切口感染率为 8.47%（5/59），未使用该产品的 66 例患者感染率为 0.00%（0/66），有统计学意义（$P < 0.05$）。和其他部门沟通，停用此类可吸收止血海绵，持续监测 2012 年 1 月— 6 月未再次出现 SSI 病例（0/204），手术部位切口感染得到有效控制。

（二）调查与控制方法

1. 暴发的发生及发现过程

医院感染全面综合性监测发现，2011 年 10 月开始，骨科脊柱组"开窗减压＋椎弓根固定＋髓核摘除"术后患者陆续出现切口感染，至 2011 年 12 月，共发生切口感染 5 例，基本发生于术后 10～14 天，感染率为 4.0%。临床表现为术后持续高热，体温波动于 38.5～39.0℃之间，持续时间较长，找不到明显感染灶，术后早期切口换药基本正常，化验检查血常规白细胞增高，多次血培养阴性。术后 10～14 天左右，患者手术部位出现局部红肿、压痛，皮温增高、脓性渗出等感染表现，临床诊断为手术部位感染。3 例手术切口脓性分泌物培养阳性，分别为金黄色葡萄球菌 2 例，铜绿假单胞菌 1 例，其他 2 例未得到阳性培养结果。

2. 暴发的核实

2011 年 10 月—2011 年 12 月手术部位感染率为 4.0%；2011 年 7 月—9 月、2010 年同期手术患者分别为 103 例和 132 例，均未发生手术部位感染。2011 年 10 月—2011 年 12 月感染率明显增高，考虑存在手术部位感染聚集性发生现象，如表 4-1-6 所示。

表 4-1-6 不同时期骨科脊柱术后手术切口感染率

调查月份	骨科手术例数	SSI 例数	SSI 感染率（%）
2011 年 10 月—12 月	125	5	4.0
2011 年 7 月—9 月	103	0	0
2010 年 10 月—12 月	132	0	0
合计	360	5	1.39

3．流行病学调查

（1）调查方法

确定 2011 年 10 月—2011 年 12 月期间，入住骨科病房行脊柱手术且术后手术部位感染的患者。对该期间 125 例患者进行筛查，调查内容包括患者的基本资料、手术日期、手术名称、手术时间、糖尿病、肥胖、术者、围手术期预防性抗菌药物应用、伤口引流、感染日期、感染部位、细菌培养结果等。手术切口感染的诊断依据原卫生部 2001 年颁布的《医院感染诊断标准（试行）》[1]，并征求临床医师意见后进一步确定，最终 125 例患者，手术部位感染 5 例。

（2）脊柱术后手术部位感染影响因素分析

手术部位感染的常见因素有以下几个方面 [2-3]：患者自身因素，如高龄、肥胖、糖尿病、恶性肿瘤等基础疾病、自身营养状况等；手术因素，如术前准备、术区备皮、术中出血、输血、侵入性操作、手术持续时间、手术方式、手术部位、围手术期抗菌药物的应用等；感染控制因素，如手术室环境、器械消毒情况、医务人员无菌观念等。根据以上因素提出暴发假设，对 2011 年 10 月—2011 年 12 月 125 例脊柱手术患者围术期血糖情况、手术持续时间、围术期抗菌药物预防使用、伤口术后引流时间等情况进行分析，临床资料采用 SPSS11.5 进行处理，感染组和非感染组没有明显差别（表 4-1-7）。

表 4-1-7 脊柱术后手术部位感染影响因素分析

	感染组（$n=5$）	非感染组（$n=120$）	P 值
围手术期血糖	3.974 ± 0.08	4.31 ± 0.39	0.059
平均手术时间	129.22 ± 8.15	138.17 ± 11.94	0.100
伤口引流时间	4.08 ± 0.29	4.40 ± 0.36	0.054
预防用药时间	16.95 ± 1.21	$18.22.40 \pm 1.47$	0.059

（3）止血材料与 SSI 的关系

经与临床医护多次沟通，发现 2011 年 10 月—2011 年 12 月"开窗减压＋椎弓根固定＋髓核摘除"手术部位感染率升高，不除外和新使用的一次性无菌物品可吸收止血海绵有关。该产品为正规途径购入，各种证件齐全，科室从 2011 年 8 月开始用于术中止血，止血效果较理想。但是 4 例感染患者在术后清创过程中，均发现手术部位海绵吸收效果欠佳，残留渣滓、絮状物多，可见较多积血积液。对 125 例观察病例回顾性调查，结果提示 125 例患者中使用止血材料 59 例，手术部位感染 5 例，未使用该产品的 66 例患者均未发生感染，统计分析有显著意义（$P < 0.05$）（表 4-1-8）。

表 4-1-8　止血材料和 SSI 感染的关系

使用止血海绵	病例数	SSI 感染病例数	感染发生率（%）	P 值
是	59	5	8.47	0.02
否	66	0	0	

（4）结论

开窗减压 + 椎弓根固定 + 髓核摘除手术患者普遍使用可降解的止血材料，但是由于材质、个体吸收差异等原因，部分患者手术部位止血材料降解欠佳，造成实际意义上的异物残留、局部积血、积液，导致患者发生感染。

4．暴发的控制措施

根据调查中发现的问题，采取以下针对性措施：

（1）反馈流行病学调查结果，和后勤等相关职能部门、骨科充分沟通，建议暂停该止血海绵的临床使用。

（2）骨科加强对手术部位感染预防和控制措施的认识，强调无菌操作技术、强调术中充分止血，加强围手术期切口换药的手卫生操作，严密观察手术切口愈合情况，早期对手术部位感染进行处理。

（3）自 2011 年 11 月开始针对脊柱手术患者进行手术部位感染目标性监测，初步计划持续至 2012 年 6 月份，评价各项感控措施的有效性，并视情况进一步延长监测时间。

（4）在全院范围内强调一次性无菌物品的监测和管理工作，鼓励临床科室加强对一次性产品不良反应的上报，并及时与相关职能部门沟通反馈，形成购入——监测——反馈——评价的闭环管理，实现一次性无菌物品有进有出、有上有下的良性监管。

（三）控制的效果

1．暴发的控制过程

（1）提出初步假设和针对性的改进措施

2011 年 10 月，当科室出现第 1 例手术部位感染时，院感科即加强了对骨科 SSI 的主动监测和管理。当出现 3 例感染的时候，即刻启动了《医院感染暴发处置预案》。在集中人力回顾性调查的同时，加强医院感染控制力度，多次和临床科室进行沟通，加强围术期感染控制措施的宣传和监管、提高手卫生合规性、提高手术间清洁消毒等级，在以上常规工作的基础上，重点加强对外来手术器械的管理，并及时把分析收集的数据反馈给临床医生，同时与科主任、临床医生一起，提出、修正初步假设和改进措施。

（2）持续评价感染控制措施的效果

2011 年 11 月份，骨科、手术室均采取了严格的医院感染管理预防和控制措施的基础上，科室仍然间断出现 2 例感染病例，推翻了器械、环境、无菌操作、手卫生等医院感染暴发因素的假设，需要进一步查找暴发原因和制订针对性的控制措施。

（3）和临床医护人员深入沟通，提出新的假设并加以证实

院感科针对所有脊柱手术患者进行 SSI 目标性监测，在临床医护人员的帮助下，把植入物的监测范围进一步扩大，将各种止血材料纳入监测范畴，监测发现科室从 2011 年 8 月开始使用一种新的止血材料，医生反映术中止血效果比较理想，但是止血材料和伤口感染的关

系待进一步明确。再次和临床科室沟通，重新和手术部位感染患者的主管医生进行交流，明确感染患者切口部位止血材料降解效果不佳，渣滓、絮状物较多等情况。经统计学分析证实，手术部位感染和该止血材料的使用相关。在后勤等职能部门的支持下，果断停止该产品的临床使用。

在随后半年的时间里，院感科持续监测脊柱手术伤口情况，监测患者 204 例，未出现新的感染病例，本次医院感染暴发得到满意控制。

（4）骨科其他感染防控措施的强化

在本次事件中，骨科医护人员自发地对医疗、护理技术进行了梳理和学习，归纳总结出可能导致手术部位感染的高危操作：如术中止血不彻底、过度使用电刀烧灼、自动拉钩使用不当、电刀误伤皮肤、缝合不严密或张力过大、敷料包扎过厚、未定期检查手术切口、术后早期翻身不及时、引流管护理不当等，并积极加以改进。包括加强低年资医师手术操作培训训练、术中彻底止血、减少任何止血材料的使用、提高缝合技巧，护士术后早期翻身护理等，有制度、有考核、有责任人，整个科室自发主动地提高了感染控制能力，提高了专业技术的水准。

（5）一次性无菌物品管理的提高和优化

通过本次事件，院感科联系后勤等部门，从院级层面进一步提高和优化了一次性无菌物品的管理。一次性使用无菌器械、耗材等不良事件，如钢板断裂、耗材材质粗糙等问题，历来归属于药械部门管理，此次事件后，一次性无菌物品临床使用效果评价成为一项重要的质量指标，纳入部门常规工作。

2．控制成果

2011 年 10 月—12 月"开窗减压 + 椎弓根固定 + 髓核摘除术"患者 125 例，发生 5 例手术部位感染，感染率为 4.0%；经过暂停应用相关一次性止血材料、提高手术技巧、提高护理操作等综合措施，2012 年 1 月—2012 年 6 月共监测脊柱手术患者 204 例，手术部位感染 0 例，感染率为 0.00%，感染防控取得满意的效果（表 4-1-9）。

表 4-1-9　加强控制措施前后手术部位感染率比较

干预情况	手术例数	感染例数	感染率（%）
干预前（2011.10—12）	125	5	4.0
干预后（2012.1—2012.6）	204	0	0.00
合计	329	5	1.52

（四）述评

1．经验体会

（1）清晰的感染暴发控制思路至关重要：手术部位感染涉及医疗环节众多，一直是感染控制的难点和重点。研究发现，骨科无菌手术切口感染主要发生在股骨、膝关节、脊柱等部位，在腰、髋部及下肢行骨科无菌手术的患者切口感染率明显高于在颈、肩部及上肢行手术的患者切口感染率[4]。其原因主要是腰部、髋部及下肢损伤往往比较严重，手术时切口较深，难度较大，手术时间较长及使用的侵入性操作和牵拉操作比较多。而且临床骨科手术大多数需要在患者体内植入内固定物，内固定物的植入材料、植入操作过程中的无菌操作技术、术后切口的护理、病房环境等环节皆易导致病原菌的感染。同时，患者自身情况对术后切口感染也有着重要的影响，老龄、肥胖、并发糖尿病等都是术后感染的危险因素。

本案例是脊柱"开窗减压＋椎弓根固定＋髓核摘除术后"疑似手术部位感染的暴发，几乎涉及了围手术期的所有环节，医务人员无菌操作技术、环境管理、器械质量、患者自身易感因素互相交织，错综复杂，给感染控制带来诸多不利因素。面临复杂的环节，理清感控思路至关重要，盲目一把抓、无序干涉无益于感染的控制。在疑似暴发初期，感染控制思路主要关注于术者的无菌操作和外来手术器械管理，医院感染专职人员在以上两方面投入了大量的时间和精力，但是实践证实效果不佳，在采取了最积极措施的情况下，依然有感染患者出现，从而否定了最初的感染因素的假设。后期再次进行流行病调查，在明确了一次性止血材料降解不佳是手术部位感染的危险因素后，基本确定了导致本次事件发生的重要环节，继而 SSI 得到控制。

在众多医院感染暴发案例中，未必都能找到明确的关键点，危险因素可能分散存在于每一个医疗护理环节，层层叠加导致医院感染暴发。在这种情况下，更需要确定明确的感染控制思路，围绕中心问题逐个排除，才能取得明确的、满意的控制效果。总之，明确清晰的思路，是控制医院感染暴发的根本。

（2）流行病学调查应缜密、贴近临床一线：流行病学调查（流调）的质量直接影响感染控制的结果。缜密、仔细的流行病学调查方案是基础，虽然统计分析可以提供充足的理论支持，但是离开临床一线的支持，流调往往流于形式。本研究中，由于专职人员对手术细节不了解、医务人员对于正轨购入的产品缺乏警惕性，最初的流调并没有涉及一次性止血材料，而是关注手术植入物，在多次和临床医护人员沟通后，才发现科室新近更换了一次性止血纱布，再次和手术医生访谈，了解到感染患者中止血材料降解不充分的现象，重新修正流调表格，建立新的统计分析方向，证实了止血材料对伤口感染的影响，调整了控制思路，最终得到完善的感染证据和管理效果。只有贴近临床一线的缜密的流行病学调查，才能迅速取得满意的工作效果。

（3）医院感染防控能力的内涵拓展：在手术部位的感染控制中，手术医生的手术技巧、操作精细程度至关重要，但是由于专业差别，感控专职人员很难对手术技巧提出干涉督导意见。本案例中，无菌切口感染对外科医师的压力巨大，科室自身也积极地从手术角度查找感染风险，列出问题清单，督促所有医生从自身专业角度提高防控技能，临床一线自身的感染控制意识和规范操作是感染控制的最大原动力，在此次事件后，该科室感染控制、防控技能都得到明显提高。

2．总结

（1）建立立体、全方位的医院感染暴发控制工作思路：医院感染暴发原因复杂，涉及人员、医疗用品、医院环境等各个方面。一般而言，感染暴发时感控专职人员往往比较关注医务人员的无菌操作管理和环境控制，本案例中，尽管前期的控制措施依从性较好，但是依然没有取得满意的效果，暂停止血纱布临床应用后，手术部位感染暴发得到控制，提示建立立体的、全方位的工作思路至关重要。工作方法、研究视野均应跳出传统的局限，扩展开阔到每一个重要环节，理顺思路，才能发现关键因素加以管理控制。

（2）感控职能的深化和辐射带动作用得到体现：本案例在感染暴发得到控制以后，并没有停止工作，而是把一次性无菌物品的管理向纵深推进，加强了感控和采购等后勤部门的合作联动。对一次性物品的管理从证件审核推进到质量监督，在全院范围内提高了一次性无菌用品的管理水准，使感染防控能力的内涵得到进一步认可和拓展。

（孟黎辉　首都医科大学附属北京安贞医院）

参考文献

［1］卫生部.医院感染诊断标准（试行）.2001.

［2］吴波，陈静瑜.肺移植术后感染的防治进展.中华器官移植杂志，2015，36（5）：298-301.

［3］Li JH，Wang YM，Zhang LY，et al. Retrospective survey of nosocomial infection pathogens and study of its drug resistance.International Journal of Respiration，2009，29（21）：1314-1316.

［4］高宝琴，王丽娜，杨彬霞，等.骨科无菌手术感染危险因素调查分析与对策研究.中华医院感染学杂志，2013，23（13）：3156-3157.

第二节　呼吸道医院感染暴发的控制

一、综述

（一）概述

1．基本概念

呼吸道医院感染暴发是指在医疗机构或其科室的患者中，短时间内发生 3 例以上同种同源呼吸道感染病例的现象。在医疗机构中，呼吸道感染可以通过空气或飞沫传播，也可通过直接密切接触或间接接触传播，引起呼吸道医院感染的发生和暴发，国内外有不少关于呼吸道医院感染暴发的报道。呼吸道传染病是呼吸道医院感染的重要组成部分之一，指的是病原体从人体的鼻腔、咽喉、气管和支气管等呼吸道侵入引起的有传染性的疾病，具有传播范围广、发病率高、危害严重的特点，极易造成暴发流行，2003 年的传染性非典型肺炎（severe acute respiratory syndromes，SARS）、2009 年的甲型 H1N1 流感等暴发事件，严重威胁大众的生命安全和身体健康。医疗机构要加强对呼吸道医院感染的管理，尤其要重视对呼吸道传染病的防控，减少和避免呼吸道医院感染暴发的发生。

2．国内外呼吸道医院感染管理现状

呼吸道医院感染暴发事件的发生给医疗机构敲响了警钟，国内外均十分重视对呼吸道医院感染暴发的预防与控制。

为有效控制呼吸道医院感染的发生，国内卫生行政部门和各级各类医疗机构开展了多方面的工作和研究，致力于保障患者就医安全和医务人员职业安全[1]：不断建立和完善呼吸道医院感染管理规章制度，督促制度的执行与落实；加强多部门协作，做好呼吸道医院感染防控；重视对发热患者、流感样病例、不明原因肺炎等重点患者的监测和管理；加强感染性疾病科的硬件建设和人才培养；重视消毒隔离和呼吸道防护等呼吸道医院感染防控措施的落实，重视对感染源的管理、传播途径的控制、易感人群的保护，从监测、隔离、预检分诊、空气净化等角度进行呼吸道医院感染暴发控制的管理，致力于实现呼吸道医院感染防控和暴发控制的流程化管理。

国外也十分重视各类呼吸道医院感染的预防与控制，发布了一系列呼吸道医院感染防控指南，形成了主要以呼吸道感染疾病类型为主的防控体系，对结核病、流行性感冒、医院获得性肺炎、呼吸机相关性肺炎等呼吸道医院感染防控的指导起到了重要的作用。

医疗机构是呼吸道医院感染感染源和易感人群聚集的场所，呼吸道医院感染的防控任务艰巨，不仅要做好呼吸道医院感染的防控工作，减少呼吸道感染在医院内的传播，同时要重视对呼吸道传染病医院感染的管理，实现对呼吸道感染的"早发现、早报告、早诊断、早隔离、早治疗"，提升医疗机构呼吸道医院感染预防和控制能力、应对新发呼吸道感染的能力，降低呼吸道感染在医院内的传播风险，减少和避免呼吸道医院感染暴发的发生。

（二）国内外呼吸道医院感染暴发控制进展

1. 国外呼吸道医院感染暴发控制进展

国外有不少呼吸道医院感染暴发的相关报道，给我们带来了教训和经验：2012年4月厄瓜多尔某医院重症监护病房发生一起洋葱伯克霍尔德菌呼吸道医院感染暴发事件，13名使用呼吸机的患者检出洋葱伯克霍尔德菌（3名感染、10名定植），经调查是由于在对机械通气患者进行口腔护理时使用的非酒精类口腔护理液被洋葱伯克霍尔德菌污染所致[2]。2004年9月—2005年7月期间，比利时某医院重症监护病房的患者痰培养多重耐药鲍曼不动杆菌阳性率显著提升，高达85.7%，经调查确证这是一起由多重耐药鲍曼不动杆菌引起的呼吸道医院感染暴发事件，通过对患者采取接触隔离、有症状者筛查、使用一次性呼吸机管路等措施，本次暴发得到有效控制[3]。2012年西班牙某教学医院发生一起严重的新生儿呼吸道合胞病毒医院感染暴发事件，48名住院患儿中20名为实验室阳性确诊病例，该院通过加强接触隔离、手卫生培训与监测、限制人员数量、对医务人员进行呼吸道合胞病毒检测等措施，有效控制了暴发的进一步进展[4]。

呼吸道传染病是呼吸道医院感染暴发的重要组成部分，引起了全球的关注和重视。2003年的SARS疫情，短时间内迅速波及32个国家和地区，2009年4月下旬甲型H1N1流感自墨西哥暴发后就迅速在全球范围内不断蔓延，这些灾难性的呼吸道医院感染暴发事件，引起了全球对呼吸道医院感染防控的进一步关注和重视[5,6]。

国外对呼吸道医院感染的预防与控制十分重视，发布了一系列防控指南：美国医院协会专家委员会在1992年制订发布了《结核病院内感染防控指南》，美国疾病预防与控制中心在1997年发布了《医院获得性肺炎预防指南》、2003年发布了《医院内肺炎的预防与控制指南》，同年与美国医院感染控制实践顾问委员会联合发布了《医疗相关性肺炎预防指南》，2005年发布了《防止结核病在医疗机构内传播指南》；1998年，荷兰发布了《社区获得性和医院获得性感染性肺炎患者的抗菌治疗指南》；1999年世界卫生组织发布了《医疗机构结核病防控指南》，2004年发布了《关于接种季节性流感疫苗的指南》，2007年发布了《卫生保健机构中易发生流行及大流行的急性呼吸道疾病感染预防与控制的指南》《社区医护急性呼吸道疾病患者的感染控制措施学员指南》，2009年发布了《医疗机构确诊、可能或疑似H1N1病毒感染的预防与控制》；2003年德国肺病学协会发布了《医院获得性肺炎的预防、诊断和治疗》，同期加拿大发布了《经飞沫传播和接触传播引起的呼吸道感染（SARS）的控制措施》；2008年英国抗菌化疗协会发布了《医院获得性肺炎的管理指南——英国抗菌化疗协会在医院获得性肺炎方面的工作报告》，以上这些指南的发布对于有效预防与控制各类呼吸道医院感染暴发具有重要的意义，对于呼吸道感染的早发现、早识别、早治疗、早防控和呼吸道医院感染暴发控制起到了很好的指导作用。

近年来由于侵入性操作的增加，器械相关医院感染发生率明显上升，而呼吸机相关性肺炎作为器械相关感染的主要类型之一，也是呼吸道医院感染的重要组成部分。国外学者对呼吸机相关性肺炎的预防与控制十分关注和重视，制订并更新了一系列指南，目的在于有效控制呼吸机相关性肺炎及其暴发的发生：美国传染病协会发布了《成人医院获得性、呼吸机相关及医疗相关肺炎管理指南（2005）》，美国创伤杂志发布了《创伤患者呼吸机相关肺炎的预防、诊断及治疗指南（2006）》，美国感染控制专家协会制订了《呼吸机相关肺炎消除指南（2009）》，美国烧伤病学协会发布了《关于烧伤患者呼吸机相关肺炎预防、诊断及治疗的实践指南（2010）》，美国感染控制杂志发布了《呼吸机相关肺炎预防行动纲领（2011）》，美国医疗机构流行病学协会在2009年发布了《呼吸机相关肺炎监测与防控指南》，并分别在2014年、2015年和2017年进行了更新；加拿大在2002年发布了《目前在加拿大重症监护病房实行的呼吸机相关肺炎预防措施》，2008年发布了《关于呼吸机相关肺炎诊断和治疗的临床实践的综合性循证指南》；巴西在2007年发布了《医院获得性肺炎和呼吸机相关肺炎的治疗指南》；南非在2009年发布了《儿科的机械通气相关肺炎的诊断、预防和治疗指南》。在呼吸道医院感染暴发防控措施及效果方面，国外学者也进行了多方面的研究，探索呼吸道医院感染的防控策略和措施。经空气或飞沫传播、直接接触或间接接触都能够导致呼吸道医院感染和暴发的发生，研究证实[7,8]通过加强空气流动、戴口罩/面罩等措施落实能够有效控制呼吸道感染在医院内的传播。各国针对流感的防控推出的指南，均推荐要加强数据监测、进行季节性或针对免疫力低下人群疫苗接种，以减少流行性感冒的暴发。在中东呼吸综合征暴发流行期间，沙特阿拉伯某医院通过采取分层的医院感染防控措施，包括应急小组评估、运用检查清单监控各项防控措施落实情况等，最后有效控制了中东呼吸综合征在医院内的传播[9]。

2. 国内呼吸道医院感染暴发控制进展

呼吸道传染病是呼吸道医院感染的重要组成部分。1989年2月颁布实施的《中华人民共和国传染病防治法》，体现了我国对预防、控制和消除传染病的发生与流行的重视。然而，从2002年11月第一例主要通过飞沫传播及直接/间接接触患者体液、血液、分泌物传播的急性呼吸道传染病——传染性非典型肺炎（SARS）在广东佛山出现，到2003年春天SARS在全国形成流行趋势，引起了严重的医院感染暴发和流行，揭示了我国医务人员呼吸道传染病和呼吸道医院感染防控意识淡薄、突发事件应对能力较弱等问题，引起了我国对传染病管理和呼吸道医院感染防控工作的反思。2003年5月国家紧急出台的《公共卫生应急条例》《传染性非典型性肺炎防治管理办法》《传染性非典型性肺炎医院感染指导原则（试行）》等文件，从建筑布局、工作流程、监测报告、消毒隔离到职业防护等方面都对呼吸道传染病医院感染预防与控制做了详细的要求。2003年6月更新颁布的《中华人民共和国传染病防治法》，从传染病的预防、疫情报告与通报、公布、控制以及医疗救治、监督管理、保障措施、法律责任等方面做了明确的规定和要求，2005年2月28日，原卫生部发布的《医疗机构传染病预检分诊管理办法》，进一步细化了呼吸道传染病患者就诊过程预检、分诊的要求，目的在于防止和避免呼吸道传染病在医院内的交叉传播,这些法律法规从传染病防控的角度强调了呼吸道医院感染防控的重要性,对于减少呼吸道传染病在医院内的传播起到了重要的作用。感染性疾病科是医疗机构收治呼吸道传染病患者的主要科室之一,是呼吸道医院感染暴发的高危场所之一。2004年发布的《二级以上综合医院感染性疾病科建设的通知》《二级以上综合医院感染性疾病科工作制度和工作人员职责》《感染性疾病患者就诊流程》,对于提高二级以上综合医院传染病的筛查、预警和预防控制能力,实现对传染病的早发现、早报告、早治疗,及时控制呼吸道传染病医院感染的传播,起到了重要的作用。

但国内的呼吸道医院感染暴发报道仍屡见不鲜:2009年浙江某医院重症监护病房暴发了一起耐甲氧西林金黄色葡萄球菌呼吸道医院感染暴发事件,此次暴发感染源为院外转入1例金黄色葡萄球菌肺部感染患者,医院感染和暴发发生的危险因素包括患者气管切开、医务人员手交叉接触以及气候环境和病原菌因素等,通过加强医务人员的手卫生,做好感染患者的隔离,严格执行无菌技术操作,加强病房管理和消毒隔离等措施,最终有效控制呼吸道医院感染的进一步暴发流行[10]。宁夏某医院重症监护病房2010年8月24日—12月13日期间连续发生了6例下呼吸道医院感染病例,经同源性和采样分析发现此次泛耐药鲍曼不动杆菌感染来源于病房环境污染,主要通过医护人员手来传播,经过积极治疗患者,采用消毒隔离,强化环境清洁与消毒措施,最终使暴发得到了有效控制[11]。

呼吸道医院感染暴发事件的发生,给了我们很好的警示,从医院感染预防与控制的角度,我国发布了一系列医院感染防控措施与要求,有助于进一步指导呼吸道医院感染防控工作:2009年之后陆续颁布的《医院隔离技术规范》《医院空气净化管理规范》《医疗机构消毒技术规范》《医院感染暴发报告及处置管理规范》等从医院感染防控的角度提出了呼吸道医院感染防控的要求。为了更进一步规范我国呼吸道医院感染的预防与控制工作,避免医院感染暴发事件的发生,2016年国家发布了《经空气传播疾病医院感染预防与控制规范》,针对包含呼吸道传染病在内的经空气传播疾病的医院感染预防与控制,提出了患者识别、转运、患者安置要求,培训与健康教育,清洁、消毒与灭菌,医疗机构工作人员的防护要求,从管理和技术层面为呼吸道医院感染防控工作提供了依据和指导,形成了一套相对完整的防控方法和体系。呼吸机相关性肺炎的预防与控制也逐渐受到重视,2016年颁布的《重症监护病房医院感染预防与控制规范》中,明确提出了对呼吸机相关性肺炎的预防与控制措施,强调要重视无菌操作、口腔护理、床头抬高、呼吸机管路消毒与维护等措施的落实,以降低呼吸机相关性肺炎的发生。国内学者在呼吸道医院感染防控效果与模式方面也展开了多层次的研究和探讨:其中教育培训对呼吸道医院感染的防控十分重要,有学者探索了我国综合医院呼吸道医院感染防控的培训模式,结果发现,采用理论培训、案例讨论和现场实践演练的方式开展培训效果显著[12]。干预研究发现,通过制订、修订呼吸道医院感染防控相关制度,加强制度的落实、开展全员的培训和宣传等措施,能够显著提升门急诊医务人员呼吸道医院感染预防控制的知识、管理和防控能力[13]。另外,从管理层面完善儿科门诊呼吸道医院感染的管理体系、加强全院多部门的协作、重视医护人员在其中的作用、实行个性化管理方式等改进对策,医护人员的呼吸道医院感染预防控制能力、预防与控制知识评分、预检分诊的实施率显著提升[14],这些研究给全国各级各类医疗机构呼吸道医院感染预防与控制工作提供了很好的借鉴。

借鉴 SARS 成功防治的经验以及随着我国传染病和医院感染预防与控制相关法律法规的

不断建立与完善，我国医务人员呼吸道医院感染防控与应对能力显著提升，这在应对中东呼吸综合征疫情上得到了很好的体现：在发现疑似中东呼吸综合征患者后，当地医院立即启动了突发传染病应急预案，督促临床落实好各项医院感染防控措施，成功防控，从感染源入院到出院，没有发生一例医院感染案例，创造了医护人员、住院患者、社会百姓"零"感染的佳绩。

（三）我国呼吸道医院感染暴发控制发展趋势及存在问题

1. 呼吸道医院感染暴发控制发展趋势

（1）法律体系以综合性与特异性相结合。《医院感染暴发报告及处置管理规范》《医院感染暴发控制指南》和《经空气传播疾病医院感染预防与控制规范》从整体上对呼吸道医院感染的预防与暴发控制提供指导，体现了法律体系的综合性；针对各类呼吸道医院感染，国家也发布了相关法律法规、规章制度和标准规范，如《中国流行性感冒疫苗预防接种指导意见（试行）》《流行性腮腺炎诊断标准及处理原则》《麻疹诊断标准及处理原则》《关于进一步加强麻疹监测工作的通知》《全国结核菌/艾滋病病毒双重感染防治工作实施方案（试行）》等规范性文件以及《重症监护病房医院感染预防与控制规范》中对呼吸机相关性肺炎防控的要求，进一步细化各类呼吸道医院感染的预防与控制措施，体现了法律体系的特异性。

（2）初步形成相对完整的防控措施体系。医疗机构在呼吸道医院感染防控与暴发控制中发挥着重要作用，目前我国已经形成了相对完整的呼吸道医院感染预防与控制措施体系，主要防控措施包括以下几个方面：

1）就诊患者呼吸道感染的预检、分诊。

2）采取标准预防和基于传播途径的预防：标准预防措施包括，手卫生、适当的个人防护、安全注射、呼吸道卫生/咳嗽礼仪、正确处理医疗废物；基于传播途径的预防措施为接触隔离、飞沫隔离和空气隔离。

3）加强个人防护，正确选择个人防护用品：帽子、口罩、手套、隔离衣/防护服、护目镜/眼罩等。

4）加强环境通风与正确患者安置。

5）采取疫苗接种与主动免疫。

6）重视教育与培训。

2. 呼吸道医院感染暴发控制存在问题

呼吸道传染病传播范围广、危害严重，极易引起暴发流行，机械通气操作过程环节较多，极易发生呼吸机相关性肺炎，它们导致呼吸道医院感染暴发的控制仍然面临着很大的挑战和困难：

（1）新发呼吸道传染病是呼吸道医院感染防控的重大挑战。新发呼吸道传染病患者是呼吸道医院感染的重要感染源，它是指在人群中新出现的或过去存在于人群中，但其发病率突然增加或地域分布突然扩大，往往导致地区性或全球卫生问题的呼吸道传染性疾病。随着全球气候不断变暖、生态环境的不断恶化、人口密度的不断增加及国际交流的日益频繁等各种复杂因素，多种新发呼吸道传染病打破了地区性、季节性和人群分布的特征，出现了流行频率不断加强，流行区域逐年扩展，甚至跨国界，跨地区的传播流行。2003年的SARS就是这样出现的，带来了灾难性的破坏。未知是可怕的，未知的呼吸道传染病会给我们带来不可预测的影响，但只要我们做好呼吸道医院感染预防与控制的各个环节，做到严防死守，我们一定能够像战胜"非典"一样，战胜其他的呼吸道传染病，减少和避免呼吸道传染病医院感染暴发的发生。

（2）再发呼吸道传染病带来的呼吸道医院感染问题仍然不可忽视。结核病、麻疹等古老的呼吸道传染病还在威胁人群的健康。我国是全球第二大结核病高负担国家，2010年全国第五次结核病流行病学抽样调查显示，15岁及以上人群活动性肺结核的患病率为459/10万，涂片阳性肺结核患病率为66/10万，细菌培养阳性肺结核患病率为119/10万，据调查结果估算全国活动性肺结核患者数为499万人[15]。为达到消除麻疹的目标，我国制订了《2006年—2012年全国消除麻疹行动计划》，经过努力我国麻疹发病率较使用疫苗前下降了99.5%，2011年全国报告麻疹9943例，麻疹发病率为0.74/10万，较2010年下降了74.12%，但是新疆维吾尔自治区、四川、浙江、陕西、甘肃等部分地区出现麻疹反弹的现象，其中医院环境中呼吸道传染病患者集中，就诊人员密度大，加上冬季通风不良，是麻疹防控的重点场所，需要重点加强防控[16]。

（3）呼吸机相关性肺炎的防控难度大。呼吸机的使用挽救了大量呼吸衰竭患者的生命，机械通气是危重症患者的重要抢救措施，但同时也给患者本身带来不同程度的损害，呼吸机相关性肺炎就是其中一种。目前针对呼吸机相关性肺炎的预防与控制，国内外均制订了相关的指南和要求，但是呼吸机相关性肺炎的防控涉及环节较多，包括置管前的评估，置管时的无菌操作，置管后呼吸机管路的清洗消毒处理与维护、医务人员诊疗护理过程中的手卫生、患者的护理如口腔护理 / 床头抬高 / 分泌物吸引等[17]，各项防控措施执行仍有很大的提升空间。

（四）总结

呼吸道感染的病原微生物种类多样且较为复杂，具有传播范围广、传染能力强、传染速度快、潜伏期较短、传播途径复杂等特点，极易引起医院感染暴发。医疗机构通常人口密集，感染防控的难度较大，而呼吸道医院感染防控和暴发控制涉及患者诊治的各个环节和流程，涉及医疗机构的建筑布局、人员管理、流程优化等各个方面，要加强各个环节的管理。目前我国在呼吸道医院感染预防与控制方面取得了一定进展，积累了丰富的经验、法律体系不断趋于完善、形成了相对完整的防控措施体系，但是由于呼吸道感染发生的复杂性、影响的严重性以及新发再发呼吸道传染病的不可预测性、呼吸机相关肺炎防控的困难性，我们仍然要提高对呼吸道医院感染防治的警惕性，尤其是医疗机构要加强呼吸道医院感染的预防与控制，遵循"早发现、早报告、早控制、早治疗"的原则，从各个环节和流程严格把关，同时要加大宣传力度，让患者和医务人员了解呼吸道医院感染的预防与控制相关知识并积极落实，只有这样才能及时有效地控制呼吸道医院感染的发生和暴发。

（陈美恋　高燕　北京大学人民医院）

参考文献

[1] 刘坤，曹彬，丁枭伟，等.综合性医院中呼吸道传染病医院感染的防控.中国医院管理，2010，30（2）：

23-24.

[2] Zurita J，Mejia L，Zapata S，et al. Healthcare-associated respiratory tract infection and colonization in an intensive care unit caused by Burkholderia cepacia isolated in mouthwash.International Journal of Infectious Diseases，2014，29：96-99.

[3] Wybo I，Blommaert L，De Beer T，et al. Outbreak of multidrug-resistant Acinetobacter baumannii in a Belgian university hospital after transfer of patients from Greece. Journal of Hospital Infection，2007，67（4）：374-380.

[4] Moreno Parejo Joaquín Carlos，Morillo García Áurea，Lozano Domínguez Carmen，et al.Respiratory syncytial virus outbreak in a tertiary hospital Neonatal Intensive Care Unit.Anales de Pediatría，2016，85（3）：119-127.

[5] Sampathkumar P，Temesgen Z，Smith TF，et al.SARS：epidemiology，clinical presentation，management，and infection control measures.Mayo Clin Proc，2003，78（7）：882-890.

[6] Jamieson DJ，Honein MA，Rasmussen SA，et al. H1N1 2009 influenza virus infection during pregnancy in the USA.The Lancet，374（9688）：451-458.

[7] Wei J，Li Y.Airborne spread of infectious agents in the indoor environment.American Journal of Infection Control，2016，44（9 Sup）：S102-S108.

[8] Cowling BJ，Caini S，Chotpitayasunondh T，et al.Influenza in the Asia-Pacific region：Findings and recommendations from the Global Influenza Initiative.Vaccine，2017，35（6）：856-864.

[9] El Bushra HE，Al Arbash HA，Mohammed M，et al.Outcome of strict implementation of infection prevention control measures during an outbreak of Middle East respiratory syndrome.Am J Infect Control.DOI：10.1016/j.ajic.2016.12.020.［Epub ahead of print］

[10] 薛利霞，周铁丽，石娜，等.重症监护病房 MRSA 感染暴发调查及对策.中华医院感染学杂志，2009，（18）：2410-2412

[11] 丁雅芳.重症医学科鲍曼不动杆菌医院感染暴发的危险因素调查.中国消毒学杂志，2013（01）：74-75

[12] 张宇，谢丽娟，巩玉秀.呼吸道传染病医院感染防控师资培训效果与分析.中国护理管理，2014，14（08）：886-888

[13] 姚希，贾建侠，赵秀莉，等.综合医院门急诊呼吸道传染病医院感染管理干预效果研究.中华医院感染学杂志，2014，24（21）：5415-5417

[14] 刘晓琴.管理干预对武汉市某医院儿科门诊呼吸道传染病医院感染预防控制能力的影响.医学与社会，2016，（7）：81-83

[15] 王黎霞，成诗明，陈明亭，等.2010 年全国第五次结核病流行病学抽样调查报告.中国防痨杂志，2012，34（8）：485-508

[16] 马超，郝利新，苏琪茹，等.中国 2011 年麻疹流行病学特征与消除麻疹进展.中国疫苗和免疫，2012，18（3）：193-199

[17] 胡美春.呼吸机相关性肺炎的预防研究进展.中国消毒学杂志，2015，32（1）：58-61.

二、工作案例

案例一 疑似耐甲氧西林金黄色葡萄球菌下呼吸道医院感染暴发控制案例分析

近年来，由耐甲氧西林金黄色葡萄球菌（methicillin-resistant Staphylococcus aureus，MRSA）引起的医院感染在世界范围内广泛蔓延[1-10]，而且表现为耐药率和耐药强度高、多重耐药谱广的特点[1-3,5-7,10-12]，由其所致感染临床症状复杂多样，发病率和病死率均较

高 [2-7,13]，已成为临床最为棘手的难题之一。此外，MRSA 感染病例常需要延长住院时间及相关治疗和护理，由此对病例所造成的医药负担和经济压力也成倍提高 [13-15]。我国许多医院中 MRSA 的流行率也较高 [16,17]，而且基本未采取有效控制手段。目前已成为世界各国普遍关注的一个重要公共卫生问题。

（一）基本情况

2002 年 1 月 16 日，某医院内科重症监护病房（intensive care unit，ICU）收治一例 MRSA 下呼吸道感染患者，随后自 1 月 26 日至 2 月 10 日，先后有 3 名患者出现咳嗽、咳痰的临床表现，肺部听诊有不同程度湿啰音，发热和（或）白细胞总数增高，1 名患者 X 线示肺部炎性病变，临床诊断为下呼吸道感染，3 例患者均送检痰标本 2 次以上，分离出 MRSA，病原学诊断为 MRSA 肺部感染，经感染管理科现场调查和分析，判定感染源为转入 ICU 的 MRSA 感染患者引起的疑似 MRSA 下呼吸道医院感染暴发，感染途径主要为通过医务人员、陪护、保洁等人员的手或污染的物品、环境接触其他患者而导致的接触传播，同时亦存在空气传播的可能，通过采取暂停患者收治，加强患者隔离，强化环境物表消毒，加强手卫生及病房人员管理，制订个案化的治疗方案等措施，连续跟踪监测随时评估控制效果。至 3 月 24 日，4 名感染患者 MRSA 检测均为连续 2 次或以上阴性结果，3 名患者原发病好转或基本治愈，先后转出监护室或出院，本次疑似 MRSA 下呼吸道医院感染暴发得到有效处理和完全控制。

（二）调查与控制方法

1．医院感染暴发的发生及发现过程

2002 年 2 月 10 日某医院内科 ICU 向医院感染管理科报告，病房内自 2002 年 1 月 16 日至今先后出现 4 例 MRSA 下呼吸道感染患者，该监护室有 7 张床，现收治 5 名患者，其中 4 床患者为 1 月 16 日转入监护室时的输入性 MRSA 感染患者，而 1 床、2 床、5 床三名患者先后出现下呼吸道感染症状，经痰细菌培养及药敏检测，三例患者均检出 MRSA，疑似 MRSA 下呼吸道医院感染暴发。

2．暴发的核实

医院感染管理专职人员接到报告后立即进行现场调查发现，自 2002 年 1 月 26 日至 2 月 10 日，15 天内先后有 3 名患者（1 床、2 床、5 床）出现相似的临床表现，均有咳嗽，咳痰，痰较黏稠，肺部听诊有不同程度湿啰音，伴有发热和（或）白细胞总数增高，其中 1 名患者 X 线示肺部炎性病变，临床诊断为下呼吸道感染，3 名患者均送检痰标本 2 次以上，分离出 MRSA，病原学诊断为 MRSA 下呼吸道感染。追踪调查显示，该监护室 2002 年 1 月 16 日收治 1 名输入性 MRSA 下呼吸道感染患者，随即 15 天内连续发生 3 例 MRSA 下呼吸道医院感染，判定为疑似 MRSA 下呼吸道医院感染暴发（限于条件，未进行分子生物学同源性检测）。

3．流行病学调查

（1）现场调查结果

1）患者情况：该 ICU 内患者年龄均大于 50 岁，原发病较重，抵抗力低下，长期应用抗生素，3 名患者使用呼吸机，其中 2 名患者合并铜绿假单胞菌感染。

2）病原学检测情况：2 月 10 日对病区内的人员、环境、物品采样，进行了病原学检测，包括医生、护士鼻腔、手、袖口、陪护袖口，及空气、地面、床头床单、呼吸机管道、血压计、护理台、办公桌、窗帘、发药盒、办公电话、空调送风口、护理站计算机键盘等处。2 月 14 日结果显示：1 床、3 床、5 床的床单，3 床、4 床的地面，治疗室、2 床房间的空气，护理台面，计算机键盘，一名护士袖口均分离到 MRSA；同时，2 床、3 床、4 床呼吸机外管道分离到铜绿假单胞菌（与合并感染情况一致），其他环境、物体表面尚分离到较多金黄色葡萄球菌、表皮葡萄球菌等菌株。由于条件有限，未进行 MRSA 的分子生物学同源性分析，但对感染患者及地面、空气、护理台面分离的 MRSA 进行了药敏试验，均为多重耐药菌株，其药敏谱完全相同。

3）环境调查：该监护室由普通病房改造而成，尽管有 2 间单间病房，但各房间通风条件较差，空气细菌含量较高（人员从事一般活动时平均为 1800cfu/m^3），各病房内房门长期打开，空气互通；且护理站、内外走廊与办公区之间无医务人员专用通道，诊疗活动和保洁工作都要直接经过病房。

4）人员活动调查：因重症监护患者病情均较严重，医生查房、会诊情况较多，交叉使用听诊器等用具；一个班次护士的护理操作基本涉及所有患者；不同患者的陪护人员有串病房的情况；保洁人员因工作性质，活动范围为整个病区。根据现场观察，医务人员诊疗操作前后洗手率或手消毒率较低，只有 40% 左右。另外，医务人员的工作服每周清洗一次。

（2）暴发原因分析及结论

1）事件原因查找，根据现场调查结果，推测如下：

①感染源：为转入 ICU 的 MRSA 感染患者（4 床）。

②感染途径：接触传播为主要途径，通过医务人员、陪护、保洁等人员的手或污染的物品、环境接触其他患者而传播；空气传播的可能性也存在。

③暴发的原因：是多因素共同作用的结果。在一代感染源持续存在的情况下，其不断排出病原菌。人员、物品、环境受到污染。由于消毒、隔离、防护措施不到位，抵抗力低下的老年重症患者，极容易发生感染。该监护室现有的建筑布局和人员活动流程也是感染传播的重要原因，空气、环境中存在的 MRSA 很容易在所有病房内扩散，也可在各类人员穿越病房时携带、播散。

④目前患者感染情况很严重，治疗效果不佳。MRSA 污染情况严重，已污染病区空气、地面、物体表面和医务人员服装，且范围广泛（未采样部位被污染可能性也极大）。

⑤因感染源（包括二代感染源）持续存在，监护病房原来采取的消毒、隔离措施不能控制 MRSA 和其他致病菌污染的发展，且有扩散的趋势。必须严格落实全面的控制措施。

2）对事件原因的分析结果：本次是一起输入性 MRSA 感染患者导致的疑似下呼吸道医院感染暴发事件，其主要原因在于消毒隔离措施执行不到位而导致的环境污染，继而由病区人员接触传播造成暴发趋势。

4．暴发的控制措施

针对监护室现场情况和已有的控制预案，医院感染管理科采取了边调查、边控制的应急方案。主要控制措施如下：

（1）加强人员、物品和环境的消毒与隔离，防止感染进一步扩散

1）在每张病床旁均放置快速手消毒剂，便于各类人员使用；医护人员操作及接触患者

前后及时洗手或手消毒。

2）尽量减少进出病房的人员。保持病房（及隔离病房的缓冲间）关门，条件允许时可持续对外开窗通风；密闭房间加用空气消毒净化机。

3）医护人员和陪护人员进入病房应穿隔离衣、戴口罩帽子和手套、穿鞋套。

4）卫生保洁工作应进行隔离性操作。保洁员进入病房应穿隔离衣、戴口罩、帽子和手套、穿鞋套；保洁用具与其他病房的分开，固定使用，一室一地巾，一物一抹布，使用后与其他洁具分开消毒（含氯消毒剂浓度应达到 1000mg/L）。

5）加强病房环境消毒，如地面、各种物体表面的消毒，使用 500mg/L 含氯消毒剂或酸化电位水擦拭消毒，每天至少 2 次。

6）感染患者的听诊器、血压计、体温计均必须每名患者固定使用，用后立即使用 75% 乙醇或 500mg/L 含氯消毒剂、酸化电位水消毒。根据呼吸机管路实际污染情况增加更换呼吸机管道频率，严格消毒，有条件时使用一次性管道。

7）换洗被服应单独包装，并加标识，向洗衣房说明，加强消毒处理。

8）严格按规定处理感染性医疗废物，防止锐器伤。

9）患者出院后对病房和床单位进行严格的终末消毒。

（2）患者管理

1）暂停接收新患者入住 ICU。

2）由于周围环境 MRSA 污染严重，将未感染的 3 床患者搬至单间病房进行保护性隔离，原发病好转时尽快转出。

3）对患者继续加强抗感染治疗，根据药敏试验结果选用抗菌药物。

4）继续对病区内感染患者进行病原学监测，同时对其他患者进行 MRSA 筛查，发现同类情况采用同样方法处理。如出现耐万古霉素金黄色葡萄球菌（VRSA），立即报告医院感染管理科，并采取更严格的控制措施。

（3）督导各项防控措施的有效落实

1）向科室所有人员进行宣传，指定负责人对各项措施实施严格把关。

2）与医疗处、护理部等有关部门及时沟通，加强组织协调与物资、技术支持。

3）医院感染管理科派专人现场督导，并负责消毒、隔离、防护和现场检测等有关技术指导。

（三）控制效果

通过采取有力的控制措施，同时进行连续的监测评估，做相应调整，最终取得良好的效果。

1. 跟踪监测，评估效果

（1）监护室高度重视 MRSA 的感染控制工作，全员动员，全面落实控制措施。

（2）至 2 月 28 日，经积极的抗感染治疗，4 名患者临床表现有所好转；但多次病原学检测，未出现连续 2 次以上 MRSA 阴性的结果。

（3）除 1 床患者陪护的袖口分离到 MRSA，其他人员、物品及环境病原学检测均未检测到 MRSA；消毒效果监测细菌含量均达标。

（4）原 3 床患者一直未出现 MRSA 感染情况，原发病好转后于 2 月 19 日转出监护室。

从整体上来讲，人员、物品、环境污染已得到很好控制，且原来未感染患者一直未发生同类感染，说明采取的消毒、隔离、防护等各项措施有效。

2. 巩固成效，完全控制

在坚持现有的控制措施的基础上，加强患者的抗感染治疗和病原学监测，根据患者病情特点，制定个案化的治疗方案，调整用药，整个暴发逐步得到有效控制。

（1）至3月24日，4名感染患者MRSA检测均为连续2次或以上阴性结果；除一位患者外，其他3名患者原发病好转或基本治愈，先后转出监护室或出院。

（2）对病房进行了终末消毒处理，其他人员、物品及环境病原学检测均未检测到MRSA。

（3）截至3月25日，本次MRSA感染暴发得到有效处理和完全控制，开始接收新患者住院。

（四）述评

1. 经验体会

（1）控制工作的成功之处及成功的关键点

1）流行病学调查应思路清楚，信息和数据完整准确，分析逻辑性强。

2）控制措施应科学有效，落实到位。落实需要有专人负责督导，以达到最好效果。

3）跟踪监测和及时评估对控制工作的导向作用很强。

（2）控制工作的不足之处及需注意的方面

1）隔离防护的细节：如隔离病房关门不到位，防护用品使用不规范等。

2）医疗护理操作中的问题：如手卫生依从率较低；护理人员较少时无法完全做到固定人员护理，护理不同患者造成污染的交叉传播。

3）消毒和保洁工作：需要消毒和保洁的物品、环境范围大，容易发生部分遗漏的情况。

（3）控制的基础在于预防为主

1）加强宣传教育，提高医务人员的警惕性；加强感染监测信息化建设，提高监测系统的灵敏度，以及时发现暴发苗头，并加以遏制。

2）鉴于重症监护病房是医院感染高发的科室，必须加强管理，各项预防、控制措施必须在日常工作中得到落实，最大限度防止各种感染的发生。下列多重耐药菌控制措施必须得到有效落实：多重耐药菌检出后，医生需及时告知护士长及相关人员，尽快采取措施；患者单间隔离，或同种病原菌感染患者合并管理；不与气管切开或开放伤口患者同置一个房间；设置隔离标识，悬挂于醒目处；多重耐药菌感染患者物品专人专用；严格执行手卫生，提高依从性；做好个人防护，必要时穿隔离衣；医疗废物分类合理，及时处理；严格执行无菌技术操作规程；安排最后进行诊疗护理操作，定期监测感染状况；转诊之前应通知接诊科室；患者出院后严格终末消毒。

3）必须加强MRSA、VRE等医院感染重点菌株的监测与管理，发现一例马上报告，及时采取控制措施，防止出现暴发或流行情况。

4）有条件的医院可开展医院感染分子流行病学监测，对于有针对性地预防、控制医院暴发、流行将起到重要作用。

2. 总结

（1）控制医院感染暴发遇到的主要困难是控制措施落实不到位，必须加强专职人员的现场督导和监测，相关科室指定专人负责，发现问题及时纠正整改。

（2）控制医院感染暴发，调查分析需要严谨，控制措施应详细、可操作性强，监测评估应及时。总而言之，细节决定成败，执行力是关键。

（刘运喜　中国人民解放军总医院）

参考文献

[1] Moran GJ，Krishnadasan A，Gorwitz RJ，Fosheim G，McDougal LK，Carey RB，Talan DA，for the Emergency ID Net Study Group，et al. Methicillin-resistant S. aureus infections among patients in the emergency department. N Engl J Med，2006，355：666-674.

[2] Tristan A，Bes M，Meugnier H，Lina G，Bozdogan B，Courvalin P，et al. Global distribution of Panton-Valentine leukocidin-positive methicillin-resistant Staphylococcus aureus.Emerg Infect Dis，2007，13：594-600.

[3] Kerttula A-M，Lyytikäinen O，Kardén-Lilja M，Ibrahem S，Salmenlinna S，Virolainen A，Vuopio-Varkila J. Nationwide trends in molecular epidemiology of methicillin-resistant Staphylococcus aureus，Finland，1997-2004.BMC Infect Dis，2007；7：94.doi：10.1186/1471-2334-7-94.

[4] Klevens RM，Edwards JR，Tenover FC，McDonald LC，Horan T，Gaynes R，and the National nosocomial infections surveillance system.Changes in the epidemiology of methicillin-resistant Staphylococcus aureus in intensive care units in US hospitals，1992-2003.Clin Infec Dis，2006，42：389-391.

[5] Klevens RM，Morrison MA，Nadle J，Petit S，Gershman K，Ray S，Harrison LH，Lynfield R，Dumyati G，Townes JM，Craig AS，Zell ER，Fosheim GE，McDougal LK，Carey RB，Fridkin SK. Invasive methicillin-resistant Staphylococcus aureus infections in the United States.JAMA，2007，298（15）：1763-1771（doi：10.1001/jama.298.15.1763）.

[6] Kuehnert MJ，Hill HA，Kupronis BA，et al.Methicillin-resistant Staphylococcus aureus hospitalizations，United States.Emerg Infect Dis，2005，6：868-872.

[7] Centers for Disease Control and Prevention.Methicillin（oxicillin）-resistant Staphylococcus aureus（MRSA）among ICU patients，1995-2004.Available at：http：//www.cdc.gov/ncidod/dhqp/pdf/ar/ICU.

[8] Centers for Disease Control and Prevention.Campaign to prevent antimicrobial resistance.2004.Available at：http：//www.cdc.gov/drugresistance/ healthcare/ha.

[9] Fridkin SK，Hageman JC，Morrison M，Sanza LT，Como-Sabetti K，et al.Methicillin-resistant Staphylococcus aureus disease in three communities.N Engl J Med，2005，352：1436-1444.

[10] Daum RS.Skin and soft-tissue infections caused by methicillin-resistant Staphylococcus aureus.N Engl J Med，2007，357：380-390. ［Erratum，N Engl J Med，2007，357：1357.］

[11] Moellering RC.The growing menace of community-acquired methicillin- resistant Staphylococcus aureus.Ann Intern Med，［Editorial］.2006，144：368-370.

[12] Graham III PL，Lin SX，Larson EL. A U.S. population-based survey of Staphylococcus aureus colonization. Ann Intern Med，2006，144：318-325.

[13] Delaney JAC，Schneider-Lindner V，Brassard P，Suissa S.Mortality after infection with methicillin resistant Staphylococcus aureus（MRSA）diagnosed in the community.BMC Medicine，2008，6：2.（doi：10.1186/1741-7015-6-2）.

[14] Cosgrove SE，Qi Y，Kaye KS，Harbarth S，Karchmer AW，Carmeli Y.The impact of methicillin resistance in Staphylococcus aureus bacteremia on patient outcomes：mortality，length of stay，and hospital charges. Infect Control Hosp Epidemiol，2005，26：166-174.

[15] Appelbaum PC.Reduced glycopeptide susceptibility in methicillin-resistant Staphylococcus aureus（MRSA）. Int J Antimicrob Ag，2007，30：398-408.

[16] 任南，文细毛，吴安华.全国医院感染监控网对医院内金黄色葡萄球菌感染及耐药性监测报告.中国医学工程，2007，15（5）：425-427.

[17] 邢志广，孙文萱，周位强，王志勤，姜锋，苏莉.葡萄球菌属的分离鉴定与耐药性监测.中华医院感染学杂志，2007，17（7）：881-884.

案例二　小儿脑瘫病房呼吸道医院感染暴发控制案例

（一）基本情况

某院 2006 年 12 月 10 日至 12 月 20 日儿科脑瘫病房 6 名住院患儿先后出现咳嗽、咳痰、发热等症状，肺部可闻及湿啰音，呼吸道医院感染发生率为 25%（6/24），疑似呼吸道医院感染暴发。医院感染管理科通过调查发现住院时间过长、同一病室或同一治疗室治疗的经历、隔离措施不充分等是造成本次事件发生的可能因素，随后立即采取隔离患儿、加强环境物表消毒、严格无菌操作，强化手卫生管理、营养支持等措施，有效地控制了这次暴发趋势。

（二）调查与控制方法

1．医院感染暴发发生及发现过程

2006 年 12 月 20 日，医院感染管理科接到儿科脑瘫病房医院感染病例报告卡后，发现儿科脑瘫病房自 2006 年 12 月 10 日至 12 月 20 日共计发生 7 例医院感染，其中 6 名患儿出现咳嗽、咳痰、发热等呼吸道感染症状，经诊断为医院获得性肺炎，6 名患儿症状相似，疑似呼吸道医院感染暴发。

2．暴发的核实

2006 年 12 月 10 日至 12 月 20 日，儿科脑瘫病房住院人数共计 24 人，医院感染 7 人，其中呼吸道医院感染 6 人，胃肠道感染 1 人，医院感染发生率为 29.17%，呼吸道医院感染发生率为 25%，明显高于既往医院感染发生率，2006 年 7 到 12 月份儿科脑瘫病房呼吸道医院感染发生率见表 4-2-1。6 名呼吸道医院感染患儿部分曾在同一病室或有过同一治疗室治疗的经历，根据《医院感染暴发报告及处置管理规范》中关于疑似医院感染暴发的定义：在医疗机构或其科室的患者中，短时间内出现 3 例以上临床症候群相似、怀疑有共同感染源的感染病例；或者 3 例以上怀疑有共同感染源或感染途径的感染病例现象，可以确定本次疑似呼吸道医院感染暴发。

表 4-2-1 2006 年 7 月—12 月儿科脑瘫病房呼吸道医院感染发生率

时间（月）	感染人数（人）	在院人数（人）	感染率（%）
7	3	72	4.17
8	2	32	6.25
9	2	54	3.70
10	2	22	9.09
11	2	24	8.33
12	6	41	14.63

3．数据整理、分析、流行病学资料

（1）调查方法：在对本次 6 名患儿进行流行病学调查的基础上，通过调查表对儿科脑瘫病房医院感染危险因素进行调查，将 2016 年 1 月至 12 月 475 名住院患儿的年龄、营养程度、疾病诊断、住院天数、免疫功能、治疗项目等方面进行综合分析，以医院感染发生与否作为分析的结局，寻找医院感染发生的影响因素。

（2）流行病学调查

1）时间分布：2006 年 12 月 10 日首发病例发生后，从 12 月 11 日开始陆续出现病例，末例病例发病时间为 12 月 19 日，医院感染发生分布时间见表 4-2-2。

表 4-2-2 2006 年 12 月儿科脑瘫病房呼吸道医院感染发生时间分布表

编号	床号	性别	入院日期	诊断	医院感染日期
1	19	男	2006.12.1	脑瘫	2006.12.10
2	17	女	2006.10.4	中枢性协调障碍	2006.12.11
3	13	男	2006.11.5	脑瘫	2006.12.12
4	10	女	2006.10.20	脑瘫	2006.12.12
5	12	女	2006.11.20	脑瘫	2006.12.16
6	1	男	2006.11.7	脑瘫	2006.12.19

2）人群分布：2006 年 12 月 10 日—12 月 20 日 24 名住院患儿年龄为 8 个月～7 岁，平均年龄为 3 岁，6 名呼吸道医院感染患儿年龄为 1.4 岁～2 岁，平均年龄为 1.5 岁，男女患儿各 3 名。

3）空间分布：6 名患儿分别住在 1、10、12、13、17、19 床，其中 10、12、13 床为同一病室、17、19 床为同一病室，患儿有同一治疗室治疗的经历。

（3）易感因素分析：将 2016 年 1 月至 12 月 475 名住院患儿的年龄、营养程度、疾病诊断、住院天数、免疫功能、治疗项目等方面进行综合分析，明确血白蛋白、住院时间、营养程度等易感因素，见表 4-2-3。

表 4-2-3 脑瘫患儿呼吸道医院感染影响因素的 logistic 回归分析

因素	回归系数	标准误	P 值	OR 值
常数	-1.768	0.132	0.008	0.301
营养程度	0.143	0.076	0.028	1.208
住院天数	0.065	0.042	0.033	1.064
年龄	-0.021	0.027	0.002	0.785
血白蛋白	-0.076	0.214	0.032	0.615

（4）感染原因分析

1）住院天数与医院感染之间的关系：脑瘫患儿康复治疗项目多，治疗周期较长，住院时间亦长，医院感染的危险性亦相应增加。

2）营养程度与医院感染的关系：营养差，患儿抵抗力低，在接触外界感染源后，容易发生医院感染。

3）血白蛋白与医院感染的关系：血白蛋白水平低会造成机体疫力下降，机体免疫力下降容易发生医院感染。

4）通风与医院感染的关系：某医院儿科脑瘫病房因原为宾馆改造，空间布局较拥挤，未安装有效通风设施，空气通风条件较差，一旦有患儿出现呼吸道感染，容易引起呼吸道感染的暴发。

5）隔离措施不完善：发现患儿呼吸道感染后，未对患儿及时进行隔离，特别是治疗室常有多名患儿同时进行物理治疗，也容易造成交叉感染。

（5）结论：本次脑瘫患儿疑似呼吸道医院感染暴发是由于患儿营养差、机体免疫力低下等内在因素与住院时间长、病房通风差、隔离措施不完善等外在因素相结合的结果。

4．暴发的控制措施

（1）加强健康教育，降低医院感染发生：在每位患儿入院后，对其父母进行相应的健康指导，如给患儿充分的休息，加强营养指导；对患儿的呕吐物、排泄物进行正确的处理；限制陪护，每床 1 人；发现患儿有呼吸道感染症状时，及时与正常患儿隔离；对患儿家长进行手卫生培训。

（2）加强医院床位周转率，减少医院感染的发生：对基本康复的住院患儿及早安排出院，缩短患儿住院时间，避免交叉感染。

（3）提高免疫力：对于抵抗力较差的患儿给予丙种球蛋白治疗以增强机体免疫功能。

（4）加强消毒隔离，严格无菌操作：对住院医院感染患儿进行隔离治疗；每天定时通风，使用空气净化消毒机对空气进行消毒处理；加强环境物表细菌监测及消毒措施，保持病房内物品清洁，使用含氯消毒剂对床单位、床头柜、墙面、地面、桌面、医疗设备、病历夹等环境、设备、器械等进行擦拭消毒，对于不宜采用擦拭消毒的其他物品如棉被、枕芯等可采用专业消毒机进行照射消毒；严格执行手卫生，接触和护理患儿前后认真洗手，定期进行手卫生监测，保证手的清洁卫生；在临床的各项诊疗、护理操作中严格遵循无菌操作的原则，降低医院感染发生的风险。

（5）加强医务人员对医院感染的认识，强化医院感染日常监测：针对小儿脑瘫病房感染率高，加强院感相关知识培训，严格遵照《医院感染诊断标准》进行确诊，同时加强日常监测，对于新发生的医院感染病例 24 小时内上报，避免医院感染暴发的风险。

（三）控制的效果

1．暴发的发展过程和结局

医院感染管理科发现疑似暴发流行趋势后，立即采取隔离患儿、加强环境物表消毒、严格无菌操作，强化手卫生管理、营养支持等措施，有效地控制了这次暴发趋势，后续跟踪调查这 6 名患儿均康复出院。2007 年 1 月到 12 月安排医院感染管理专职人员定期下儿科脑瘫病房督查，主动监测，督促病区各项医院感染措施的落实，同时一旦发现可疑医院感染患儿，积极与医生联系，做好消毒隔离等措施。

2．控制成果

经过 1 年的监测后，儿科脑瘫病房的医院感染发生率明显降低，未再发现医院感染暴发流行趋势。见表 4-2-4。

表 4-2-4　2007 年 1—12 月儿科脑瘫病房医院感染发生率

月份（月）	感染人数（人）	在院人数（人）	感染率（%）
1	3	50	6
2	2	38	5.26
3	1	42	2.38
4	0	45	0
5	0	57	0
6	0	66	0
7	0	73	0
8	0	75	0
9	0	81	0
10	0	72	0
11	0	58	0
12	0	50	0
合计	6	707	0.85

（四）述评

1．经验体会

（1）控制成功之处及成功的关键点

1）系统的流行病学调查与易感因素分析为本次疑似医院感染暴发的控制奠定了基础，为针对性控制措施的实施提供了依据。

2）呼吸道感染与空气传播关系密切[1]，加强通风或安装空气消毒机可以有效降低医院感染的发生。

3）根据脑瘫患儿病理、生理特点，针对营养差、免疫力低下患儿应用丙种球蛋白增强和提高患儿抵抗力及免疫力[2]可以降低医院感染的发生。

4）建立有效的医院感染监测管理体系，强化医院感染防控意识，严格落实医院感染措施在预防医院感染发生中起到至关重要的作用。

（2）需要完善的地方

1）本次疑似呼吸道医院感染暴发因患儿不配合，未能进行呼吸道标本采集，未做病原微生物的检测，因此缺乏实验室证据。

2）医院感染管理科未开展目标性监测，未配备医院感染监控软件，同时临床科室未24小时内主动上报医院感染病例是造成疑似医院感染暴发风险的主要因素。

3）未能严格按病种将感染性与非感染性疾病分开收治是造成呼吸道感染扩散、医院感染高发的原因之一。

2. 总结

呼吸道感染是小儿常见的疾病之一，由于小儿的免疫力较差，较容易遭受病毒及细菌的侵袭，引起呼吸道感染[3]。脑瘫患儿由于自理能力缺陷、免疫功能低下、治疗期间相互接触频繁，患儿家长防病意识淡薄，一有传染源输入，极易发生呼吸道医院感染[4]，因此，应对患儿及家属积极开展健康教育，落实隔离措施，加强临床医生医院感染防控意识，严格落实医院感染各项防控措施，利用医院感染监控软件实时监控，针对高风险科室开展目标性监测，做到关口前移，早期干预控制，有效避免医院感染暴发的发生。

（马红秋　安徽医科大学第一附属医院）

参考文献

[1] 郑秀芬，赵惠荣，邓红亮，等.综合医院儿科病房医院感染现状及危险因素分析.中华医院感染学杂志，2014，24（10）：2543-2545.

[2] 黄晓岭，郑玉婷，张晓香，等.儿科医院感染的调查分析.中华医院感染学杂志，2012，22（23）：5295-5296.

[3] 朱瑞华，许梅珍，欧庆霞，等.目标治疗对儿科呼吸道感染治疗效果的影响.山东医药，2010，50（29）：95-96.

[4] 陈修文，罗晓黎，徐淑娟，等.儿科ICU呼吸机相关性肺炎影响因素Logistic回归分析及病原菌分布.中华医院感染学杂志，2010，20（21）：3270-3272.

案例三　鲍曼不动杆菌引起呼吸机相关性肺炎聚集性发生的案例分析

呼吸机相关性肺炎（ventilator-associated pneumonia，VAP）是患者接受机械通气（mechanical ventilation，MV）48h后所并发的肺实质感染，是机械通气过程中常见而又严重的并发症之一，也是ICU中最常见的感染类型。国内VAP发生率为7.09%～39.81%，发病密度为（32.2 ~ 50.36）例 /1000 机械通气日[1]。鲍曼不动杆菌是 ICU 最常见的致病菌之一，是医院获得性肺炎、尤其是 VAP 重要的致病菌，可以在呼吸机定植播散，引发 VAP 的暴发感染[2,3]。

（一）基本情况

2011 年 1 月 8 日至 2 月 24 日某医院重症监护病房（intensive care unit，ICU）10 例患者送检的痰培养中相继出现药敏谱相近（仅对阿米卡星敏感或同时对头孢哌酮舒巴坦中耐）的鲍曼不动杆菌，检验科初步认定为同一菌株，其中使用呼吸机的 7 名患者中 5 人在原有肺部感染的基础上症状明显加重，出现咳黄黏痰，体温明显升高、体温＞ 38℃，白细胞计数升高等表现，确诊为呼吸机相关性肺炎（ventilator-associated pneumonia，VAP）。通过调查发现本次多重耐药鲍曼不动杆菌 VAP 聚集性病例发生的主要原因可能与环境物表污染、呼吸机管路清洗消毒不到位、医护人员手卫生依从性较差有关。经过采取停止收治新患者、接触隔离、强化环境物表及呼吸机管路的消毒管理、增加医务人员手卫生的依从性、加强气道管理、使用敏感抗菌药物等综合措施，2011 年 3 月 24 日全部患者好转出院或转本院普通科室继续基础疾病的治疗，针对 ICU 后续 3 个月收治患者进行多重耐药鲍曼不动杆菌主动筛查结果显示，2011 年 4 月—6 月间仅 5 月份分别筛查出多重耐药鲍曼不动杆菌定植及感染患者各 1 例外，未再筛查出鲍曼不动杆菌感染患者。本次聚集性病例的处置经过表明针对 ICU 的目标性监测与预警，强化环节质量管理可以有效降低 VAP 的发生率，降低医院感染暴发的风险。

（二）调查与控制方法

1．医院感染暴发发生及发现过程

2011 年 2 月 24 日，医院感染管理科专职人员在临床微生物室进行多重耐药菌常规筛查时发现多重耐药鲍曼不动杆菌在该院 ICU 分布密集，遂将 2011 年 1 月 1 日至 2011 年 2 月 24 日该 ICU 所有送检标本进行统计，发现 15 份痰标本中相继分离出多重耐药鲍曼不动杆菌 10 份，且检出的多重耐药鲍曼不动杆菌仅对阿米卡星（amikacin，AK）敏感，对亚胺培南、头孢哌酮舒巴坦、哌拉西林他唑巴坦等个别抗生素中耐，对其他抗生素均耐药。这 10 份鲍曼不动杆菌经细菌室初步认定药敏谱高度一致，医院感染管理科专职人员立即调取这 10 份患者病历，发现感染患者均有白细胞计数升高、体温＞ 38℃的临床表现，疑似医院感染暴发。

2．暴发的核实

医院感染管理专职人员立即前往 ICU 进行现场调查，发现检出 10 例药敏谱相似的多重耐药鲍曼不动杆菌患者中感染患者先后出现较长时间的持续发热，咳嗽咳痰，双肺呼吸音粗，肺底可闻及湿啰音，肺部影像学均提示肺部感染，其中 7 人使用过呼吸机进行机械通气，综合患者的临床表现及影像学、实验室检查结果，按 VAP 诊断标准[4]在此基础上出现咳黄黏痰，体温明显升高、体温＞ 38℃，且原有肺部症状明显加重，确诊 5 人存在 VAP，另外 2 例患者 1 例定植，1 例为社区感染。未使用呼吸机的 3 人中 2 例患者为社区感染，1 例为定植。

根据原卫生部《医院感染暴发报告及处置管理规范》对疑似医院感染暴发的定义：在医

疗机构或其科室的患者中，短时间内出现 3 例以上临床症候群相似、怀疑有共同感染源的感染病例；或者 3 例以上怀疑有共同感染源或感染途径的感染病例现象。初步认定为本次疑似医院感染暴发，应立即采取有效措施，以防造成更大范围的暴发。

3．流行病学资料及相关数据的整理、分析

（1）流行病学资料

1）本次调查 ICU 多重耐药鲍曼不动杆菌检出的时间区间为 2011 年 1 月 8 日至 2 月 24 日，历时 49 天（图 4-2-1，图 4-2-2）。

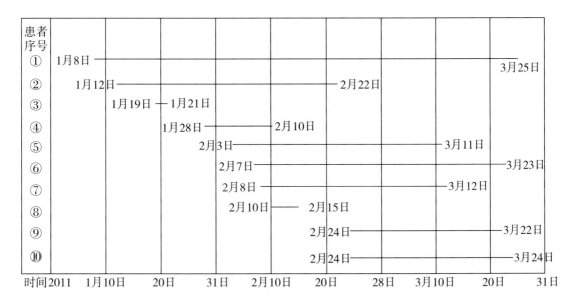

图 4-2-1　10 例患者检出多重耐药鲍曼不动杆菌时间区间

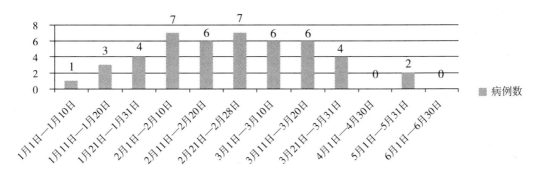

图 4-2-2　某 ICU 患者多重耐药鲍曼不动杆菌检出病例曲线图

2）患者资料：10 例患者基础疾病主要为慢性肺部疾患、脑梗死等，基础疾病诊断均超过 3 个，病情危重；患者最大年龄 84 岁，最小 48 岁，平均年龄 70.1 岁。住院日期最长 79 天，最短 23 天，平均 46.8 天。10 名患者中 5 例出现医院感染且均为 VAP。具体见表 4-2-5。

表 4-2-5　ICU 患者鲍曼不动杆菌初次检出时间及医院感染发生情况

序号 / 性别 / 年龄	入院 / 出院时间	检出时间	入院基础疾病	是否发生医院感染及诊断	
1/ 男 /79 岁	2011.1.5—2011.3.25	2011.1.8	肺炎 / 腔隙性脑梗死 / 气管切开术后	否	定植
2/ 女 /53 岁	2010.12.18—2011.2.22	2011.1.12	高处坠落伤 / 应激性消化道出血 / 软组织感染	否	定植
3/ 男 /62 岁	2010.12.19—2011.1.21	2011.1.19	慢支急性发作 / 肺气肿 / Ⅰ 型呼吸衰竭 / 肺心病	否	社区感染
4/ 女 /83 岁	2011.1.18—2011.2.10	2011.1.28	慢支急性发作 / 冠心病 / 贫血	是	VAP
5/ 男 /48 岁	2011.1.26—2011.3.11	2011.2.3	间质性肺炎（重症）/ 呼吸衰竭 / 梅毒	是	VAP
6/ 男 /65 岁	2011.1.30—2011.3.23	2011.2.7	肺炎 / 冠心病 / 进行性肌营养不良	是	VAP
7/ 男 /84 岁	2011.1.4—2011.3.12	2011.2.8	肺炎 / 心功能不全 / 腔隙性脑梗死 / 帕金森症	是	VAP 及泌尿系感染
8/ 男 /71 岁	2011.1.21—2011.2.15	2011.2.10	肺炎 / 低钠血症 / 低蛋白血症 /2 型糖尿病	是	VAP
9/ 男 /81 岁	2011.1.31—2011.3.22	2011.2.24	脓毒血症 / 感染性休克 / 坠积性肺炎	否	社区感染
10/ 女 /75 岁	2011.2.14—2011.3.24	2011.2.24	肺炎 / 双侧胸腔积液 / 高血压 / 冠心病	否	社区感染

3）ICU 的空间布局及患者床位分布情况：该 ICU 共有病床 12 张，其中 4 张为单间设置，位于 ICU 南侧西段入门处的两间隔离病房面对面设立共用一个缓冲间，分别为 1 床及 2 床，其余并排排列于南侧东段的设置为医生办公室、治疗室、器械间、医疗废物暂存间等；位于北侧西段的两间隔离病房（分别为 3 床与 4 床）及 8 张病床于东段并排设立、一字排开（分别为 5～12 床）。1～10 号患者床位分别为 1 床、8 床、11 床、4 床、3 床、5 床、2 床、6 床、11 床、4 床（图 4-2-3）。

4）呼吸机使用及各种侵入性操作情况：10 例患者中有 7 例以气管插管或气管切开的方式使用过呼吸机，其中 5 例确诊 VAP，其余一例为呼吸道致病菌定植，另一例机械通气不足 48 小时且无医院感染发生。呼吸机使用情况及 VAP 发生时间见表 4-2-6。多例存在留置导尿及动静脉置管等侵入性操作。

（2）实验室检测

1）血常规及细菌学检测：10 例鲍曼不动杆菌病例细菌学送检均检出相似药敏谱鲍曼不动杆菌，其中部分病例出现白细胞计数升高现象。10 例病例检出鲍曼不动杆菌时白细胞、中性粒细胞百分比及药敏情况见表 4-2-7。

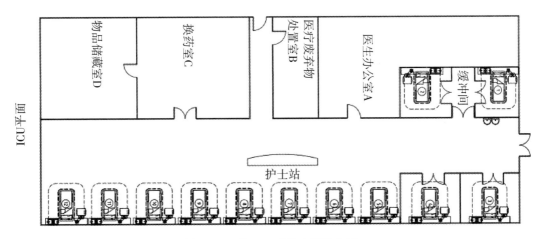

图4-2-3　某ICU床位空间分布图

注：A医生办公室，B医疗废弃物处置室，C换药室，D物品储存室，E护士站

2）环境卫生学监测：事件启动调查时全面进行ICU环境卫生学监测，对物表、医务人员手等进行采样共26份，在水龙头、呼吸机管道等样本中检出药敏谱同前的多重耐药鲍曼不动杆菌。具体环境卫生学监测结果见表4-2-8。

（3）原因分析及结论

1）事件原因查找：2011年2月24日，医院感染管理科专职人员前往该科用回顾性病例分析及现场调查相结合的方法查找引起此次疑似医院感染暴发事件的原因，并就此提出可行性预防措施。可能引起本次医院感染的原因有如下几点：

①内源性因素：a.患者方面。患者老年人居多，机体抵抗力差；基础疾病严重，多由外院或本院其他科室转入；多数系昏迷或长期卧床患者；入科时多有肺部感染症状；胃肠内营养不到位。b.个别患者入院时未及时进行相关微生物送检，可能造成定植的致病菌蔓延播散，同时也给后期医院感染的诊断增加困难。

②外源性因素：a.医护人员方面。多重耐药菌患者虽进行隔离，有隔离标识，但医护人员未严格执行接触隔离标准，特别是个人防护不到位。医生方面：8名患者中6名系同一组医护救治，可能存在某项操作不当如手卫生执行力不足，接触患者前后未及时洗手等引起鲍曼不动杆菌交叉感染的可能；主管医生及会诊医生未做到有效的接触隔离。护理人员：患者床头抬高不足30°；护士吸痰等操作时未严格执行无菌操作。b.设备方面。呼吸机终末消毒不到位，呼吸机管道存有积水及黏液；未使用湿热交换器；气管插管/气管切开插管气囊膨胀差以及一次性呼吸机管路复用等问题。c.环境方面。拖布及抹布未做到一个清洁单元一更换一消毒，混合重复使用导致致病菌扩散造成交叉感染；保洁工人配制含氯消毒剂的浓度不达标，致使拖布及抹布消毒不合格；床单位终末清洁、消毒处理不彻底。d.陪护方面。陪护人员指甲过长或佩戴戒指等首饰探望患者；手卫生执行不到位；未正确佩戴口罩。

2）对事件原因的分析结果：医院感染暴发发生后，对呼吸机操作面板、拖布、抹布、呼吸机管路不同部位、桌面、医护人员手以及治疗室水龙头等处进行了采样监测，结果显示，环境中检出大量相同药敏谱的多重耐药鲍曼不动杆菌，确系引起本次感染发生的主要感染源；感染途径或为：①感染患者使用呼吸机滤网未及时更换、一次性呼吸机管路复用、或

表 4-2-6　10例患者资料

感染病例	1	2	3	4	5	6	7	8	9	10
病例性质	VAP	定植	社区感染	定植	VAP	VAP	VAP	VAP	社区感染	社区感染
呼吸机使用及时间	是（插管）2011.1.30—2011.2.10	无	无	是（气管切开）2010.11.18—2011.1.10	是（插管）2011.1.19—2011.1.23及2011.1.25—2011.2.9	是（插管+气管切开）2011.2.4—2011.3.7及2011.3.17—2011.3.23	是（插管）2011.2.5—2011.2.9及2011.2.16—2011.3.11	是（插管+气管切开）2011.1.25—2011.2.12	是（插管）2011.2.9及2011.2.2、2011.7-2.28	无
VAP发生时间	2011.2.3	/	/	/	2011.1.27	2011.2.7	2011.2.8	2011.2.10	/	/
泌尿道插管	无	无	无	是	是	是	是	是	是	是
动静脉插管	无	无	是	无	是	是	是	是	无	无
转归及预后	好转	出院	放弃治疗（死亡）	未愈	出院	未愈	好转	出院	未愈	未愈
主管医师	W	W	S	W	W	W	W	W	S	S

表 4-2-7　10例患者血常规及细菌药敏结果

感染病例	1	2	3	4	5	6	7	8	9	10
病例性质	VAP	定植	社区感染	定植	VAP	VAP	VAP	VAP	社区感染	社区感染
WBC（10^9）	10.54	7.86	6.94	7.65	14.57	9.87	12.58	11.07	8.69	9.86
NETU（%）	76.9	45.2	40.1	56.4	89.7	76.3	79.2	82.6	67.2	79.8
痰细菌送检	鲍曼不动杆菌	鲍曼不动杆菌	鲍曼不动杆菌	鲍曼不动杆菌	鲍曼不动杆菌	鲍曼不动杆菌	鲍曼不动杆菌	鲍曼不动杆菌	鲍曼不动杆菌	鲍曼不动杆菌
药敏结果	AK（S）头孢哌酮舒巴坦（I）	AK（S）头孢哌酮舒巴坦（I）	AK（S）头孢哌酮舒巴坦（I）	AK（S）头孢哌酮舒巴坦（I）	AK（S）头孢哌酮舒巴坦（I）	AK（S）头孢哌酮舒巴坦（I）	仅AK（S）	仅AK（S）	仅AK（S）	仅AK（S）

注：AK，即amikacin 英文缩写，为阿米卡星

表 4-2-8　ICU 环境卫生学监测结果

样本	数量	结果判定	检出菌落数（cfu/cm²）	菌种分布
ICU 隔离病房的缓冲间内水龙头表面	1	不合格	>10万	多重耐药鲍曼不动杆菌占 70%，嗜麦芽窄食单胞菌占 20%，粪肠球菌占 10%）
治疗室旁水龙头表面	1	不合格	>10万	多重耐药鲍曼不动杆菌占 80%，铜绿假单胞菌占 20%
呼吸机管道内壁	1	不合格	>10万	多重耐药鲍曼不动杆菌占 80%，铜绿假单胞菌占 20%
病区拖布	2	1 个不合格	>10万	多重耐药鲍曼不动杆菌占 60%，嗜麦芽窄食单胞菌占 20%，海藻希氏菌占 10%，鲁氏不动杆菌占 10%
ICU 使用中抹布	2	1 个不合格	>10万	肺炎克雷伯菌（ESBL⁺）
护士站电脑键盘	1	不合格	>5800	放射根瘤菌
医生办公室键盘	2	合格	未检出	/
护士站鼠标	1	合格	未检出	/
医生办公室鼠标	2	合格	未检出	/
2 床病例夹	1	合格	未检出	/
门把手	1	合格	未检出	/
冰箱拉手	1	合格	未检出	/
床扶手	1	合格	未检出	/
4 床患者被服	1	合格	未检出	/
监护仪面板	1	合格	未检出	/
呼吸机面板	1	合格	未检出	/
呼吸机湿化瓶	1	合格	未检出	/
呼吸机呼气阀	1	合格	未检出	/
工作人员手	4	合格	未检出	/

可复用呼吸机管路科室自行清洗消毒不到位致使多重耐药鲍曼不动杆菌经呼吸道传播感染使用呼吸机的患者。②医护人员接触多重耐药菌患者后，手卫生不合格致多重耐药不动杆菌病区水龙头等物表播散，加之病区消毒不彻底，又通过医务人员手等传播到患者，尽管工作人员手采样未检出致病菌生长，其可能是工作人员在采样前用速干手消毒剂消毒的结果，而真正实际工作中的手卫生依从性是较差的。此外感染的发生与患者存在较多侵入性操作、基础疾病重和抵抗力差等原因有一定关系。

4．暴发的控制措施

为防止多重耐药鲍曼不动杆菌的播散及 VAP 的继续发生，医院感染管理专职人员立即采取了严格的控制措施：

（1）针对环境与物表的消毒控制措施：监护室立即停收患者；对多重耐药患者进行隔离，固定医护人员治疗护理；每床配备速干手消毒剂，检查、治疗前后均进行严格的手卫生；听诊器固定使用，每日或随时进行 75% 乙醇擦拭消毒。

（2）针对鲍曼不动杆菌的控制措施：根据药敏试验结果，在临床药学科的指导下对患者合理使用抗生素进行治疗；医护人员严格无菌技术操作和消毒隔离措施。拖布、抹布进行严格消毒灭菌，分区固定使用，减少交叉污染；患者使用后的诊疗用品及生活用品应做好清洁、消毒，尤其是对患者使用过的床单元进行终末消毒。加强医护室及病房环境物表彻底消毒，减少致病菌播散等。

（3）针对呼吸机使用的控制措施：加强对呼吸机使用的管理。连续使用的可复用呼吸机管路每周送消毒供应中心清洗、消毒 1 ～ 2 次，必要时使用一次性管路，严禁一次性管路的复用；患者停用呼吸机后，对附件、滤网及管路等进行严格的终末消毒；床头抬高 30°～ 45°；保证呼吸机管道无积水及黏液、无明显冷凝液；使用湿热交换器、持续胃肠内营养、保证气管插管 / 气管切开插管气囊膨胀。

（4）派医院感染管理专职人员每天不定期查看，确保上述控制措施执行到位。

（三）控制效果

1. 暴发的发展过程和结局

至 2011 年 2 月 24 日（调查当日）10 人中已有 4 人出院，该 ICU 仍有 6 名多重耐药鲍曼不动杆菌患者，其中 3 例为 VAP 患者，在严格有效落实以上控制措施的基础上，积极治疗患者基础疾病，据药敏结果合理抗感染治疗后，6 例多重耐药鲍曼不动杆菌感染患者相继于 2011 年 3 月 5 日至 2011 年 3 月 24 日好转出院或转本院普通科室继续基础疾病的治疗。同时对该科后续 3 个月收入患者进行多重耐药鲍曼不动杆菌主动筛查结果显示：2011 年 4 月— 6 月间仅 5 月份分别筛查出多重耐药鲍曼不动杆菌定植及感染患者各 1 例外，未再筛查出鲍曼不动杆菌感染患者。此外科室对病室内呼吸机操作面板、输液盘、桌面、医护人员手以及治疗室水龙头等处进行了多次采样监测，结果均显示环境中未检出引起本次感染发生的主要病原菌鲍曼不动杆菌。至此，此次鲍曼不动杆菌聚集性发生得到了有效控制。

2. 控制措施执行率明显提高

事件调查期间发现该 ICU 呼吸机使用管理及 VAP 防控措施执行存在问题，及时对该 ICU 使用呼吸机辅助通气患者的床头抬高 30°～ 45°、呼吸机管道无积水及黏液、使用湿热交换器、持续胃肠内营养、保证气管插管 / 气管切开插管气囊膨胀、保持呼吸机管道内无明显冷凝液等相关措施执行情况进行主动监测，专人负责，每天查看，主动提示，持续改进，通过上述措施的实施 2011 年 3 月—4 月各项指标较前一个月（2 月—3 月）提高 15% ～ 65% 不等，各项指标执行率达到 69.7% ～ 100%，其中床头抬高 30°～ 45°及呼吸机管道无积水及黏液达到 100%。

（四）述评

1. 经验体会

（1）控制工作的成功之处及成功的关键点：医院感染暴发作为医院风险与危机的一种形式是医院运营中不可回避的。医院感染暴发的危机一般具突发性、威胁性、应急性、不确定性、时间的有限性、危机的双重效果性以及可预防性等特征。因此应对医院感染危机应该防患于未然，将预防摆在十分重要的地位[5]。本次控制工作的成功之处及成功的关键点主要有四点：

1）早期预测并展开监测。预测本院内发生医院感染危机的可能性，针对 ICU 等医院感染高发科室开展目标性监测；坚持做好病原学监测以及早发现聚集性感染事件倾向，及时采取干预措施加以控制，做到防患于未然，尽可能减少各方面的损失。本次事件就是通过微生物室多重耐药菌的定期监测而及时发现的，通过此次事件，微生物室工作也得到改善，再发现同一个科室出现两例相同多重耐药菌病例时会立即电话报告医院感染管理科。

2）制订科学、完善、操作性强的医院感染暴发控制预案。一旦出现聚集性感染事件，能够及时有效地找出问题症结。本次事件发生后医院感染管理科全力介入，根据预案要求相关科室积极配合，迅速分析并找出此次事件发生的原因，并依照预案制订切实可行的控制措施。

3）实时干预，加强临床各科室的感控意识。发现医院感染暴发趋势及时采取主动的干预措施并由专职人员巡查确保相关临床科室迅速、有效地贯彻执行，从而及时有效控制医院感染事件的发生，并尽可能降低事件造成的损失。

4）控制措施及事件结果的评价。本次事件控制后医院感染管理科对控制措施执行程度及事件结果等各项内容及时进行有效评价，并对相关控制措施的执行力进行长期监测，确保类似问题不再发生。

（2）控制工作需要注意的方面：医院感染管理的一系列有效控制工作不仅需要医院感染管理科的重视与防控，更需要临床科室、微生物室等相关部门加强协调，通力合作，各尽其责，才能将医院感染防控的各项综合性措施落到实处。本次控制工作的不足之处及需要注意的方面主要在于以下几方面：

1）ICU 内错综复杂的医院感染的确诊，ICU 常见致病菌的定植与其引发新的医院感染的甄别，社区感染基础上新发医院感染的诊断，侵入性操作引发的医院感染如 VAP、血流相关性医院感染等的诊断不及时导致医院感染的漏报，是造成本次事件的一个隐患。

2）多重耐药菌医院感染的控制如多重耐药鲍曼不动杆菌，耐甲氧西林金黄色葡萄球菌（MRSA）、多重耐药铜绿假单胞菌等 ICU 主要致病菌的抗菌药物治疗及病房环境物表的消毒隔离措施依然是个棘手问题，尚无极为有效的措施加以控制。

3）病房环境、物表卫生消毒执行力不足。患者出院后床单位消毒不彻底，隔离措施执行不到位，呼吸机终末消毒不彻底，一次性呼吸机管路复用等之前反复强调的问题临床科室仍未能切实执行，成为医院感染暴发的潜在因素。

2．总结

社会与医学环境的巨大变化，使现代医院面临危机的种类以及发生频率与日俱增[5]。在本案例原因分析过程中提示引起医院感染的原因具有普遍性，更体现的是专科特异性。ICU是集中危重症患者的治疗单位，使用机械通气的患者明显高于普通科室，VAP 也是 ICU 最常见的感染类型。鉴于 VAP 在 ICU 的发生率差异较大[1]以及本案例调查过程中 ICU 机械通气患者日常护理及呼吸机管理中暴露的问题，再次指向临床 VAP 预防与控制标准操作规程执行不力，因此，有必要再次强调预防 VAP 应严格执行 VAP 防控 SOP，尤其要严格掌握气管插管或切开适应证，优先考虑无创通气，插管时尽量经口气管插管，保持气管插管气囊压力在20cmH$_2$O以上，每天评估及时撤机和拔管，减少上机及插管天数；此外，严禁一次性呼吸机管路的复用，彻底进行呼吸机终末消毒；强化使用中的呼吸机的管理，严格执行呼吸机螺纹管和湿化器每周更换1～2次，明显分泌物污染时及时更换；螺纹管冷凝水及时倾倒；湿化器添加无菌用水并每天更换；严格遵行无菌操作，及时进行手卫生等措施[6]，通过强化环节质量管理达到有效降低VAP发生率的目的。

此外，ICU病房的患者多存在严重基础疾病、免疫功能低下、住院时间较长、接受侵入性操作、长期应用抗菌药物、应用免疫抑制剂或糖皮质激素等医院感染危险因素，也是危重患者罹患鲍曼不动杆菌等多重耐药菌的易感因素，一旦ICU内常见条件致病菌出现多重耐药或泛耐药菌株，如未有效控制极易在病房内播散，导致不可预料的后果。因此，对ICU等高危科室有必要进行目标性监测并建立有效的预警机制，及时发现并掌握病区医院感染及病原微生物检出情况，如遇病区特殊病原菌骤增及时启动预警措施，从而有效减少医院感染的发生、严防聚集性事件乃至暴发等恶性事件的发生，确保患者的就医安全，降低医院感染暴发的风险。

参考文献

[1] 王力红，朱士俊.医院感染学.北京：人民卫生出版社，2014.
[2] 陈佰义，何礼贤，胡必杰，等.中国鲍曼不动杆菌感染诊治与防控专家共识.中国医药科学，2012，2(8)：3-8.
[3] 磨国鑫.鲍曼不动杆菌感染的临床病例特点、耐药特征及暴发流行模式的分析.北京：中国人民解放军军事医学科学院，2009.
[4] 中华医学会重症医学分会.呼吸机相关性肺炎诊断、预防和治疗指南（2013）.中华内科杂志，2013，52（6）：524-543.
[5] 王力红，张京利，马文晖，等.从医院感染暴发谈医疗机构危机管理.中华医院感染学杂志，2008，12（8）：36-38
[6] 胡必杰，郭燕红，高光明，等.医院感染预防与控制标准操作规程.上海：上海科学技术出版社，2010.

（索　瑶　刘芳菲　西安交通大学附属第二医院）

第三节　泌尿系医院感染暴发的控制

一、综述

（一）概述

预防泌尿系医院感染暴发以及由泌尿系感染引发的继发性血液系统等的医院感染暴发的关键是预防泌尿系感染的发生、前瞻性监测发现个案感染病例、及时规范落实防控措施。长期以来，很少有文献报道泌尿系感染暴发案例，泌尿系感染的临床诊治经验似乎证实泌尿系感染健康损害小、感染容易控制，由此引发的对泌尿系感染危害认识不足的情况普遍存在。泌尿系感染防控认识上的误区阻碍了防控措施的规范落实。

（二）泌尿系医院感染暴发特点

泌尿系感染暴发事件虽鲜有报道，但泌尿系感染带来的健康危害却是巨大而沉重的。泌尿系感染是最常见的医院获得性感染之一，发达国家泌尿系感染发生率高达 35%，居各部位医院感染之首。我国近年医院感染监测数据显示泌尿系感染发生率仅次于呼吸道感染，居第二位。文献报道 70% ~ 80% 的泌尿系感染是留置导尿管引起的导尿管相关泌尿系感染（catheter-associated urinary tract infection，CAUTI），12% ~ 16% 的成人住院患者住院期间曾接受过泌尿系置管操作，暴露人群基数巨大 [1,2]、累积性健康危害巨大；引起 CAUTI 的病原体耐药性不断增强 [3]，尿液分离培养出耐碳青霉烯类肠杆菌科细菌、艰难梭菌等"紧急"威胁级别的病原菌，增大治疗难度，加重患者病情，延长住院时间，甚至威胁患者生命。美国 NHSN2009-2010 年监测数据显示 CAUTI 分离出的 2300 株克雷伯杆菌株中 12.5% 对碳青霉烯类耐药。

更为严重的是：研究显示 CAUTI 是继发性菌血症的主要原因，大约 20% 的继发性菌血症起源于 CAUTI，其死亡率约为 10%[4,5]；泌尿系感染不是没有暴发，很多情况下是以菌血症等更为严重的医院感染聚集暴发表现出来。高度重视并实施泌尿系感染科学防控措施是有效防控泌尿系感染暴发或继发性血液系统等感染暴发的最有效的预防手段。

（三）CAUTI 暴发监测国内外进展情况

CAUTI 是美国国家医疗安全网（National Healthcare Safety Network，NHSN）器械相关感染监测的重要组成部分。2011 年 NHSN 报告成人病房中 CAUTI 发生率为 0.2 ~ 4.8/1000 插管日，儿科病房为 0 ~ 1.6/1000 插管日，成人 ICU 为 1.2 ~ 4.5/1000 插管日，儿科 ICU 中为 1.4 ~ 3.1/1000 插管日。

美国疾病预防控制中心（CDC）于 1981 年颁布《导管相关尿路感染预防指南》（Guideline for Prevention of Catheter-associated Urinary Tract Infections），美国医院感染控制顾问委员会（Healthcare Infection Control Practices Advisory Committee，HICPAC）于 2009 年对其修订，在新修订的指南中采用 GRADE 评价系统对 2007 年 7 月之前发表的有效的文献进行系统评估，确定证据质量及建议推荐强度，分为 IA 类、IB 类、IC 类、Ⅱ 类及 Un 类推荐等级：IA 类为较高质量研究证据支持的强烈建议，证据明确表明只有临床效果或只有临床危害；IB 类为较低质量研究证据支持的强烈建议，证据明确表明只有临床效果或只有临床危害；或极低质量研究证据支持的可接受的操作，如无菌技术；IC 类为美国联邦或州级法律要求的强烈建议；Ⅱ 类为任何质量研究证据支持的较弱建议，证据表明临床效果和临床危害交替出现，Un 类是无法表明临床效果或危害，尚未解决或无明确推荐的建议。

2014 年美国感染病协会（International Society for Infectious Diseases，ISID）对其 2008 年发布的《急性病医院 CAUTI 预防策略》（Strategies to Prevent Catheter-Associated Urinary Tract Infections in Acute Care Hospitals）进行更新，重点强调 CAUTI 防控实践中推荐措施优先顺序。推荐的防控措施由两部分组成，一是适用于所有急性病医院使用的基本防控策略，二是特殊防控措施，当基本防控策略不能有效控制感染时，针对特殊人群和 / 或特殊情况（如感染暴发）使用；在 CAUTI 主要危险因素防控方面，强调缩短导尿管使用期限和减少导尿管使用机会的综合防控策略，包括团队间密切合作、每日评估留置导尿管必要性、拔管提示、护士主导的导尿管拔除、膀胱内尿量测定以确定是否有导尿适应证等；提供 CAUTI 防控范例，基于 CAUTI 防控可能遇到的主要障碍提供可能的解决办法，同时强调落实 CAUTI 防控责任制以推进 CAUTI 防控由理论到实践的转化[4]。

我国 2009 年颁布的《医院感染监测规范》WS/T 312 明确要求将泌尿系插管作为医院感染危险因素进行监测[6]，2010 年发布《导尿管相关尿路感染预防与控制技术指南（试行）》，提出 CAUTI 防控要求，明确 CAUTI 定义与诊断标准。CAUTI 是患者留置导尿管后或拔除导尿管 48 小时内发生的泌尿系感染[7]，其诊断分为：

1. CAUTI 临床诊断

置导尿管、耻骨上方导尿管或间歇导尿管患者出现 UTI 相应的症状、体征，且无其他原因可以解释，伴有或不伴有发热，并且尿检白细胞男性 ≥ 5 个 / 高倍视野，女性 ≥ 10 个 / 高倍视野，插导尿管者应当结合尿培养。其中，CAUTI 的症状和体征包括发热、寒战、意识改变、不适、无诱因昏睡、腰痛、肋脊角叩痛、急性血尿、盆腔不适，已拔除导尿管的患者可有排尿困难、尿频、耻骨上方疼痛或压痛。

2. CAUTI 病原学诊断

在临床诊断的基础上，符合以下条件之一：

（1）清洁中段尿或导尿留取尿液（非留置导尿）培养革兰氏阳性球菌菌落数 ≥ 10^4cfu/ml，革兰氏阴性杆菌菌落数 ≥ 10^5cfu/ml。

（2）耻骨联合上膀胱穿刺留取尿液培养的细菌菌落数 ≥ 10^3cfu/ml。

（3）新鲜尿液标本经离心应用相差显微镜检查，在每 30 个视野中有半数视野见到细菌。

（4）经手术、病理学或者影像学检查，有尿路感染证据的。

3. 无症状性菌尿症

患者没有症状，但在 1 周内有内镜检查或导尿管置入，尿液培养革兰氏阳性球菌菌落数 ≥ 10^4cfu/ml，革兰氏阴性杆菌菌落数 ≥ 10^5cfu/ml。

2012 年中国医院协会医院感染预防与控制能力建设合作项目将"导尿管相关尿路感染的监测与防控"作为七大监测项目之一，在我国有影响的 47 所医院建立起标准化的 CAUTI 监控体系，包括制订统一、标准化的 CAUTI 监测定义、诊断与监测流程、关键流程质量控制要求、监测与干预数据处理（收集、分析、反馈）等，针对 CAUTI 风险，采用多学科联合的方法，科学推进 CAUTI 目标性监测规范开展与防控措施落实。项目发展形成的"导尿管相关尿路感染干预措施评估表"，评估内容包括是否有留置导尿管适应证及是否必须保持留置状态、无菌操作与导尿管维护是否规范、正确采集尿液标本、导尿管阻塞、感染等情况处置等 22 项评价内容，为进行导尿操作者自评、教学评价与相关管理评价提供了简单易行的评价工具。

（四）CAUTI 防控进展

《急性病医院 CAUTI 预防策略》提出适用于所有急性病医院的预防 CAUTI 的基本策略，主要包括：制订并实施导尿管使用适应证、置管操作和维护的书面指南，确保只有经过培训的专业人员才能进行置管操作，置管器械齐备并方便取用，病志中记录导尿医嘱、适应证、置入与拔除日期与时间、维护内容、拔管标准及继续使用理由等，标准化记录格式、培训后胜任的人员以满足感染监测与质控需求，提供教育与培训以保证留置导尿管的正确置入与恰当管理。《导管相关尿路感染预防指南》针对 CAUTI 危险因素等提出防控建议。

1. 留置导尿管及其持续时间是 CAUTI 的重要危险因素，尽量减少留置导尿管的使用是降低获得性尿路感染的最佳策略。

（1）减少不必要的导尿管留置，只有在有适应证时才置管，对所有患者应尽量减少尿管使用并缩短留置时间（IB）；对于尿失禁患者和疗养院人员，避免常规使用导尿管（IB）；仅在需要时对手术患者使用导尿管，而不是常规使用，手术后应尽快（最好在 24 小时内）拔出，除非有继续使用的必要（IB）。

（2）缩短导尿管留置时间的方法（IB）：专业的插管医生进行操作，医生或护士每天提醒重新评估导尿管留置的必要性，当达到预先指定的条件时护士移除导尿管等可有效限制导尿的使用，减少置留时间。

（3）基于膀胱内尿量测量的容量依赖性导尿：使用膀胱超声扫描仪测量膀胱内尿量以确定是否有导尿适应证。护士导尿前使用便携式超声扫描仪对患者膀胱内尿量进行检测，自动读取尿量数据，以确定是否需要导尿。可对超过 50ml 残余尿量进行准确测量，与传统的时间依赖性导尿相比，可减少不必要的导尿操作。

（4）对于不得不使用导尿管的患者，在合适情况下，可选择性地使用外置式导尿（如安全套等阴茎套式导尿）、耻骨上导尿等尿道内留置导尿替代方法（Ⅱ级）：

1）对配合治疗的无尿潴留或膀胱出口梗阻的男性患者可考虑使用外置导尿管。

2）对长期使用留置导尿管的脊髓损伤患者、患有脊髓膨出症或神经源性膀胱的儿童等可考虑使用间歇性导尿以减少尿道损伤。

3）因膀胱排空功能障碍而使用内置导尿管或耻骨上导尿管的患者使用间歇性导尿。

4）对需要进行短期或者长期使用导尿管的患者，尤其是容易发生与导尿管插管和导管所在部位相关的并发症的患者，可考虑使用耻骨上导尿管替代内置导尿管，但可能会导致手术并发症。对患有膀胱出口梗阻者使用尿道支架替代内置导尿管需进一步研究。

2. 留置导尿管操作应严格执行手卫生与无菌操作；只有经过培训、掌握无菌技术的人员才可置管；保持引流系统密闭无菌。

（1）清洁尿道口周围（Ⅱ级）：一般情况下，泌尿系统本身是无菌环境，导尿管的置入可将尿道口周围细菌带入，机体抵抗力下降时，细菌还可通过导尿管以逆行感染方式侵入尿路，保持尿道口周围清洁，有利于减少 UTI 发生。但有调查显示，在插管之前或期间用消毒液清洁尿道周围区域并不能预防 CAUTI 的发生，建议采取常规清洁措施（如洗澡或沐浴等日常清洁尿道表面）是必要的。不建议用消毒剂消毒尿道周围以预防 CAUTI。

（2）插入导尿管时应严格无菌操作（Ⅱ级），应使用清洁收集容器及时清空集尿袋中的尿液，收集容器一人一用一消毒。导尿管系统应密闭、无菌。

3. 抗菌药物应用

（1）全身应用抗生素预防：对短期或长期导尿，包括进行外科手术以及拔除或更换导尿管的患者，因可能导致选择性耐药的发生，故不推荐常规全身应用抗菌药物或使用抗菌药物进行膀胱冲洗以降低 CAUTI 的发生。不推荐在留置导尿患者的尿袋中常规加入抗菌药或消毒剂以减少 CAUTI 的发生；导尿管被覆银或抗菌药（米诺环素联合利福平或呋喃妥因）可预防甚至延缓短期留置导尿相关菌尿症和 CAUTI 的发生，但对长期留置导尿的作用尚不肯定。

（2）乌洛托品预防：对耻骨上方导尿、长期间歇和长期持续留置导尿患者，不推荐常规使用乌洛托品以减少 CAUTI 发生；妇科术后留置导尿管不超过 1 周者可应用乌洛托品以减少 CAUTI 的发生。

（3）神经源性膀胱留置尿管的患者不常规应用蔓越莓制品以减少 CAUTI 的发生。

4．导尿管冲洗

不推荐常规使用抗菌药冲洗以减少或清除 CAUTI，为防止导尿管堵塞进行的持续冲洗应保持密闭。研究发现膀胱灌洗液注入可对膀胱壁产生机械性损伤，导尿管腔内及部分引流管腔内的尿液逆流入膀胱会增大泌尿系感染的风险。

5．导尿管材质

目前尚未发现不同导管材料对菌尿或有症状的感染存在风险差异。硅胶导管很少引起尿道发炎，硅氧烷导管不易受到阻塞，水凝胶涂层导管具有低摩擦表面，可减少尿道创伤，体外研究表明可温和地延缓生物膜的形成。

6．定期更换导尿管、常规使用抗菌制剂浸渍的导尿管、在留置导尿管的患者中筛查无症状性菌尿等不应作为 CAUTI 常规预防策略。

7．留置导尿管适应证 [8]

患者有急性尿潴留或膀胱出口梗阻；危重症患者尿量精确测量；围手术期使用尿管：接受泌尿系手术或其他泌尿生殖道毗邻结构手术的患者；预期手术时间长（需在麻醉复苏室拔出尿管）；患者手术过程中预计进行大容量灌注或用利尿剂；手术过程需进行尿量监测；有开放性骶骨或会阴伤口的尿失禁患者的辅助治疗；需长期固定卧床（如：潜在的不稳定胸椎、腰椎、骨盆骨折等多重外伤者）；临终关怀患者需要提高患者生活质量者。

（五）CAUTI 暴发控制质量评价

系统性 CAUTI 监测是评估 CAUTI 风险、评价防控效果与预防 CAUTI 暴发的有效手段。

1．系统性 CAUTI 监测

监测中应始终保持监测定义的标准化、一致性。一旦监测定义发生改变，应充分考虑这种变化对 CAUTI 发生率以及相关风险因素评估的影响；监测中还应注意区分作为感染风险防控的 CAUTI 监测定义与临床以治疗为目的的定义间存在一定的差异；CAUTI 诊断关键环节如尿标本采集、送检等应严格按照《尿路感染临床微生物实验室诊断》WS/T 489-2016 执行，避免假阴性、假阳性病例对风险评估准确性的影响 [9]。

2．CAUTI 特殊防控策略

若采取基本策略后仍不能有效控制 CAUTI 发生，应采取特殊策略，主要包括在整个机构内使用已证实为有效的一种或多种方法，发现和拔除不再需要的导尿管，制定术后留置导尿管的处理方案（如护士执行的间歇性导尿和使用膀胱测定仪等），建立导尿管使用和不良反应的分析和报告系统向相关人员进行数据反馈等。

（张秀月　中国医科大学附属盛京医院）

参考文献

[1] A Guide to Infection Control in the Hospital.5th edition.International Society for Infectious Diseases（ISID），Boston，MA，2014.

[2] Weber DJ，Sickbert-Bennett EE，Gould CV，et al. Incidence of catheter-associated and non-catheter-associated urinary tract infections in a healthcare system.Infect Control Hosp Epidemiol，2011，32：822-823.

[3] Sievert DM，Ricks P，Edwards JR，et al.Antimicrobial-resistant pathogens associated with healthcare-associated infections：summary of data reported to the National Healthcare Safety Network at the Centers for Disease Control and Prevention，2009-2010.Infect Control Hosp Epidemiol，2013，34：1.

[4] Lo E，Nicolle LE，Coffin SE，et al.Strategies to prevent catheter-associated urinary tract infections in acute care hospitals：2014 update.Infect Control Hosp Epidemiol，2014，35：464.

[5] Gould CV，Umscheid CA，Agarwal RK，et al.Guideline for prevention of catheter-associated urinary tract infections 2009.Infect Control Hosp Epidemiol，2010，31：319.

[6] 卫生部 . 医院感染监测规范 .2009.

[7] 卫生部 . 导尿管相关尿路感染预防与控制技术指南（试行）. 2010.

[8] 李六亿，吴安华，胡必杰 . 如何提升医院感染预防与控制能力 . 北京：北京大学医学出版社，2015：60-84.

[9] 国家卫生和计划生育委员会 . 尿路感染临床微生物实验室诊断 . WS/T 489.2016.

二、工作案例

案例　骨科 7 例泌尿系医院感染的调查处理

（一）基本情况

2009 年 7 月 21 日贵州省某医院医院感染管理科的医院感染监测系统预警提示，骨科一病区 2009 年 7 月 5 日至 7 月 21 日期间共发生泌尿系感染 7 例次，罹患率达到 6.93%，明显超过往年同期发病水平（0.48% ～ 0.56%），该科可能存在泌尿系医院感染聚集性发生事件。院感科监控人员组成调查组对骨科一病区此期间泌尿系医院感染患者进行了流行病学调查并采样，初步调查结果为阴沟肠杆菌疑似医院感染暴发，患者和医务人员、病房环境可能为本次院感暴发的传染源，传播途径可能为接触传播。立即上报院领导，7 月 23 日起采取有效的控制措施，未再有新发病例出现，医院感染暴发得到控制。

（二）调查和控制方法

1. 医院感染暴发发生及发现过程

2009 年 7 月 21 日贵州省某医感染管理科的医院感染监测系统预警提示，2009 年 7 月 5 日至 7 月 21 日期间院骨科一病区共发生泌尿系感染 7 例次。7 位患者均留置尿管，尿常规均示白细胞升高，5 例尿培养见阴沟肠杆菌，1 例为铜绿假单胞菌，1 例为大肠埃希氏菌。

2. 暴发核实

通过对该医院骨科一病区所有在院患者进行调查以及对 7 月份已经出院患者的调查发

现，骨科一病区 2009 年 7 月 5 日至 7 月 21 日期间共发生泌尿系感染 7 例次，罹患率达到 6.93%，明显超过往年同期发病水平（见图 4-3-1）。流行病学调查之后，初步调查结果为阴沟肠杆菌引起的泌尿系感染的疑似医院感染暴发。

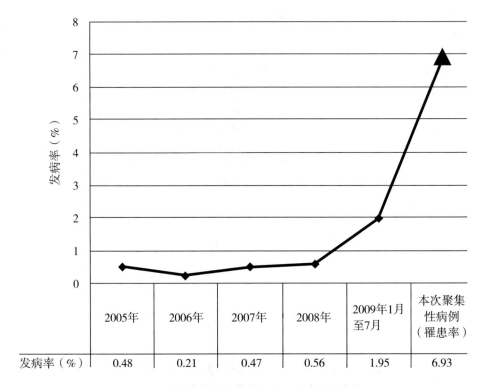

| 发病率（%） | 0.48 | 0.21 | 0.47 | 0.56 | 1.95 | 6.93 |

图 4-3-1　贵州省某医院骨科泌尿系感染流行曲线

3．流行病学调查

（1）发现预警当天即对该科室进行了现场调查：7 例患者均接受泌尿系统插管的操作，置管时间时间均大于两周，基本为置管后 10～15 天开始出现泌尿系统感染症状，考虑为泌尿系感染的疑似医院感染暴发。尿常规均示白细胞升高，尿培养见阴沟肠杆菌。针对此次暴发采取一系列的控制措施。

（2）个案调查结果：见表 4-3-1。

（3）对该病区进行环境卫生学采样，共计采样 54 份，床栏 15 份，床头柜 15 份，治疗车 4 份，手样 20 份，结果如表 4-3-2。

（4）科室存在的安全隐患：①科室一直延续抗菌药物冲洗膀胱；②导尿管直径也只有 16F 一种；③为了节约成本，洗手皂液和消毒液存在用水稀释问题。

4．初步结论

7 例泌尿道插管医院感染患者中，有 5 例尿液中分离出阴沟肠杆菌，以及医务人员的手、治疗车分离出阴沟肠杆菌，说明患者和医务人员、病房环境可能为本次院感暴发的传染源，传播途径可能为接触传播。

表 4-3-1　某医院骨科一病区 7 例泌尿系统感染患者情况一览表

姓名	性别	年龄（岁）	床号	疾病诊断	管床医生	感染日期	病原体	易感因素	累计留置尿管时间	插管后第几日感染
患者 1	男	65	31	腰 4、5 椎间盘突出症	a	2009.7.5	铜绿假单胞菌	泌尿道插管	15 天	13 天
患者 2	女	66	2	腰 4、5 椎间盘突出症并发椎管狭窄	b	2009.7.9	大肠埃希氏菌	泌尿道插管	14 天	10 天
患者 3	男	23	11	L4、5 骨折并发截瘫	b	2009.7.10	阴沟肠杆菌	泌尿道插管	13 天	9 天
患者 4	男	32	44	脊髓损伤并发双下肢截瘫	c	2009.7.8	阴沟肠杆菌	泌尿道插管	20 天	10 天
患者 5	男	22	13	L4、5、6 骨折并发截瘫	b	2009.7.16	阴沟肠杆菌	泌尿道插管	17 天	15 天
患者 6	男	27	37	截瘫	d	2009.7.17	阴沟肠杆菌	泌尿道插管	22 天	10 天
患者 7	男	49	32	脊髓损伤并发高位截瘫	e	2009.7.21	阴沟肠杆菌	泌尿道插管	16 天	13 天

表 4-3-2　卫生学检测结果

	手样（20）	床栏（15）	床头柜（15）	治疗车（4）
阴沟肠杆菌（+）	4	7	8	1
大肠埃希氏菌（+）	2	2	1	1
铜绿假单胞菌（+）	0	2	1	0
未发现相关致病菌	14	4	5	2

5．控制措施 [1-3]

7 月 21—23 日确定感染暴发原因后，立即采取如下措施：

（1）尿路感染可通过医护人员的手进行传播，故在导尿或其他泌尿道的操作时必须严格洗手和进行手的消毒，禁止将洗手皂液和消毒液稀释后使用。

（2）加强教育与培训，包括医务人员、家属及患者，都应掌握或熟悉无菌导尿及留置尿管的护理及注意事项。

（3）不是病情需要，应避免导尿，确因病情需要导尿者，尽可能缩短尿管置留时间，选择合适型号的导尿管。

（4）不提倡膀胱冲洗，因为膀胱冲洗易增加感染机会或加重尿路感染，除非治疗所需；对需要长期留置导尿管的患者，很难避免尿路感染的发生，但可选用三腔道气囊导尿管，用新霉素和多黏菌素间断冲洗膀胱，然后再使用无菌封闭引流装置，在一定程度上能防止尿路感染的发生。若导尿管有阻塞应立即更换。

（5）严格导尿管管理，保持集尿系统密闭性。医护人员在导尿管的插入过程和留置期间的管理都必须严格执行消毒隔离和无菌操作的原则，如每日检查导尿管有无移位、是否保持通畅、集尿系统有无破损漏尿等，封闭性引流装置出现问题应立即更换。

（6）使用留置导尿管发生尿路感染的患者应与非尿路感染患者适当隔离。

（7）每天对环境进行消毒，用含氯消毒剂擦拭治疗车、床头柜和床栏等。

（三）控制效果

1．在实施控制措施（7月23日）以后，该病区没有出现新的感染病例；7例泌尿系统感染患者，在使用敏感抗菌药物后，感染得到控制。本次疑似医院感染暴发终止。

2．对该科室进行整改和医务人员手卫生培训后，再次抽样检查，手卫生全部合格，未发现致病菌，环境卫生基本合格，说明了做好手卫生和环境物表卫生在医院感染控制中有重要意义。

（四）述评

1．经验体会

（1）控制工作成功的关键点

①医院感染管理信息化对及时发现医院感染暴发很重要，院感科及时组织监控人员调查。②采样及结合病例感染特点，及时发现了潜在的传染源及传播途径，并采取了相应的措施，使传播得到终止。③临床科室重视，能够接受院感科手卫生及环境卫生学培训，持续改进。

（2）控制工作的不足之处

1）临床医务人员对泌尿系统置管的指征掌握得不牢固。

2）在三管的日常评估的工作方面没有做好，也没有相应的记录，今后应改之。

3）目前的院感工作条件，很难做到对病原体的同源性鉴定，特别是在基层医院和西部地区医院，只能做到疑似暴发诊断。

4）本次院感暴发高度怀疑与手卫生和环境物表卫生有关，说明医院的卫生存在安全隐患，应该加大对医院工作人员的培训及环境卫生学监测；特别是加强手卫生的监督管理。

5）院感工作表面上看是在消耗医院的财力，例如临床科室为了节约成本，把手消毒液稀释后使用，存在很大的安全隐患。

2．总结

在此类院感暴发事件中，最容易遇到的事情是临床医务人员对院感不重视，经常漏报或者直到患者出院时才报院感，或者院领导认为院感暴发是有损医院形象的事件，从而瞒报，造成恶性院感事件的发生；特别是在基层医院，受人力和技术的限制，不能做病原学检测，在院感暴发一开始，就无力采取措施。针对以上问题，笔者认为，院感工作人员要特别注意自己的工作方法，要使院领导和临床科室对院感保持高度重视，小型医院应加强与大型医院的交流，以获得技术知识等资源。

（杨　怀　杨廷秀　贵州省人民医院）

参考文献

[1] 李六亿, 刘玉村. 医院感染管理学. 北京: 北京大学医学出版社, 2010.

[2] 王力红.2010年最新医院感染典型病例分析与防控要点实用手册. 北京: 人民卫生出版社, 2010.

[3] 任南. 实用医院感染监测方法与技术. 长沙: 湖南科学技术出版社, 2007.

第四节　胃肠道医院感染暴发的控制

一、综述

（一）概述

1. 基本概念

胃肠道医院感染是指住院患者入院时不存在, 又不处于潜伏期, 在医院内获得的胃肠道感染。医务人员在医院内获得的胃肠道感染也包括在内。胃肠道医院感染的主要临床表现有恶心、呕吐、腹痛、腹泻、水样便或黏液脓血便、发热。轻者呈自限性, 重者可有脱水、电解质紊乱、菌血症等肠外并发症。这里所指的胃肠道感染主要包括感染性腹泻、胃肠道感染及抗菌药物相关性腹泻。

根据 2009 年原卫生部颁布的《医院感染暴发报告及处置管理规范》[1] 规定, 在医疗机构或其科室中, 短时间内发生 3 例以上同种同源胃肠道感染病例的现象叫做胃肠道医院感染暴发; 在医疗机构或其科室中, 短时间内出现 3 例以上临床症候相似、怀疑有共同感染源的胃肠道感染病例, 或者 3 例以上怀疑有共同感染源或感染途径的胃肠道感染病例现象, 叫做疑似胃肠道医院感染暴发。胃肠道感染流行季节、免疫力低下的人群、医院感染控制措施缺陷是导致胃肠道医院感染暴发的三个诱发条件。

2. 国内外胃肠道医院感染的管理现状

全国医院感染监控网报道 2001 年、2003 年、2005 年三次全国医院感染横断面调查, 胃肠道医院感染例次现患率分别是 0.47%、0.35% 和 0.29%, 居各个部位医院感染的第五至六位[2]。2014 年全国医院感染监测网数据显示, 消化系统医院感染率为 0.18%, 居第五位[3], 占全部感染的 6.46%, 仅次于下呼吸道、泌尿道、手术部位、上呼吸道, 可见我国胃肠道医院感染的现患率呈逐年降低的趋势。2011 年 Magill 等[4] 在美国 10 个州 183 所医院进行现患率调查, 胃肠道感染率为 0.68%, 居第三位, 占全部感染的 17.1%, 仅次于下呼吸道感染及手术部位感染。胃肠医院感染增添患者痛苦, 延长住院时间, 增加医疗费用。英国一个前瞻性研究中, 2002 年 4 月至 2003 年 3 月胃肠道医院感染暴发每年要增加医疗花费 1.15 亿英镑, 仅次于泌尿道感染（约 1.24 亿英镑）[5]。

国内外均非常重视胃肠道医院感染的控制, 因为胃肠道医院感染容易造成流行、甚至暴发, 尤其是在胃肠道感染流行季节。目前, 各国均加强医院感染病例的监测、统计分析, 及时发现感染聚集性苗头。2004 年起卫计委发布一系列抗菌药物合理使用规范, 并不断更新, 为减少抗菌药物相关性腹泻发挥一定作用。针对特殊病原体的胃肠道感染, 2009 年原卫生部发布了《手足口预防控制指南》，2011 年美国疾病预防和控制中心颁布了《医疗机构预防与控制诺如病毒胃肠道医院感染暴发指南》，2015 年中国疾控中心发布《诺如病毒感染暴发调查和预防控制技术指南（2015 版）》，对胃肠道医院感染暴发的控制提出针对性的意见。

（二）胃肠道医院感染暴发情况

在我国，新生儿及儿科病房沙门菌或轮状病毒引起的胃肠炎流行时有发生，罹患率高达 15% ～ 80%[6-8]。2006 年冬季，多家医院发生诺如病毒胃肠道感染暴发，有些医院甚至有 70 ～ 90 例患者同时受累[9,10]。胃肠道医院感染暴发事件在国内外医疗机构中时有发生，下面就其流行病学特点总结如下。

1. 传染源

感染性腹泻的患者是主要的传染源。患者处于疾病的潜伏期，没有被及时诊断，或患者已经被诊断为感染性腹泻，但医务人员缺乏感控意识，没有采取有效的隔离措施，往往造成感染在医院内传播。

患者家属和医务人员中的带菌者也可成为传染源。来院探视的患者家属可能为带菌者，污染了携带的食物或密切接触患者[11]。肠道感染的产妇分娩过程中可以经产道将病原菌传染给新生儿，之后在婴儿室交叉感染导致暴发流行[12-15]。医务人员在某次肠道急性感染后腹泻症状消失，粪便镜检正常，但肠道仍然有致病菌定植和排出，成为慢性带菌者，也可能导致多个患者感染[16]。

2. 传播途径

胃肠道医院感染主要通过粪 - 口途径传播。医务人员的手、医疗仪器表面、地板、桌面和器具用品都可以是传播病原体的媒介。

2008 年新疆某院儿科出现轮状病毒腹泻暴发[17]，调查中对病房物表、医务人员手采样，轮状病毒阳性率为 52%。通过加强消毒隔离、严格执行手卫生、正确处理呕吐物和排泄物等控制措施，成功地阻断了这次暴发流行，再次对物表和手采样，轮状病毒阳性率降为 8%，这说明医务人员的手和污染的病房环境在胃肠道医院感染暴发中占重要作用。医院的水源或食物污染，也会导致胃肠道感染暴发，这种情况虽然较少见，但是一旦发生，累及的患者数目众多[18]。新生儿病房偶尔有婴儿密切接触的物品，如尿布、洗澡的肥皂污染导致腹泻暴发的报道[19,20]。某些肠道病毒也可以经过空气传播，加拿大多伦多医院急性胃肠炎暴发[21]，4日内有 635 名工作人员和患者感染，经调查认为患者剧烈呕吐、腹泻，使病毒微粒污染了空气。这些病毒微粒被其他人吸入或咽下后导致易感者发病。

3. 易感人群及危险因素

文献报道的胃肠道医院感染暴发事件中，超过 50% 发生在新生儿病房或产科婴儿室，其次是儿科病房和老年病房，说明儿童和老年人是胃肠道医院感染的高危人群。严重的基础疾病、营养不良、免疫缺陷、长期大剂量使用抗菌药物是感染的危险因素[22-24]。

4. 流行季节

胃肠道医院感染暴发全年均可能发生，以夏季和秋冬季为发病高峰。夏季多为细菌性感染，秋冬季多为病毒感染[25]。胃肠道社区感染流行期间，医院感染暴发的风险增加，例如 2006 年冬季我国多家医院诺如病毒胃肠道感染暴发，就与这一时期社区诺如病毒的流行相关[26]。

5．常见病原体

感染性腹泻可由多种病原体引起，包括细菌、病毒、真菌、原虫等。引起新生儿和儿童胃肠道医院感染暴发的病原体过去以沙门菌（主要是鼠伤寒沙门菌）为主，现在以轮状病毒居多[27]。引起成人胃肠道医院感染暴发的常见病原体包括致病性大肠埃希氏菌、空肠弯曲菌、痢疾志贺菌[11]、气单胞菌[28]、诺如病毒等。近年来艰难梭菌相关性腹泻的发生率不断升高，在加拿大、美国及英国相继导致暴发流行，被公认为是发达国家最重要的医院感染病原体之一[29-31]，我国虽然还没有艰难梭菌导致胃肠道医院感染暴发的报道，但也需要引起医务人员的警惕。

（三）国内外胃肠道医院感染暴发防控措施

国内外的医疗机构中时有胃肠道医院感染暴发事件发生，干扰医疗机构正常的诊疗活动，增加患者痛苦，所以怎样采取有效的措施预防和控制胃肠道医院感染暴发，一直以来受到医务工作者、医院感染控制人员和公共卫生服务机构的高度重视。欧洲多个国家和美国都颁布过预防和控制诺如病毒在医疗机构感染暴发的指南，我国在历次医院胃肠道医院感染暴发的事件中也总结了许多经验教训，现将这些指南和文献[32-34]中列举的预防与控制措施总结如下。

1．患者隔离

（1）避免暴露于有呕吐或腹泻症状的患者的环境中。有胃肠道感染症状的患者，予单间接触隔离。如果没有条件单间隔离时，有相同症状的患者安置于同一病房。病房门口悬挂接触隔离标识。

（2）限制有胃肠道感染患者及恢复期患者的日常活动范围在隔离病房内。除非有必要的检查和治疗，不要让患者离开病房，以减少对环境和其他病区的污染。

（3）患者症状消失后，至少要继续接触隔离48小时，以避免暴露于易感患者。有复杂并发症（如心血管疾病、自身免疫病、免疫抑制、肾功能不全）的患者，要适当延长接触隔离的时间，因为他们可能发展为慢性腹泻，持续排出病原菌，或者复发感染。婴幼儿患者要延长接触隔离的时间。小于2岁的婴幼儿胃肠道医院感染暴发后，即使症状消失，仍然会排出病原菌污染环境，有证据证明应该延长隔离至症状消失后5天。

（4）感染暴发期间，暂停小组活动（例如患者上课、医务人员聚餐）。

（5）在感染暴发期间，医务人员要使用适当的个人防护用品（如手套和隔离衣），尽量减少交叉污染的可能。例如，处理患者呕吐物或粪便要穿隔离衣，戴手套；护理正在呕吐的患者时，要戴外科口罩和护目镜（或者戴面罩）。

2．手卫生

（1）胃肠道医院感染暴发期间，要特别加强医务人员、患者和探视者手卫生的依从性。

（2）引起暴发的病原体是细菌时，含酒精的速干手消毒剂可以作为手卫生的首选。但酒精不能杀灭肠道病毒，在肠道病毒暴发期间，医务人员接触感染患者或可疑感染患者前后，要用肥皂和流动水洗手。

3．环境和物品的清洁消毒

（1）隔离区和探视区以及人流量高的诊疗区域的环境和仪器表面要常规清洁和消毒，重点消毒物品和区域包括便桶、洗手间、水龙头、门把手、电话等。

（2）在暴发期间增加清洁和消毒的频率。例如，病房的清洁增加到每日两次，日常接触物品的消毒增加到每天三次。

（3）清洁环境的时候，先清洁被病原菌污染可能性低的区域（例如桌面），后清洁被病原菌污染可能性高的区域（例如洗手间）。清洁呕吐物或粪便后，立即清洁或更换新的墩布头。

（4）患者尽量使用一次性的器具，例如一次性饭盒。一次性物品使用后立即丢弃（按照医疗垃圾处理）。

（5）小心处理受呕吐物或粪便污染的床单，不要抖动，避免播散病原体。患者从隔离病房转出或出院后更换床单。

（6）做好新生儿奶瓶和奶嘴的清洁消毒。

（7）新生儿病房胃肠道医院感染暴发期间，患儿尽量使用一次性尿布。妥善处理受粪便污染的尿布，按照医疗垃圾处理，避免污染环境。

（8）在隔离病房内尽量避免使用软垫式家具和地毯，因为这些物品很难彻底清洁和消毒。如果必须使用，选择可以承受彻底清洁和消毒的物品。受污染或出院患者的软式家具，使用高压蒸汽灭菌，或按照制造商的建议消毒和灭菌。

（9）暴发期间，隐私帘有可见污染，或者患者出院、转出时要更换。

（10）清洁和消毒的设备、药剂要有资质、按照制造商说明书要求使用。

（11）在用消毒剂消毒物表和仪器前，先清洁。按照制造商的建议选择最佳的消毒液稀释浓度、操作程序和作用时间。

4．准确和快速诊断

（1）完善微生物实验室建设，对疑似胃肠道感染的患者能够及时诊断和病原学确认，提供感染控制措施，避免暴发或控制感染规模。

（2）在患者胃肠道感染的急性期（发病后 2～3 天内）采集粪便标本送病原学检查。

（3）呕吐物中病原体的载量较低，不适合进行病原学检测。最好是提供患者的粪便标本进行检查。

（4）在实验室诊断缺少或延误的情况下，根据临床诊断标准尽早确定暴发，以及时采取相应控制措施。

（5）暴发期间对环境进行采样培养，对调查污染来源是有益的。

5．患者转运和停收新患者

（1）病房停止收治新患者是阻止胃肠道医院感染暴发蔓延的重要措施。什么情况下停收患者，需要感控人员和医院领导进行风险评估。

（2）已经感染的患者，如果需要转运到其他病房，要事先通知医务人员，新病房要有接触隔离的措施。如果不能做好接触隔离，那么推迟转运。适当治疗后好转的患者，可以出院回到居住地。

6．医务人员的管理

（1）医务人员如果出现感染性腹泻症状需休假。患感染性腹泻的医护人员在症状消失后至少 48 小时才能回到病房工作。工作后要执行严格而频繁的手卫生，特别是接触患者前后。

（2）胃肠道医院感染暴发病区，不要有非必要的工作人员、学生和志愿者。

（3）胃肠道医院感染暴发期间要建立分组护理制度。至少将患者分为有症状组、无症状已暴露组和无症状未暴露 3 个组，分组医疗和护理。

7．探视的管理

（1）胃肠道医院感染暴发期间建立特殊的探视制度，限制非必要的访客。探视者必须执行手卫生和接触隔离措施。

（2）在社区胃肠道医院感染暴发时期，对探视要加以限制，有胃肠道感染症状的人不能探视，并且确保探视者遵守手卫生和接触隔离。

8．教育

（1）在暴发期间，要对医务人员、患者和访问者进行相关教育，教育的内容包括胃肠道感染的症状、传播方式和预防医院感染的措施。

（2）在暴发之前，为医务人员提供胃肠道感染的教育资源并且作为年度培训的一部分，以及时发现散发病例。

9．医院食堂的管理

（1）医院食堂工作人员在接触食物前要进行手卫生。

（2）食堂从事食品加工和运输的人员如果有胃肠道感染的症状，应该停止工作，直到症状消失后 48 小时或更长的时间。

（3）在胃肠道医院感染暴发期间，无论是医务人员之间，还是患者之间，都不要共享食物。

10．积极调查

在医疗机构中出现胃肠道医院感染聚集性发生时就要开展积极的病例调查。对暴露的和有症状的工作人员及患者，收集相关的流行病学、临床症状、实验室检查结果和转归信息，以判断引起感染流行的原因。

11．监测和报告

（1）在医疗机构建立医院感染的监测系统有利于早期发现医院感染聚集发生和暴发现象 [35]。

（2）医疗机构制订书面的医院感染暴发的报告制度。制度中应该明确暴发的定义，报告流程，以及临床医务人员、实验室、感染管理人员和医院管理者的责任。

（3）当医疗机构发生胃肠道医院感染暴发时，应该按照原卫生部 2009 年颁布的《医院感染暴发报告及处置管理规范》的要求向上级卫生部门及时报告。

从上面可以看出，预防胃肠道医院感染的措施多且繁杂，要求医疗机构把每一条措施都落实得好是很困难的。实际上，这些控制措施的效力是有大有小、各不相同的，如果每条措施都用同样的力度来推进和执行，也是不科学的，应根据每次暴发的具体原因、特点进行相应的防控。

（四）发展趋势

我国于 1986 年成立了全国医院感染监控网，胃肠道感染监测是其中一项重点内容。经过 30 年的发展，各大医院均实现了电子化的医院感染病例监控、预警，能及时发现胃肠道感染病例，及时发现聚集性现象，利于提早干预临床，减少暴发事件的发生。在管理方面，更重视环境清洁、食品安全、水源安全，食堂的管理除了由医院内部感控部门监管，也由外部的卫生监督所监管，对环境清洁方面也有相应的规范、流程相继出台，各项用水标准也有相应的法规依据。2009年原卫生部发布的《医院隔离技术规范》，对胃肠道感染的隔离防护起到了规范化、科学化的作用，使感控人员在执行日常胃肠道隔离时有章可循。对重点传染性胃肠道感染疾病，2009年原卫生部发布了《手足口预防控制指南》，2015年中国疾控中心发布了《诺如病毒感染暴发调查和预防控制技术指南（2015版）》，对手足口、诺如病毒疫情发现核实、调查、控制措施等方面进行了详细阐述，使感控能有针对性地进行。但是，我国尚缺乏系统的、有针对性的胃肠道医院感染防控的规范或技术指南，胃肠道医院感染的研究文献也略少，这可能与其发病特点、在医院感染中占的比重有关。

对胃肠道医院感染的控制措施，美国也是针对重点的传染性强的诺如病毒颁布了指南，2011年美国疾病预防和控制中心颁布的《医疗机构预防与控制诺如病毒胃肠道医院感染暴发指南》[36]中推荐了八条优先推进的感染控制措施，包括：①患者接触隔离；②手卫生；③避免患者的转运，治疗好转的患者，出院回常住地康复；④增加病房环境清洁和消毒的频率；⑤有感染性腹泻的医务人员需休假；⑥患者分组护理；⑦缺乏实验室诊断的支持时，按照临床诊断和流行病学特征，及早确定暴发；⑧暴发后及时上报。在胃肠道医院感染暴发中，优先和重点推进这些措施，可以高效地控制感染的蔓延。

（五）总结

胃肠道医院感染发病急、治愈快，其引起的暴发可通过外部干预及时得到控制。胃肠道医院感染主要通过粪-口途径传播，通过加强清洁消毒、严格隔离患者、严格执行手卫生、正确处理呕吐物和排泄物、准确快速诊断病原体等措施，能有效地进行防控，当然，前提是监测系统能灵敏地捕捉流行苗头，这就要求有强大的信息系统支撑，以及感控人员高水平、敏锐的视角。

（要　慧　北京大学第一医院　林金兰　北京清华长庚医院）

参考文献

[1] 卫生部.医院感染暴发报告及处置管理规范.北京：2009.

[2] 任南，文细毛，吴安华.全国医院感染横断面调查结果的变化趋势研究.中国感染控制杂志,2007,6(1)：16-18.

[3] 任南，文细毛，吴安华.2014年全国医院感染横断面调查报告,中国感染控制杂志,2016,15（2）：83-87.

[4] Magill SS，Edwards JR，Bamberg W，et al. Multistate point prevalence survey of health care-associated infections.N Engl J Med，2014，370（13）：1198-1208.

[5] Lopman BA，Reacher MH，Vipond IB，et al. Epidemiology and cost of nosocomial gastroenteritis，Avon，England，2002-2003.Emerg Infect Dis，2004，10（10）：1827-1834.

[6] 钱渊，张又，肖玮等.P2、G4型轮状病毒引起产科新生儿腹泻暴发流行.中华儿科杂志,1999,37（5）：283-286.

[7] 王靖虹.某医院内新生儿腹泻暴发病原学调查和防制措施评价.职业与健康,2007,23（23）：2183-2185.

[8] 姚敬业，胡秀芬，李照荣.一起鼠伤寒沙门氏菌所致的新生儿胃肠炎暴发流行.中国公共卫生，1986，5（1）：50-51.

[9] 徐潜，郎琳娜，张景.医院内诺如病毒性急性胃肠炎暴发的流行病学与临床特点分析.传染病信息，2007，20（4）：226-229.

[10] 谢立，俞骅，黄仁杰等.诺瓦克样病毒医院感染调查.中华医院感染学杂志，2008，18（1）：45-46.

[11] 吴华.11例感染性腹泻暴发的教训.家庭护士，2008，6（18）：1656-1657.

[12] 李瑞宇，李凤娣，朱德苏，等.新生儿鼠伤寒医院感染暴发的控制与体会.中华医院感染学杂志，1996，6（1）：32-33

[13] 贾娅.鼠伤寒沙门氏菌所致新生儿腹泻暴发流行的分析.陕西医学杂志，1995，24（9）：543-544.

[14] 任南，徐秀华.新生儿痢疾杆菌医院感染暴发事件的启示.中国护理管理，2008，8（11）：10-12.

[15] 陈在川.某医院婴儿室医院内感染两次暴发流行调查.安徽医科大学学报，1995，30（6）：92.

[16] 肖才瑜，康若尧，卢敏.一起鼠伤寒沙门氏菌所致暴发型新生儿腹泻.预防医学和保健，1985，6（2）：91-92.

[17] 须玉红，高新，陈春花.儿科病房轮状病毒腹泻暴发流行原因分析及护理干预.新疆医学，2009，39（10）：113-116.

[18] 张洪生，张志坤，陈俊山，等.某医院腹泻暴发的调查报告.中国公共卫生，1991，7（5）：235.

[19] 郑桂兰.鼠伤寒沙门氏菌所致爆发性流行性新生儿腹泻23例报道.四川医学，1982，3（3）：187.

[20] 杨元芝.医院感染新生儿肠炎20例报告.中华医院感染学杂志，1998，8（5）：158-159.

[21] Sawyer LA，Murphy JJ，Kaplan JE. 25-to 30-nm virus particle associated with a hospital outbreak of acute gastroenteritis with evidence for airborne transmission. Am J Epidemiol，1998，127（6）：1261-1271.

[22] Meakins SM，Adak GK，Lopman，et al.General outbreaks of infectious intestinal disease（IID）in hospitals，England and Wales，1999-2000. J Hosp Infect，2003，53（1）：1-5.

[23] Mattner F，Sohr D，Heim A，et al.Risk groups for clinical complications of norovirus infections：an outbreak investigation. Clin Microbiol Infect，2006，12（1）：69-74.

[24] 郭顺明.医院内感染与感染性腹泻.热带病与寄生虫学.1999，28（3）：185-188.

[25] Lopman BA，Adak GK，Reacher MH，et al.Two epidemiologic patterns of norovirus outbreaks：surveillance in England and Wales，1999-2000. Emerg Infect Dis，2003，9（1）：71-77.

[26] 武迎宏，李冬梅，高燕，等.诺罗病毒引起医院感染性腹泻的调查与控制.中华医院感染学杂志，2008：18（3）：366-368.

[27] 吴亦伦，何丽娜，苏诚钦，等.轮状病毒院内感染引起的新生儿腹泻流行.中国人兽共患病杂志，1992，8（5）：42-43.

[28] 张洪生，张志坤，陈俊山，等.某医院腹泻暴发的调查报告.中国公共卫生，1991，7（5）：235.

[29] Vonberg RP，Kuijper EJ，Wilcox MH，et al. Infection control measures to limit the spread of Clostridium difficile.Clin Microbiol Infec，2008，14（Suppl 5）：2-20.

[30] Kuijper EJ，Coignard B，Tull P.Emergence of Clostridium difficile-associated disease in North America and Europe.Clin Microbiol Infect，2006，12（Suppl 6）：2-18.

[31] Muto CA，Pokrywka M，Shutt K，et al. A large outbreak of CDAD with an unexpected proportion of deaths and colectomies.Infect Control Hosp Epidemiol，2005，26（3）：273-280.

[32] Harris JP，Lopman BA，O'Brien SJ.Infection control measures for norovirus：a systematic review of outbreaks in semi-enclosed settings. Journal of Hospital Infection，2010，74（1）：1-9.

[33] Kurup A，Chlebicki MP，Ling ML，et al.Control of a hospital-wide vancomycin-resistant Enterococci outbreak.Am J Infect Control，2008，36（3）：206-210.

[34] Lucet JC，Armand-Lefevre L，Laurichesse JJ，et al.Rapid control of an outbreak of vancomycin-resistant Enterococci in a French university hospital. Journal of Hospital Infection，2007，67（1）：42-48.

[35] Loveridge P，Cooper D，Elliot AJ，et al.Vomiting calls to NHS direct provide an early warning of norovirus outbreaks in hospitals.J Hosp Infect，2010，74（4）：385-393.

[36] MacCannell T，Umscheid CA，Agarwal RK，et al.Guideline for the prevention and control of norovirus gastroenteritis outbreaks in healthcare settings. Infect Control Hosp Epidemiol，2011，32（10）：939-969.

二、工作案例

案例一　诺如病毒引起的胃肠道医院感染暴发控制案例分析

对于胃肠道医院感染暴发事件，新生儿和儿童主要以轮状病毒感染为主，成人胃肠道主要以大肠埃希氏菌、诺如病毒等感染居多，但无论是成人还是新生儿，胃肠道感染暴发的控制原则基本相同，如果控制及时有效，暴发所引起的后果往往不是很严重，患者治愈率也较高[1]。不过不同的暴发事件所面临的具体情况千差万别，所采取的控制策略也不尽相同，本文主要介绍了一起成人诺如病毒胃肠道感染暴发事件的发生、处理过程及防控的效果。

（一）基本情况

1．概述

某年2月2日—9日，某医院发生一起诺如病毒感染暴发，57名住院患者中共有9例患者发病，其中8例为医院感染，医院感染罹患率为14.4%（8/57）。主要临床表现以恶心、呕吐、腹泻为主。发病病程最短1天，最长4天，多数为2~3天，具有一定的自限性，病情较轻，无明显脱水症状。便常规、血常规检查无异常。便培养检测，3人诺如病毒阳性。起初怀疑为一起食物中毒，经调查证实为经接触传播的胃肠道感染暴发事件，通过初期采取接触隔离措施及后期加强措施，使暴发得到有效控制。

2．流行病学特点

（1）时间分布：某年2月2日出现第一例社区感染患者，2月10日结束，持续了7天。如图4-4-1所示，2月4日与2月7日为两个高峰，罹患率分别为10.7%、6.9%，详见表4-4-1。

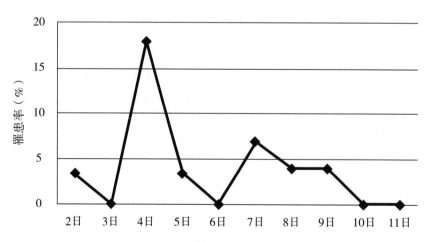

图4-4-1　某年2月某医院的某病房诺如病毒感染时间分布

表 4-4-1 某年 2 月某医院的某病房诺如病毒感染时间分布

日期	住院人数	患者发生数	罹患率（%）
2 日	29	1	3.4
3 日	29	0	0.0
4 日	28	3	10.7
5 日	29	1	3.4
6 日	27	0	0.0
7 日	29	2	6.9
8 日	25	1	4.0
9 日	25	1	4.0
10 日	18	0	0.0
11 日	18	0	0.0

（2）人群分布：57 名住院患者主要为冠心病或高血压患者，其中男性 22 人，感染 4 人；女性 25 人，感染 5 人（其中 1 人为社区感染）。年龄在 25～80 岁之间，平均年龄为 67.07±13.77 岁，感染患者集中在 54～78 岁之间，平均年龄为 70 岁。感染患者不存在年龄及性别差异。

（3）地点分布：感染患者均在一个病区，该病区有 8 个病房，1 间为 2 人间，其余均为 4 人间，共 30 张病床，感染患者分散在 5 个病房，其中 4 人在一个病房，另外从图 4-4-2 可以看出，感染患者所在房间并不是完全相邻。

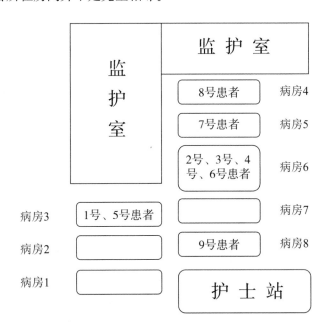

图 4-4-2 诺如病毒感染患者房间分布图

3．控制效果

经过感染管理科与病房医务人员的共同努力，在医院领导的支持下，本次胃肠道感染暴发发现及时，诊断正确，及时采取及调整接触隔离措施，并监督措施落实情况，最终暴发被控制在较小的范围内，短时间内得到有效控制。

（二）调查与控制方法

1．医院感染暴发的发生及发现过程

某年2月5日（星期一）感染管理科接到临床报告，某病房有3位患者于2月4日先后出现呕吐、腹泻症状，无发热，粪便性状为水样便，腹泻症状明显，每日3次到十几次不等，粪便常规检查均正常。

2．核实诊断

（1）核实3例患者是否存在胃肠道感染：经过现场调查，感染患者主要表现为恶心、呕吐、腹泻，伴或不伴腹痛，发病第一天具有呕吐症状，呕吐1～3次；腹泻为水样便，每日腹泻3次以上，一般为5～10次，最多为16次；便常规、血常规检查无异常。

根据我国《医院感染诊断标准（试行）》"感染性腹泻"的临床诊断标准"急性腹泻每天3次以上，连续2天，或1天水泻5次以上者"，结合以上3例患者的临床表现，以及3例患者均为冠心病患者，无其他基础疾病，治疗中也无引发腹泻的诊疗措施，因此认为该3例患者符合"感染性腹泻"的诊断[2]。

（2）核实是否为感染暴发：当日住院患者共28人，3位患者发生感染，罹患率为10.7%。去年同期该病区胃肠道感染率为1.1%；某年1月流行病区胃肠道感染率为1.2%。本次感染率明显高于上一个月及去年同期感染率（$P < 0.05$），因此初步判断本次为一起疑似胃肠道医院感染暴发。

3．感染原因调查

（1）查找感染源

1）根据已掌握的知识和已有的经验，结合本次患者胃肠道感染的临床特点，判定本次暴发的基本性质。从患者的临床表现和检验的情况看，本次感染似病毒引起的感染，基本可排除细菌或细菌毒素所致的感染。

2）列出引起胃肠道感染暴发的可能感染源。

3）列出当时社会上常见流行的胃肠道感染的感染源。

通过对该病区所有在院患者、探视者、陪护人员及医务人员进行全面调查，尤其是第一例感染发生的特点对判断感染的来源尤为重要。通过调查发现本病区2月2日曾经收住1位胃肠道感染症状的患者，经补液及使用小檗碱（黄连素）治疗后2月4日已好转，未引起主管医生及护士的注意，未采取隔离措施。而2月4日发生的3例胃肠道感染患者临床症状与2月2日患者的临床症状类似，因此考虑与该例患者感染有关。

同时对同病区、同院区的患者、陪护人员和医务人员开展调查，包括饮食情况、接触者、有无其他患者及医务人员出现类似症状、其他病区有无类似情况、感染患者有无共同点等。调查结果显示，感染患者与非感染患者在上述方面并无不同。

因此本次发生的3例类似感染患者，考虑为2月2日第一例胃肠道感染患者传播所致，原因可能为与患者共用一个卫生间。而发病的3例患者在同一病房，考虑为经接触引起感染

的传播。

另外排除食物中毒。在调查初期，病房医务人员与发病患者认为此次胃肠道感染与2月4日中午吃饺子有关，感染患者均强调自己吃完中午的饺子后开始觉得不舒服，继而出现临床症状，认为是食物中毒所致，某报也在2月5日大篇幅报道某医院某病房发生一起食物中毒事件，导致医务人员及患者坚信与吃饺子有关。

但调查人员并未因以上信息先入为主，而是根据流行病学方法逐一排查感染原因，对于"饺子事件"，经仔细调查发现其中一位感染患者中午并没有吃饺子，且在中午前开始出现症状。同时2月4日中午全院有800多人吃饺子，该病房有17人吃饺子，与该病房同一楼层的另一病区有7人吃饺子，且由同一个配膳员配餐，这一病区和全院的其他病区均无腹泻患者，因此不考虑与饺子及配膳员有关，基本排除食物中毒。

（2）查找感染病原体：通过调查判断感染患者之间为接触传播，通过对感染病例的临床症状、体征及实验室检查进行认真探讨，因便常规及血常规均无异常，不考虑为细菌感染，病毒感染的可能性大。考虑到当时该地区正在流行的诺如病毒感染，而且患者发生的临床症状与社会上的感染患者的症状很类似，且第1例患者的房间也发生了1例继发感染，因此，经过认真讨论，初步判定为一起由诺如病毒引起的胃肠道感染暴发，电话报告区疾病预防控制中心，留便标本进行病毒检验。在3例胃肠道感染便标本的检测中，2例检测出诺如病毒，证实了最初的判断。

4．暴发的控制

（1）根据初步判断，尽快采取防控措施：2月5日接到报告，经初步调查考虑为经接触传播的胃肠道感染暴发后，当日即采取基本的接触隔离措施，如隔离、手卫生、环境消毒等。

（2）诊断明确，采取针对性的控制措施：经实验室诊断为诺如病毒感染后，根据诺如病毒感染的特点，包括诺如病毒主要存在于患者的粪便和呕吐物中，通过以下几种方式传播，包括食用污染的食物或饮用污染的饮料；接触污染的物体或表面，然后通过手接触引起感染；直接接触到感染者（如照顾患者，与患者同餐或使用相同的餐具）。另外，诺如病毒毒力强。人体摄入不到100个病毒就能发病。尽管病毒在人体外很难繁殖，但是一旦存在于食品或水中，就能长期存活引发疾病，采取了如下针对性的措施：

1）隔离感染患者，感染患者安置在同一房间。

2）严格医务人员的洗手与手消毒，接触患者前后应洗手或手消毒；手消毒建议使用速干手消毒剂；接触患者的呕吐物、排泄物应戴手套，摘手套后应洗手和（或）手消毒；接触感染性腹泻患者应穿隔离衣。

3）严格病房的消毒工作，包括物体表面与地面的消毒，尤其应注意门把手、水龙头开关等公共用品与场所的消毒，每日擦拭2次；做好清洁用品如抹布、墩布等的消毒；严格卫生间的消毒，每2小时对卫生间门把手、水池开关、便池等用500mg/L的含氯消毒剂擦拭。

4）严格患者与陪护的管理，不串病房，不交换食品与餐具，尽量食用医院的餐饮；加强对患者的宣教，注意个人卫生，加强洗手尤其是饭前便后的洗手；加强对患者私人用物的管理与消毒，如便器清洗干净后使用500mg/L的含氯消毒剂浸泡30分钟，饭碗使用开水冲烫即可；严格患者被服、使用布类的消毒，最后单独收集，并标志清楚，每天更换等。

5）严格探视制度，减少探视；若有探视，则应强调探视者的手卫生。

6）严格终末消毒，当患者出院后，对患者的床单元、床头柜及患者的用物、地面等进行彻底的消毒；若病房的所有患者出院，对该病房应彻底清洁与消毒。包括对病房患者用的轮椅、平车的定期消毒等。

7）加强患者的出院教育，预防患者将病原体带回家，导致疾病的扩散；患者的出院标准为临床治愈 2～3 天后可出院。

将上述控制措施形成文字材料交予病房护士长与主治医生，与病房主任进行沟通，以便得到医务人员的配合，共同预防与控制感染的传播。

但采取上述措施后，感染并未得到有效控制，如图 4-4-1 所示，仍有续发感染病例，为此于 2 月 8 日召开了高层面、多部门的协调会，参加人员包括医务处、感染管理科、护理部、总务处、当事病房主任及护士长，分析控制效果不佳的原因。通过讨论，与会人员对感染控制效果不佳原因达成以下共识：

①潜伏期患者出现临床症状。

②病房卫生间的消毒难到位，因整个病区只有 1 个卫生间，所有患者共用 1 个厕所。

③住院患者、探视者、陪护人员手卫生不规范，主要是依从性不够、洗手方法不正确。

④病房医务人员重视不够，并未完全消除"食物中毒"的思想，所以对采取的感染防控措施落实力度不够。

⑤监督力度不强。

（3）针对上述问题，结合感染发展趋势，及时调整防控措施，具体为

①停收新患者。

②配备专门的保洁人员，24 小时轮班对卫生间进行定期的清洁消毒；同时对进出卫生间的每个患者监督手卫生的实施。

③由病房医师或护士培训患者、探视者和陪护人员如何洗手，如何使用速干手消毒剂。

④加强监督，由感染管理专职人员每天到病房全天候监督所有人员各项感控措施的落实。

（三）控制的效果

通过采取初步接触传播控制措施，在诊断明确后采取针对性的控制措施，而且随着感染的发展和控制工作中存在的问题，及时调整感控措施等，使得在 2 月 10 日后再无续发病例的发生，本次聚集性感染得以有效控制。

（四）述评

1．经验体会

（1）感染控制人员应熟知及坚持暴发调查与处理流程：暴发的调查与控制具有一定的原则及方法，包括核实诊断、暴发核实、提出初步假设、确定调查目标及内容、提出初步控制措施、现场调查及流行病学分析、控制效果评估及调整控制措施等。另外，需坚持调查的原则，不要受他人的影响，如果本次感染受到他人的误导，往食物中毒上考虑，调查各种污染途径，整改营养室，而病房内不采取任何措施，那后果不堪设想。在本次事件调查过程中，面临报社、临床医务人员及患者重重压力之下，坚持自己的判定，逐一排查感染原因，排出"因饺子食物中毒"的误论，从而找到真正的感染原因，使暴发得以有效控制。

（2）感染控制人员要拓宽知识面，开阔思路：在日常工作中，感染控制人员经常会遇到各种各样的突发事件，在处理过程中，需要丰富的经验和知识。就像本次诺如病毒的聚集性发生，如果不了解社会上正在流行何种病原体，不了解病毒性腹泻的临床表现，便很难往诺如病毒感染上考虑，延误控制的最佳时期。

（3）感染控制人员工作要深入、细致：感染控制人员的工作离不开临床，便需要经常到病房去看，去发现医生、护士、卫生员什么地方做得不到位，存在什么隐患，只有这样才能及时纠正，把感染控制工作做到位。要相信自己眼睛所看到的，而不是听到的，眼见为实便是这个道理。在本次事件中，感染控制人员要去调查，核实诊断，是否真如医务人员和患者所说的那样，比如本次事件中未吃饺子的感染患者，如果不仔细调查及追问，可能会影响后期的判断。制定预防与控制措施后，要前去督查是否全部到位，有什么地方需要改进。还有对患者加强宣传教育，注意手卫生，观察他们洗手是否正确，需要感染控制人员去检查，如果患者本身手卫生不注意，那对感染控制非常不利。所以在聚集性感染发生的控制过程中，感染控制人员工作要细，考虑到每一个细节，需要亲自到达现场去调查控制。

（4）聚集性医院感染发生的预防与控制更有利于以后感染控制工作的开展：通过聚集性医院感染发生的控制，增强了临床医务人员的感染控制意识，促进了医务人员的手卫生观念。就像本次事件中该病区医务人员从一开始认定为食物中毒到后期防控措施执行力度差，导致感染事件未能在最短时间内得到控制，对病区造成不良影响，从而认识到感染控制的重要性。另外本次事件也间接促进了营养室的管理，增强了营养室工作人员的卫生观念。从另一个层面讲，感染控制人员及时控制了一起聚集性医院感染的发生，会让医务人员对感控人员更加信任，认识到感控工作的重要性，更有利于今后工作的开展。

2．总结

（1）在医院感染暴发面前，明确调查思路：遇到医院感染流行暴发时，应冷静思考，按照暴发事件的调查及控制流程逐步剖析，不同的医院感染暴发事件的特点不尽相同，因此，其调查方法与步骤也不一致，但一般包括：核实诊断；证实暴发；提出初步假设并采取基本控制措施；确定调查目标；现场调查；制订和组织落实有效的控制措施。

（2）具体情况应具体分析：应根据每次医院感染暴发的特点，采取有针对性的措施，并对控制措施的效果进行观察。如果在采取控制措施后，暴发没有得到控制或下降缓慢，说明采取的措施不当或是措施未得到有效的落实或是假设错误，应重新审视。在医院感染暴发终止前，调查者不应停止调查，应继续收集有关资料进行总结分析，直到无继发病例的发生或医院感染罹患率降至散在发病率水平。

（3）借鉴他人的经验：如果遇到比较复杂的案例，原因调查起来比较困难，不知从哪个地方着重调查，可了解其他医院是否有类似现象的发生或查阅相关文献，从中寻找答案或提示，以资借鉴。

（4）感染控制需争取院方领导和临床的支持与配合：感染控制工作涉及全院多个部门，很多问题需要多部门的合作，有时便需要院领导出面协调，争取临床的配合，这样工作开展起来便更顺利。在本次事件中，院方领导出面组织相关病房、后勤、感染管理科等部门共同讨论控制事宜，争取各种控制措施完全到位。在具体实施过程中，临床医务人员除了要完成控制措施中对其的要求外，还要监督卫生员和患者的行为，因为感染控制人员不可能全天24小时都守在病房，需要医务人员的配合，共同控制疫情。

（5）随着医院感染控制事业的发展，感染控制人员将会面临更多的挑战，也将被赋予更多的职责与义务，这便要求感染控制人员不断努力学习，扩增专业知识，不断积累经验，把医院感染控制事业推向最高峰。

参考文献

[1] 李六亿，刘玉村．医院感染管理学．北京：北京大学医学出版社，2010.
[2] 冯亮，谢雯．诺如病毒感染性腹泻的诊断与防治．中国临床医生杂志，2007，35（3）：6-8.

（贾会学　贾建侠　李六亿　北京大学第一医院）

案例二　现场流行病学和病原微生物学在处置医院感染暴发事件中的交互作用

（一）基本情况

某年8月15日，某医院院感科在前瞻性监测中，发现当天该院新生儿病区早产儿组同时有3例新生儿患感染性腹泻。在随后的22天内，又陆续出现13例患儿发生腹泻。共感染患儿16例，同期住院患儿211例，罹患率达7.58%。所有病例均出现在早产儿组，发病前奶粉喂养，临床表现为：3～7次/24小时黄稀便或黄稀水样便。

经流行病学调查发现本次暴发呈人-人传播特征。病原学共分离鉴定出7株病原菌，6株大肠埃希氏菌，1株肺炎克雷伯杆菌。6株大肠埃希氏菌药敏试验呈多重耐药，耐药谱高度一致。血清学鉴定，6株大肠埃希氏菌中3株为肠致病性大肠埃希氏菌（enteropathogenic E. coli，EPEC），血清型均为O128：K67，确定医院感染暴发的发生。9月1日，对21名工作人员进行肛拭子培养，检出1名护士为致病性大肠埃希氏菌无症状带菌者，血清型同为O128：K67，证实为感染暴发传染源。

随后经严格隔离治疗、规范新生儿配奶及喂奶流程、将带菌工作人员调离工作岗位等有效控制措施之后，本次感染暴发得到有效控制。

（二）调查与控制方法

1．医院感染暴发的发生及发现过程

某年8月15日，某医院院感科工作人员在登记新生儿院感监测日志时，发现当天同时有3例早产新生儿罹患感染性腹泻。与该病区多年来医院感染构成比相比较，属少见情况。进一步电话询问新生儿病区早产儿组，发现3名患儿均集中在该治疗组，入院时均无消化道症状，遂引起重视。

2．暴发的核实

院感科以15日为起点向前追溯首例腹泻病例，同时对在院及新入院所有腹泻患儿进行调查甄别。医院感染病例填写"新生儿腹泻病例登记表"，并要求一律采样进行病原学检测。

经调查，首例腹泻患儿出现在8月13日，随后连续9天各出现1例新发病例。经过三次较短时间（2～6天）间隔，又陆续有7例报告。感染病例发病时间分布见图4-4-3。该病区同期住院患儿211例，发病16例，罹患率为7.58%。而该病区历年腹泻病感染率均不超过1%。由此初步判断，这是一起新生儿感染性腹泻医院感染暴发事件。

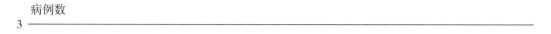

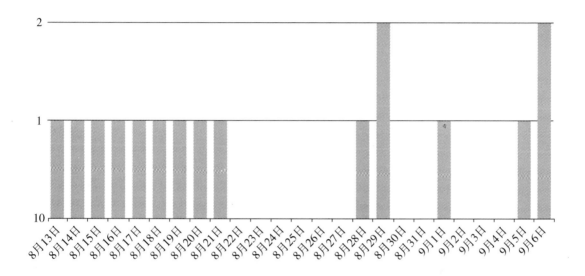

图 4-4-3 16例新生儿感染性腹泻发病时间分布图

3．流行病学调查

暴发事件确定后，医院立即成立流行病学调查组、专家治疗组和消毒隔离组，分头开展相应工作。此外，邀请医院感染控制专家及新生儿科专家对院感防控及医疗救治环节提供业务指导。

（1）患儿情况：所有感染患儿均出现在早产儿组，发病前奶粉喂养，且喂养奶量较多者，腹泻症状重；限制摄入量者，腹泻症状相对较轻；全静脉营养患儿不发病。腹泻症状为每日3～7次不等的黄稀便或黄稀水样便，均未见混合有黏液、脓血。患儿发病期间体温均无异常，无呕吐，吃奶基本正常。

（2）病原学检查：从现症感染性腹泻患儿粪便标本中分离鉴定出7株病原菌，其中6株为大肠埃希氏菌，1株肺炎克雷伯杆菌。药敏试验结果提示：6株大肠埃希氏菌均属多重耐药菌株，耐药菌谱高度一致。进一步进行血清学鉴定，发现6株大肠埃希氏菌中3株为肠致病性大肠埃希氏菌（enteropathogenic E. coli，EPEC），血清型均为O128：K67。6株大肠埃希氏菌血清学检测见表4-4-2。

（3）环境卫生学调查：为力求排除人为因素干扰，第一时间掌握病原体传播情况，院感科和临床微生物人员赶在病区执行全面环境消毒之前开展环境卫生学调查。重点是与患儿密切接触的物品（如奶瓶、奶嘴、新生儿温箱、尿布等）和所有人员手。共采集各类标本 157个，其中有 2 个护士手和 1 个奶嘴标本菌落数超过国家标准，但未分离出与患者病原学检查相符的致病菌。

表 4-4-2　6株大肠埃希氏菌血清学检测

姓名	致病性检测			血清学分型检测		
	多价 O 抗 1	多价 O 抗 2	多价 O 抗 3	O125：K70	O123：K71	O128：K67
周毛毛	-	-	-	-	-	-
卢毛毛	-	-	-	-	-	-
蔡毛毛	-	+	-	-	-	+
王毛毛	-	-	-	-	-	-
石毛毛	-	+	-	-	-	+
陈毛毛	-	+	-	-	-	+

注：多价 O 抗 1：为肠产毒性大肠埃希氏菌（ETEC）多价 O 血清；多价 O 抗 2：为肠致病性大肠埃希氏菌（EPEC）多价 O 血清；多价 O 抗 3：为肠侵袭性大肠埃希氏菌（EIEC）多价 O 血清

（4）深入调查：于 9 月 1 日，对新生儿病区所有工作人员进行肛拭子培养，共检测医生、护士和护理员 21 名。检出 1 名护士为致病性大肠埃希氏菌（EPEC）带菌者，血清学鉴定与分离自患儿的致病性大肠埃希氏菌（EPEC）血清型一致，均为 O128：K67。

4．初步结论

（1）该新生儿病区为全托管管理，患儿入院后立即更换消毒后的婴儿睡袋并交由工作人员统一管理。因此，可以基本排除不同患者间以及陪护人员与患者间的直接接触传播。

（2）患者分布图特征长而平坦，发病患儿呈散发分布，推测为人 - 人传播类型。

（3）1 名早产儿组护士体内分离出血清型相同的致病性大肠埃希氏菌，可以推断为该名护士参与护理早产儿组患儿，导致接受暴露的 16 名患儿感染发病。而该名护士未参与护理的平稳组和重病组患儿均无暴露风险，因此无病例感染。

（4）所有发病患儿均为奶粉喂养，临床表现除腹泻外均无其他部位感染的症状，应属经消化道感染，排除其他感染途径。环境卫生学调查发现，护理人员手和奶嘴标本菌落数超标，提示传播途径与未经严格消毒工作人员手和喂奶操作有关。

5．控制措施

医院决定立即将病原菌携带者暂时调离新生儿工作岗位，该病区停止接收患者。同时采取以下防控措施：

（1）建立新生儿隔离病室：对在院的新生儿密切观察，一旦发现感染患儿，立即入隔离病室治疗。配备独立治疗组，包括一、二线医生和护士。该治疗组独立开展工作，禁止从事任何非隔离患儿的诊疗护理。

（2）物品环境管理：隔离病室单独配备诊疗物品，单独清洗消毒；新生儿奶具、织物必须预处理后再清洗、消毒或灭菌；加强环境消毒工作，各诊疗区域循环风空气消毒机每日增加消毒时间 1 小时，地面和物表每日用消毒剂擦拭 1 次。

（3）规范流程：规范配奶以及喂奶流程，要求接触奶瓶和奶嘴前后洗手并手消毒，配奶过程中不得接触未经消毒物品。病区所有工作人员均应掌握手卫生指征，接触患儿前后严格进行手卫生。

（三）控制的效果

经以上处理，新生儿病区再未有新发消化道院内感染病例，感染患儿经积极隔离治疗，病情迅速好转。自9月12日末例患儿治愈出院，至9月27日应急响应结束，各项环境卫生学监测和病原学监测均未发现有致病性大肠埃希氏菌。

（四）述评

1. 经验体会

通过本次感染暴发事件，有以下两点经验应引起读者的注意：

（1）近年来，以O157大肠埃希氏菌以及被美国农业部称为"the Big Six"（O26、O45、O103、O111、O121和O145大肠埃希氏菌）的6种大肠埃希氏菌在世界多个国家和地区引起暴发流行，已成为严重威胁人类健康的公共卫生问题，引起食品卫生部门及医疗卫生部门的广泛关注[1]。但是，以O55、O129、O126、O128和O142等血清型为主的致病性大肠埃希氏菌在健康人群中带菌率约1.2%～4.0%，一般不引起成年人致病，报道研究较少。在日常工作中，往往容易忽视此类无症状带菌者。而由于其高度传染性，是引起新生儿这一类特殊人群腹泻的一类重要病原菌[2-4]。因此，在控制医院感染暴发过程中，不仅要做好感染与非感染患者之间的隔离，而且也应隔离无症状携带者，消除潜在感染隐患。

（2）流行病学调查是及时发现和描述医院感染暴发的基础手段之一，同时也为制订有针对性的控制措施提供事实依据。而准确、有效追踪传染源是控制医院感染暴发的重要环节[5-6]。在收集环境卫生学资料环节，不仅要注意对导致传播的可疑环境因素进行调查，而且还应注意避免人为干扰。特别是额外消毒措施可能清除附着在物品表面的病原菌，从而无法证实完整的传染链。因此，在对医院感染暴发监测过程中，医院感染管理专职人员应保持高度敏感性，及时跟进环境卫生学调查。

2. 总结

本次院感暴发，漏洞并未发生在动静脉置管和气管插管等高危医疗环节，而是发生在配奶、喂奶等过程，反映出医务员对该项工作未予足够重视，而管理上也存在不足。在现场调查过程中，院感科还发现医务人员手卫生不到位，奶瓶清洗不干净，消毒待用的奶瓶内壁仍残存水珠，奶粉未现配现用等其他感染隐患。

针对这一系列问题，医院对新生儿奶具清洗消毒以及配奶、喂奶等流程进行规范，并制订提出质量管理要求。从而使得医护人员有章可循，管理人员有效监督，避免了今后类似事件的再次发生。

（严海斌　九江市妇幼保健院　罗晓黎　江西省儿童医院）

参考文献

[1] 李六亿，刘玉村.医院感染管理学.北京：北京大学医学出版社，2010.

[2] 任南，文细毛，龚瑞娥，等.实用医院感染监测方法与技术.长沙：湖南科学技术出版社，2007.

[3] Haas JP，Trezza LA. Outbreak investigation in a neonatal intensive care unit. Seminars in Perinatology，2002，26（5）：367-378.

[4] 夏诗琪，赖卫华，刘道峰，等.O26等产志贺毒素的6种血清型大肠杆菌的暴发流行情况及检测研究现状.食品科学，2014，35（17）：301-305.

[5] Marcus E. The 'Big Six' Are a Big Problem Worth Solving. Food Safety News，2011-12-7.

[6] Yin S，Jensen MA，Bai J. The evolutionary divergence of Shiga toxin-producing Escherichia coli is reflected in clustered regularly interspaced short palindromic repeat（CRISPR）spacer composition.Environ Microbiol，2013，79（18）：5710-5720.

第五节　血液系统医院感染暴发的控制

一、综述

（一）概述

医院感染暴发是指在医疗机构或其科室的患者中，短时间内发生 3 例以上同种同源医院感染病例的现象。常见的医院感染暴发部位包括呼吸道、胃肠道、血液系统等[1]，其中，血液系统医院感染暴发的常见病原体主要包括乙型肝炎病毒 HBV、丙型肝炎病毒 HCV、人类免疫缺陷病毒 HIV、巨细胞病毒 CMV、肝炎相关病毒 TTV、EB 病毒 EBV 及弓形虫等经血液传播疾病的病原体。

中心静脉导管留置、血液透析导致的医院感染是血液系统医院感染及其暴发的重要组成部分，其发病机制主要包括穿刺部位皮肤细菌移行至插管部位、导管接口部受到污染而沿导管内壁扩散、输液/输血/血液透析过程中受到病原体污染等[2]。国内外血液系统医院感染暴发事件的报道，提示血液系统医院感染的发生和暴发流行多与医院感染预防与控制意识淡薄，导管留置或维护不当，输液/输血/血液透析过程中无菌操作不规范等因素有关。大部分的血液系统医院感染是可预防的：有研究显示，医务人员在置管时严格执行手卫生、保障最大无菌屏障、重视穿刺部位皮肤消毒、尽量避免选择股静脉置管，置管后每日评估是否继续保留导管、导管接头的消毒与维护等，能够显著减少 66% 中心静脉导管相关血流感染的发生[3]。对 36 例 HCV 阴性的血液透析患者进行前瞻性监测发现，透析过程中严格执行无菌操作等医院感染预防与控制措施，能够有效控制血液系统医院感染的发生和暴发，连续监测 5 年无一例 HCV 感染发生[4]。

血液系统感染不仅延长患者住院时间，增加患者住院费用，而且病死率较高，危害严重，其医院感染预防与控制越来越受到关注。加强血液系统医院感染的监测是控制暴发发生的重要措施之一，近年来国内外对血液系统医院感染的监测与防控日趋重视，发布实施了一系列相关法律法规、标准规范、指南等指导性文件，要求加强血液系统医院感染尤其是中心静脉导管和血液透析相关血流感染的监测与防控。随着监测标准和方法的逐渐统一，以及信息化手段的应用，我国血液系统医院感染监测与暴发控制能力不断提升，但仍然存在血液感染诊断难度大、地区发展不平衡等问题，需要我们共同努力，做好血液系统医院感染的防控和暴发控制。

（二）国内外血液系统医院感染暴发控制进展

1. 国外血液系统医院感染暴发控制进展

血液系统感染是常见的感染类型之一，国外很早就开展了这方面的研究[5]：据早期文献报道，1990 年英国共发生 30 000 例血液系统感染，1998 年增加到 50 000 例；据估计，美国每年约有 250 000 例血液系统感染，其中住院患者中，血液系统感染率从 1980 年的 6.7% 下降到 1992 年的 1.84%；但血液系统感染引起患者死亡占所有死亡原因的第 13 位，病死率约为 27% ~ 28%。

其中，中心导管留置、血液透析导致的血液系统医院感染在血液感染中十分常见；据估计，美国医疗机构的重症监护病房每年约有 30 100 例中心导管相关性血流感染发生，不仅会带来巨大的经济损失，而且导致患者病死率增加[6]；有文献研究分析了不同国家血液透析患者丙肝病毒感染的情况[7]，1999—2013 年的不同时期各国血液透析患者丙肝病毒感染率处于 1.9% ~ 90% 之间，详见表 4-5-1。

表 4-5-1　不同国家不同时期血液透析患者丙肝病毒感染率汇总表

国家 / 地区	HCV 感染率（%）	数据年份	国家 / 地区	HCV 感染率（%）	数据年份
斯洛文尼亚	1.9	2001	法国	16.3	2000
荷兰	3.4	1999	突尼斯	19—41.7	2002—2005
波多黎各	3.5	1999	利比亚	20.5	2002
英国	4.0	1999	意大利	22.5—32.1	1999—2007
德国	6.1	2002	苏丹	23.7	2007
墨西哥	6.7	2004	越南	26.6	2012
比利时	6.8	2004	波黑	59.0	2006
美国	7—23.3	2001—2007	秘鲁	59.3	2000
巴西	6—90	2001—2013	科威特	71.0	1999
希腊	10—29	1999—2005	摩尔达维亚	75.0	1999
瑞典	11.0	2002	塞内加尔	80.0	2000
伊朗	13.2	2003			

近年来，国外仍有不少关于血液系统医院感染暴发事件的报道[8]：2011 年美国亚特兰大某医院发生一起由铜绿假单胞菌和肺炎克雷伯杆菌引起的血液系统医院感染暴发事件，84 名患者中 14 名（17%）发生血液感染，其中 12 名为导管相关性血流感染[8]；柬埔寨某医院报

道了一起由洋葱伯克霍尔德菌引起的血液系统医院感染暴发事件，一个半月期间出现 8 例血培养均为洋葱伯克霍尔德菌，流行病学调查显示 8 名患者均进行外周静脉置管、使用多计量瓶，并且环境采样在套管冲洗液和配药针中均培养出同源性的洋葱伯克霍尔德菌，最终确定此次暴发与多计量瓶使用、操作过程中未正确消毒有关[9]；研究者回顾性调查了 2012 年 4 月 1 日～2014 年 9 月 30 日期间在美国亚特兰大州某血液透析门诊中心进行血液透析的患者，共发生 17 例（9 例洋葱伯克霍尔德菌和 8 例嗜麦芽寡养单胞菌）血液系统感染，经调查怀疑与复用透析器再处理过程不规范相关[10]。

血液系统医院感染暴发事件的发生警示我们要加强导管留置和血液透析操作过程的血液系统医院感染的预防与控制。研究证实，正确的导管留置和置管后的维护等医院感染预防与控制措施的落实，能够有效减少血液系统医院感染的发生和暴发流行。导管相关血流感染和血液透析相关血流感染是血液系统医院感染的重要类型，而监测是预防与控制感染发生和暴发的重要手段之一，美国一直以来十分重视其监测与防控：为了降低导管相关血流感染及暴发的发生，美国于 1996 年、2002 年、2011 年、2014 年、2015 年更新发布了《导管相关血流感染的监测与预防控制指南》，后一版指南均在前一版指南的基础上根据最新的临床研究加以修订，这些指南为降低导管相关感染及其治疗费用提供了有力的理论和实践依据；2005 年起，美国国家医疗保健安全网络（National Healthcare Safety Network，NHSN）整合多项监测体系，将门诊血透患者与感染相关的不良事件纳入监测。2006 年有 32 家医学中心向 NHSN 报告了 28047 例门诊血透患者的数据，主要监测隔夜留院观察、开始静脉使用抗菌药物和血培养阳性等血透不良事件[11]。WHO 在 2008 发布了《工业化国家的预防和管理指南——关于卫生保健工作者的乙型肝炎病毒、丙型肝炎病毒及其他血源性感染》，对于血液系统医院感染暴发控制起到了很好的指导作用。

2. 国内血液系统医院感染暴发控制进展

90 年代初，我国采用的注射工具仍然是玻璃注射器等传统的重复使用的医疗器械，清洗消毒环节相对较多，存在因条件限制或工作人员操作不严格而消毒不彻底等问题和缺陷。为减少和避免血液系统在院内的交叉感染以及医院感染暴发的发生，国家开展了很多方面的工作和研究：1987 年 2 月 23 日，原卫生部发布了（87）卫医字第 3 号文《卫生部关于推广使用一次性塑料注射器、输液、输血管、针的通知》，首先在传染病医院等急需加强消毒隔离工作的单位进行推广使用。1992 年发布《卫生部关于加强一次性使用输液（血）器、一次性使用无菌注射器临床使用管理的通知》，对（87）卫医字第 3 号文进行补充，进一步规范了医疗机构一次性无菌医疗用品的使用、做好医疗卫生单位的消毒隔离工作、更有效地防止交叉感染、杜绝肝炎等血源性疾病的医源性传播。2000 年 10 月 13 日，国家药品监督管理局颁布实施的《一次性使用无菌医疗器械监督管理办法》，涵盖一次性使用无菌注射器、输液器、输血器、滴定管式输液器、无菌注射针、静脉输液针、塑料血袋、采血器等产品的管理，2005 年 8 月 11 日颁布的《血液透析复用操作规范》，对于预防血液系统医院感染的发生、规范血液透析治疗，保证医疗质量和医疗安全，起到了很好的指导作用。

近年来，持续静脉给药、血液透析等技术应用的增多，为临床诊疗提供了方便，但其带来的导管/血液透析相关血流感染等问题也不容忽视。我国血液系统医院感染暴发事件的报道仍屡见不鲜，引起了卫生行政部门和各级各类医疗机构的关注。2009 年 3 月，天津市蓟县某医院发生一起严重的新生儿血液系统医院感染暴发事件，6 例重症患儿中 3 例诊断为新生儿败血症，血培养结果均为阴沟肠杆菌，经调查与该院不重视医院感染管理，消毒及诊疗措施落实不当等因素有关。2009 年 12 月 16 日，原卫生部通报了关于安徽省某医院血液透析患者感染丙肝事件（卫医政发〔2009〕117 号），58 名进行血液透析的患者中 19 名感染丙肝病毒，暴露了该院不遵循《医院感染管理办法》和《血液透析复用操作规范》，存在血液透析室管理不规范、消毒隔离措施不落实、手卫生不能保证等隐患。2012 年 10 月—2013 年 1 月，辽宁省东港某医院门诊部共收治 120 名患者进行静脉曲张微创介入溶栓通脉治疗，由于该门诊部法制观念淡薄，医院感染管理制度不健全，不执行，责任不落实，诊疗操作不规范等，导致了丙肝病毒感染的暴发，经多级实验室检测与确认，99 名患者确诊为丙肝病毒感染 [12]。

血液系统医院暴发事件的发生揭示了我国血液系统医院感染预防与控制中存在的无菌技术执行不严格、设备设施使用与维护不当、管理疏漏等问题，引起了国家的关注和重视。国家颁布实施了相关的规范和标准，如 2010 年颁布的《医疗机构血液透析室基本标准（试行）》《血液净化标准操作规程》，要求加强对血液透析过程的规范化管理、相关血流感染的监测与防控。2010 年 10 月颁布的《导管相关血流感染预防与控制技术指南（试行）》，为指导与规范导管相关性血流感染提供了技术支持，标志着我国的血液系统医院感染预防与控制工作不断向法制化、科学化迈进。2014 年，国家医院管理研究所发布《阻断院感注射传播，让注射更安全（2015—2018）》，在全国范围内推行安全注射理念和实践，致力于减少因违反安全注射原则导致的血液系统医院或医源性感染。2015 年国家医政医管局拟定编制《医院感染管理标准框架体系》将"经血液传播疾病医院感染预防与控制规范"纳入医院感染标准的制订框架和计划。以上都体现了国家对血液系统医院感染预防与控制的重视，包括可能导致血流感染的各个环节和流程，对于血液系统医院感染发生及暴发控制起到了重要的作用。

（三）我国血液系统医院感染暴发控制发展趋势及存在问题

1. 血液系统医院感染暴发控制发展趋势

（1）医务人员防控意识逐渐增强。血液系统是医院感染的主要部位之一，并且危害严重，医院感染暴发的发生给各级各类医疗机构敲响了警钟，其预防与控制逐渐受到重视。2009 年颁布实施的《医院感染暴发报告及处置管理规范》以及 2016 年发布的《医院感染暴发控制指南》（WS/T 524-2016），都对医院感染暴发的预防与控制提供了指导性原则，其中《医院感染暴发控制指南》详细阐述了常见血液系统医院感染暴发病原体，并为暴发的调查、控制与效果评价提供了参考。

（2）日常监测标准与方法逐渐统一。2012 年 6 月起，中国医院协会医院感染管理专业委员会开展"医院感染预防与控制能力建设"项目，对全国 49 所医院进行包括中心静脉导管相关性血流感染、门诊血透事件在内的重点部位感染的监测与防控。其中 2013 年 10 月—2014 年 9 月期间，通过各项干预措施的落实，有效地降低了导管相关血流感染的发生率，形成了一套相对完整的监测与防控系统 [13]。但 49 所医院的综合 ICU 插管相关感染率 1.4‰ 与美国 2012 年监测的中心静脉导管相关血流感染的感染率 1.2‰ [14]、美国 2014 年监测的急症医院感染率 0.50‰ 和美国长期住院急症医院感染率 0.91‰ [15] 相比，我国的感染率仍处于较高的水平，需要继续加强监测与防控。同时项目也参考美国血透相关事件监测的方法 [16]，首次开展了门诊血透事件的监测，通过比较不同血液透析机构的数据，可以调动临床医务人员的积极性，使预防与控制措施更好地持续应用于临床，以降低血透相关感染的发生率。项目的开展与实施在全国起到了标杆和示范效应，对于制订和实施统一的监测方法和标准，便于数据的比较，以及提升血液系统医院感染预防与控制和暴发控制能力，具有重要的意义。

（3）信息系统应用广泛，监测范围不断扩大。我国的医院感染监测系统自 1986 年成立以来至 2002 年已涵盖全国 151 所医院[17]，各省、直辖市自治区的暴发监测系统也在逐渐建立与完善[18]。2009 年颁布实施的《医院感染监测规范》（WS/T 312-2009）给包括血液系统在内的医院感染监测提供了指导。2014 年 4 月 25 日国家卫生和计划生育委员会办公厅发布《关于进一步加强医院感染暴发信息报告的工作的通知》，对于信息化建设工作提出更高要求，加强暴发报告平台的建设和完善。目前大部分医疗机构也积极开展中心导管相关性血流感染等医院感染的目标性监测，随着信息系统的应用，目标性监测的范围也在不断地扩大，监测效率不断提高，部分医疗机构监测范围已覆盖全院各个科室。

2. 血液系统医院感染暴发控制存在问题

我国的医院感染监测系统起步较晚，虽然目前对血液系统医院感染暴发控制的意识逐渐增强，方法逐渐统一与完善，监测与防控范围不断扩大，信息系统应用逐渐增加，但仍然存在不少问题：

（1）各地区发展不平衡，包括对血液系统医院感染诊断与监测定义的理解能力、微生物血标本培养与同源性检测能力、医院感染管理专职人员管理能力、信息系统应用水平等。

（2）早期识别能力有待加强。通常血流系统感染的诊断需要排除其他原发部位的感染，同时血培养结果对于诊断也具有重要的指导作用，并且血液标本送检的时机十分重要，血标本的及时送检与培养有待提高。

（3）及时上报意识有待进一步提高。相比其他系统的感染，血液系统医院感染暴发具有危害严重的特点，常带来严重的后果，有些医院为了逃避责任，故意漏报或者迟报、错报，甚至隐瞒实际情况，从而导致收集的数据与实际情况有一定的偏差，目前国内报道的暴发事件很可能只是实际发生的冰山一角，需要进一步加强管理。

（四）总结

血液系统医院感染给临床带来的影响已不容忽视，不仅延长患者住院时间和增加患者的经济负担，而且严重危害患者的生命安全，重者可引起休克，弥散性血管内凝血（DIC）和多脏器功能衰竭。血液系统医院感染的发生和暴发受到多种因素的影响，包括机体屏障功能完整性、机体免疫力等，同时涉及诊疗护理过程的各个环节，如静脉留置针、动静脉导管插管、血液透析、输血输液、血流动力学监测等，这些操作在为患者提供治疗所必需的血管通路的同时，也增加了患者发生导管相关局部或血流感染的风险。因此，在日常诊疗和护理过程中，医务人员应该重视无菌操作，加强消毒隔离、手卫生、安全注射以及标准预防措施的落实，医院感染管理专职人员应当加强监督和指导，重视血液系统医院感染的监测以及日常诊疗护理过程中防控措施落实的监督检查，及时发现并阻止暴发的发生。目前我国的血液系统医院感染暴发控制工作仍然存在不少问题，如基层医疗机构重视程度不够、信息系统发展不均衡、血液系统医院感染诊断能力有待进一步提高等，需要医院感染管理专职人员和全院各部门医务人员共同努力，做好血液系统医院感染预防与控制的每个环节，避免交叉感染和暴发流行的发生。

（陈美恋　高燕　北京大学人民医院）

参考文献

［1］ William R. Jarvis. Bennett & Brachmann 医院感染 . 6 版 . 胡必杰，高晓东，葛茂军，主译 . 上海：上海科学技术出版社，2016.

［2］ 李六亿，刘玉村 . 医院感染管理学 . 北京：北京大学医学出版社，2010.

［3］ CDC.Guidelines for the prevention of intravascular catheter related infections.2011.

［4］ Mohamed WZ.Prevention of hepatitis C virus in hemodialysis patients：five years experience from a single center. Saudi J Kidney Dis Transpl，2010，21（3）：548-554.

［5］ 骆俊，吴菊芳 . 血流感染诊断及治疗进展 . 中国抗感染化疗杂志，2005，5（2）：119-123.

［6］ CDC.Device Associated Module.Bloodstream Infection Event（Central Line-Associated Bloodstream Infection and Non-central line-associated Bloodstream Infection）.

［7］ Yue-Cheng Yu，Yue Wang，Chang-Lun He，et al. Management of hepatitis C virus infection in hemodialysis patients. World J Hepatol，2014，6（6）：419-425.

［8］ Outbreak of Pseudomonas aeruginosa and Klebsiella pneumoniae bloodstream infections at an outpatient chemotherapy center. American Journal of Infection Control，2014，42（7）：731-734.

［9］ De Smet B，et al. Outbreak of Burkholderia cepacia bloodstream infections traced to the use of Ringer lactate solution as multiple-dose vial for catheter flushing，Phnom Penh，Cambodia. Clinical Microbiology and Infection，2013，19（9）：832-837.

［10］ Hemodialyzer Reuse and Gram-Negative Bloodstream Infections.American Journal of Kidney Diseases，In Press，Corrected Proof，Available online 7 December 2016.http：//dx.doi.org/10.1053/j.ajkd.2016.09.022.

［11］ Klevens RM，et al. Dialysis surveillance report：National Healthcare Safety Network（NHSN）-data summary for 2006. Semin Dial，2008.21（1）：24-28.

［12］ 索继江，李六亿，王力红，宗志勇 . 不忘初心·追求卓越　中国医院感染管理卅年（1986—2016）. 北京：中国协和医科大学出版社，2016.

［13］ 李六亿，李洪山，郭燕红，等 . 加强医院感染防控能力建设，提升医院感染管理水平 . 中国感染控制杂志，2015，14（08）：507-512.

［14］ Margaret A，et al.National Healthcare Safety Network（NHSN）report，data summary for 2012，Device-associated module.American Journal of Infection Control，2013，41：1148-1166.

［15］ CDC.National and State Healthcare Associated Infections Progress Report.2016.

［16］ 张慧，宗志勇 . 门诊血液透析患者血液透析事件监测进展 . 中国感染控制杂志，2015（08）：565-570.

［17］ 乔甫，宗志勇 . 监测在医院感染预防与控制中的作用 . 华西医学，2013，28（8）：1145-1147.

［18］ 武迎宏，林晨曦，李冬梅，等 . 地区医院感染暴发报告实时监测预警平台的建立与应用 . 中华医院感染学杂志，2014，24（21）：5409-5411.

二、工作案例

案例一　经外周静脉穿刺中心静脉置管（PICC）相关血流感染案例

（一）基本情况

2008 年 4 月 15 日 -17 日，某综合性医院肿瘤科 4 例 PICC 置管患者出现寒战、高热等症状，该科管床医生 17 日发现此种情况后，立即电话通知医院感染管理科（院感科），院感科第一时间内组织感控专职人员到病房调查，初步调查结果为铜绿假单胞菌血流感染疑似医院感染暴发，立即上报院领导，紧急启动流行病学调查，深入调查暴发原因，并采取有效的控制措施，使患者感染得到控制。

（二）调查和控制方法

1. 暴发发现　2008年4月15日—17日，该院肿瘤科4例PICC置管患者出现寒战、高热等症状，该科管床医生发现此种情况后，立即上报院感科，院感科第一时间内组织感控专职人员到病房调查。

2. 暴发核实

（1）资料追溯：2007年10月23日医院开展PICC置管技术，至本次感染发生前，共置管35例患者，带管时间最长约100天，均未出现置管局部或全身反应情况；置管分布在神经外科2例，神经内科3例，内科5例，肿瘤科25例；操作者均为同一人；其他科室是在床旁进行置管操作；肿瘤科置管是在专门的操作间进行。至4月15日，置管的35例患者，仅有15例在院，其余均已出院，其中肿瘤科10例，神经外科1例，神经内科1例，内科3例。经调查仅4例肿瘤科的置管者发生感染，其余科室均未发生感染。

（2）初步病例定义：2008年4月1日—4月18日肿瘤科PICC置管患者均被纳入医院感染病例监测范围。

（3）医院感染患者个案调查：设计个案调查表，将筛选出的肿瘤科PICC置管患者的基本情况进行调查，包括患者的基本信息、入院日期、置管时间、拔管时间、置管操作者、置管后护理者、是否送检血培养及导管尖端培养等。

（4）确诊病例定义：2008年4月1日—4月18日肿瘤科PICC置管患者，确诊为经实验室证实的血流感染，且排除继发感染者。

其中经实验室证实的血流感染具备下列条件之一：①≥1瓶血培养出病原体（除外常见皮肤污染菌），且血中病原体与其他部位感染无关；②≥2套不同时段采集的血培养出相同常见的皮肤污染菌时，患者至少有以下一种症状或体征：发热（＞38℃）、寒战、低血压[≤1岁婴儿还包括以下症状或体征：体温过低（肛温＜36℃）、呼吸暂停、心跳过缓]；症状体征和细菌培养阳性结果与其他部位感染无关。

3. 调查结果

（1）个案调查结果：同期肿瘤病区共有10例患者有PICC置管，其中4例患者发生铜绿假单胞菌原发血流感染，6例患者未发生医院感染，术后护理分4个护理小组，具体情况如表4-5-2至表4-5-3。

表4-5-2　肿瘤科10例PICC置管者分布

护理小组	PICC置管患者人数	PICC相关血流感染患者数
Ⅰ	2	2
Ⅱ	2	0
Ⅲ	4	1
Ⅴ	2	1

表 4-5-3 肿瘤科 4 例 PICC 置管铜绿假单胞菌血流感染患者情况

患者姓名	患者 1	患者 2	患者 3	患者 4
床 号	33	4	特 1	26
基础疾病	直肠癌	乳腺癌	肺癌	肺癌
入院时间	2008.3.10	2008.4.7	2008.1.11	2008.3.24
置管时间	2008.3.14	2008.2.29	2008.4.7	2008.2.21
拔管时间	2008.4.19	2008.4.18	2008.4.19	2008.4.19
置管操作者	护士长	护士长	护士长	护士长
置管术后护理者	护士 1	护士 2	护士 3	护士 4
标本	4.17（血）	4.17（血）	4.15（痰）4.17（血）	4.17（血）
送检时间	4.19（导管尖端）	4.18（导管尖端）	4.19（导管尖端）	4.19（导管尖端）
结果及细菌名称	铜绿假单胞菌	铜绿假单胞菌	铜绿假单胞菌	铜绿假单胞菌
药敏	哌拉西林（S） 头孢他啶（S） 环丙沙星（S） 亚胺培南（S） 头孢哌酮舒巴坦（S）	哌拉西林（S） 头孢他啶（S） 环丙沙星（S） 亚胺培南（R） 头孢哌酮舒巴坦（S）	哌拉西林（S） 头孢他啶（S） 环丙沙星（S） 亚胺培南（S） 头孢哌酮舒巴坦（S）	哌拉西林（S） 头孢他啶（R） 环丙沙星（S） 亚胺培南（R） 头孢哌酮舒巴坦（S）
4 月 15 日—19 日体温	15 日起出现高热	17 日出现高热	16 日出现高热	17 日出现高热

（2）调查过程中发现以下危险因素

1）肝素的使用：12500 单位肝素 1 支，用生理盐水 100ml 稀释后，每个患者抽取 2ml 含 100 单位肝素，在拔针后推入留置管，接正压接头，稀释后的肝素液未及时放入冰箱内保存，使用时间超过 24 小时，塑料瓶塞多次抽取后，有可能污染。

2）护理小组：PICC 置管术后护理治疗方盘、消毒剂 4 个护理组共同使用，碘附罐渗漏有可能造成消毒剂污染，治疗方盘用后清洗消毒不规范。

（3）标本采样：对病区进行环境卫生学采样，共计采样 44 份，床栏 10 份，床头柜 10 份，治疗车 4 份，手样 20 份。结果见 4-5-4。

表 4-5-4 采样结果

	手样	床栏	床头柜	治疗车
	20 份	10 份	10 份	4 份
铜绿假单胞菌（+）	2	2	2	1
铜绿假单胞菌（−）	18	2	2	3

4．初步结论　经进行环境卫生学采样，从 4 例置管的患者血液和导管尖端及医务人员的手、治疗车、床栏、床头柜分离出铜绿假单胞菌，在调查中发现 PICC 置管术后护理用治疗方盘、消毒剂 4 个护理组存在共同使用现象，且医务人员在护理操作时手卫生依从性较差，说明患者和医务人员的手、病房环境可能为本次院感发生的传染源，传播途径可能为接触传播，考虑疑似医院感染暴发。

5．控制措施[1-3]

（1）对该科室医务人员进行手卫生培训，坚持手卫生，戴手套不能代替洗手，置管者穿手术衣、戴口罩、帽子和无菌手套；在放置导管、护理导管、拔除导管时都应该做好手卫生。

（2）肝素一人一瓶，使用时间不能超过 24 小时，放置冰箱内保存，冰箱定期清洗消毒，并进行细菌学监测。

（3）PICC 置管术后护理方盘、消毒剂，每个护理组各一套。

（4）每天对环境进行消毒，用含氯消毒剂擦拭治疗车、床头柜和床栏等。

（5）提高对预防血管内导管相关感染的认识

1）尤其是留置血管内导管的适应证：如有缺乏外周静脉通道的倾向、需输注刺激性药物（如化疗药物）、需长期静脉治疗等。

2）血管内导管正确的置管和维护操作：包括置管部位的选择、严格无菌操作、置管后的护理等。

3）适当的感染控制措施来预防血管内导管相关性感染。

4）定期评估置管者的知识掌握和指导方针遵守情况。

（6）掌握留置血管导管的指征，包括放置和保留两个方面，每日观察及时评价，避免无指征放置和无指征保留血管导管。

（7）正确地使用合格的敷料，透明透气敷料适合于大多数患者，纱布敷料可以弥补不能使用透明敷料的情况。

（8）进行血管导管相关血流感染的监测与持续质量改进。开展血管导管相关血流感染的监测，加强医务人员的培训，包括严格掌握置管的指征、置管部位、无菌操作、每日评估并记录等。对导管相关血流感染的预防控制措施进行持续质量改进。

（三）控制效果

1．实施控制措施，连续观察二周，该病区没有出现新的感染病例；4 例铜绿假单胞菌血流感染者，在使用敏感抗菌药物后，感染很快得到控制。

2．经对该科室医务人员进行手卫生培训和措施整改后，医务人员手卫生意识提高了，经过两周整改，手卫生依从率由 58% 上升至 90%。再次抽样检查，手卫生全部合格，未发现致病菌，环境卫生基本合格，说明做好手卫生和环境物表消毒在医院感染控制中有重要意义。

（四）述评

1．经验体会

（1）控制工作成功的关键点：①临床科室能够认识到医院感染的重要性，及时上报，院感科及时组织监控人员调查，及时控制；②采样及结合病例感染特点，及时发现了潜在的传染源及传播途径，并采取了相应的措施，使传播得到终止；③临床科室重视，能够接受院感科手卫生及环境卫生学培训，持续改进。

（2）控制工作的不足之处：①目前的院感工作条件，很难做到病原体的同源性鉴定，特别是在基层医院和西部地区医院，只能做到疑似暴发诊断；②本次感染聚集病例高度怀疑与手卫生和环境物表清洁有关，说明医院的卫生存在安全隐患，应该加大对医院工作人员的培训及环境卫生学监测。

2. 总结

在此类感染聚集性病例事件中，最容易遇到的事情是临床医务人员对医院感染工作不重视，经常漏报或者直到患者出院时才报院感，或者院、科领导认为医院感染暴发事件是有损医院形象的事件，往往瞒报，容易造成医院感染暴发恶性事件的发生；特别是在基层医院，受人力和技术的限制，不能做病原学检测，在聚集性感染病例的发生一开始，就无力采取措施。针对以上问题，笔者认为，医院感染管理工作人员要特别注意自己的工作方法，不断开发院领导资源，向临床科室宣传院感知识，尊重临床、学习临床、依靠临床、科学监控、加强交流、更新知识、整合资源，达到共同防控的目的。

（杨　怀　徐　艳　陈黎媛　贵州省人民医院）

参考文献

[1] 李六亿，刘玉村．医院感染管理学．北京：北京大学医学出版社，2010.

[2] 王力红．2010年最新医院感染典型病例分析与防控要点实用手册．北京：人民卫生出版社，2010.

[3] 任南．实用医院感染监测方法与技术．长沙：湖南科学技术出版社，2007.

案例二　外科系统黏质沙雷菌医院感染聚集发生的调查与思索

（一）基本情况

2015年5月19日某三甲医院感控科通过医院感染监控系统回顾发现外科系统近一个月内有5例患者发生黏质沙雷菌医院感染菌血症，首例患者为ICU患者，另外4例患者均为外科手术后入住ICU，其中2例来自心外科、2例来自肝胆外科。初步调查5株黏质沙雷菌药敏谱一致，分析罹患率为3.70/万人次，是去年同期的4.74倍。通过深入调查开展病例对照研究，寻找高危因素，采取同源性鉴定等分析手段。深入调查分析显示，怀疑与ICU患者使用胰岛素相关性较高，但未得到病原学的证实，由于介入调查时5例患者已全部出院，标本未收集到；继续追踪，对ICU的3位长期住院患者后期血培养检出的黏质沙雷菌进行同源性鉴定，其中两例显示为同一基因型，另外1例为其他基因型。本次外科系统5例黏质沙雷菌医院感染菌血症为医院感染聚集性病例，与ICU胰岛素的使用相关性较高。规范胰岛素使用的同时，加强医院感染防控综合干预，使感染得到有效控制。后续没有相关感染发生。

（二）调查与控制方法

1. 感染病例发生及发现过程

2015 年 5 月 19 日某三级甲等医院院感科通过医院感染监控系统发现 2015 年 4 月 9 日—5 月 9 日心外科、肝胆外科、ICU 病房近 1 个月有 5 例患者发生黏质沙雷菌医院感染菌血症，且细菌药敏谱一致，首例患者为 ICU 患者，其余四例患者感染时间均为手术后，且术后均入住过 ICU，虽然介入调查时 5 例患者均全部出院，但是由于既往血液中检出黏质沙雷菌在医院很少见，引起了医院感染管理专职人员的高度重视，为了解整个事件的发生过程，进行了相关的调查与分析。

2. 初步调查

（1）病例定义：2015 年 4 月 1 日至 2015 年 5 月 19 日将全院在院及出院患者中出现发热症状，且血液标本中检出黏质沙雷菌患者纳入医院感染病例监测范围（表 4-5-4）。

（2）确定病例：设计个案调查表，将筛选出的病例中发生黏质沙雷菌医院感染菌血症的患者的基本情况进行调查，2015 年 4 月 9 日—5 月 19 日共发生 5 例黏质沙雷菌引起的菌血症，（见表 4-5-5）。

3. 数据的整理、分析、流行病学资料

（1）分析资料

1）三间分布情况

人群分布：男 3 例（60.00%），女 2 例（40.00%）；年龄最小 1 岁，最大 67 岁，分布为 47.60±26.60 岁，中位数 60 岁；体重为 49.30±23.32kg，中位数 56.00kg，最轻 9.5kg，最重 70kg。2016 年 5 月 19 日调查时，5 例黏质沙雷菌引起的菌血症患者无死亡病例且已全部出院。

空间分布：5 例黏质沙雷菌引起的菌血症中，2 例（40.00%）来自于肝胆外科，2 例（40.00%）来自于 ICU，1 例来自心外科（20.00%）。肝胆外科及心外科患者术后均入住过 ICU。

时间分布：感染日期介于 2015 年 4 月 9 日至 5 月 7 日期间，首例患者发生在 ICU，该患者 2015 年 3 月 8 日入住 ICU，4 月 9 日于诊断为黏质沙雷菌引起的菌血症医院感染，4 月 13 日诊断出下呼吸道感染医院感染，其病原菌为大肠埃希氏菌。其余四例患者中 3 例均为手术入住 ICU 观察，回科室后发生的黏质沙雷菌菌血症医院感染，1 例患者为手术后入住 ICU 期间发生黏质沙雷菌菌血症医院感染。

2）实验室检查：5 株黏质沙雷菌引起的菌血症患者病原学检查结果，药敏谱一致，由于调查时患者已经出院，未获取 5 例患者的病原学标本。

3）计算罹患率

查阅 2012 年至 2014 年同期资料，发现 2012 及 2013 年同期发生黏质沙雷菌菌血症医院感染罹患率均为 0/ 万人次，2014 年同期罹患率为 0.78/ 万人次，2015 年 4 月 1 日至 5 月 19 日发生黏质沙雷菌菌血症医院感染罹患率均为 3.70/ 万人次，是去年同期的 4.74 倍，详见表 4-5-5。

（2）深入调查

1）病例对照试验：分别收集 5 例感染患者及 20 例配比患者（同期同科室手术后入住 ICU 但是未感染者），从手术日期至感染日期之间的静脉用药、使用一次性医疗用品及置管情况，使用 SPSS21.0 软件统计分析，寻找高危因素，结果显示病例组与对照组除了静脉使用胰岛素有差异之外，其余因素均无显著性差异，见表 4-5-6。

表 4-5-4　2015 年 4 月 1 日—5 月 19 日发生黏质沙雷菌医院感染菌血症患者基本情况

编号	入院时间	床号	性别	年龄（岁）	入院科室	感染所在科室	住院天数	术前住院天数	住 ICU 天数	手术名称	手术日期	第一次入住 ICU 时间	感染时间	感染部位	中心静脉插管天数	中心静脉插管开始日期	中心静脉插管结束日期
1	2015/3/8	9	女	47	ICU	ICU	56	0	56	心包修补术	2015/3/8	2015/3/8	2015/4/9	菌血症合并下呼吸道感染	41	2015/3/8	2015/4/30
2	2015/4/7	4	男	67	心外科	心外科	38	13	14	二尖瓣生物瓣膜置换术	2015/4/20	2015/4/20	2015/4/22	菌血症	10	2015/4/23	2015/5/3
3	2015/4/23	18	男	45	肝胆外科	肝胆外科	22	6	1	胰腺假性囊肿胃后壁吻合空肠造瘘术	2015/4/29	2015/4/29	2015/5/2	菌血症	16	2015/4/29	2015/5/15
4	2015/4/20	24	女	1	心外科	ICU	25	10	7	室间隔缺损修补术	2015/4/30	2015/4/30	2015/5/4	菌血症	13	2015/4/30	2015/5/13
5	2015/4/13	39	男	65	肝胆外科	肝胆外科	32	23	2	胆囊切除术	2015/5/6	2015/5/6	2015/5/7	菌血症	9	2015/5/6	2015/5/15

表 4-5-5　黏质沙雷菌菌血症医院感染罹患率计算

时间	住院人数（例）	黏质沙雷菌菌血症（例）	罹患率（/ 万人次）
2012/4/1-2012/5/19	11993	0	0
2013/4/1-2013/5/19	12480	0	0
2014/4/1-2014/5/19	12767	1	0.78
2015/4/1-2015/5/19	13516	5	3.70

表 4-5-6　25 例患者静脉用药、使用一次性医疗用品情况及置管情况 OR 值的 95% 置信区间及 Fisher 检验

因素	病例组（n=5）	对照组（n=20）	Crude OR 的 95%CI	P-value（Fisher 精确概率检验）
静脉用药				
氟比洛芬酯注射液（5ml：50 毫克 / 支）	2	4	0.327 ～ 21.733	0.562
羟乙基淀粉氯化钠注射液（500ml：30 克 / 袋）	4	13	0.2 ～ 23.183	1
盐酸戊乙奎醚注射液（1ml：1 毫克 / 支）	3	12	0.135 ～ 7.392	1
注射用盐酸瑞芬太尼（1mg×5 支 / 盒）	4	10	0.378 ～ 42.368	0.341
枸橼酸舒芬太尼注射液（1ml：50ug×10 支 / 盒）	5	18	无	1
聚明胶肽注射液（250ml：1.6 克 / 袋）	4	10	0.378 ～ 42.368	0.341
硫酸镁注射液（10ml：2.5 克 / 支）	4	7	0.690 ～ 79.957	0.133
钠钾镁钙葡萄糖注射液（复方 500 毫升 / 袋）	2	3	0.431 ～ 33.077	0.252
盐酸多巴酚丁胺注射液（2ml：20 毫克 / 支）	2	7	0.166 ～ 9.253	1
注射用苯磺酸阿曲库铵（25 毫克 / 支）	3	10	0.205 ～ 10.999	1
注射用维库溴铵（4 毫克 / 支）	3	10	0.205 ～ 10.999	1
静脉滴注或泵入胰岛素注射液	5	2	无	0
一次性医疗用品使用情况				
不可吸收缝合线 TPW20（进口）	2	4	0.327 ～ 21.733	0.562
非吸收性单股聚丙烯缝线 3348-51（进口）	2	4	0.327 ～ 21.733	0.562
非吸收性聚酯缝线 321836（进口）	1	5	0.067 ～ 8.382	1
聚丙烯不可吸收缝合线（普里灵）W8304（进口）	2	6	0.205 ～ 11.829	1
聚酯不可吸收缝线（爱惜邦）W10B55/77（进口）	1	6	0.053 ～ 6.372	1
可吸收性缝线 VCP711T（进口）	2	4	0.327 ～ 21.733	0.562
外科不锈钢缝线 FEP13E（进口）	2	1	0.858 ～ 186.905	0.091
可吸收止血纱布 1962（5.1cm×10.2cm）（进口）	1	6	0.053 ～ 6.372	1
水胶体敷料（进口）	3	5	0.576 ～ 35.153	0.283
置管情况				
锁骨下静脉置管	1	4	0.086 ～ 11.588	1

因素	病例组（n=5）	对照组（n=20）	Crude OR 的95%CI	P-value（Fisher精确概率检验）
颈内静脉置管	4	8	0.563 ~ 63.984	0.16
桡动脉置管	4	13	0.2 ~ 23.183	1
中心静脉置管	5	12	无	0.14

4．结论

（1）本次 5 例黏质沙雷菌引起的菌血症医院感染病例，由于介入调查时 5 例患者已全部出院，标本未收集到。初步界定本次外科系统 5 例黏质沙雷菌医院感染菌血症为医院感染聚集（医院感染聚集指在医疗机构或其科室的患者中，短时间内发生医院感染病例增多超过历年散发发病率水平的现象）。

（2）流行病学调查怀疑与 ICU 使用胰岛素相关性较高，但未得到病原学的证实，规范胰岛素使用的同时，加强医院感染防控综合干预。

5．控制措施

（1）对 ICU 使用的胰岛素进行抽样检测，但是由于介入调查时间滞后，当时使用的胰岛素已经用完，未获病原学结果。调查过程中发现胰岛素规格为 10 毫升 / 支，给患者使用时均从中抽取加入生理盐水泵入，直到用完该瓶胰岛素。高度关注胰岛素的使用过程及保存，避免交叉污染。

（2）加强医院感染防控综合干预：加强心外科、肝胆外科及 ICU 医院感染管理，严格消毒隔离，严格执行标准预防控制措施及手卫生，加强换药及置管等无菌操作的监管。

（3）保护易感人群，控制传染源：对术后住院患者加强监控管理，掌握置管指征及每日拔管评估、加强中心静脉置管等的护理。

（4）密切关注全院有无黏质沙雷菌引起的菌血症的新发病例，及时报告并收集标本，进而完善同源性鉴定。

（5）追踪监测与评估控制效果。

（三）控制效果

1．感染病例发展过程和结局

2015 年 5 月 19 日介入调查时 5 例患者均已出院，规范胰岛素使用的同时，加强医院感染防控综合干预，同时持续追踪在院患者，2015 年 5 月 20 日—2015 年 5 月 30 日，ICU 发现 3 例长期住院患者血培养检出黏质沙雷菌，收集标本进行同源性鉴定，其中两例显示为同一基因型，另外 1 例为其他基因型（见图 4-5-1）。

2．控制成果

积极对 ICU 感染患者进行治疗，同时增加保护性隔离，感染得到有效控制，后续没有新发病例发生。

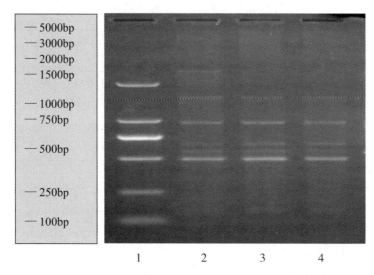

图 4-5-1　3 株血标本检出黏质沙雷菌 ERIC-PCR 扩增产物指纹图谱
注：1. DL2000DNA Marker；2. 患者 1；3. 患者 2；4. 患者 3

（四）评述

1. 经验体会

（1）控制工作的成功之处及成功的关键点

本次外科系统医院感染聚集能够得到有效控制，一方面是由于信息化系统的使用，利于调取各种数据，特别是医院感染实时监控系统的使用，方便调取既往感染患者资料，进而获取罹患率，查看患者医嘱，查找感染患者手术日期至感染日期之间静脉用药、使用一次性医疗用品及置管情况。同时另一方面感控专职人员必须有着敏锐的直觉，否则对于散发在多科室的医院感染病例，将不会考虑其相关性。虽然介入调查时 5 例患者均全部出院，但是由于既往血液中检出黏质沙雷菌在医院很少见，引起了医院感染专职人员的高度重视。最后还需要多方面的控制措施，一是由于涉及多个科室、多环节，原因不明，因此，启动流行病学调查进行深入分析，查找高危因素，虽说未能获取病原学直接证据，但是联系临床调查结果，也发现了临床药物在使用中存在交叉污染的高危因素，进而针对性采取了控制措施，同时开展全面综合干预，积极控制，持续关注新发病例，积极获取病原学结果，进行同源性鉴定，积极治疗新发患者，进行保护性隔离。直到未出现新发病例。

（2）控制工作的不足之处及需要注意的方面

本次医院感染聚集的调查也存在着以下不足之处。首先，调查介入时间滞后，5 例患者均已出院，未能获取相关病原学资料，同时也没能获取当时使用的胰岛素的病原学资料，这是本调查最大的遗憾；其次，由于患者已经出院及匹配资料过少等原因，尚不可排除其他因素所致，故在控制胰岛素规范使用的同时，尚需采取全面干预措施。

2. 总结

医院感染暴发或聚集性事件调查时，最大的困难是找到"真凶"，获取相关的病原学资料，得到同源性鉴定结果，本案例涉及多个科室、多环节、原因不明，难度更大。

使用信息化系统利于医院感染暴发或聚集性事件的调查，一方面，利用医院感染实时监控系统暴发预警功能，能够较早地发现医院感染暴发事件[1]，及时控制，将感染扼杀于摇篮中。另一方面，信息化系统的使用，利于感控专职人员获取各种数据，例如获取患者使用各种相关药物、置管、一次性医疗用品等信息，便于分析。

菌血症医院感染常见于重症患者、有侵入性操作和免疫力低下患者，病死率高，近年来，随着免疫抑制剂和大量广谱抗菌药物的应用，黏质沙雷菌引起的医院感染不断增加[2-3]。作为医院感染管理专职人员，需要不断增强意识，熟悉本院医院感染相关数据，不断提升敏锐性。

经过初步调查后，确定为医院感染聚集，若感染原因比较复杂，需要启动流行病学方法，展开深入调查，获取高危因素，在此强调的是必须要结合临床相关资料进行分析，二者不可脱离。

在整个事件的处理中，体现了团队精神，院感科专职人员需要有着丰富的流行病学知识、微生物学知识、临床知识等，多学科多专业合作，对整个事件的调查有着不可估量的作用。

（徐 艳 杨 怀 贵州省人民医院）

参考文献

[1] 杜明梅，刘运喜，索继江，等．医院感染暴发实时监测预警的实现及临床应用．中华医院感染学杂志，2012，22（14）：3104-3105．
[2] 轩杰，刘秀芳，陈远乡，等．医院内黏质沙雷菌肺部感染的危险因素及药敏分析．中国消毒学杂志，2015，32（11）：1146-1147．
[3] 信维强，崔虎军，李六亿．11 例黏质沙雷菌医院感染的治疗．中华医院感染学杂志，2004，4（14）：473-474．

案例三 中心静脉导管相关血流感染聚集性病例调查与暴发控制

（一）基本情况

通过医院感染信息系统的日常监测发现，某院血液科某病区 2015 年 6 月—7 月的血培养阳性病例中有 9 例大肠埃希氏菌，阳性检出率为 7.09%，检出例数和检出率均明显增加。9 例患者均留置中心静脉导管，符合导管相关性血流感染的诊断标准，中心静脉导管相关性血流感染的发生率和千日感染率均显著升高，分别为 18.00% 和 7.15‰。医院感染管理办公室对感染患者及留置中心静脉导管的患者进行了调查，通过对患者大肠埃希氏菌的耐药菌谱、环境采样结果及患者空间／操作交叉情况的分析，以及对置管因素与感染相关性的分析，考虑中心静脉导管留置时的消毒与护理过程中各项防控措施落实不到位是感染发生的高风险因素之一，通过加强置管时的无菌操作、置管后的消毒与维护以及戴手套／手卫生分层管理等措施的落实，聚集性感染得到有效控制，中心静脉导管相关血流感染率明显下降。本次疑似聚集性事件的调查与防控，提示我们要重视导管留置后的正确使用和护理，同时我们认识到对未开展中心静脉导管相关性血流感染目标性监测的病区，在日常监测过程中重视对血培养阳性结果的分析有助于及时发现和控制医院感染暴发以及聚集性发生[1]。

（二）调查与控制方法

1. 医院感染暴发的发生及发现过程

日常监测发现，2015 年 6 月—7 月血液科某病区住院患者的血培养阳性患者中，大肠埃希氏菌的例数（9 例）增加，与 2014 年全年、2015 年 1 月—5 月的数据相比，阳性率显著增加（$\chi^2 = 9.185$，$P=0.010$），详见表 4-5-7。

表 4-5-7　不同时间段的血培养送检及大肠埃希氏菌阳性情况

调查时间段	血培养数量	大肠埃希氏菌阳性数	阳性率（%）
2014.1—12	167	2	1.20
2015.1—5	254	6	2.36
2015.6—7	127	9	7.09
合计	548	17	3.10

2. 暴发的核实

9 例血培养为大肠埃希氏菌的患者主要临床表现包括发热（> 38℃）、寒战、C 反应蛋白 / 降钙素原 / 白细胞升高，按照 2009 年美国 CDC/NHSN 的监测定义均可诊断为大肠埃希氏菌引起的中心静脉导管相关血流感染。感染发生在导管留置 13 ~ 23 天后，中位数为 21 天。2015 年 6 月—7 月的中心静脉导管相关性血流感染的发生率为 18.00%、千日感染率为 7.15‰。与 2014 年 1—12 月、2015 年 1 月—5 月相比，感染率明显升高（$\chi^2 =15.275$，$P=0.000$），有交叉感染和聚集性发生的可能，详见表 4-5-8。因此，将 2015 年 6 月 1 日—7 月 31 日该病区所有留置中心静脉导管、血培养为大肠埃希氏菌的住院患者作为本次暴发的病例。

表 4-5-8　不同时间段的中心静脉导管使用及感染情况

调查时间段	住院患者数	置管日数	CLABSI 病例数	感染发生率（%）	千日感染率（‰）
2014.1—12	87	729	0	0.00	0.00
2015.1—5	116	3164	6	5.17	1.90
2015.6—7	50	1258	9	18.00	7.15
合计	253	5151	15	29.52	11.48

3. 流行病学调查

（1）方法

1）由于无法进行同源性检测，对 9 例大肠埃希氏菌进行耐药菌谱分析，以初步了解 9 株大肠埃希氏菌的表型和交叉感染情况。

2）使用含生理盐水/中和剂的棉拭子对血培养为大肠埃希氏菌的患者周围环境高频接触表面、医疗器材、消毒剂等进行采样，送至细菌室，培养48h，并分离致病菌。

3）在对2015年6月—7月该病区所有留置中心静脉导管的患者前瞻性监测的基础上，回顾性调查患者的年龄、性别、床号、主要诊断等基本临床资料，中心静脉置管日期、置管部位、置管人员、置管地点等导管留置相关信息，感染日期、感染部位等感染相关数据。医院感染诊断依据我国原卫生部颁布的《医院感染诊断标准》[1]，中心静脉导管相关血流感染的诊断标准依据美国CDC/NHSN2009年医疗保健相关感染的监测定义和医疗机构感染的分型标准[2]。

（2）数据分析：采用SPSS18.0进行，置管时间长短等与感染的相关性采用χ^2或Fisher精确检验，$P \leqslant 0.05$认为差异具有统计学意义。

（3）结果

1）初步分析：耐药菌谱分析发现，9例血培养为大肠埃希氏菌的患者中，存在一定程度的交叉，如均检测出β内酰胺酶，不同患者耐药菌谱的一致率为73.91%～95.65%间，其中G患者和I患者耐药菌谱的一致率达95.65%，但没有耐药菌谱完全一致的2名患者，详见表4-5-9。

表 4-5-9　9 株大肠埃希氏菌的耐药谱分析

抗菌药物	患者 A	患者 B	患者 C	患者 D	患者 E	患者 F	患者 G	患者 H	患者 I
氨苄西林	R	R	R	R	R	R	R	R	R
氨苄西林/舒巴坦	R	R	R	R	R	R	R	R	R
阿米卡星	S	S	S	R	S	R	S	S	S
氨曲南	R	R	R	R	R	R	R	R	R
环丙沙星	R	R	R	R	R	R	R	R	R
头孢呋辛	R	R	R	R	R	R	R	R	R
头孢替坦	S	S	I	R	S	S	S	S	S
头孢曲松	R	R	R	R	R	R	R	R	R
头孢唑啉	R	R	R	R	R	R	R	R	R
ESBL 检测	+	+	+	+	+	+	+	+	+
头孢吡肟	R	R	R	R	R	R	S	R	S
庆大霉素	S	R	R	R	R	S	R	R	R
亚胺培南	S	S	S	S	S	S	S	S	S
左氧氟沙星	R	R	R	R	R	R	R	R	R
美罗培南	S	S	S	S	S	S	S	S	S
哌拉西林	R	R	R	R	R	R	R	R	R
头孢呋辛酯	R	R	R	R	R	R	R	R	R
头孢哌酮/舒巴坦	I	S	R	I	R	R	S	S	S

抗菌药物	患者 A	患者 B	患者 C	患者 D	患者 E	患者 F	患者 G	患者 H	患者 I
复方新诺明	R	R	R	R	R	R	R	R	R
头孢他啶	R	R	R	R	R	S	S	R	S
替加环素	S	S	S	S	S	S	S	S	I
妥布霉素	S	R	R	R	I	R	I	I	I
哌拉西林/他唑巴坦	S	S	R	I	S	I	S	S	S

本次针对性地进行环境周围采样，共采集 47 个棉拭子样本，其中中心静脉接头/导管接头等低危医疗器材 6 个、输液泵按键/床头桌等物体表面 34 个、感染患者所在病房的消毒剂 6 份、医务人员手 1 份，合格样本 43 个，不合格样本 4 个，合格率为 91.49%，不合格样本为 1 份中心静脉接头和 3 份物体表面，低危医疗器材的采样不合格率为 16.67%，物体表面的采样不合格率为 8.82%，但均未检出大肠埃希氏菌等致病菌。

根据环境采样结果、9 例大肠埃希氏菌的耐药菌谱分析结果以及感染患者的初步分析，考虑患者中心静脉导管留置时间较长，患者自身定植的病原菌可能通过留置的导管移行至血液引起感染，且医务人员在交叉传播中扮演一定角色，后续将进一步分析医务人员交叉情况以及各置管因素与感染发生的相关性。

2）相关性分析：对患者空间和人员交叉进行分析，发现 9 例感染患者在院期间分布于不同的病房，但由共同的 3 位主管医生负责，详见表 4-5-10。

2015 年 6 月—7 月期间，血液科某病区共在院 50 例患者，均留置中心静脉导管，置管部位均为锁骨下静脉，使用导管类型均相同，置管地点均为病房，置管人员均为本科室医生，患者置管时间长短与感染发生的相关性分析显示，置管 ≥ 14 天的患者发生中心静脉导管相关血流感染的发生率较高，详见表 4-5-11。

表 4-5-10　不同患者的主管医生情况表

主管医生	患者编号
甲	A、H
乙	B、C、E、I
丙	D、F、G

表 4-5-11　2015 年 6 月—7 月置管时间与中心静脉导管感染的相关性分析

因素	分类	例数	感染情况		感染率 %	χ^2	P
			感染	非感染			
置管时间	≥ 14 天	42	8	34	19.05	0.195	0.659
	< 14 天	8	1	7	12.50		

（4）初步结论：根据以上分析，发现感染患者之间无明显的环境交叉，初步考虑对于留置中心静脉导管的患者，留置时间较长，发生感染的风险增加，导管维护过程中医务人员若不注重各项预防与控制措施的落实，也会增加交叉感染的发生风险。

4．暴发的控制措施

根据流行病学调查的初步结果，以及骨髓移植舱中操作相对频繁，手卫生/更换手套执行难度大等特点，加强了置管的维护以及重点环节防控措施的落实与监测，具体措施如下：

（1）强化戴手套措施：维护过程的戴手套操作采取分层实施策略：由1）至5）的顺向顺序，可以不更换手套，但若为逆向顺序的过程，必须重新更换手套，并执行手卫生。

1）开管、封管、换药、更换管路。

2）口腔、眼部、鼻腔护理。

3）生命体征测量。

4）生活护理。

5）肛周护理，更换垃圾袋。

（2）加强培训，增加提示图，规范手卫生和脱戴手套的操作。

（3）增加室内的物表清洁消毒频次，由1次/日增加至2次/日。

（4）加强无菌操作和引流管的护理。

（5）为临床科室制订手卫生与医院感染发生率相关性的科学研究方案。

（三）控制的效果

1．暴发的发展过程和结局

（1）发现与核实：通过信息系统监测发现某病区2015年6月—7月的血培养阳性中大肠埃希氏菌检出异常增加，有9例大肠埃希氏菌，检出例数明显增加，9例患者均留置中心静脉导管，留置时间为13～23天，中位数为21天，并且均诊断为中心静脉导管相关血流感染，通过比较2014年全年、2015年1月—5月的血培养中大肠埃希氏菌阳性率、中心静脉导管相关血流感染率，考虑存在聚集性发生的可能性。

（2）调查与控制：通过进行患者大肠埃希氏菌的耐药菌谱、环境采样、空间交叉情况分析，同时对2015年6月—7月该病区所有留置中心静脉导管的患者在前瞻性监测的基础上，进行回顾性调查，分析置管因素对感染发生的影响。初步分析聚集性发生的可能原因，认为中心静脉导管留置的消毒与护理过程中防控措施落实不到位是感染发生的高风险因素之一，并向科室主任、医务人员反馈，提出初步的改进措施。通过加强置管时的无菌操作、置管后的消毒与维护以及戴手套/手卫生分层管理等措施的落实，聚集性感染得到有效控制。

（3）监测与监管：对该病区患者进行前瞻性监测，并定期督查各项措施的落实情况，并根据血培养阳性、中心静脉导管相关血流感染的发生情况，提出强化措施。

2．控制成果

通过加强置管时的无菌操作、置管后的消毒与维护以及戴手套/手卫生分层管理等措施的落实，聚集性感染得到有效控制，2015年8月—12月留置中心静脉导管的患者共122名，置管天数为3554天，仅出现4例血培养为大肠埃希氏菌阳性患者，阳性率为1.17%（4/343），中心静脉导管相关血流感染率和千日感染率均明显下降，分别为3.28%和1.13‰。

（四）经验与体会

1. 血标本的培养和鉴定至关重要：根据美国 CDC/NHSN 的诊断标准[2]，血培养结果对于调整经验治疗方案具有重要意义，对于中心静脉导管相关血流感染的诊断具有重要的指导作用。本次聚集性感染发生的发现有赖于血培养阳性情况的监测，因此在临床诊疗过程中要重视血标本的培养与鉴定，以提高血流感染诊断的及时性和准确性。对于留置中心静脉导管的患者，若出现发热、寒战等可疑感染表现，应加强血标本的送检，以明确感染诊断，及时发现感染和暴发的苗头。

2. 要加强 bundle 措施的落实与监督检查：中心静脉导管血流感染的发生，受到多种因素的影响，包括置管前的位置选择、置管时的无菌操作、置管后的正确维护等，发生血液系统医院感染暴发，通常难以明确引起交叉传播的真正原因，因此在暴发控制过程中，要根据流行病学调查的结果，结合临床实际，加强 bundle 措施的落实并加强监督检查。研究显示[3]，置管时严格执行手卫生、保障最大无菌屏障、重视穿刺部位皮肤消毒、尽量避免选择股静脉置管，置管后每日评估是否继续保留导管、导管接头的消毒与维护等，能够有效减少中心静脉导管相关血流感染的发生。另外，医务人员的手在医源性感染中起到关键作用，本次案例中未分析医务人员手卫生依从情况与中心静脉导管相关血流感染发生的相关性，是考虑到医务人员手卫生依从性观察过程中很大程度受到霍桑效应的影响，很难实际反映手卫生依从情况，但在今后的工作中应加强对手卫生的管理，使医务人员手卫生转知识为行动。

3. 信息系统应用能够显著提升暴发控制效率：监测是医院感染防控的重要手段，监控系统提供的数据及时、客观、全面、系统，对临床科室医院感染防控工作有较强的指导性[4]。而信息系统的建立，不仅能够促进医院感染专职人员发现感染风险的能力，而且能够提高监测的效率，本案例中，信息系统对暴发的及时发现就起到了十分重要的作用，并且信息系统平台的建立，有利于实时全面监测，进而及时采取干预措施。

4. 存在问题及不足之处：由于导管维护过程中护理人员相对不固定，难以分析护理人员因素在可疑交叉感染中的作用，可在今后的工作中加强。并且，医院感染暴发是指在医疗机构或其科室的患者中，短时间内发生 3 例以上同种同源医院感染病例的现象。本次聚集性发生的调查未开展大肠埃希氏菌的同源性分析，并不完全符合严格意义的医院感染暴发定义，但定期的分析对于指导日常监测和加强基础防控措施的推进十分重要。

（陈美恋　高　燕　北京大学人民医院）

参考文献

[1] 卫生部. 医院感染诊断标准（试行），2001.

[2] CDC.CDC/NHSN surveillance definition of healthcare associated infection and criteria for special types of infections in the acute care setting.http：//www.cdc.gov/nhsn/PDFs/pscManual/17pscNosInfDef_current.pdf，2010-5-24.

[3] CDC.Guidelines for the prevention of intravascular catheter related infections.2011.

[4] 乔甫，宗志勇. 监测在医院感染预防与控制中的作用. 华西医学，2013，28（8）：1145-1147.

第六节　多重耐药菌感染暴发的控制

一、综述

（一）概述

1. 基本概念

2006 年原卫生部颁布了《医院感染管理办法》，给出医院感染暴发的定义，是指在医疗机构或其科室的患者中，短时间出现 3 例或以上的同种同源感染病例的现象。这其中，由多重耐药菌所引起的医院感染暴发则为多重耐药菌医院感染暴发。2009 年原卫生部颁布了《医院感染暴发报告及处置管理规范》，又对疑似医院感染暴发做出了定义，指在医疗机构或其科室的患者中，短时间内出现 3 例以上临床症候群相似、怀疑有共同感染源的感染病例；或者 3 例以上怀疑有共同感染源或感染途径的感染病例现象。

2. 国内外多重耐药菌医院感染的管理现状

医院感染暴发是医院感染危害性的集中体现和最高体现，一旦发生，将对患者造成伤痛和财产损失，有时甚至是无法弥补的严重后果。由多重耐药菌引起的医院感染则更甚，由于多重耐药菌对多种临床药物耐药，其治疗和防控更加困难，因此多重耐药菌引起的医院感染暴发更应该受到重视。

1961 年英国首次报道检出耐甲氧西林的金黄色葡萄球菌（MRSA），到 20 世纪 80 年代，MRSA 开始在全世界许多医院流行。1993 年开始，美国和欧洲一些国家相继颁布了耐甲氧西林的金黄色葡萄球菌（MRSA）、耐万古霉素的肠球菌（VRE）、耐碳青霉烯类的鲍曼不动杆菌（CR-AB）、耐碳青霉烯类的肠杆菌（CRE）等的防控指南。随着耐药菌种类的不断增加，2006 年美国 CDC 发布"医疗机构多重耐药菌感染管理（2006）"[1]（"Management of Multidrug-Resistant Organisms In Healthcare Settings，2006"），对多重耐药菌的流行情况、传播方式、防控方法进行了全面的介绍。

如今多重耐药菌感染已经成为一个全球关注的问题，我国政府也十分重视多重耐药菌感染的预防与控制，2004 年原卫生部颁布实施了《抗菌药物临床应用指导原则》，2006 年出台的《医院感染管理办法》，2008 年发布"卫生部办公厅关于加强多重耐药菌医院感染控制工作的通知"，2011 年出台《多重耐药菌医院感染预防与控制技术指南（试行）》[2]，使多重耐药菌医院感染的防控有法可依。这些对于减少抗菌药物的滥用及预防和控制多重耐药菌的传播起到了积极的作用。新一轮的医院等级评审也将多重耐药菌感染的防控放在了重要位置，足见我国对这项工作的高度重视。2016 年国家卫生计生委等 14 部门联合制订发布了《遏制细菌耐药国家行动计划（2016—2020）》：明确应对细菌耐药带来的风险挑战的工作目标（共 6 个方面的具体措施），提出了各部门职责和主要措施（共九项），加强了落实保障力度。

（二）多重耐药菌医院感染暴发情况

1. 医院感染病原体及其耐药情况

文献及报道数据显示，医院感染病原体以革兰氏阴性菌为主，其次为革兰氏阳性菌和真菌。2012 年全国医院感染监控网的结果显示，医院感染病原体中革兰氏阴性菌、革兰氏阳性菌和真菌所占比例分别为 66.81%、22.40%、9.21%，革兰氏阴性菌中铜绿假单胞菌、鲍曼不动杆菌、大肠埃希氏菌居前三位；革兰氏阳性菌中葡萄球菌属、肠球菌属、链球菌属居前三位。且近年来，革兰氏阴性菌在病原体构成中呈上升趋势，革兰氏阳性菌和真菌呈下降趋势。

耐药方面，革兰氏阳性菌中耐甲氧西林葡萄球菌的耐药为我国耐药的主要问题[3]，全国 MRSA 检出率高达 67.6%。2015 年全国细菌耐药监测报告结果显示[4]：耐甲氧西林金黄色葡萄球菌和凝固酶阴性葡萄球菌的检出率分别为 35.8% 和 79.4%，自 2012 年以来 MRSA 的检出率相对稳定，2015 年检出率为 35.8%。肠球菌属是医院感染中占第 2 位的革兰氏阳性细菌，耐药性基本保持原有水平，屎肠球菌耐药性明显高于粪肠球菌，2015 年结果显示，耐万古霉素肠球菌（VRE）分离率较低，并且趋于相对稳定水平。其他革兰氏阳性菌，如肺炎链球菌对青霉素耐药率为 4.2%，对红霉素耐药率处于较高水平，全国为 91.5%。革兰氏阴性菌中，原卫生部全国细菌耐药监测网 Mohnarin2015 年的报告结果显示，大肠埃希氏菌及肠杆菌属对第三代头孢菌素和喹诺酮类耐药率 > 50.0%，对碳青霉烯类耐药率全国为 1.9%，产超广谱 β 内酰胺酶（ESBLs）比例为 68.2%[5]；非发酵菌革兰氏阴性菌中，铜绿假单胞菌和鲍曼不动杆菌对亚胺培南的耐药率为 29.0% 和 63.0%，多重耐药菌检出率分别为 39.4% 和 80.3%，广泛耐药菌检出率分别为 11.1% 和 72.5%。且耐药率呈现上升趋势，特别是 ESBLs 肠杆菌科细菌、多重耐药非发酵菌的耐药性进一步升高[5]。鲍氏不动杆菌的耐药情况也十分严重，可以对 β2 内酰胺类、喹诺酮类、氨基糖苷类、四环素、氯霉素等抗菌药同时耐药。鲍曼不动杆菌对多数被测药物耐药率达到 70% 以上，敏感率最高的为多黏菌素（96.7），其次为替加环素（71.0）和米诺环素（58.7），但后两药的敏感率较前次监测均下降了约 10 个百分点[5]。

与同期国外监测结果比较，我国细菌耐药情况较发达国家严重，美国、欧洲大部分国家 MRSA 分离比率多在 5.0% ~ 40.0%，肺炎链球菌、酿脓链球菌等对大环内酯类耐药率约为 30.0%，大肠埃希氏菌对氟喹诺酮类耐药率约为 10.0%，ESBLs（+）大肠埃希氏菌比率大多在 20.0% ~ 30.0%[6]。

回顾国内近 10 年来发表的文章，引起医院感染暴发常见的多重耐药菌包括耐甲氧西林金黄色葡萄球菌（MRSA）、产超广谱 β- 内酰胺酶（ESBLs）细菌（大肠埃希氏菌和肺炎克雷伯杆菌）、耐碳青霉烯类抗菌药物肠杆菌科细菌（CRE）、耐碳青霉烯类抗菌药物鲍曼不动杆菌（CR-AB）、多重耐药 / 泛耐药铜绿假单胞菌（MDR/PDR-PA）等。2011 年原卫生部出台的《多重耐药菌医院感染预防与控制技术指南（试行）》，也将以上多重耐药菌作为重点需要防控的细菌，建议医院对它们开展常规监测。

2．多重耐药菌医院感染暴发的特点

（1）耐甲氧西林金黄色葡萄球菌（MRSA）：作为最早被报道的多重耐药菌，MRSA 已经在全世界的许多医院流行。如今耐甲氧西林葡萄球菌是我国细菌耐药的主要问题[3]。通常 MRSA 不仅对甲氧西林耐药，而且对临床常用抗菌药物如氨基糖苷类、喹诺酮类、β- 内酰胺类、大环内酯类等多种药物均表现为耐药，使得 MRSA 感染的治疗也更加困难。

MRSA 医院感染可表现为散发、局部流行和暴发流行。许多医院感染的研究报告[7]都以烧伤科、新生儿和早产儿室及重症监护病房、脑外科的 MRSA 感染率为最高。感染部位以下呼吸道感染、皮肤软组织感染、手术部位感染、血流感染为主，在新生儿和 ICU 发生的感染很容易因为患者基础病情重或免疫力低下，导致患者死亡。对暴发案例的分析发现，感染源多为院外输入患者所携带的病原体，通过直接接触传播和间接接触传播导致病原体的扩散，大多数情况下病房环境、医务人员和陪护人员的标本中都可以检出同源的病原体，提示医务人员也可能是潜在的感染源。病房布局不合理、环境清洁消毒不合格、无菌技术不规范、未落实隔离措施以及医务人员手卫生不到位等是造成感染传播的主要原因。住院时间长、合并多种严重的基础疾病、进行多种侵入性操作和长期大量不规范使用广谱抗菌药均可能是MRSA 感染的危险因素。

（2）鲍曼不动杆菌：自 1991 年美国纽约首次暴发多重耐药的鲍曼不动杆菌医院感染以来，世界各地对鲍曼不动杆菌引起医院感染的报道不断增加。鲍曼不动杆菌基因组研究发现其具有快速获得和传播耐药性的能力，多重耐药、广泛耐药、全耐药鲍曼不动杆菌已呈世界性流行，成为全球抗感染领域的挑战，更是目前我国最重要的"超级细菌"[8]。全国医院感染监控网 2012 年的结果显示鲍曼不动杆菌是造成医院感染的革兰阴性菌中第二常见的病原体，在重症监护病房更是最常见的病原体，可引起医院获得性肺炎、血流感染、腹腔感染、中枢神经系统感染、泌尿系统感染、皮肤软组织感染等，其中最常见的是呼吸机相关性肺炎（VAP）。国内已发表的由耐药鲍曼不动杆菌引起的医院感染暴发案例中，大部分发生在重症监护病房，也有发生在新生儿室、神经外科等。对报道的案例进行分析发现，引起暴发的原因包括：环境的污染、器械的污染、一次性物品的反复使用、空气净化不到位、医务人员接触传播等。流行病学调查显示，患者病情危重、高龄、侵入性操作、机械通气、住院时间长、免疫功能低下等因素，以及过度使用抗菌药物、环境物体表面清洁消毒不合格、医务人员手卫生依从率低、隔离措施不到位等也是鲍曼不动杆菌感染的易感因素。如果不重视，很容易在短时间内造成多人的感染，且鲍曼不动杆菌感染后病死率较高，有报道病死率高达40%。

（3）铜绿假单胞菌（PA）：全国医院感染监控网 2012 年的结果显示，铜绿假单胞菌是医院感染病原体中排名第一的革兰氏阴性菌。其耐药率居高不下，中国 CHINET2005—2014年连续监测资料显示，PA 对亚胺培南的敏感率为 63.9%，对美罗培南的敏感率为 66.6%，泛耐药的菌株分离率保持在 1.0% ~ 1.1%，较 2005 年（3.8%）有所下降。泛耐药菌株大多数分离来自 ICU，大多数为克隆传播，容易导致医院感染暴发流行[9]。国内已发表的由耐药铜绿假单胞菌所引起的医院感染暴发案例，以下呼吸道感染为主，也可见引起手术部位感染、泌尿道感染、皮肤软组织感染等。铜绿假单胞菌为机会致病菌，多在患者体内或医院环境中寄殖，感染常继发于免疫功能低下的患者，如在原有肺部慢性疾病 COPD、支气管扩张等的基础上发展为下呼吸道感染，有些甚至引起菌血症等。铜绿假单胞菌引起暴发流行的原因与上述其他多重耐药菌相似，主要为接触传播，可污染医疗器械、用具以及医护人员的手引起外源性感染。2005 年发生在安徽宿州的眼球事件的病原体就是铜绿假单胞菌，而造成感染的原因为手术器械灭菌不合格。

（4）大肠埃希氏菌：大肠埃希氏菌能够产生超广谱 β 内酰胺酶，从而产生耐药性，产ESBLs 大肠埃希氏菌耐药率明显高于非产 ESBLs 大肠埃希氏菌，对环丙沙星、青霉素类、一代、二代头孢菌素耐药率较高，对阿米卡星和头孢哌酮 / 舒巴坦、亚胺培南耐药率较低。CHINET2015 年的监测结果显示：大肠埃希氏菌中，超广谱 β 内酰胺酶的检出率为 51.5%，产 ESBL 株对测试药物的耐药率均比非产 ESBL 株高[10]。近年来耐碳青霉烯类的大肠埃希氏菌也逐渐增多，由大肠埃希氏菌所致的医院感染暴发多为泌尿道感染、腹泻，也可引起下呼吸道感染、伤口感染、腹腔胆道感染、新生儿脑膜炎等。部分案例经同源性分析后排除医院感染暴发的可能性，相比于鲍曼不动杆菌和铜绿假单胞菌，耐药的大肠埃希氏菌所引起的医院感染暴发较少。

（5）肺炎克雷伯杆菌：肺炎克雷伯杆菌也是产超广谱 β 内酰胺酶的代表菌，产酶菌株常携带多种耐药基因，对多种抗菌药物交叉耐药，导致对喹诺酮、氨基糖苷类等非 β 内酰胺类抗菌药物的敏感性下降，从而导致多重耐药的发生。CHINET2015 年的监测结果显示，肺炎克雷伯杆菌中，超广谱 β 内酰胺酶的阳性率为 27.4%，肺炎克雷伯杆菌中 XDR 株检出率比 2014 年有所上升[10]。该菌广泛分布于自然界、水和土壤中，易在住院患者呼吸道和消化道定植，引起下呼吸道、血液、泌尿道、手术切口、皮肤软组织等多部位感染。由多重耐药的肺炎克雷伯杆菌引起暴发的案例较少，结果显示，感染多发生于免疫力低下的住院患者，病原体往往从上呼吸道或通过污染的人工呼吸器雾化器吸入，或各种导管侵入人体，医务人员的双手在交叉感染中亦起重要作用。

多重耐药菌的传播方式多为接触传播，引起暴发的感染源多为长期住院患者的定植菌，或者院外输入患者所携带的感染菌株。造成多重耐药菌暴发的原因主要是临床工作人员对隔离措施的依从性不高，目前我国大多数医院没有足够的单间病房，或者病房的患者数远超过原定的床位数，对发生 MDROs 感染很难实施单间隔离或将同类病原体感染者同室隔离。实行床旁隔离，以及在床边和房间挂隔离标识，医护人员在诊治护理时穿戴隔离衣会引起同房间的其他患者及家属的不安，甚至可能引起医疗纠纷等问题。患者及陪护人员的教育监督不到位，造成传播。新生儿和老年人等免疫力低下的患者为易感染人群，感染的形式多种多样，常见类型为下呼吸道感染、败血症、胃肠道感染、皮肤感染、手术切口感染、肝炎、泌尿道感染、脑膜炎等。大多数暴发案例都能够及时发现，部分暴发案例经过同源性检测后可排除暴发的可能性，通过及时采取相应的控制措施，都能够得到有效的控制。

（三）多重耐药菌医院感染暴发的监测

我国从 1986 年开始将医院感染管理工作列为工作重点，20 世纪 90 年代在我国才普遍开展起来。由于医院感染暴发后果严重，一旦发生，如果没有及时、准确地发现，采取积极有效的控制措施，将会带来巨大的经济损失和社会影响。因此医院感染的监测显得十分重要，越来越多的医院开始与公司合作开发各种监测软件，使得医院感染暴发的监测工作更加方便有效，如解放军总医院和杭州杏林信息科技有限公司开发的"医院感染实时监控系统"、中南大学湘雅医院开发的"蓝蜻蜓感染管理软件"、南方医院开发的医院感染软件——暴发管理子系统等。

2009 年原卫生部制定了《医院感染监测规范》，强调了对细菌耐药性进行目标性监测，并给出了具体的监测方法和监测指标。这对于多重耐药菌医院感染暴发的早期识别起到了非常重要的作用。针对多重耐药菌，各监测软件也逐渐增加了结合病原体药敏结果进行预警和监测的功能。这些软件可通过实验室信息系统（LIS）获取细菌培养及其药敏结果，基于这些信息进行预警，对多重耐药菌感染的及时发现起到了很好的作用。已有多个文献报道，通过监测软件成功发现并控制多重耐药菌的医院感染暴发的案例。

但是目前国内医院感染监测工作还有待完善，很多医院未采用信息系统，而是靠医务人员到现场实施监测，工作量大且往往比较滞后。监测中还有以下问题需要解决：

1．部分基层医院由于实验室条件有限，不能检测多重耐药菌，无法获得细菌培养及其药敏结果。

2．很多医院病原体送检率较低，多采取经验用药的方式，很多 MDROs 不能被发现。

3．MDROs 的定义不一致，虽然 2011 年颁布《多重耐药菌医院感染预防与控制技术指南》中有明确的定义，但对抗菌药物的判断标准理解不一致。抗菌药物类别的分类、耐药的定义、每一类所包含的范围等，不同医院均有不同的理解。

4．不同医院监测及防控的 MDROs 范围不一致，尤其是产 ESBL 菌株，有些医院将其排除在监测范围之外。

5．MDROs 医院感染的判定标准不一致。由于对感染、定植、污染的诊断标准没有明确规定，许多医院也并没有对监测菌株进行分类，监测结果没有针对性。

6．缺乏对防控措施依从性的监测，目前关于多重耐药医院感染的流行病学、耐药机制、危险因素、防控方法的文章多有报道，但是防控措施依从率的报道却很少。

（四）多重耐药菌医院感染暴发的处置

1．多重耐药菌医院感染暴发的上报

原卫生部 2006 年颁布了《医院感染管理办法》，明确了医疗机构在处理医院感染暴发时的职责：①医疗机构应设立医院感染管理委员会，由此委员会研究并制订本医院发生医院感染暴发及出现不明原因传染性疾病或者特殊病原体感染病例等事件时的控制预案；②医院感染管理部门、分管部门及医院感染管理专（兼）职人员对医院感染暴发事件进行报告和调查分析，提出控制措施并协调、组织有关部门进行处理；③医疗机构应当按照医院感染诊断标准及时诊断医院感染病例，建立有效的医院感染监测制度，分析医院感染的危险因素，并针对导致医院感染的危险因素，实施预防与控制措施。医疗机构应当及时发现医院感染病例和医院感染的暴发，分析感染源、感染途径，采取有效的处理和控制措施，积极救治患者。

在大家对医院感染的防控越来越重视的同时，多重耐药菌逐渐成为医院感染防控的一个重点，为有效预防和控制多重耐药菌在医院内的传播，保障患者安全，2008 年原卫生部发布"关于加强多重耐药菌医院感染控制工作的通知"，其中明确指出医疗机构应当加强对多重耐药菌的目标性监测，及时发现、早期诊断多重耐药菌感染患者和定植患者，加强微生物实验室对多重耐药菌的检测及其对抗菌药物敏感性、耐药模式的监测，根据监测结果指导临床对多重耐药菌医院感染的控制工作。同时医疗机构发生多重耐药菌感染的暴发时，参考 2016 年发布的《医院感染暴发控制指南》（WS/T524-2016）的管理要求，进行流行病学调查与感染控制及效果评价，最后根据《医院感染管理办法》的规定进行总结与报告。2009 年原卫生部颁布了《医院感染暴发报告及处置管理规范》，对医院感染暴发的上报及处置进行了详细的规定，同时规定了卫生行政部门对所上报的病例进行相应的处理。

2．多重耐药菌医院感染暴发的防控

由于多重耐药的传播模式多为接触传播，因此多重耐药菌医院感染控制的关键在于在落实标准预防的基础上阻断传染途径，实施隔离措施。目前国内外指南一致推荐的多重耐药菌感染的防控措施包括：行政支持、监测的信息化建设、隔离患者、环境的清洁与消毒、手卫生、无菌操作规则、合理使用抗菌药物、加强医务人员的教育培训等。某些措施还存在争议，如去定植和接种疫苗。我国的指南中并没有提到以上内容。

对于是否去定植，美国 CDC 没有明确建议要常规去定植。对 MRSA 定植者，如果没有症状，并且与流行传播无关，就不需要去定植。虽然有些研究试图去除 VRE 定植，但成功的很少。治疗 MRSA 感染虽然能减少感染部位的 MRSA 菌量，但通常不能消除其伴随的 MRSA 定植。目前有观点认为消除定植可以是综合控制措施之一，在暴发流行时可以有效，存在问题时停药一段时间后仍会恢复定植。在采取去定植方案时，通常需咨询感染学及临床流行病学专家，在有限时期内对患者或工作人员逐一评估，采取适当的去定植疗法，可作为 MRSA 强化控制项目的一部分。没有对 VRE 和多重耐药革兰阴性杆菌去定植的建议。

而对于疫苗的应用，美国 CDC 发布的"CDC 预防医疗机构耐药菌感染运动"中关于预防耐药菌感染的方法，其中第一条建议是对医院伴有危险因素的患者及医务人员注射流感及肺炎疫苗，认为这是减少耐药菌感染的有效方法之一。目前国际上许多学者致力于细菌疫苗的研制，如葡萄球菌疫苗的研制，包括灭活菌苗、类毒素及荚膜多糖化学疫苗的研制，但均未获得突破性成果。铜绿假单胞菌疫苗，包括灭活疫苗、减毒活疫苗、结合疫苗、DNA 疫苗，重组抗原疫苗，重组载体疫苗等，其中外膜蛋白疫苗（outer membrane protein，OMP）的研制备受关注。

目前还不能明确某单一控制措施或某特定干预措施的组合非常有效并适于所有医疗机构，几乎所有成功控制 MDROs 的研究，会同时使用 7 到 8 种不同的干预措施。

（五）发展趋势

应该说，医院感染的目标性监测是"眼睛"，帮助我们更好地识别医院感染的暴发；医院感染暴发的上报则可以更好地管理和防控。医院感染管理专（兼）职人员应当对医院感染的暴发保持高度的警惕性，一方面应能及时发现医院感染暴发，另一方面对医院感染的暴发事件进行积极的调查取证和分析，按规定的时限和途径进行报告，并有能力针对发生的问题提出控制措施，一旦发生医院感染等暴发，需要多部门合作尽快控制医院感染的暴发，将影响降低到最小程度。

目前我国卫生计生委已经将多重耐药菌的医院感染管理工作列为一项重点工作，而且取得了显著的成效，虽然还存在一些问题，比如多重耐药菌的定义不统一，信息系统发展不均衡，防控措施落实不到位等，但是相信在卫生计生委的领导下、医院感染管理专家和医务人员共同努力，我国的多重耐药菌医院感染管理工作一定能够进一步得到推进。

（殷　环　彭雪儿　李六亿　北京大学第一医院）

参考文献

[1] Siegel JD，Rhinehart E，Jackson M，et al.Management of multidrug-resistant organisms in health care settings，2006. Am J Infect Control，2007，35（10 Suppl 2）：S165-S193.

[2] 多重耐药菌医院感染预防与控制技术指南（试行）. 药物不良反应杂志，2011（02）：108-109.

[3] 孙彦，彭丽梅，李绪黎 . 医院感染中常见病原菌耐药分析 . 临床和实验医学杂志，2005（02）：79-82.

[4] 2015 年全国细菌耐药监测报告 . 中国执业药师，2016（03）：3-8.

［5］　李耘，吕媛，薛峰，等.卫生部全国细菌耐药监测网（Mohnarin）2011—2012年革兰氏阴性菌耐药监测报告.中国临床药理学杂志，2014（03）：260-277.

［6］　http：//www.rivm.nl/earss/Images/EARSS%202008_final_tcm61-65020.pdf.

［7］　李胜利.耐甲氧西林金黄色葡萄球菌医院感染的研究进展.中华医院感染学杂志，1998（01）：64-66.

［8］　陈佰义，何礼贤，胡必杰，等.中国鲍曼不动杆菌感染诊治与防控专家共识.中国医药科学，2012（08）：3-8.

［9］　张祎博，孙景勇，倪语星，等.2005—2014年CHINET铜绿假单胞菌耐药性监测.中国感染与化疗杂志，2016（02）：141-145.

［10］　胡付品，朱德妹，汪复，等.2015年CHINET细菌耐药性监测.中国感染与化疗杂志，2016（06）：685-694.

二、工作案例

案例一　心外科重症监护病房多重耐药鲍曼不动杆菌感染暴发控制案例

多重耐药菌（multidrug-resistant organism，MDRO）主要是指对临床使用的三类或三类以上抗菌药物同时呈现耐药的细菌。由多重耐药菌引起的感染呈现复杂性、难治性等特点。鲍曼不动杆菌广泛存在于自然界、医院环境及人体皮肤，为条件致病菌。通常在患有严重基础性疾病及长期大量使用广谱抗菌药物的情况下发生，由于它的耐药机制复杂，且具有多重耐药性，容易造成暴发流行[1]。在医院内除引起伤口感染、菌血症和泌尿道感染外，还可在住院患者中尤其重症监护病房使用机械通气的患者中引起医院获得性肺炎，应引起高度重视。

（一）心外科重症监护病房多重耐药鲍曼不动杆菌感染暴发概述

2004年7月8日—26日期间某院心外科重症监护病房5例患儿发生下呼吸道多重耐药鲍曼不动杆菌（MDR-AB）感染暴发，经采取积极控制救治措施，得到有效控制，无新发病例出现，无患儿出现其他严重并发症或死亡现象。

（二）调查及控制方法

1．医院感染暴发发生及发现过程

首例感染患儿周＃＃于6月24日进入心外科重症监护病房，29日双肺出现湿啰音，7月8日痰培养分离到鲍曼不动杆菌。7月8日感染管理部门接到心外科重症监护病房报告1名患儿发生鲍曼不动杆菌呼吸机相关性肺炎，感染专职人员立即到病房现场开展调查，了解患儿的基本情况和病情，至7月26日共有5例患儿确诊。

2．疑似暴发核实

主要依据中华医学会呼吸病学分会制订的医院获得性肺炎诊断和治疗指南，呼吸机相关性肺炎诊断标准：使用呼吸机48 h后发病；与机械通气前胸片比较出现肺内浸润影或显示新的炎性病变；肺实变体征和（或）湿性啰音并具有以下条件之一者：外周血白细胞（WBC）$> 10.0 \times 10^9/L$ 或 $< 4.0 \times 10^9/L$ 伴或不伴核左移；体温 $> 37.5℃$，呼吸道有脓性分泌物；起病后从支气管分泌物中分离到新的病原体。5例患儿临床表现均伴有发热、咳嗽、咳痰，肺部均可闻及湿啰音，白细胞总数和中性粒细胞均有不同程度的升高，痰培养均分离到耐药谱一致的鲍曼不动杆菌。患儿均为使用呼吸机 48 h 后发病。从患儿的区域分布、相同病原体及相同的耐药谱情况看，考虑为疑似医院感染同源暴发（表 4-6-1）。

表 4-6-1　与感染相关的因素

因素	病例 1	病例 2	病例 3	病例 4	病例 5
年龄（月）	28	8	24	6	8
基础疾病	先天性心脏病	先天性心脏病	先天性心脏病	先天性心脏病	先天性心脏病
	法洛四联症	法洛四联症	法洛四联症	室间隔缺损	重度肺动脉狭窄
手术名称	法洛四联症	法洛四联症	未手术	室间隔缺损	肺动脉瓣切开术
根治术	根治术		修补术		
使用呼吸机	5 天（第 1 次）	10 天（第 1 次）	4 天（第 1 次）	3 天（第 1 次）	7 天（第 1 次）
	4 天（第 2 次）			5 天（第 2 次）	
	5 天（第 3 次）				
气管插管	有	有	有	有	有
气管切开	有	有	有	有	有
抗菌药物	头孢曲松（10 天）	头孢曲松（6 天）	头孢曲松（6 天）	头孢曲松（8 天）	头孢曲松（8 天）
	亚胺培南西司他丁（3 天）	头孢他啶（9 天）	替莫西林（2 天）	替莫西林（8 天）	亚胺培南西司他丁（4 天）
	阿莫西林（2 天）	替莫西林（5 天）			
	替莫西林（6 天）	替莫西林（6 天）			
地塞米松	8 天	8 天	9 天	8 天	8 天
鲍曼不动杆菌	7 月 8 日	7 月 15 日	7 月 23 日	7 月 25 日	7 月 26 日

（三）暴发原因调查

1. 流行病学资料

（1）时间分布：首例患儿 7 月 8 日从痰标本中分离到 MDR-AB，7 月 15 日、23 日、25 日及 26 日分别又有 4 例患儿痰标本分离到 MDR-AB，时间分布相对集中，且耐药谱一致。

（2）人群分布：7 月 8 日—26 日期间共有 5 例患儿发生 MDR-AB 感染，其中 4 男 1 女，年龄最小为 6 个月，最大为 2 岁 4 个月，平均 14.8 个月。罹患率为 19.23%，远高于心外科 ICU 平常的感染率（6.65%）。

（3）区域分布：除与心外科重症监护病房相邻的中心重症监护病房患者刘某于 6 月 22 日痰培养分离出 MDR-AB 外，相继发生的 5 例下呼吸道感染患儿均发生在同一病区，其他科室无感染发生。

2. 暴发原因查找

（1）查找感染源：经调查了解与心外科重症监护病房相邻的中心重症监护病房患者刘某住院时间较长（5 月 30 日—8 月 5 日），并于 6 月 22 日痰培养分离出 MDR-AB。

（2）查找传播途径：保洁员同时负责心外科重症监护病房和中心重症监护病房的保洁工作，并且2个监护室相通，区域布局和功能流程存在一定程度的交叉，不符合卫生学要求，增加了发生医院感染的机会。分别对心外科重症监护病房、心外科手术室、中心重症监护病房的呼吸机管路、氧气湿化瓶内表面、湿化液、体外循环机、体外循环机配套设施加温机的管路、医护人员手及鼻黏膜、保洁员手及鼻黏膜、物体表面、水龙头、门把手、治疗台和拖把等标本114份，其中门把手、呼吸机接头、治疗车和护士手等13份标本培养结果显示细菌总数超标，并在保洁员手上分离到耐药谱一致的鲍曼不动杆菌。

（3）查找易感人群：心外科重症监护病房患儿年龄较小，均患有严重的先天性心脏病，自身机体抵抗力较低；患儿均有气管切开、气管插管等侵袭性操作，且使用呼吸机辅助呼吸的时间较长；接受了对机体创伤较大的心脏手术；使用广谱抗菌药物和地塞米松激素类药物的疗程均较长。

（四）主要控制措施

医院召开医院感染管理委员会专题会议，组织专家会诊，积极开展对医院感染患儿和危重病例的诊治和抢救工作，以最有效的措施控制事态的发展。结合患儿的发病潜伏期、临床表现、痰检查结果和以往国内其他类似医院感染发生情况，造成本次心外科重症监护病房鲍曼不动杆菌感染的传染源来自相邻的中心重症监护病房的感染患者，因共用保洁员，由其接触传播、污染环境等导致心外科重症监护病房首例感染患儿，继而引起其他患儿感染。

1．加强感染源管理

人体、环境及物品都可能成为贮菌库或感染源[2]。当发现首例心外科重症监护病房鲍曼不动杆菌感染患儿后，立即采取隔离措施，做到专人专室护理，并与普通患儿分开，密切观察患儿的病情变化。陆续出现的后4位感染患儿，采取集中隔离的方式集中诊治。对中心重症监护病房患者刘某实施严格的单间隔离。

2．切断传播途径

多重耐药菌主要通过接触传播。有报道[3]多重耐药菌产生和扩散的原因30%～40%为通过医务人员的手，20%～25%是抗菌药物的选择压力，20%～25%是社区获得性病原菌，20%来源不明，如环境污染及工作人员携带等。当发现首例心外科重症监护病房鲍曼不动杆菌感染患儿后，经检测发现门把手、呼吸机接头、治疗车和护士手等13份标本培养结果细菌总数超标，并在心外科监护室及中心重症监护病房共用的保洁员手上培养出同一耐药谱的鲍曼不动杆菌。医院立即配备充足的监护室保洁员，单独负责两个监护室的工作，使这两个监护室的保洁员不得共用，强化保洁员手卫生及清洁工具的清洗消毒工作，仪器设备表面的清洁消毒由护理人员完成，不再有保洁员担任。中心监护病房同样强化保洁员管理、手卫生及环境物表的清洁消毒工作。

3．保护易感人群

对于其他暂时还没有出现下呼吸道感染的患儿，积极采取保护性隔离措施，进行全面排查，密切观察变化，一旦发现可疑感染征象，及时转出。

三、控制效果

本次心外科重症监护病房鲍曼不动杆菌医院感染暴发历经18天，经医院领导、相关职能部门和临床科室的共同努力，积极采取控制救治措施，未再发生新的感染病例，无 1 例患儿出现其他严重并发症，无死亡。

四、述评

（一）经验体会

1. 控制工作的成功之处及成功的关键点

（1）反应迅速，控制有效：科室及时上报感染病例后，医院高度重视，立即控制感染源，并通过积极监测，查找问题的主要原因，切断两个 ICU 共用一个保洁员的传播途径，严格实施保洁员、医务人员的手卫生及环境物表的清洁消毒工作，同时强化无菌观念，严格实施无菌操作等针对性措施，没有出现新发感染病例。

（2）推动多重耐药菌实时监测软件的研发利用：多重耐药菌感染的及时预防与控制在日常工作中至关重要，医院为了强化监测及干预，防止医院感染暴发事件的再次发生，部署信息科、微生物室及医院感染管理科积极研发使用实时监控多重耐药菌感染软件进行目标性监测。

2. 控制工作的不足之处及需要注意的方面

（1）因受区域的限制，心外科重症监护病房和中心重症监护病房相通，此布局造成的感染隐患已引起管理部门及工作人员的高度重视，因需要一定的时间改造，已提交申请设置 2 个监护室单独通道，在感染处置期间，此项工作暂时还未得到实施。

（2）在流行病调查及病原菌追溯过程中，因条件所限，没有对病原菌进行同源性分析，只是根据多重耐药菌的耐药谱来判断是否具有关联性，存在证据不充分的不足。每一起疑似医院感染暴发或医院感染暴发均应进行同源性追溯，更有说服力。

（二）总结

1. 重点科室、重点环节的医院感染防控要不惜成本，按规范要求标准配置并实施严格的标准预防

该案例再次提出警示，ICU 是危重症患者聚集的病区，也是各项侵入性操作和机械通气患者集中的病区，一旦疏忽消毒隔离措施就会引发感染聚集或暴发。保洁员的保洁工作至关重要，每个科室应该单独配置，并且工作质量不得松懈。树立标准预防意识是预防控制多重耐药菌医院感染的关键，制订实施切实可行的工作流程是有效预防控制多重耐药菌感染的保证。

2. 实时监测多重耐药菌感染至关重要

暴发事件发生后，医院积极研发使用实时监控多重耐药菌感染监测系统，专人定时利用该系统查询全院多重耐药菌感染信息，掌握多重耐药菌感染的科室分布和耐药情况，发现 MRSA、产 ESBLs 的细菌、VRE 和多重耐药鲍曼不动杆菌等感染信息、或在设定日期内发现同一科室存在 3 例同种病原菌感染、或某种病原菌感染在全院有流行趋势时，及时将监测信息告知负责相应病区的医院感染管理专职人员。

3. 定期分析发布细菌耐药监测信息

利用细菌感染监测系统[4]，每季度对多重耐药菌感染的科室、部位和病原菌分布情况进

行统计分析，掌握本院细菌耐药现状，并将信息及时发布于临床医务人员，为临床应用抗菌药物提供参考，有助于提高临床抗感染治疗水平。

（山东省立医院　李卫光）

参考文献

[1] 李卫光，王一兵，朱其凤，等.心外科重症监护病房鲍氏不动杆菌医院感染暴发流行调查.中华医院感染学杂志，2006，16（10）：1108-1109.

[2] 雷凤仙，杨妮娜，苏敏，等.加强多重耐药菌医院感染管理保障患者医疗安全.中华医院感染学杂志，2009，19（23）：3234-3235.

[3] 王雪文，钟秀君，顾克菊.多重耐药菌医院感染控制工作的调查分析.中华医院感染学杂志，2009，19（18）：2473-2475.

[4] 肖永红，王进，朱燕，等.Mohnarin 2008年度全国细菌耐药监测.中华医院感染学杂志，2010，20（16）：2377-2383.

案例二　消化内镜铜绿假单胞菌污染控制案例分析

（一）基本情况

全国医院感染监控网2012年监测结果显示，铜绿假单胞菌是医院感染病原体中排名第一的革兰氏阴性菌。铜绿假单胞菌是兼性厌氧的非发酵革兰氏阴性杆菌[1]，在自然界以及人体皮肤、呼吸道、肠道黏膜中广泛存在，为条件致病菌，在人体抵抗力低下或发生定植菌位移时会发生感染。国内发表的耐药铜绿假单胞菌引起的医院感染暴发案例，以下呼吸道感染为主，也可引起手术部位感染、泌尿道感染、皮肤软组织感染等。其引起暴发流行的原因与其他多重耐药菌相似，主要为接触传播，可污染医疗器械、用具以及医护人员手引起外源性感染[2]等。

内镜检查作为一种侵入性的诊疗方法，在使用过程中会受到微生物的污染。因对内镜未采取合理的清洗、消毒或灭菌措施，可造成医院感染事件的发生，成为看不见的隐患，可能导致暴发性医院感染，甚至威胁患者的生命安全。1993年，美国消化内镜学会的统计表明，内镜相关医院感染的发生率为1/180万。国内有关报道内镜检查引起感染的感染率为0.8%。2006年Seoane-Vazquez等进行了一项Meta分析，调查研究了1974—2004年的30年间美国发生的所有内镜污染事件，其中纤维支气管镜和消化道内镜涉及的病例数最多，最常见的是结核分枝杆菌和铜绿假单胞菌。随着内镜诊疗技术的快速发展及广泛应用，内镜污染事件不容忽视。

1．内镜污染概述

某医院消化内镜室的内镜总数为胃镜23条、肠镜13条、十二指肠镜4条、超声内镜2条。有3台胃镜自动清洗消毒机、1台肠镜自动清洗消毒机，手工清洗消毒设备4组。2016

年7月4日内镜室对11条内镜（12例次）进行生物学监测阳性率为100%，其中铜绿假单胞菌阳性率为91.67%。与6月24日常规行生物监测的13条内镜肺炎克雷伯杆菌阳性率为7.69%、铜绿假单胞菌阳性率为0.00%对比，确定为铜绿假单胞菌污染聚集发生。经过调查，6月25号医院停水进行总蓄水池维护，且内镜自动清洗消毒机自2016年2月使用起没有启用自身消毒程序，可能致使蓄水池、水路及内镜自动清洗消毒机形成的铜绿假单胞菌生物膜脱落 [近年来，细菌生物膜感染率逐渐升高，尤其是成膜能力强的细菌（如铜绿假单胞菌）的感染已越来越引起重视 [3]]，导致内镜聚集性铜绿假单胞菌污染。启用内镜清洗消毒机自身消毒程序，安装纯水处理系统后，配合其他有效措施，内镜污染得到有效控制。

2. 流行病学特点

（1）时间分布：自2016年6月24日对内镜室内镜进行常规细菌学监测，至7月28日查找原因监测期间出现不同比例的阳性率，其中6月30日对不合格的一条胃镜复检，大肠埃希氏菌检出率为100%，7月4日监测12条内镜，铜绿假单胞菌检出率为91.67%，大肠埃希氏菌检出率为8.33%，阳性率时间分布见图4-6-1。

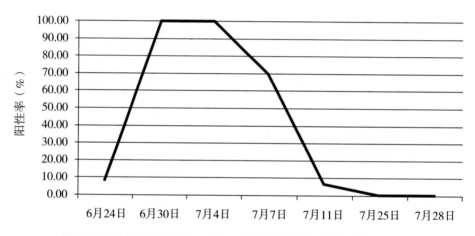

图4-6-1 某年6月24日—7月28日内镜检测常规细菌阳性率时间分布

（2）人群患病情况及不合格内镜致病菌监测情况：追踪6月24日—7月28日所有内镜检查及治疗的住院患者380人，无发热、腹泻等症状出现。内镜监测致病菌详见表4-6-2。

表4-6-2　内镜致病菌检出率（%）

日期	内镜（条）	铜绿假单胞菌		大肠埃希氏菌		肺炎克雷伯杆菌	
		株数	检出率	株数	检出率	株数	检出率
6月24日	13	0	0	0	0	1	7.69
6月30日	1	0	0	1	100	0	0
7月4日	12	11	91.67	1	8.33	0	0
7月7日	19	1	5.26	0	0	1	5.26
7月11日	15	1	6.67	0	0	0	0

日期	内镜（条）	致病菌					
		铜绿假单胞菌		大肠埃希氏菌		肺炎克雷伯杆菌	
		株数	检出率	株数	检出率	株数	检出率
7月25日	19	0	0	0	0	0	0
7月28日	19	0	0	0	0	0	0
合计	98	13	13.27	2	2.04	2	2.04

（3）地点分布：以上均为内镜室的内镜，于7月7日对查体中心（位于另一个院区）的2条胃镜及2条肠镜监测，合格率为100%。

（二）调查与控制方法

1. 内镜聚集污染发生及发现过程

2016年7月3日内镜室向医院感染管理科报告，6月24日对13条机洗内镜进行常规生物学监测，26日报告结果显示5号胃镜每件细菌总数＞160cfu，检测出肺炎克雷伯杆菌，其余内镜均合格。5号胃镜停止使用，并于6月30日对5号胃镜复检，7月1号结果显示每件细菌总数＞180cfu，检测出大肠埃希氏菌。7月3日医院感染管理科接到科室报告后于7月4日扩大监测数量，再次监测5号胃镜及其他10条内镜（全部机洗并排除第一次监测合格的内镜，5号胃镜机洗、手洗各采样一次，采样后反厂家维修），结果5号手洗的胃镜、机洗的10条内镜均检出铜绿假单胞菌，检出率为91.67%，机洗的5号胃镜检出大肠埃希氏菌。大批量内镜出现不合格，引起临床及管理部门的高度重视（5号胃镜自6月27日停用，仍多次监测不合格，说明污染菌不是来自患者的诊疗操作）。

2. 核实聚集/暴发

（1）对监测内镜使用的中和剂进行采样，结果6个标本均为无菌生长，通过调查微生物室标本接种过程，排除了操作污染及中和剂污染。

（2）对2016年4月1日—7月4日监测内镜阳性率与第一季度及上一年同期进行对比，阳性率高达29.17%，同比历史数据均为0.00%。详见表4-6-3。

表4-6-3　不同时间内镜生物学监测阳性率（%）

调查月份	监测内镜（条数）	阳性（条数）	阳性率
2016年4月1日—7月4日	48	14	29.17
2016年1月1日—3月31日	28	0	0
2015年4月1日—7月4日	18	0	0
合计	94	14	14.89

（3）同批次清洗消毒后的内镜监测发现11条均检出铜绿假单胞菌，考虑聚集性内镜污染发生。

3．内镜污染原因调查

（1）查找污染源及传播途径

1）调查方法：据报道引起铜绿假单胞菌感染暴发的原因多为水源性感染。本次调查重点关注清洗消毒用水及消毒剂。查看内镜清洗消毒整个操作流程，查找近期工作异同点，进行自来水、软水、清洗漂洗水以及消毒液的监测，内镜自动清洗消毒机管道及滤网细菌学监测等。

2）相同点：①清洗消毒人员无更换，且工作中基本使用机洗；②机洗及手洗的消毒剂无更换，原液及使用中消毒剂监测无细菌生长，浓度合格；③近期清洗消毒机及其手洗工作站工作正常无维修现象。

3）不同点：①6月25日总务处进行医院总蓄水池维护，停水一天；②跟踪检查内镜清洗消毒操作流程发现全自动内镜清洗消毒机自2月份启用，一直未启动自动消毒程序；③内镜清洗漂洗用水为软水。

4）水路及洗消机监测结果异常：7月7日—7月8日对整个内镜用水系统及内镜清洗消毒机进行监测，供水系统严重污染，菌落数明显超标（因水路监测是在蓄水池维护后的13天进行的，结果没有监测到铜绿假单胞菌及其他致病菌），具体见表4-6-4。《生活饮用水卫生标准》（GB5749-2006）水质常规指标及限值规定：菌落总数小于100cfu/ml，总大肠菌群、耐热大肠菌群、大肠埃希氏菌均不得检出；《内镜自动清洗消毒机卫生要求》（GB30689-2014）中规定内镜自动清洗消毒机漂洗使用的纯化水应达到细菌总数小于10cfu/100ml。内镜清洗消毒机内部菌落数明显超标，详见表4-6-5。

表 4-6-4　供水系统细菌学监测

水采样部位	细菌数（cfu/ml）	合格率（%）
医院储水池	＞1000	0
内镜室自来水	＞1000	0
软化水	＞1000	0
机1左、右滤芯内水	＞1000	0
机2左、右滤芯内水	＞1000	0
机3左、右滤芯内水	＞1000	0
机1内水	＞1000	0
机2内水	＞1000	0
机3内水	＞1000	0

表 4-6-5　3台内镜清洗消毒机细菌学监测

采样部位	细菌数	条件致病菌	合格率（%）
机1入水口内壁	200 菌落数/件	无	0
机1入水口过滤网	500 菌落数/件	无	0
机2入水口过滤网	＞1000 菌落数/件	溶血性葡萄球菌	0

续表

采样部位	细菌数	条件致病菌	合格率（%）
机 2 入水口内壁	> 1000 菌落数 / 件	沃氏葡萄球菌	0
机 3 入水口过滤网	200 菌落数 / 件	无	0
机 3 入水口内壁	> 500 菌落数 / 件	无	0
机 1 内槽	500 菌落数 / 平方厘米	无	0
机 2 内槽	200 菌落数 / 平方厘米	无	0
机 3 内槽	> 1000 菌落数 / 平方厘米	无	0

5）不合格内镜时间分布分析：6 月 24 日监测的多条内镜（13 条）只有 5 号镜不合格，并且 5 号镜分别手洗及机洗连续 3 次监测均不合格，说明镜子本身有问题，送回厂家返修，属于个案现象。但 7 月 4 日同样监测的是多条内镜（11 条），却均不合格。自 6 月 24 日大批量监测后，25 日进行蓄水池维护，7 月 4 日大批量监测出现聚集的铜绿假单胞菌，且随着时间的延长及相关措施的落实，不合格率逐渐降低。

6）调查结果判定：根据流行病学调查分析（7 月 7 日同步对口腔治疗用水监测，采样 6 个标本菌落数均严重超标，亦未监测出致病菌），此次事件可能因医院蓄水池维护导致蓄水池内壁细菌生物膜脱落，内镜自动清洗消毒机自启用起未实施自动消毒程序致使细菌生物膜形成并脱落，双重因素导致整个水路污染成为感染源，自动清洗消毒机内槽及滤网监测均不合格。《内镜自动清洗消毒机卫生要求》[4] 规定：内镜自动清洗消毒机应有自身消毒程序确保不会堆积器械的污染物质，在设备因维修、维护、中断使用后应进行自身消毒；消毒频次根据产品说明书实施；应保证对内镜清洗、消毒、漂洗阶段所使用的水和溶液接触的所有腔体、管道、水槽进行消毒。

（2）查找病原体：因距离蓄水池维护到实施水路及洗消机采样已 14 天时间，随着距离蓄水池维护时间的延长，水源不断流动冲洗，加强了对生活用水的二次消毒，水路细菌数及致病菌逐渐得到控制。所以供水系统及内镜清洗消毒机管路及滤网细菌学监测均无铜绿假单胞菌检出。

4．污染聚集的控制

（1）初步判断，尽快扩大内镜监测数量：自 7 月 3 日接到报告后，不合格的 5 号胃镜停止使用，7 月 4 日扩大内镜监测数量（内镜监测报告未出前暂不使用），5 号胃镜返厂维修，结果显示其他 10 条内镜均不合格且均为机洗。7 月 7 日再次扩大监测范围及数量，监测机洗及手洗内镜共 19 条，其中机洗 2 条内镜分别监测出铜绿假单胞菌、肺炎克雷伯杆菌。手洗内镜终末漂洗改为应用灭菌蒸馏水，内镜监测结果正常。

（2）根据常见的感染途径，展开大范围的调查及防控

1）调查工作人员内镜清洗消毒工作流程，发现清洗消毒机一直未启用自动消毒程序，随即联系工程师并进行多次空载自身消毒。再次请工程师强化培训对内镜清洗消毒机的使用及保养。科室建立健全内镜清洗消毒工作质量控制机制，严把质量关，杜绝不按流程操作现象的发生。

2）自 7 月 7 日停止使用内镜清洗消毒机，全部改为手洗。为排除漂洗水污染，漂洗水

均改为使用灭菌蒸馏水。每条内镜清洗消毒结束后均给予酒精注流，彻底干燥后使用。

3）7月7日—7月8日对整个内镜用水系统及内镜清洗消毒机进行监测，包括蓄水池水、内镜室自来水、软化水、过滤水及内镜清洗消毒机内水，清洗消毒机管路、过滤网、水槽等监测。对体检中心的内镜进行监测以进行对比。体检中心内镜合格，其为另一个院区，不是同一个供水池。

4）7月8日停止内镜操作，对整个内镜室尤其是清洗消毒室进行彻底的卫生处置。用含氯消毒液浸泡消毒手洗池并彻底干燥。

5）7月9日总务处对蓄水池强化二次消毒，并申请更换新的水处理消毒设备。

6）7月9日更换内镜清洗消毒机及手洗工作站的滤芯。

7）立即申请更换软水处理系统为纯水处理系统，于7月25日安装纯水处理系统，进行多次冲洗后采样监测，合格后方可投入使用。

（三）控制的效果

通过采取初步控制措施，在大范围监测后采取针对性的控制措施并及时调整工作流程，7月25日纯水处理系统安装完毕，对内镜清洗消毒机以及手洗工作站进行有效的冲洗后，对整个供水系统以及内镜清洗消毒机管路、滤网、水槽等连续2天采样监测，均合格。7月28日再次启用清洗消毒机，并对清洗消毒后的15条内镜以及手工清洗的10条内镜连续2天监测，均合格，于8月1日内镜室恢复正常工作量。

（四）述评

1. 经验体会　污染事件处理的成功之处。

（1）监测是发现医院感染暴发最明亮的眼睛，早发现、早上报、早控制是处理的关键：科室及时上报监测异常结果、联合感控专职人员开展暴发调查与处理流程至关重要。此案例如果没有扩大监测内镜的数量，就可能发现不了10余条内镜同批次的不合格。如果未发现而把不合格的内镜用于患者的检查或治疗，后果不可想象。临床科室出现聚集事件后，有时会不重视或先行调查处理，存在迟报或漏报现象。专职人员应强化督导与沟通，现场调查是最可靠的索证方式。1993年美国消化内镜学会统计内镜相关感染的发生率是1/180万。但是这一数字只是冰山一角，实际的内镜相关感染率远远高于这个比例。本案例发现不合格的污染内镜及时封存，及时采取防控措施，有效避免了患者的感染。

（2）感控工作关系到医院的所有科室及部门以及所有流程、器械、物品和人员：后勤工作是对临床质量安全及感控工作的有效保障，后勤人员的工作流程及工作质量也会影响到感控工作和质量安全。后勤管理中如有比较大的维护、停水等活动，应建立干预机制，事前一定组织相关科室及部门召开会议，制订预案及防控措施，有效杜绝不良事件的发生。

（3）内镜室应建立健全内镜清洗消毒工作质量控制机制，严把质量关，杜绝不按流程操作等现象的发生：对于新启用的清洗消毒机或其他设施设备，工程师应多次反复培训，科室负责人应加强督导及检查。通过考核检查工作流程，及时发现不合格的现象并予以纠正。

（4）应高度警惕细菌生物膜（bacteria biofilms，BBF）的形成与防控：BBF是细菌在营养物质相对缺乏、缺氧或亚剂量抗菌药物刺激等不利条件下相互黏附或黏附于物体表面，并分泌胞外多聚物（如胞外多糖、蛋白质、核苷酸等），将自身包裹以克服不利条件的存在状态[5]。细菌生物膜的形成与细菌的浮游状态对应，对环境中的不利因素具有很强的抵抗力。近年来，BBF 的感染率逐渐升高。本案例蓄水池的维护主要是对池内的水垢、污泥进行清理，如果有铜绿假单胞菌生物膜即会引起震荡松散。内镜自动清洗消毒机每日进行大量内镜洗消工作，没有进行内消毒，长期的污垢或菌群同样可以导致细菌生物膜的形成。

（5）国家规范对环境卫生学的监测频率及样本要求是最低要求，有条件的医院加大监测样本及环节能及时发现暴发趋势，有效遏制暴发。

2．污染事件处理的不足之处

（1）微生物室工作人员对医院感染监测工作的认识不足：对批量标本监测出铜绿假单胞菌没有及时上报且阳性标本没有留存，亦没有进行药敏监测分析，说明没有意识到感控监测的真正意义，没有真正掌握多重耐药菌防控及医院感染疑似暴发的重要性；在流行病学调查过程中采样监测需要进一步改进，如使用筛选性培养皿、转运拭子等，可以有效提高阳性菌检出率。

（2）发现感染聚集或暴发现象进行流行病学调查时，应该按照操作流程同步多环节监测：杜绝间断地发现问题间断地监测，延迟发现真正的感染源及传播途径。本案例在处理过程中也存在查找原因及监测机洗及手洗内镜没有同步的现象，是我们应该接受的教训。

（3）没有在第一时间对科室全部内镜进行监测：找出真正的污染率，并及时进行危险因素控制是事件处理的关键。本次事件的处理是间断监测间断地发现的问题，不利于整个事件的调查与处理，延缓了处理的时间。

3．总结

（1）医院感染防控需要全院医务人员共同参与落实：医院感染防控不仅是临床医务人员的责任，而是需要全院医务人员的共同努力。微生物室应规范落实危急值制度，如大批量监测发现聚集的某种菌群或多重耐药菌，应及时报告科主任、监测科室及管理部门，保留菌株是明确暴发的最好保障。总务处的空调维护、层流净化维护、生活饮用水以及污水处理等多方面的工作与医院感染防控关系密切，应加强沟通与防范。

（2）及时有效地核实暴发及控制暴发对保障医疗质量安全至关重要：医院感染暴发调查一般包括核实诊断、证实暴发、提出初步假设并采取基本控制措施、确定调查目标、现场调查、制订和组织落实有效的控制措施。医技科室的暴发事件与临床科室的暴发事件有所不同，但也应该根据基本步骤快速进行核实，有效采取措施控制，防止事件的发展与扩大。可以参考平日积累的文献知识，也可以及时咨询资深感控专家，开拓思维，快速有效地控制暴发的发展。

（3）医院感染暴发可以导致严重的经济损失：该内镜污染案例导致的直接经济损失尽管不是体现在患者住院日的延长以及住院费用的增加上，但由于能够正常使用的内镜数量明显减少，自7月7日—7月31日一直控制预约患者的数量，明显减少了内镜检查与治疗的患者，社会效益及经济效益均受到严重影响。高度重视医院感染防控工作，严格按照国家规范实施防控，严格执行标准的操作流程，是确保医疗质量安全的重要保障。

（孙吉花　王　琳　张　霞　邱会芬　姜雪锦　山东省滨州医学院附属医院）

参考文献

[1] 胡必杰，宗志勇，顾克菊．多重耐药菌感染控制最佳实践．上海：上海科学技术出版社，2012．
[2] 沈益．重症监护病房铜绿假单胞菌疑似感染暴发调查分析与护理干预．护理实践与研究，2011（17）：142-143．
[3] 余鹏飞，陈丽华，邹雅如，等．抗菌药物联合治疗铜绿假单胞菌生物膜感染的研究进展．临床检验杂志，2014，32（12）：931-933．
[4] 国家质量监督检验检疫总局 中国国家标准化管理委员会．内镜自动清洗消毒机卫生要求．2014．
[5] Tan SY，Chew SC，Tan SY，et al. Emerging frontiers in detection and control of bacterial biofilms.Curr Opin Biotechnol，2014，26：1-6.

第七节　新生儿医院感染暴发的控制

一、综述

（一）概述

从娩出到生后 28 天内的婴儿称为新生儿（neonate）。新生儿非特异性和特异性免疫功能均不成熟，对细菌、病毒和真菌具有普遍易感性，是医院感染的高危人群。新生儿医院感染暴发是影响诊疗工作正常进行、威胁新生儿健康甚至生命的重大难题。有调查表明在我国医院感染的暴发事件中，新生儿医院感染暴发占了全部的 60%[1]。

原卫生部 2001 年颁布的《医院感染诊断标准》规定，新生儿在分娩过程中和产后在医疗机构内获得的感染都属于医院感染。根据 2009 年原卫生部颁布了《医院感染暴发报告及处置管理规范》规定，在医疗机构或其科室的新生儿中，短时间内发生 3 例以上同种同源感染病例的现象叫做新生儿医院感染暴发；在医疗机构或其科室的新生儿中，短时间内出现 3 例以上临床症候相似、怀疑有共同感染源的感染病例，或者 3 例以上怀疑有共同感染源或感染途径的感染病例现象，叫做疑似新生儿医院感染暴发。

（二）国外新生儿医院感染暴发的研究

国外很早就有新生儿医院感染暴发的报道：1938 年《Lancet》杂志报道新生儿病房急性呼吸道感染暴发[2]；1987 年，Sylvia 等调查以色列新生儿监护室 7 例感染的患儿，其中 5 例分离出同一种弯曲菌[3]；1999 年，Pillay 等报道南非儿科监护室内 9 名婴儿感染，其中 2 名患儿死亡，经调查是多耐药鲍曼不动杆菌污染导尿管所致，实施严格的控制措施阻断了这次感染[4]。

由于新生儿医院感染独有的特点，感染控制不能照搬成人的经验，发达国家很早就开展了系统的大规模调查研究，致力于数据收集，为判断新生儿医院感染暴发和制订控制措施提供依据。美国儿童医院联合会与美国疾病预防控制中心协作建立了儿科预防工作网，1999 年对 29 所医院高危新生儿病房进行医院感染现患率调查，827 例患儿中 11.4% 发生医院感染。

血液和下呼吸道是最常见的感染部位，凝固酶阴性葡萄球菌是最常见的病原菌。低出生体重是感染的一个重要危险因素[5]。2006 年，在 27 家医院推行一系列感染控制措施，使导管相关血流感染率减少了 41%。

发展中国家开展医院感染的监测和控制较发达国家晚，资源有限，工作有一定难度，资料较少。印度的前瞻性研究显示 2000 年新生儿医院感染率为 3.8%[6]，但这可能低估了实际情况。

（三）我国新生儿医院感染暴发的发展及现状

国内最早的新生儿医院感染暴发和控制的文献是关于 1983 年山东某院的新生儿室发生腹泻流行，36 例患儿感染，2 例死亡。病房的空气、牛奶、奶瓶、被单、尿布、门把手等都培养出致病菌（铜绿假单胞菌），提示病室物品和环境消毒不严格引起致病菌传播。通过隔离和消毒措施，阻断了感染的蔓延[7]。

1．1985 至 1995 的十年间，我国新生儿医院感染暴发较频繁，呈现如下特点

（1）健康带菌或感染的产妇是常见的传染源，产妇分娩时经产道感染婴儿，或哺乳时通过飞沫[8]、接触等途径传染婴儿，之后婴儿室交叉感染形成流行。也有医务人员携带或病室环境[9]存在致病菌导致感染暴发的报道。

（2）鼠伤寒沙门菌是最常见的致病菌，其次是金黄色葡萄球菌，大肠埃希氏菌。

（3）常见的感染部位包括消化道、皮肤、脐部。

（4）产科婴儿室是最常见的暴发科室。

（5）暴发涉及的患儿多是正常新生儿，患儿数量大，发病率和病死率高。造成这一时期新生儿医院感染暴发多、规模大的主要原因有：

1）受经济水平限制，医院建筑布局不合理，婴儿室未处于相对洁净区域；面积小，缺乏功能分区；设施简陋，洗手池等基本的感染控制设施缺乏。

2）医务人员诊疗水平有限，婴儿有精神不振、拒食、呕吐等感染早期表现时未能引起足够重视。

3）大部分医院没有设立感染管理科，医务人员感控意识淡薄，知识缺乏，手卫生不到位，新生儿共用护臀膏、听诊器等物品，环境消毒不严格，发现感染的婴儿后不能有效隔离。

4）正常新生儿在产科婴儿室由医护人员集中护理，婴儿室大多面积有限，床间距过小[10]，医护人员人数不足，护理人员与患者比例失调，过度拥挤和工作繁忙导致洗手频率降低[11]，客观上为新生儿医院感染暴发创造了条件。

这些医院感染暴发后，医务人员深入调查原因，不断总结经验，从感染后及早发现和治疗，发展为预防和监测感染发生，重视隔离，例如将分娩时可能经产道感染的新生儿主动隔离，排除感染后再进入新生儿室。新生儿物品专婴专用，接触患儿皮肤、黏膜的器械、器具及物品一人一用一消毒。一次性使用的医疗器械使用逐渐增加。手卫生的重要作用也被广泛认同。最重要的是，人们逐渐认识到建立产科婴儿室容易造成新生儿感染暴发这一弊端。

2．1995 年后，母婴同室在我国各级医院的产科广泛推广，婴儿室逐渐被取消，在新生儿间传播病原体的可能性减小[10]。文细毛等[12]对母婴同室新生儿表皮葡萄球菌的来源进行了追踪调查，发现大部分新生儿在出生后 1 ~ 3 天鼻腔携带的表皮葡萄球菌呈现不同的亚型，以散发株为主，与医务人员之间无同源菌株，这与产科婴儿室新生儿与医务人员之间常见

同源菌株不同，说明母婴同室明显优于以前的婴儿室。全国医院感染监控网从 2000 年开始在全国范围内 135 家医院开展新生儿医院感染的大规模监测，对控制感染暴发也起到一定作用[13]。1995 到 2005 的十年，是我国新生儿医院感染暴发的低发期。

3．2005 年以后，我国新生儿医院感染暴发又有增多趋势，特别是近两年来，发生了数起重大新生儿医院感染事件，如 2008 年 9 月西安某三级甲等综合医院新生儿医院感染暴发，造成 9 名新生儿感染，8 名新生儿死亡；又如 2009 年 3 月天津某妇幼保健院发生新生儿医院感染事件，6 例感染患儿中有 5 例患儿死亡。造成这种局面有以下原因：

（1）我国近些年随着围生医学和儿科学的迅猛发展、新生儿病房和新生儿监护病房的建立，早产儿和先天性疾病新生儿病死率明显下降，中心静脉置管、气管插管等有创操作逐渐增多，导管相关血流感染、呼吸机相关肺炎相应增加、对医院感染的控制提出挑战。

（2）受经济利益的驱使，有些医院盲目扩张规模，多建病房而忽视合理布局，多收患儿而忽视感染监测，多加班而忽视医务人员素质提高，为医院感染的暴发埋下隐患。

（3）这些新生儿医院感染暴发事件也暴露出我国医院感染的预防和控制中存在的薄弱环节，主要表现为：医院感染管理组织机构不健全，专业人才不足；宣传培训力度不够，导致医务人员医院感染防控意识不强、知识欠缺；防控医院感染基本措施的依从性差；医院感染的报告流程不畅通。新生儿病房建筑布局不合理，控制医院感染的基本措施欠缺。

4．在现阶段，我国新生儿医院感染暴发呈现如下特点：

（1）感染的患儿及污染的病室环境[14]是常见的感染源。

（2）接触传播仍是最常见的感染途径。

（3）早产儿、低出生体重儿、先天性疾病患儿、接受有创操作的患儿是易感人群。

（4）细菌仍是最常见致病菌，G⁻菌和葡萄球菌常见，条件致病菌感染有增加趋势，沙门菌感染暴发少见，虽然还没有多重耐药菌新生儿医院感染暴发的报道，但感染有增加趋势，需要警惕。病毒（主要是轮状病毒、柯萨奇病毒等）、真菌感染暴发也时有报道。

（5）新生儿重症监护病房（NICU）和新生儿病房是最常见的感染暴发地。鲜有母婴同室中新生儿医院感染暴发的报道，沐浴是引起母婴同室新生儿感染暴发的高危环节[14]。

（6）部分感染暴发事件中新生儿病死率高，败血症、感染中毒性休克、多脏器功能衰竭和弥散性血管内凝血是常见的死因。感染暴发早期如果能尽早发现和上报，得到院外专家的支援，及早予以合适的治疗和感染控制措施，可能控制感染蔓延，避免患儿死亡，减少损失。

近些年发生的数起新生儿医院感染暴发事件再次为医院和医务人员敲响警钟，引起了原卫生部、医院管理者和医务人员的广泛关注和重视。2009 年 12 月原卫生部颁布了《新生儿病室建设与管理指南（试行）》，这是特别针对新生儿特点制订的医院感染防控指南，从建筑布局、科室管理、消毒隔离、检查评估等各个方面对新生儿这类特殊人群医院感染预防与控制进行专门指导，针对性和实用性很强。在原卫生部的医院管理年、医疗质量万里行和百姓放心医院等历次检查中，均将 NICU 和新生儿室作为重点检查部门。

（四）新生儿医院感染暴发防控的发展趋势

目前社会和医院都投入更多的人力、物力、财力来保证新生儿的医疗安全，取得了一定的进展，并且体现出如下医院感染控制的发展趋势。

1. 加强对 NICU 和新生儿病房医院感染的监测。实践证明，开展监测有利于更好地推进感染控制措施的实施，减少医院感染发生，早期发现感染暴发趋势并在萌芽状态加以控制。国外有许多很好的新生儿感染监测案例（如表 4-7-1）。目前的发展趋势是将感染监测做得更加主动和细致，例如在整个医疗机构开展医院感染综合性监测的基础上，在 NICU 和新生儿病房开展目标性监测。我国许多大城市的综合性医院已经开始开展这项工作并取得初步成效。

表 4-7-1 国外 NICU 医院感染监测资料

研究者（时间）	国家	研究性质	总感染率／千住院日感染率（‰）	血流感染率／中心静脉置管千日感染率（‰）	肺部感染率／气管插管千日感染率（‰）
Stover 等（2001）	美国	回顾性	–/8.9（4.6～18.1）	–/8.6（0～16.2）	–/2.5（0～18.1）
Urrea 等（2003）	西班牙	前瞻性	24.2%／–	56.8%／–	10.2%/–
Van der Zwet 等（2005）	新西兰	前瞻性	26%／28.6	–/14.9（12.5～17.4）	–/7.5（5.7～9.2）
Renato CC 等（2007）	巴西	前瞻性	57.7%／29.8	26.5%／–	3.9%/–
Giovanni BO 等（2009）	意大利	前瞻性	13.2%／7.8	6.3%／12.5	5.7%/13.1

2. 优化诊疗和护理流程，避免交叉感染。严格的手卫生能减少新生儿医院感染，这个观念已经被新生儿病室的医务人员广泛认同。但实际工作中，医护人员接触同一患儿的不同部位时难以执行手卫生：手既接触了污染部位，又接触清洁部位，导致交叉感染。目前的研究热点是怎样减少污染的环节和优化护理程序[15-20]。有的医院根据自己的实际情况制订护理流程，流程有可操作性，使护理人员劳动量最低，用品消耗最少，同时符合控制感染的原则。以沐浴为例，先在拆裸台拆裸，查看新生儿皮肤及脐带情况，体重秤上铺放一次性防水垫巾，新生儿称重后，连同一次性防水垫巾放于沐浴垫上，按照从身体清洁部位到污染部位（头发→眼睛→脸→颈→胸→腹→上肢→下肢→翻身→后颈→背→臀部）的顺序沐浴，洗完后将新生儿抱至包裸台，毛巾轻轻擦干全身，护理脐带，将新生儿衣被、毛巾、一次性防水垫巾等丢入指定容器，清洁双手后继续为下一个新生儿沐浴。

3. 将新生儿医院感染措施融入临床路径的制订和实施中。临床路径（clinical pathway，CP）是同一组医护人员共同针对某一病种的治疗和护理所制订的一个最适当的医护计划，按照临床路径表的标准化治疗护理流程，让患者从住院到出院都按此模式来接受治疗护理。推行临床路径既能贯彻医院质量管理标准，又能节约医疗资源，是医院管理的发展趋势。原卫生部 2010 年已经在全国开展临床路径管理试点工作，鼓励各试点医院根据自己的实际，制订和实施符合本医院机构工作特点和需要的临床路径。医院感染管理工作者应该抓住这个机遇，将新生儿医院感染控制措施融入临床路径的制订和实施当中，将感染控制措施制度化、常规化。

（五）总结

儿童是家庭和社会的希望，是祖国的未来。保护每个新生儿的医疗安全是医护工作者义不容辞的责任。医务管理者应当牢记历次新生儿医院感染暴发事件的惨痛教训，建立健全医院感染管理组织机构和规章制度。医务人员应当主动学习感染控制的知识，强化控制感染的意识，并且贯彻于日常新生儿诊疗和护理工作当中。感染管理专职工作人员应当加强对新生儿医院感染的监测，有感染发生时与临床配合采取及时有效的感染控制措施。只有多学科携手合作，医院各个部门相互配合，才能更优质地为新生儿医疗的安全保驾护航。

（要　慧　李六亿　北京大学第一医院　刘卫平　内蒙古自治区人民医院）

参考文献

[1] 李六亿，刘玉村.医院感染管理学.北京：北京大学医学出版社，2010：170-175.

[2] Dickie AE，Glasg MB. Outbreak of acute respiratory infection in a neonatal ward.Lancet，1938，231（5968）：139-141.

[3] Hershkowici S，Barak M，et al.An outbreak of Campylobacter jejuni infection in a neonatal intensive care unit. Journal of Hospital Infection，1987，9（1）：54-59.

[4] PillayT，Pillay DG，Adhikari M，et al. An outbreak of neonatal infection with Acinetobacter linked to contaminated suction catheters. Journal of Hospital Infecion，43（4）：299-304.

[5] Sohn AH，Garrett DO，Sinkowitz-Cochran RL，et al. Prevalence of nosocomial infections in neonatal intensive care unit patients：results from the first national point-prevalence survey. J Pediatr，2001，139：821-827.

[6] National Neonatal Perinatal Database.Report of the year 2000.India：National Neonatology Forum，2000.

[7] 韩耀远，马沛然，范希圣，等.新生儿室绿脓杆菌感染暴发流行报告.临床儿科杂志，1987，5（4）：205-206.

[8] 姚明珠，樊绍曾，黄国英.新生儿呼吸道合胞病毒感染的一次流行.新生儿科杂志，1993，8（5）：207-208.

[9] 李瑞宇，李凤娣，朱德苏，等.新生儿鼠伤寒医院感染暴发的控制与体会.中华医院感染学杂志，1996，6（1）：32-33.

[10] 任南，徐秀华.新生儿痢疾杆菌医院感染暴发事件的启示.中国护理管理，2008，8（11）：10-12.

[11] Harbarrh S.Outbreak of Enterobacter cloacae related to understaffing，overcrowding and poor hygiene practices. Infect Control Hosp Epidemiol，1999，20：598-603.

[12] 文细毛，徐秀华，易霞云，等.我院母婴同室表皮葡萄球菌携带调查与质粒分析.中国微生态学杂志，1999，11（2）：96-99.

[13] 任南，毛细文，易霞云，等.全国医院感染监控网儿科和产科新生儿室院内感染监测报道.我国当代儿科杂志，2003，5（2）：120-122.

[14] 李勤，杨瑞仪.新生儿脐部感染暴发调查与分析.中华医院感染管理学杂志，2010，20（13）：1866-1867.

[15] Stover BH，Shulman ST，Bratcher DF，et al. Nosocomial infection rates in US children's hospitals' neonatal and pediatric intensive care units. Am J Infect Control，2001，29：152-157.

[16] Urrea M，Iriondo M，Thio M，et al. A prospective incidence study of nosocomial infections in a neonatal care unit.Am J Infect Control，2003，31：505-507.

[17] van der Zwet WC，Kaiser AM，van Elburg RM，et al. Nosocomial infections in a Dutch neonatal intensive care unit：surveillance study with definitions for infection specifically adapted for neonates. J Hosp Infect，

2005，61：300-311.

[18] Renato CC，Elaine AC，Tania GP，et al. A 10-year prospective surveillance of nosocomial infections in neonatal intensive care units.Am J Infect Control，2007，35（3）：183-189.

[19] Giovanni BO，Gabriella E，Alessandra P，et al.Hospital-acquired infection surveillance in a neonatal intensive care unit.Am J Infect Control，2009，37：201-203.

[20] Pessoa-Silva CL，Dharan S，Hugonnet S，et al. Dynamics of bacterial hand contamination during routine neonatal care.Infect Control Hosp Epidemiol，2004，25：192-197

二、工作案例

案例一　病房阿伯丁沙门菌新生儿医院感染暴发控制案例

新生儿腹泻是儿科病房较常见的感染性肠道疾病，主要由于喂食不洁、传染源输入、病区隔离、消毒措施不严等原因所引起，常可造成流行或暴发流行[1-2]。众所周知，由于新生儿免疫功能低下，正常菌群尚未建立，是医院感染的高危险人群，容易发生医院感染，造成患儿病情加重甚至死亡，给其家庭和社会带来巨大的经济负担。在我国非伤寒沙门菌引起的新生儿感染中，以鼠伤寒沙门菌感染为首位[3]，常在某一病区内暴发流行，患儿病情较重，并发症较多，病程较长，细菌耐药性强，治疗困难，病死率较高。但是由阿伯丁沙门菌引起的医院感染暴发则很少见报道。

（一）概述

2007年3月24日—4月20日某院新生儿病房22例患儿发生阿伯丁沙门菌感染暴发。暴发因接触传播引起，经采取积极救治、对新生儿室分类隔离管理，将腹泻患儿与普通患儿隔离、分室分组救治、专人专室护理，设置独立配奶室，对奶瓶奶嘴强化清洗消毒，医务人员强化手卫生及环境物表的清洁消毒等有效控制措施，使暴发得到有效控制，后无新发病例出现，无1例患儿死亡或出现其他严重并发症。

（二）调查及控制方法

1．医院感染暴发发生及发现过程

3月24日新生儿病房收治了一名院外腹泻6～7天、伴发热1天的危重患儿，给予青霉素、头孢曲松等治疗，病情无好转，出现中毒性肠麻痹、麻痹性肠梗阻，治疗无效于3月26日上午死亡。

该患儿死亡当天下午，其同一病室相邻病床的1名患儿出现腹泻症状。新生儿科考虑可能有交叉感染，立即上报医院感染管理办公室。到3月31日先后有8例患儿出现腹泻，均做粪便培养，4月2日培养报告有4例患儿分离到阿伯丁沙门菌，随后腹泻患儿逐日增多。为控制腹泻患儿的蔓延，从4月6日开始停止收治新患儿并立即对住院的30例患儿全部进行粪便细菌培养筛查，至4月10日共计22例患儿粪便培养发现阿伯丁沙门菌。

2．暴发核实

初始病例定义为2007年3月24日到3月31日期间腹泻一日数次至10次左右的患儿，共有8名患者符合该病例定义。随后根据患儿的临床资料、实验室检查和流行病学信息，修订感染病例的判断标准，同时考虑临床上的轻症病例和不典型病例，扩大微生物学搜索范围，新修订的病例定义为2007年3月24日至调查观察期间腹泻一日数次至10次左右，和（或）便培养阳性。至4月20日，22例便培养阳性患儿中14例患儿有临床表现，主要表现为绿色或黄色稀便，3～10次/天，多数患儿稀便为5～6次/天，并伴有不同程度的水、电解质紊乱或休克。多数患儿有发热，体温均＞38℃，最高接近40℃；6例患儿全身中毒症状明显，双肺出现湿啰音，反应差。22例便培养阿伯丁沙门菌药敏结果均提示对青霉素类、头孢菌素类、氨基糖苷类耐药，对环丙沙星、复方新诺明、亚胺培南/西司他丁和头孢哌酮/舒巴坦敏感。提示是一起典型的医院感染暴发。

3．暴发原因调查

（1）流行病学特点

1）时间分布：3月26日下午新生儿病房1名患儿出现腹泻症状，到3月31日先后有8例患儿出现腹泻，至4月6日发生腹泻的患儿增至14例，便培养阳性增至9例。4月6日立即对新生儿科住院的30例患儿全部进行粪便细菌培养筛查。4月7～10日便培养阳性新增病例分别为6例、2例、2例、3例，共计22例患儿粪便培养发现阿伯丁沙门菌。4月13日，14例患儿腹泻症状均消失。4月20日，22例患儿便培养连续3次结果均阴性，历经24天时间。具体时间分布见图4-7-1。

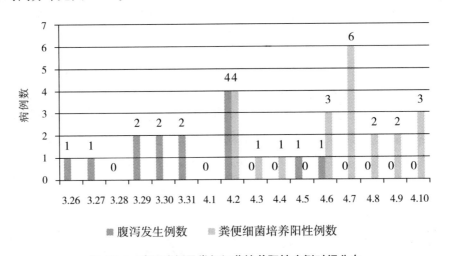

图4-7-1　腹泻病例及粪便细菌培养阳性病例时间分布

2）人群分布：22例患儿中男性13例，女性9例；年龄最小1天，最大41天，平均（8.41±12.61）天。感染患儿不存在年龄及性别差异。

3）空间分布：首例腹泻患儿与院外腹泻入院患儿因治疗无效死亡，两患儿位于同一病室且床位临近，先后有22例阳性患儿分布于整个新生儿病房的所有病室。

（2）暴发原因查找

1）查找感染源：3月24日收治的一名外院腹泻危重患儿，排便3～5次/天，为黄色稀水便，体温38～40℃，全身中毒症状明显。入院后曾做腹腔穿刺（疑为肠液）进行细菌培养，报告为肺炎克雷伯杆菌，于3月26日上午治疗无效死亡。当日下午同病室的一名患儿即出现腹泻，继而陆续发病病例增多。死亡患儿未做便培养，亦未与其他患儿采取隔离措施，考虑是本次暴发的感染源。

2）查找传播途径：感染管理专职人员迅速赶赴现场对新生儿病房的空气、暖箱内外表面、湿化液、暖箱水、奶嘴、奶瓶、门把手、治疗车桌面、医护人员及护工的手等现场采样，均未培养出细菌。调查过程中发现新生儿病房布局不合理，功能流程不符合卫生学要求，没有专门的传染病隔离病房，无法将感染患儿与普通患儿分开。配奶室和洗浴室没有分开，混在一室。同一病房内患儿较多。新生儿病房洗手池数量不足、安置位置不方便医务人员使用。部分医务人员消毒、隔离、无菌观念淡薄，对首发腹泻患儿未及时采取隔离措施，医务人员在诊疗护理过程中接触患儿前后不能按要求洗手或进行卫生手消毒，甚至发现在护理过程中部分患儿共用擦嘴布现象等。可以看出，接触传播是本次暴发的主要传播途径。

3）查找感染病原体：早期有 4 例腹泻患儿。积极送检便培养，直到便培养分离到阿伯丁沙门菌后才明确诊断。继而腹泻及培养阳性的患儿达到 22 例。

4）易感人群：新生儿抵抗力低，且未发生医务人员和陪护人员的感染病例，因此判定本次感染的易感人群为该病房的所有住院患儿。

4. 主要控制措施

医院感染暴发发生后，坚持"边抢救、边调查、边处理、边核实"的原则，立即召开医院感染管理委员会专题会议，组织专家会诊，积极开展对疑似医院感染患儿和危重病例的诊治和抢救工作，以最有效的措施控制事态的发展。

（1）根据初步判断，尽快采取防控措施：3 月 26 日接到报告，经初步调查考虑为经接触传播的胃肠道感染暴发，当日即采取基本的接触隔离措施，如单间隔离患儿、强化医务人员及保洁员手卫生，彻底地进行环境的清洁消毒等。

（2）诊断明确，采取针对性的控制措施：及时对新生儿室现有患儿实行分类隔离管理[4]，将腹泻患儿与普通患儿隔离，分室分组救治，做到专人专室护理，密切观察患儿的病情变化，积极进行粪便细菌培养，便培养三次阴性方可转出隔离室。依据药敏结果合理使用抗菌药物，对病情危重患儿选用亚胺培南／西司他丁，其他患儿应用头孢哌酮／舒巴坦进行抗感染治疗。

（3）严格执行医务人员的洗手与手消毒，接触患者前后洗手或手消毒；建议使用速干手消毒剂；接触患者的呕吐物、排泄物时戴手套，摘手套后洗手和（或）进行手消毒；接触感染性腹泻患者穿隔离衣。

（4）加强各项清洁消毒工作，设置独立配奶室和洗浴室，奶瓶及奶嘴清洗后由消毒供应中心进行灭菌后使用。普通病室与隔离病室的保洁员固定，保洁工具严格清洗消毒，做到专床专用。仪器设备表面的消毒工作均改为由分组护理的护士执行。科室医护人员、保洁员严格执行手卫生及各项消毒隔离规范。严格对患儿被服、使用的布类进行消毒，单独收集并标志清楚，每天更换。

（5）保护易感人群[5]：对于抵抗力低下的暂时还没有出现腹泻的患儿积极采取保护性隔离措施，进行全面排查，密切观察病情，一旦发生感染症状，及时转出。

（三）控制效果

本次阿伯丁沙门菌医院感染暴发历经 24 天，经医院领导、相关职能部门和临床科室的共同努力，积极采取控制救治措施，4 月 20 日，22 例患儿便培养连续 3 次结果均为阴性，陆续康复出院。无 1 例患儿死亡或出现其他严重并发症，出院后随访 1 周，出院患儿无异常。

（四）述评

1. 经验体会

（1）控制工作的成功之处及成功的关键点

1）医院感染病例网上直报系统发挥了重要作用，为及时发现和争取控制措施赢得了有效时间。

本次感染暴发后，临床医务人员按要求，利用医院医生工作站上的医院感染病例网上直报系统在第一时间内报告感染管理部门，及时发现医院感染隐患并采取有效的防控措施，最大限度地降低发生医院感染的风险，为有效控制感染赢得时间和机会。医院应建立医院感染病例诊断和报告制度，发生医院感染时，应尽快按照有关规定及时报告。加强医院感染监测包括暴发监测，做到早发现、早报告、早隔离、早控制。临床医务人员应掌握医院感染的诊断标准，及时甄别医院感染病例。

2）医院领导高度重视、多部门通力合作是控制暴发的重要保障：本次医院感染暴发出现后，迅速启动应急预案，医院领导对事件高度关注，多次组织召开专题会议，深入病房，现场办公，为医院感染暴发的控制起到重要的组织保障。医务部、护理部、总务部等各职能处室协调一致，积极配合，及时为临床提供服务，保证了控制医院感染各项措施的有效落实。

3）"微生物思维，精准化防控"是临床医务人员及检验人员的工作重点：阿伯丁沙门菌具有在 SS 平板上生长为光滑、湿润、微红色的小菌落，在克氏双糖铁培养基上产酸、产气、分解乳糖、硫化氢 +/- 特点，检验人员初次接触由于缺乏经验，容易造成误检、漏检，早期确诊该菌感染主要根据细菌分离鉴定。因此，要求检验人员提高专业知识和技术水平，增强责任心，及时准确地鉴定菌种，为临床提供确诊依据。同时临床医务人员也要积极送检，本案例外院腹泻患儿入院后没有进行便培养，导致没有及时地隔离，造成了医院感染的发生，给临床医务人员敲响了警钟。

（2）控制工作的不足之处及需要注意的方面

1）本次暴发案例的调查没有确定首发病例。对于 3 月 24 日收治的外院腹泻危重患儿，入院后腹腔穿刺（疑为肠液）细菌培养为肺炎克雷伯杆菌，但没有粪便培养的结果。对于腹泻严重患儿，应该多次连续送检，利于及早检出病原菌。

2）由于新生儿阿伯丁沙门菌感染的临床表现无特异性，极易误诊。本组早期 4 例患儿直到粪便培养分离到阿伯丁沙门菌后才明确诊断。因此，如果在同一病区新生儿连续出现腹泻的病例，应高度重视，及早送检，明确诊断。依据患儿症状、体征、治疗效果和细菌学检查结果，结合流行病学资料综合分析判断。

2. 总结

由于沙门菌血清型高达 2000 余种，因而现场调查确定流行的血清型工作量极大，并且常由于被检血清的限制无法获得确切结果。目前鼠伤寒沙门菌质粒谱分析和噬菌体分型在流行病学调查与分析上具有重要参考价值。阿伯丁沙门菌是沙门菌属中致病力较弱的一个菌种，主要危害免疫功能低下的新生儿和婴幼儿。阿伯丁沙门菌引起新生儿感染的临床表现可分为败血症型、化脓性脑膜炎型和胃肠炎型，本次暴发以胃肠炎型为主，少部分患儿有败血症全身中毒症状表现。

由于新生儿自身存在着诸多易感因素，医院感染目前尚不能完全杜绝，但是可以采取有效控制措施，尽可能减少医院感染的发生，尤其是预防医院感染的暴发[6]。医务人员洗手或卫生手消毒目前被认为是预防医院感染最方便、最经济、最有效的措施之一。因此，今后应进一步增强医护人员手卫生的依从性，接触患者前后应严格洗手或进行卫生手消毒，以预防医院感染的暴发。

（山东省立医院 李卫光）

参考文献

[1] 李卫光，朱其凤.新生儿重症监护病房阿伯丁沙门菌医院感染暴发调查.中华医院感染学杂志，2009，19（15）：1954-1955.

[2] 李六亿，吴安华，李卫光.对一起新生儿医院感染事件的分析与思考.中国护理管理，2008，（8）11：8-10.

[3] 陈建蕊，谢多希.新生儿鼠伤寒沙门菌医院感染调查分析.中华医院感染学杂志，2002，12（1）：51.

[4] 徐焱，李文华，王丹华.新生儿重症监护病房早产儿医院感染分析.中华医院感染学杂志，2007，17（10）：1226-1228.

[5] 王铭杰，余小河，李文等.新生儿重症监护病房一起肺炎克雷伯杆菌医院感染暴发临床分析，临床儿科杂志，2014，32（9）：850-854.

[6] Rastogi V，Nirwan PS，Jain S，et al.Nosocomial outbreak of septicaemia in neonatal intensive care unit due to extended spectrum β-lactamase producing Klebsiella pneumoniae showing multiple mechanisms of drug resistance.Indian J Med Microbiol，2010，28（4）：380-384.

案例二 一起新生儿败血症医院感染暴发的调查与控制

新生儿是一个特殊人群，自身免疫力还不健全，住院后侵入性操作增加、病房环境的污染、抗菌药物的使用等使患儿易发生医院感染，一旦不能及时发现很易形成暴发。有调查表明，在我国医院感染的暴发事件中，新生儿医院感染的暴发占了整个医院感染暴发事件的60%[1]。新生儿是医院感染的高危人群，发生医院感染不仅增加患儿的痛苦，影响救治，严重时危及患儿的生命，尤其是近年来发生的数起重大医院感染事件，导致患儿死亡，给其家庭带来巨大痛苦和精神损伤，造成不可挽回的损失，在社会上引起很大的影响，对医疗机构也造成致命的打击。本文主要介绍了一起新生儿医院感染暴发事件的发生、处理过程以及防控效果。

（一）基本情况

1. 概述

某年8月28日至9月16日期间，某医院新生儿科共收治新生儿患者79名，感染9名，

8 例患儿死亡和放弃治疗，1 例治愈，感染罹患率为 11.39%，第一例患儿从 9 月 3 日开始发病，相继出现发热及心率增快等临床表现、继而逐渐进展为凝血机制异常及循环障碍的表现。经对症、抗感染、支持等抢救治疗措施后，效果不理想，迅速进展为呼吸衰竭和循环衰竭。至 9 月 10 日其中 8 例最终经救治无效死亡或放弃治疗（其中包括 5 例家属放弃治疗的患儿）。大部分患儿虽然未找到明确的感染病原体，但在两周时间内出现 9 例患儿感染，高度疑似医院感染暴发。此 9 例患儿 8 例为早产儿，1 例为足月小样儿，多伴有围生期高危因素，胎膜早破、新生儿窒息、羊水污染、母亲围生期并发症等，均为新生儿感染的高危因素。通过调查发现，患儿共同特点：患儿在入院后 4 ~ 6 天发病，发热或体温不升、皮肤发花、心率增快、休克、DIC 等并很快死亡或因病情危重家属放弃治疗；科室在医院感染管理中院感防控意识不强、消毒隔离措施落实不到位、手卫生依从性较低等方面存在一定的问题，针对这些问题，院感科组织协调并督促科室逐条进行落实整改，如加强医务人员医院感染知识的培训，提高医务人员医院感染的防控意识、对消毒隔离的实施设备进行维护和保养、对科室存在问题能立即整改的立即整改，需要其他部门协作的集全院之力积极配合落实，通过多部门、多学科共同协作，于 9 月 10 日以后再未出现续发病例，医院感染暴发得到有效控制。9 月 11 日邀请全市专家进行会诊，9 月 23 日国家卫计委组织调查组进入医院进行调查，最终临床确诊为新生儿败血症的医院感染暴发。

2. 流行病学

对某年 8 月 28 日—9 月 10 日所有曾经住和正在住院的所有新生儿进行回顾性和现况调查，调查内容包括患儿的基本资料如姓名、性别、出生日期、发病日期、病例来源、高危因素、胎龄、体重、入院诊断等；临床症状如体温、皮肤状况、心率、肝大、出血、出院日期、出院诊断等；实验室诊断如血、尿、便三常规、血生化、脑脊液检查等；危险因素如新生儿使用奶粉，喂养人员、护理人员、医疗人员以及接触患儿所有人员近期有无患病，新生儿曾接受何种治疗、接触何种器械以及患儿家长既往健康史等。

（1）时间分布：某年 8 月 28 日至 9 月 10 日期间，某医院新生儿科共收治新生儿患者 79 名，感染 9 名，感染率为 11.39%。住院总日数为 734 天，千日感染率为 12.26‰.

某年 9 月 3 日出现第 1 例感染患者，9 月 10 日结束，持续了 8 天。如图 4-7-2 所示，9 月 6 日与 9 月 7 日为两个高峰，罹患率分别为 5.26%、5%。

（2）人群分布：79 名患者均为新生儿，年龄在 6 ~ 30 天之间，平均年龄为 18.96±6.96 天；性别：男性 45 人，女性 34 人；早产儿患者 31 名，占 39.24%。9 例感染患儿 8 例是早产儿，胎龄在 34^{+2} ~ 35^{+6} 周，1 例足月小样儿，其中 2 例早产儿合并有呼吸窘迫综合征、1 例早产儿考虑新生儿败血症，6 例患儿体重小于 2500g。9 例患儿中 4 例胎膜早破，分别是 12h、21h、34h 和 72h；胎盘早剥 2 例；羊水Ⅲ度污染 2 例；1 例前置胎盘。

（3）地点分布：感染患者均处在同一病区，该病区内有 6 间病室共 30 张病床。分别设早产儿室、重症监护病房、观察室和普通病室。当时感染患者分散在早产儿室、重症监护病房和隔离室。由于新生儿病区的床位不固定，经常移动，在进行现场流行病学调查时很难追踪到感染源（图 4-7-3）。

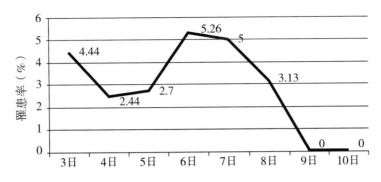

图 4-7-2　某年 9 月某医院的某病房医院感染时间分布

3．控制效果

经过院感科和新生儿科的共同努力，在院领导的高度重视和领导下，在其他临床科室、医技科室以及职能部门的积极配合和协助下，在 9 月 10 日以后再无续发病例出现，本次医院感染暴发得到有效控制。

（二）调查与控制方法

1．医院感染暴发发生及发现过程

某年 9 月 8 日，新生儿科报告有 4 名患儿不明原因陆续出现发热、心率快、心力衰竭继而发生 DIC；院感科接到电话后立即到科室针对此事核实情况，4 名患儿均未找到感染灶以及感染的病原体，但是患儿有相似的临床症状，并且在较短时间内同时发生，首先考虑疑似医院感染暴发，并按照医院感染暴发进行积极处置。通过现场督查发现科室在医院感染防控方面存在一定的问题，并现场联系检验科立即进行病例和环境卫生学监测，监测结果显示工作人员手、奶瓶、奶嘴存在不合格现象，初步确定为疑似医院感染暴发。9 月 23 日国家卫计委组织调查组进入医院进行调查，最终临床确诊为新生儿败血症的医院感染暴发。

2．核实诊断

（1）核实 9 例患儿是否为新生儿败血症：对死亡和放弃治疗的 8 份病例进行仔细的查阅，发现患者的共同特点为早产儿；入院时没有感染存在，大多在入院后 4 ～ 6 天病情突然发生变化，首先表现在发热或体温不升、口吐白沫、皮肤花斑、心率增快、肝脾大、休克、DIC 等并且很快死亡或放弃治疗。有 5 例患儿白细胞升高 [(11.4 ～ 21.1) ×10^9/L]，4 例患儿的中性粒细胞在大于 70%（在 70.1% ～ 78.44% 之间）；7 例患儿血培养均为阴性；2 例患儿病毒全套检查均为阴性；1 例患儿血和脑脊液标本检验结果提示"巨细胞病毒"。8 日下午组织医院内专家会诊，11 日组织全市专家会诊，市内专家认为"从患儿的发病特点、临床表现及病原学检查结果综合分析，目前诊断仍不明确，院内感染证据不足"，专家怀疑可能与留置针有关。院感科随即对保留留置针患儿的留置针进行监测采样 9 份，结果合格，排除了留置针的问题。

根据我国《医院感染诊断标准（试行）》"败血症"的临床诊断标准——发热＞ 38℃ 或低体温＜ 36℃，可伴有寒战并合并下列情况之一，①有入侵门户或牵涉病灶。②有全身中毒症状而无明显感染灶。③有皮疹或出血点、肝脾大、血液中性粒细胞增多伴核左移，且无其他原因可以解释。④收缩压低于 90mmHg，或较原收缩压下降超过 40mmHg。结合 9 例患儿

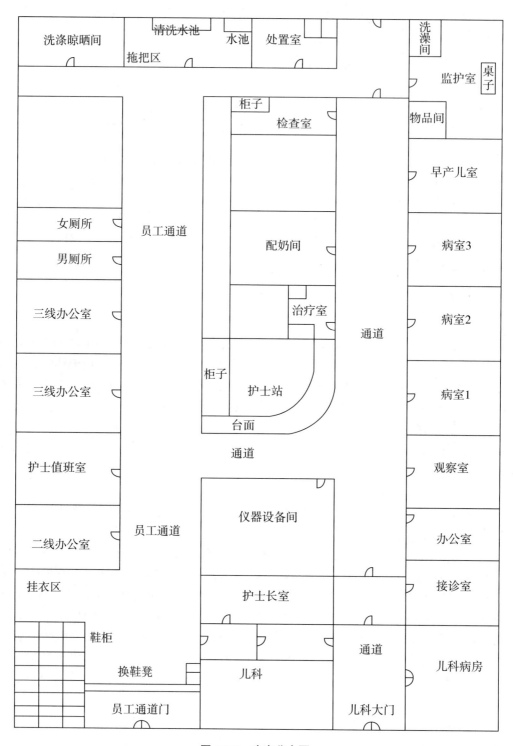

图 4-7-3 病房分布图

临床表现，如有发热或体温不升、皮肤发花、肝脾大以及全身中毒症状，虽然找不到感染源和感染病原菌以明确诊断，但最后综合临床特点临床诊断为新生儿败血症。

（2）核实是否为感染暴发：8月28日至9月10日住院患者共79人，9例患者发生感染，罹患率为11.39%。本次感染率明显高于去年同期感染率（2.32%）（$P < 0.05$），因此初步判断本次感染为医院感染暴发。

3．调查过程

（1）初步判断：根据现场调查以及已经掌握的知识和经验，结合本次患儿感染的临床特点，很难判定本次暴发的基本性质。从患儿的临床表现有一定的共性，但从实验室结果看，不能确定本次感染的病原菌是细菌或病毒感染，初步临床诊断为新生儿败血症医院感染暴发。所以，医院按照医院感染暴发进行流行病学调查，针对现场发现问题以及回顾文献查找新生儿感染可能的危险因素，在查找原因的同时采取积极有效的医院感染控制措施。

（2）患儿使用物品及相关环境卫生学监测：考虑到可能存在的感染途径，如科室环境、使用的设备等清洁消毒不到位，医务人员手卫生的依从性和正确性的缺陷等，故对新生儿科的环境、器械物品、操作以及手卫生等各个环节，以及产科和产房的环境、工作人员手等，以及患儿使用的注射器、留置针等均进行微生物学监测。

在接到报告的当日（8日）起连续3日对新生儿科的环境空气、物体表面、医务人员手以及患儿使用的物品（呼吸机螺纹管、奶瓶、奶嘴等）进行微生物学监测。为了找到可能的感染源，当日采样工作是在日常工作状态下进行的，如对医务人员的手是在随机工作状态下，奶瓶奶嘴分别是备用和使用后状态下，呼吸机螺纹管、暖箱内外壁以及暖箱水箱的内外壁、出水口等均在使用状态下进行采样。共采样120份，合格78份，合格率为65%。工作状态下医务人工作人员手、患儿使用后的奶瓶奶嘴、分离到金黄色葡萄球菌、肺炎克雷伯杆菌等。

对在住患儿的皮肤以及咽拭子也进行采样监测，采样7份，有2例患儿的标本分别分离到肺炎克雷伯杆菌和表皮葡萄球菌，但这2例患儿没有感染征象。

考虑到感染的患儿有7例为本院产科出生后直接收住到新生儿科，故对产科和产房也进行现场调查和环境微生物学监测，在产科和产房的各种监测结果正常。

对保持有留置针患儿的留置针进行监测，采样9份，全部无菌生长，排除留置针的问题。

（3）现场发现问题：通过现场调查发现科室存在如：布局流程不合理，家属能直接进入科室，医务人员防护用品放置混乱，隔离衣与工作衣混放；空气消毒机滤网无清洗记录；工作人员有手卫生意识，但不能很好掌握手卫生的5个时机；环境清洁消毒意识不强；奶瓶奶嘴的清洗消毒和管理存在缺陷；输液备头皮用的备皮刀采用2%的戊二醛浸泡消毒，没有标注消毒时间；用于封管的肝素液无使用时间标识；沐浴室的设置存在缺陷；以及呼吸机管道及附件的清洗消毒和管理不规范等诸多问题。

4．控制措施

（1）紧急干预措施

1）集全院之力积极救治患儿，防止扩散：针对院感科在第一时间的监督检查中发现的问题，迅速在新生儿科组织全院会诊讨论，参加人员有大内科、大外科、感染性疾病科、产科、新生儿科、儿科、检验科和药剂科的专家教授，还有院领导、医务科、院感科、国资科（国有资产购置和管理）、总务科等相关科室负责人。初步认为不能排除医院感染的可能，但达成共识：限制患儿收治，成立专家救治组，集全院之力积极救治患儿；国资科对新生儿科室存在的已老化的设备设施（消毒柜及烤箱）尽快更换，对新生儿科使用的空气消毒机运行情况进行检测；总务科在 48 小时内联系工程师对住院综合楼的中央空调系统进行全面的清洁保养；检验科积极配合进行各项监测工作；院感科专职人员每日下科室，进行现场的监督检查指导科室消毒隔离、无菌操作、手卫生等措施落实的监督、指导和培训，尽快控制、阻止医院感染进一步蔓延。

2）隔离感染患儿，保护其他易感患儿

①隔离患儿：对在住患儿按照感染与非感染、早产儿、危重患儿实施严格隔离，医务人员按照患儿情况进行重新分组诊疗、护理，人员相对固定，以确保在住患儿不被交叉感染。

②暂缓收住患儿：暂时停止收治外院转入的患儿，只接受本院产科出生需住院的患儿，并收住在单独房间内诊治。

3）出台了新生儿科医院感染防控措施，并组织实施监管

①人员管理：a.非本室人员未经允许不得入内，严格控制室内人数；b.入室需更换衣裤、鞋、戴帽子、口罩，以流动水洗手或卫生手消毒；c.加强医务人员健康监测，凡患有急性呼吸道感染、胃肠道炎症或皮肤感染等其他感染性疾病者，应暂时停止与新生儿接触；d.严格探视制度，探视衣应每天更换。

②环境管理：a.保持室内环境干净整洁，空气清新，每日通风 2 次，每次 30 分钟，室内温度、湿度应保持在有效范围内；b.床间距应大于 1m，每个新生儿有独立的床位；c.空气消毒每日 3 次，消毒机滤网每周清洗一次，并有使用的清洗维护记录；d.桌面、床、暖箱、输液架、治疗车等物体表面保持清洁消毒每日擦拭 2 次，遇污染随时清洁并消毒；e.患儿出院后，对使用过的暖箱、床等物品应进行终末消毒，并更换床单位，室内空气消毒。

③消毒隔离：a.患传染病或特殊感染的患儿应隔离治疗，并做好消毒隔离，出院后应进行终末消毒；b.工作人员在进行诊疗等各项操作前，应穿戴整洁，戴口罩，并在接触每个患儿前后都应洗手或卫生手消毒，以免造成交叉感染；c.在治疗中严格执行无菌技术操作，所有使用的诊疗器械、物品必须一人一用一消毒或灭菌，一次性使用物品必须一次性使用；d.患儿使用的呼吸机管道及附件使用后送消毒供应科集中清洗消毒；e.新生儿沐浴应在每日空气消毒、台面、地面清洁消毒后的浴室内进行，严格执行一人一托一巾；患儿使用的眼药水、扑粉、油膏、沐浴巾等用品应一婴一用，避免交叉感染；f.使用后的奶瓶奶嘴，用毕及时清洗（专用毛刷）、消毒，做到一人一瓶一奶嘴一清洗消毒；g.配奶时严格执行无菌技术操作，一婴一奶瓶；h.患儿衣、被、床褥等如有呕吐物、排泄物等，应立即更换，放入专用的污洗袋内，避免乱放污染外环境；患儿使用后的一次性医疗卫生用品放入医疗垃圾袋内。

④加强抗菌药物管理：a.严格执行原卫生部《抗菌药物临床应用指导原则》中"新生儿患者抗菌药物的应用"原则，合理预防和治疗使用抗菌药物；b.治疗使用抗菌药物前，尽可能留取标本进行病原学检测，根据药物敏感试验选择用药；c.加强抗菌药物的应用检测，对新生儿用药严密监测，根据日龄调整剂量。

（2）制度建设及流程再造

1）梳理完善制度：对原有制度进行梳理，修订和完善新生儿科医生护士岗位责任制度、新生儿科工作制度、新生儿科医院感染管理制度、新生儿科 NICU 消毒管理制度、早产儿室消毒隔离制度、新生儿科感染病房消毒隔离制度、新生儿科沐浴室工作制度、新生儿科配奶

室工作制度、新生儿科工作人员洗手制度、新生儿探视制度、护理人员管理奖罚制度以及其他（如呼吸机、喉镜及复苏气囊、新生儿暖箱、蓝光箱、给氧器具、拖把、护士站、治疗室、办公室的台面、用具以及终末消毒等）消毒管理制度等。

2）增设洗手设施：由于新生儿科是由普通病房改建的，布局流程不能完全满足医院感染管理的要求，尤其是洗手池数量不足、安装位置不方便医务人员使用，降低了医务人员手卫生的依从性。故在病房走廊加装4个流动水洗手池，以满足医务人员使用需求。在病区入口、每个病室入口、走廊扶手上、每个患儿床旁、治疗车等均放置有速干手消毒剂。

3）流程再造：针对呼吸机管道及附件在科室清洗消毒存在安全隐患，积极与消毒供应科协商，最终将全院呼吸机管道及附件进行集中清洗消毒。加强奶瓶奶嘴的清洗消毒及管理，配备足量的奶瓶奶嘴，满足周转的需要，规范科室奶瓶奶嘴的清洗、消毒、干燥和打包流程，打包后送消毒供应中心集中灭菌处理。针对科室消毒柜、烤箱（主要用于奶瓶奶嘴干燥）设备老化问题，立即购置足量符合要求的消毒柜。对科室使用中的空气消毒机运行情况进行全面的质量检测，并制订详细的使用、维护、操作流程；对全院的中央空调系统进行全面的清洗、维护和保养，包括滤网的清洗、更换等，并形成制度。

（3）强化全院院感防控工作

1）全员培训：医院掀起全院总动员学习医院感染相关法律法规、规章、制度的学习和培训热潮。要求全院所有医务人员严格按照国家颁布的有关医院感染管理的相关文件，落实包括医院感染诊断、报告、抗菌药物合理应用、消毒、隔离、无菌操作、内镜室和口腔科医院感染管理、医疗废物管理、医务人员防护等相关法规、规范、指南，确保医疗质量和患者安全。

2）加强监管：院感专职人员实施分片区和分项目管理，每人负责几个病区和1～2个专项工作，要求专职人员每日到病房，监督指导医务人员医院感染相关制度落实、无菌操作技术、手卫生的依从性和正确性、抗菌药物的合理使用情况等，现场发现问题立即指出，提出改进意见和措施，并追踪落实。

（三）控制的效果

在诊断不明确、感染途径不确定的情况，采取一边调查一边针对存在问题采取有效的控制措施，并根据调查中发现问题随时调整防控措施等，并对措施的落实进行监管以保障防控的各项措施落实到位，使得在9月10日以后再无续发病例出现，本次医院感染暴发得到了有效的控制。同时经积极救治，最后1例感染患儿于9月15日痊愈出院。

（四）述评

1. 经验体会

（1）缜密调查：医院感染暴发的感染源和传播途径往往不是显而易见的，需要缜密的调查，去伪存真，发现暴发的真相。要做好调查需要注意：①重视现场，到现场仔细观察，认真调查；②用基本的流行病学方法，描述分布、提出假设、证实假设；③完善的环境微生物学调查往往能发现传播途径，采样和鉴定要严格操作规程，防止污染的发生，并且保留菌种以便进一步分析；④尽可能对分离出的微生物用分子生物学方法鉴定同源性[2]。在本案例初期调查中，由于科室报告时间较晚，在7例患儿死亡或放弃治疗后才报告，错过最佳调查时机，加之科室床位不固定，很难找到准确的感染源和感染途径，但医院感染专职人员坚持按医院感染暴发进行调查和处置，制订了具体的防控措施，并监督实施，使得感染及时得到控制。

（2）多学科、多部门的合作：多学科协作是近年来提出的重要医学模式，目的旨在使传统的、个体式、经验性医疗模式转变为现代的、小组协作规范化决策模式，由此推动全方位专业化、规范化诊治策略与合理化医疗资源整合配置，最终以质量控制系统来不断提高亚专业水平和进一步推动多学科交叉发展[3]。这次事件能在较短的时间内得到控制，医院领导高度重视是动力，新生儿科、儿科、产科、院感科、检验科的密切合作起到关键性的作用，医务部、消毒供应科、国资科、总务后勤科等部门的积极配合保障了所有措施能落实到位。这是本案例中最值得借鉴的地方。

（3）事件发生后医院没有回避，积极应对：院感办在接到电话第一时间赶到现场，发现问题的严重性，立即汇报上级领导，院领导在接到报告后立即组织全院会诊，并做出决定：新生儿病区暂时停止收治新患者，将现有患儿根据病情分室、分组诊治，医务人员相对固定；院感专职人员全力以赴，从医院感染最常见的传播途径入手，将设备、物品（奶瓶、奶嘴、呼吸机螺纹管等）、医务人员手、环境表面、空气等进行全面核查与监测，发现薄弱环节，提出改进措施，将落实这些环节作为抓手，督促指导科室医院感染防控。

（4）院感监控流程不畅、监管不到位：由于院感专职人员配备不足，很难做到医院感染的主动监测，也就不能及时发现医院感染病例以及医院感染的暴发趋势。而临床医务人员由于受对医院感染的认识和医院感染知识的限制，不能及时发现与识别医院感染暴发，或发现了这些情况，又担心该事情对个人或所在部门或整个医院的负面影响，而未及时向有关部门报告，延误了最佳的感染控制时机，使事情向严重事态发展[4]。此案例中最大的缺憾就是临床科室没有医院感染监测报告意识，发生医院感染未及时上报，最终发生了严重后果才报告。所以应强化医务人员医院感染的防控意识，尤其应掌握医院感染的诊断标准，及时甄别医院感染病例，并按要求及早报告院感科或相关部门，为有效控制感染赢得时间和机会，做到早发现、早报告、早治疗、早采取控制措施。

（5）感染源追溯困难：当时新生儿病房床位不固定，经常移动。如果有一例新生儿发生感染，即使在感染诊断后采取了隔离措施，但是病原体在潜伏期时已经发生传播了，这为医院感染的暴发创造了条件，同时由于新生儿床位不固定导致在进行调查时，很难追踪到感染源。同时，由于当时条件所限，以及对院感暴发事件认识不足，未及时采集患儿相关标本进行病原学的分子生物学检测，致使最终的结果没有一个明确的性质。

2．不足之处及注意事项

（1）强化医务人员院感意识：新生儿是一类特殊人群，自身免疫力不健全是内源性感染的因素，而医疗环境及诊疗措施是外源性感染的因素。任一诊疗环节、任一操作人员的疏忽，均可导致医院感染发生。且由于患儿没有主诉，临床表现不典型，不易早期发现，加之新生儿病情变化快，稍有疏忽，极易演变成医院感染暴发，且病死率高。在此案例中，患儿均是早产儿，且存在有许多感染的危险因素，如胎膜早破、羊水严重污染、胎盘早剥等，前期患儿病情发生变化后，家属放弃治疗，未引起临床医生的足够重视也是导致事件进一步扩大的因素。

（2）目标性监测非常重要：开展目标性监测有利于更好地推进感染控制措施的实施，减少医院感染发生，早期发现感染暴发趋势并在萌芽状态加以控制。目前各医院在开展医院感染综合性监测工作的基础上，在 ICU 和新生儿病房开展了目标性监测，使得医院感染监测工作变得更加主动和细致，在监测的同时实施干预，更有利于医院感染的预防与控制。

（3）制订医院感染防控路径：按照临床工作流程、结合各诊疗工作的核心医院感染防控需求，针对病种及其对应的临床路径，编制相应病种的医院感染防控路径，使得医院感染防控路径不是独立存在临床路径之外，而是应将医院感染防控要求纳入现有疾病诊疗临床路径之中，将医院感染防控措施制度化、规范化。

（李宝珍　西安交通大学附属第一医院）

参考文献

[1] 李六亿，刘玉村．医院感染管理学．北京：北京大学医学出版社，2010：170-175.

[2] 任南，徐秀华．新生儿痢疾杆菌医院感染暴发事件的启示．中国护理管理，2008，8（11）：10-12.

[3] 孙吉花，于苏国，陈晓琳，等．多学科协作模式在医院感染预防控制中的应用及管理．中华医院感染学杂志，2010，20（17）：2639-2641.

[4] 李六亿．我国新生儿医院感染控制工作面临的挑战．中国新生儿科杂志，2009，24（2）：65-67.

第八节　血液透析室医院感染暴发的控制

一、综述

（一）概述

血液透析患者常合并多种不同严重程度的基础疾病，如高血压、糖尿病及心血管疾病等，这些疾病相互作用，对器官和系统造成严重损害，使患者的机体抵抗力下降，容易引发感染。血液透析患者不仅可发生血管通路感染（包括血管穿刺部位感染和血管通路相关性血流感染），还可发生其他部位的感染，如肺炎、尿路感染等。血液透析患者还是经血传播病原体［尤其是乙型肝炎病毒（HBV）和丙型肝炎病毒（HCV）］的易感人群。同时，因这些感染的发病时间长、起病慢、感染途径多、临床表现不典型等，具有较高的隐匿性，常不易被察觉。

暴发在流行病学上是指在特定时间和特定地点，某种疾病（如感染）的发生率突然增加。因此，对于少见的感染，有两例关联的病例就足以被认为是暴发。以上所描述的暴发在流行病学上的定义被国际上公认，但我国广大医院感染防控专职人员却由于缺乏充足的流行病学培训和知识而难以掌握，如什么是特定时间、特定地点、如何界定发生率突然增加。这些问题在许多发达国家，通常由医疗机构自行界定，这与这些国家相对宽松的医院感染防控环境有关。在许多发达国家中，通常认为医院感染暴发是现代医疗难以完全避免的产物，更多强调调查清楚后采取措施去预防下一次暴发。

我国的医院感染暴发是指在医疗机构或其科室的患者中，短时间内发生 3 例以上同种同源医院感染病例的现象。该定义尽管字面简洁、容易记忆，但存在两个显著问题，一是短时间没有界定，二是医院感染的人群局限。我国医院感染的定义为住院患者或者医院工作人员在医院内获得的感染，而我国血液透析患者大部分是门诊患者，即使发生与医疗相关的感染也不符合医院感染的标准，也就不符合医院感染暴发的标准。因此，医院感染的定义有必要做进一步的修订，如涵括门急诊患者，或者将医院感染这个名词改为医疗保健相关感染。

（二）国内外血液透析室医院感染暴发控制进展

1. 国外血液透析室医院感染暴发控制进展

通过在 PUBMED 上采用检索式"hemodialysis［Title］AND outbreak［Title］"检索到 2000 年及其以后发表的医院感染暴发文章 30 篇，其中明确由病原体感染所致暴发 26 起，包括 10 起 HCV 感染暴发（美国、法国、西班牙、德国、意大利、泰国和越南）、细菌或真菌所致血流感染 11 起（乌拉圭、希腊、西班牙、意大利、美国、泰国以及我国台湾）、HBV 感染暴发 2 起（日本和巴西）、血管穿刺部位感染 1 起（美国）、艰难梭菌腹泻 1 起（美国）、结核病 1 起（日本）。在近期的暴发事件中，引起国内外专家广泛关注的是发生于新加坡中央医院的 HCV 暴发事件。更重要的是，很多暴发事件没有被上报或进行文献报道，我们所能看到和知晓的暴发事件仅是冰山一角。

美国自 1960 以来因透析液和透析用水问题导致的暴发事件共牵涉 592 人，其中死亡 16 人，并且 1969—2008 年间因细菌或内毒素引起的暴发事件共计 20 个[1]。其中多剂量小瓶肝素污染，不仅引起导管相关的血流感染暴发、血管通路的污染，也引起 HCV 暴发。有研究指出，由于感染预防和控制措施的实施及 HBV 疫苗的使用，美国血透患者 HBV 新发感染率明显下降，从 1974 年的 6.2% 降至 1999 年的 0.06%。但是，因缺乏 HCV 疫苗，HCV 新发感染率仍然一直处于较高水平[2]。美国 CDC 回顾总结了 2008—2015 年期间上报至 CDC 网站的有关 HBV 和 HCV 医院感染暴发，其中有 18 次 HCV 暴发（无 HBV 暴发）发生于血液透析机构，共牵涉到 96 例患者，2622 例患者被追踪监测[3]。从现有的国外调查报告来看，对 HCV 等经血传播病原体所致暴发而言，最可能的原因包括三个方面：①在患者之间没有很好地执行透析仪器表面的清洁；②在可能污染的区域中（如移动的治疗车上、患者透析单元内）准备静脉输注药液，最终输注给多名患者。③不安全注射：用于多名患者的静脉使用药液被污染。

除了经血传播病原体，血液透析患者还可能发生细菌、真菌、其他病毒所致的医院感染暴发，相对常见的是细菌（如金黄色葡萄球菌）、真菌所致的血流感染。这些暴发除了与医务人员的手卫生依从性低有关外，暴发原因还包括：在废液处理端口使用不合格的止回阀，导致在启动回路和透析开始时用过的透析液回流至患者血液，透析仪器和端口被细菌或真菌污染；透析供水系统没有严格消毒或者反渗水的储水箱被细菌污染；在穿刺置管的准备中存在违反无菌操作原则的行为，导致导管被环境中的细菌或真菌污染；复用透析器时消毒剂浓度不足或者混合不均匀；透析器消毒剂导致透析器膜漏；在去除和清洁接头时导致透析器被细菌污染；透析用水或者透析器复用消毒用水的水质不达标等。美国自 2000 年至今发生多起血液透析室中艰难梭菌所致腹泻、多种细菌（金黄色葡萄球菌、革兰氏阴性菌）和真菌（如 Phialemonium curvatum）所致的血流感染、结核感染等暴发事件[3-5]。

根据目前发表的文章和互联网资料（如美国 CDC 网站）来看，目前国外对血液透析室医院感染暴发的处置及管理，主要是基于以下几个方面：第一，尽一切可能找出本次暴发的确切原因（如透析机器和端口被污染、置管环节被环境微生物污染、更换了新的消毒液、新来的工作人员等），以便采取有针对性的控制措施，有效控制本次暴发和预防下一次类似暴发。尽管一些违反医院感染防控措施的行为都可以导致医院感染发生，但这些行为往往长期存在，因此必须找出导致暴发的深层次原因，尤其是细菌和真菌感染。第二，根据找出的原因，重新严格执行医院感染防控措施。医院感染的暴发得到控制，说明目前已有的医院感染防控措施只要执行得当，是能有效预防医院感染暴发的。第三，由专门的专家团队指导开展医院感染暴发调查。医院感染暴发的调查专业性极强，专家团队将发挥至关重要的作用，负责暴发的监测、调查和管理，并确保暴发疫情发生时有足够专家开展工作。如美国 CDC 在多起暴发调查中扮演着至关重要的角色，因为其有能力将其全国最好的相应专家组织起来，并且有强大的实验室支撑。而新加坡中央医院的 HCV 暴发调查，暴露出该国在暴发调查方面还欠缺强大的专业团队支撑。第四，对暴露出来的医院感染暴发事件具有较大的容忍度。不同的国家对于暴发的态度和处理并不一样。美国为代表的西方国家，通常强调系统责任而非个体责任，因此在暴发发生后不会采用撤职、停职、记过等处分来处罚涉事医务人员和管理者（未发现公开报道）。而在新加坡这个以华人为主但深受西方文化影响的国家，其处罚强调系统和个体责任（集中在管理层面）两者，因此新加坡中央医院发生血透患者 HCV 感染暴发后，对该医院的 12 名高级管理者在未公布姓名和职位的前提下进行了严厉警告和经济处罚等惩罚措施，同时处罚了 4 名原卫生部高级官员（未能早期干预、未能使全国感染性疾病报告和提醒系统有效和严格运行），但并未见处罚一线医务人员。

监测是预防和控制血透患者感染的先决条件。因此，美国国家肾基金会肾病预后质量指南中特别提出应针对血透人群进行感染相关监测。2006 年，美国国家医疗保健安全网络（National Healthcare Safety Network，NHSN）整合多项监测体系，将门诊血透患者与感染相关的不良事件（静脉使用抗菌药物、血培养阳性以及血管穿刺部位出现脓、红、肿胀加剧）纳入监测。2008 年，美国医疗保险和医疗补助服务中心（Center for Medicare and Medicaid Services，CMS）把监管和监测作为终末期肾病（ESRD）患者透析护理的一部分，旨在减少因血管通路感染而日益增加的医疗费用支出。

与此同时，为规范血液透析，减少医院感染的发生及暴发，美国等发达国家制订了一系列的标准和规范。2010 年，美国感染控制和流行病学协会（Association for Professionals in Infection Control and Epidemiology，APIC）制订了血透患者感染预防控制指南，提出应对血透患者进行感染的监测，监控感染率，并采取干预措施减少感染发生。美国 CDC 还于 1996 年、2002 年、2011 年、2014 年、2015 年和 2017 年先后发布和更新《导管相关血流感染的监测与预防控制指南》，旨在降低导管相关性血流感染的发生。在透析用水和透析设备方面，美国国家标准协会（American National Standards Institute，ANSI）和 AAMI 于 1981 年联合制订了《血液透析系统》（RD5：1981）标准，对水处理设备要求做了详细的规定。1996，AAMI 肾病与消毒技术委员会将《血液透析系统》标准拆分为三大部分，制订了《透析浓缩液》（RD61：2000），《血液透析用水处理设备》（RD62：2001）和《血液透析系统》（RD5：2003）。2004 年，AAMI 制订了集水质、设备及操作规范为一体的专门用于指导医疗机构的《血液透析液》（RD52：2004），并在 2007 年新增专门针对家庭透析的补充说明（Amendment 1-Annex C），用于规范家庭或急诊透析治疗。同时，关于水处理设备的标准（血液透析应用的水处理设备 AAMI RD 62-2001 Water Treatment Equipment for Hemodialysis Applications）也升级到 2006 版本。虽然欧洲部分国家参考美国 AAMI 标准，但欧洲也制订出了应用于血液透析方面的相关规范——最佳血液透析实践指南（EBPG），专门针对水处理设备的相关要求和维护原则做了详细规定。1986 年加拿大肾透析附属委员会负责起草了关于水处理设备的标准——《血液透析的水处理设备和水质要求》，并提交体外循环技术委员会和健康医疗技术战略指导委员会讨论后开始实施，该标准后来修订至 2003 版（CSA Z364：2003）。为解决各国对于血液透析用水处理设备规范的迫切需求，ISO 于 2009 年 4 月正式发布第一个关于血液透析用水处理设备国际标准 ISO26722《血液透析及相关治疗用水处理设备》标准。而由于复用的不规范化和诸多临床问题的出现，AAMI 于 1983 年公布了透析器复用的第一版标准，以后又分别于 1993 年和 2002 年修订了两次，目前的标准 AAMI RD47 -2008 Reprocessing of Hemodialyzers 是由政府组织专家制订的。

2. 国内血液透析室医院感染暴发控制进展

血液透析环节复杂、操作多。一般患者需要反复多次透析，因此易发生感染。但患者易发生感染不代表易引起医院感染暴发。然而，我国血液透析领域在 2005 年以前没有制订相应的法律法规，医院感染管理一直缺乏具有强制力的约束。尽管各级医院血液透析室对医院感染控制工作的重视程度不断提高，但血透患者感染丙肝等经血液传播疾病的报道屡见不鲜，详见表 4-8-1。

近十年来发生的血液透析暴发事件，我国医疗卫生行政管理部门均采取了一系列的暴发调查。但是，血液透析流程、涉及人员及医院感染防控措施多，如同一根链条，任何一个环节未严格遵守都可能导致感染，而暴发调查往往都是在事后开展，不能完全还原之前的情形，因此调查往往只能发现医务人员多种违反医院感染防控措施的行为，而难以明确发现暴发的根本原因，调查报告也常提到暴发为多种因素所致。血液透析医院感染暴发暴露出诸多问题，这些问题涉及多方面、多层次、多学科、多部门；有管理和意识问题，也有学科发展和专业知识问题；有医疗系统的限制，也有医院管理和患者自身的因素。从表 4-8-1 中可以发现，我国发生的这些医院感染暴发，除了患者个人因素之外，更关键的是医院感染防控的意识和能力不强、安全注射和无菌技术操作方面的缺失，导致感染的病原体在不同患者之间传播。

血液透析暴发事件的不断发生，为全国各级医疗机构的血液透析室敲响了警钟，大大促进了医院感染管理工作的改进和提高，并引起我国各级卫生行政部门的高度重视。针对暴发事件存在的问题，从报道的资料来看，各级医疗机构的血液透析室根据自己的情况进行了相应的整改，主要包括以下方面：完善、更新透析室相关制度、职责、流程，严格遵守血液透析相关的规章制度和操作规程，规范血液透析的相关操作，认真正确落实各项感染控制措施，如患者分区分机透析、医务人员手卫生、安全注射、医疗废物管理、职业防护、消毒液的正确配置与应用、消毒隔离措施等。加强医院感染（传染病）监测与上报，分析每一例医院感染病例发生的原因。加强血液透析室从业人员的法律、法规教育，以及医德医风教育。加强血液透析医生和护士的基础知识，特别是医院感染防控知识的教育，强化操作培训和考核。

为进一步加强血液透析的医院感染管理，防止血液透析暴发事件屡屡发生，我国先后

表 4-8-1 我国近期报道的血液透析相关感染暴发事件

时间	事件	原因	处置
2009 年	山西省太原公交公司职工医院 47 名血透患者中 20 位 HCV 抗体阳性，其中 14 位曾在山西煤炭中心医院进行血液透析（血透）	没有针对血液透析感染管理制订并贯彻实施规章制度，工作规范和技术规范；重复使用一次性血液透析器；对血液透析器的处理过程不规范，不进行测漏试验和质量监测，消毒方法不正确	太原公交公司职工医院血液透析室停业整顿，常务副院长和副院长被免职并记过；山西煤炭医院进行整改，主管副院长被免职，两所医院血液透析室主任和护士长并警告；责任人被撤职等相关责任人被撤职
2009 年 11 月	安徽省霍山县人民医院 19 位血液透析患者感染 HCV	未按照《医院感染信息报告管理规范》及处置管理规范》的规定进行报告，未进行内毒素和化学污染物检测；无患者和医务人员又向通道，专用治疗室，医务人员更衣室及医务人员流动水洗手设施；未对医院感染管理制度进行及时更新；仅 3 人参加过血液净化管理培训	《医院感染暴发报告院长兼党总支书记被免职并受到党内警告；副院长被行政记过；血液透析室护士长被撤职；医疗质量管理科科长兼院感办主任被行政记大过；医务科科长和护理部主任被行政记过
2009 年 12 月	安徽省某医院 77 位血透患者中 39 位 HCV 抗体阳性，其中 15 位为医院感染		
2010 年 1 月	安徽省安庆市 30 余位血透患者发生 HCV 感染		
2010 年 3 月	云南大理白族自治州某医院 59 位血透患者感染 HCV	医院感染管理方面存在缺陷，一是血液透析管理不规范，二是操作不规范，三是不排除 HCV 窗口期患者通过使用复用机处理成为传染源	
2010 年 3 月	铜山县人民医院接受透析的尿毒症患者大范围感染 HCV 事件，109 位血透患者中 HCV 抗体阳性 21 人	接受透析的患者输血，输入血浆白蛋白等次数较多，增加了感染 HCV 的风险；存在管理上的疏漏，如消毒隔离措施落实不完全到位，没有做到每位患者"一人换一副手套"，室内地面未做到分区清洁，血压计、听诊器未分开使用	

续表 4-8-1

时间	事件	原因	处置
2010年4月	内蒙古自治区巴彦淖尔市乌拉特前旗某医院11位血透患者感染HCV		血液透析室被停业整顿；院长兼党总支书记被免职，2名副院长被行政记过；内蒙古卫生厅被通报
2011年8月	河南新安县人民医院6位血透患者确认感染HCV	医护人员违反操作规程造成，如非工作人员可随意进入治疗区、床单、被套等多次使用，可复用的透析器混在一个水池里清洗，医护人员一个手套反复更换，一次性使用的针反复复用，血透室布局不规范，无隔离开的患者和医护人员通道，独立的污物处理间等	院长被停职检查，业务副院长被免职，及涉及的医护人员被停止执业活动，并被吊销执业证书；卫生监管部门及其他相关责任人也受到党政纪处分
2013年	安徽淮南市新华医院新增HCV感染血透患者12人、HCV抗体阳性22人	透析机消毒不彻底、透析室布局不合理，制度不健全，分机透析执行不到位，工作人员业务水平低，操作不规范等	
2016年2月	陕西商洛市镇安县医院26人感染HCV	透析器复用设施不规范，多人共用一瓶肝素盐水，注射肝素不能一人一针管，布局、流程不合理，分区分机透析制度执行不严格，搬迁扩建后未经验收即启用；医护人员技术能力不足，手卫生依从性差，出现HCV暴发未按照要求及时上报和处置，硬件设施设备完好存在欠缺，自己配制透析液未进行透析器的复用记录，医院感染监测和记录，无复用型高通量透析机操作规程，检查标准不完善、操作管理规章、操作规程等	院长被给予党内警告、免职，分管副院长被行政记过、免职。另有13人分别受到党纪政纪处分
2017年1月	青岛市城阳区人民医院9位血透患者感染HBV	调查情况不详，但事件暴露出当地医疗机构和医务人员对血液透析室院感管理工作落实不力，院感管理不到位等问题	院长、党委书记、分管副院长、院感科主任、护理部主任、透析室主任、护士长均被免职或撤职

出台了一系列相关的规范标准和操作流程。原卫生部于2010年先后颁布了《医疗机构血液透析室基本标准（试行）》和《血液净化标准操作规程》。随着水处理设备行业的发展，国内水处理厂家、医疗机构用户和监管部门对于水处理设备行业标准的需求越来越迫切，《血液透析和相关治疗用水处理设备技术要求》和《血液透析设备》正式颁布。2011年和2015年国家又先后颁布《血液透析和相关治疗用水处理设备技术要求》第2部分：用于单床透析YY07932-2011，在原有基础上进行了更新。针对血液透析治疗用浓缩物和治疗用水，国家还相继颁布了《血液透析和相关治疗用水》YY0572-2005、《血液透析及相关治疗用浓缩物》YY0598-2006及《血液透析及相关治疗用水》YY0572-2015。由于不同级别医院感染控制的水平和重视程度存在明显差异，尤其是基层医院感染控制不到位，国家卫计委于2016年12月又颁布了《血液透析中心基本标准（试行）》《血液透析中心管理规范（试行）》，进一步规范我国血液透析中心相关工作。我国相继颁布的血液透析相关的国家规范和标准详见表4-8-2。

（三）我国血液透析室医院感染暴发控制发展趋势及存在的问题

1. 血液透析室医院感染暴发控制发展趋势

（1）进一步制订和完善国家规范、要求和标准：血液透析室医院感染暴发事件屡屡发生，促使我国各级卫生行政部门高度重视血液透析室的医院感染管理。我国的医疗实践中卫生行政管理层面常倾向于通过行政手段解决问题，在多起血液透析患者医院感染暴发事件后，原卫生部在2009年后出台了一系列的规范、标准、操作流程，这些规范、要求、标准的出台很大地推动了血液透析的医院感染防控工作，但是我国的医院感染防控主要问题不在于规范，而在于落实情况。

（2）监管和整改应从系统问题出发，不局限于暴发中暴露的问题：与国外的情况一样，通过重新严格执行医院感染防控措施，我国血液透析医院感染暴发似乎都得到了控制（虽然大多数事件都缺乏后续报道）。但多起血液透析暴发事件的反复发生，更折射出医疗的系统问题，包括以下几个方面：

1）医疗机构准入是否严格，准入后卫生行政部门或相应部门对其监管是否严格：现实中，我国曾发生过对开业多年的血液透析机构进行一次省外专家组督导，因为发现问题多而造成其停业整顿的事情。实际上，有些医疗机构的血液透析室或专门的血液透析机构长期带"病"生存，存在极大的隐患，这些都在拷问准入的把关和准入后的监管。

2）人力资源配置是否足够，工作负荷是否过重：我国传统文化提倡奉献精神，这没有错，但不能脱离临床实际单纯强调奉献，毕竟医务人员是人而非机器。我国医疗机构（尤其是大型教学医院）中普遍人力资源都非常紧张，不少大型医疗机构的血液透析室每日三班甚至四班开展透析，如此繁重和高强度的工作需要充足的人员配置，而且工作人员也需要保证充足的休息时间以避免犯错。人力资源不足、休息不佳，就会显著增加工作人员犯错的机会，并且诱导其为了求快、省事而无视医院感染防控的基本要求（如对多名患者共用同一瓶肝素、用同一注射器用肝素对多名患者进行封管、不严格遵守复用透析器处理流程等），但这些常被医疗政策制订者和医院管理者所忽视。

3）医院工作人员是否有"底线"思维和足够的医院感染防控意识：安全文化实际上尚未建立，不少医务人员的医院感染意识薄弱，没有充分认识到严格遵守医院感染防控措施的

表 4-8-2 我国相继颁布的血液透析相关的国家规范、标准、指南、专家共识

名称	颁布时间	颁布机构
《血液透析和相关治疗用水》(ISO 13959: 2002 MOD) YY0572-2005	2005.7	国家食品药品监督管理局
《血液透析器复用操作规范》卫医发〔2010〕330 号	2005.8	原卫生部
《血液透析及相关治疗用浓缩物》YY0598-2006	2006.8	国家食品药品监督管理局
《血液透析质量控制管理规范(草案)》	2009	中国医院协会血液净化中心管理分会
《血液透析室建设与管理指南(征求意见稿)》	2009.8	原卫生部
《血液净化标准操作规程》(2010 版)	2010	国家食品药品监督管理局
《血液透析和相关治疗用水处理设备技术要求》YY0973.1-2010	2010.1	原卫生部
《血液透析设备》YY 0054-2010, 2010 年第 97 号	2010.12	国家食品药品监督管理局
《医疗机构血液透析室基本标准(试行)》卫医政发〔2010〕32 号	2010.3	原卫生部
《医疗机构血液透析室管理规范》〔2010〕35 号	2010.3	原卫生部
《血液透析和相关治疗用水处理设备技术要求》第 2 部分: 用于单床透析 YY 0793.2-2011	2011.12	国家食品药品监督管理局
《医院消毒卫生标准》GB15982-2012	2012.6	原卫生部
《中国血液透析用血管通路专家共识(第 1 版)》	2014.6	中国医院协会血液净化中心管理分会血液净化通路学组
《血液透析及相关治疗用水》(ISO 13959: 2009 MOD) YY0572-2015	2015.3.2	国家食品药品监督管理局
《血液透析中心基本标准(试行)》	2016.12	国家卫生和计划生育委员会
《血液透析中心管理规范(试行)》	2016.12	国家卫生和计划生育委员会

必要性和重要性，对偶尔违反原则不在意而逐渐形成习惯。

4）教育培训是否有效：现在有针对医务人员的大量教育培训，但这些教育培训往往是填鸭式的灌输，效果不佳；而且对血液透析的具体操作环节可能没有讲清楚、讲透彻，往往只是强调原则，重视理论，使得被培训者不能真正理解，操作时出现偏差但却自以为是正确的。

5）建筑布局是否合理：血液透析室各功能室（区）混用或交叉、区域划分不清、透析单元面积不足、床间距过窄等并非个别现象。

对于血液透析室的监管和整改，应从系统问题出发，从根本上解决深层次的暴发原因和根源，而不仅局限于暴发中暴露出的表象，才能彻底减少甚至杜绝暴发的发生。

（3）扩大监测范围，统一监测方法，积极开展医院感染管理调查：中国医院协会医院感染能力建设项目于 2013 年 10 月至 2014 年 9 月对国内 11 省市 33 家医院的血液透析中心进行了门诊血液透析患者血透事件的监测，该监测方案借鉴美国 NHSN 的监测方式并结合我国实际，应用前瞻性目标性监测方法系统完善地开展了多中心调查研究，了解了我国门诊血液透析患者血透事件发生的现状，分析和探索影响血透事件发生因素，为管理者制订有针对性的医院感染干预措施提供了参考依据。2016 年，由中国医院协会医院感染管理专业委员会牵头的"中国医院感染管理工作 30 周年总结"课题之一《血液透析中心的医院感染管理》还调查了全国 15 个省市 174 家医院血液透析中心（室）的情况。尽管我国尚无规范硬性规定必须对血液透析相关医院感染（如血液透析事件、导管相关性血流感染等）进行常规监测，但是通过以上监测和调查的实施，促使更多的医疗机构，甚至一些基层医疗机构参与到监测和调研的行列，为医院感染及其暴发的控制提供了坚实的基础；而通过监测和调研数据的对比，医院感染管理工作开展较好的大型医院也起到了良好的标杆和示范作用。

（4）医院感染管理和暴发控制应聚焦基层医疗机构血液透析室：由于经济因素，我国不同地区的医疗机构或是同一地区的医疗机构，医院感染的防控水平存在较大差异。一些基层医疗机构，没有认识到血液透析室是医院感染的高危部门，不能有针对性地开展医院感染的防控工作，近两年发生的陕西商洛市镇安县医院和青岛市城阳区人民医院血液透析医院感染暴发事件足以佐证。因此，医院感染管理和暴发控制的主要精力应放在一些基层医疗机构，各省级医疗卫生管理部门应定期进行监管和抽查。

2. 血液透析室医院感染暴发控制存在问题

（1）暴发调查的能力尚不足：我国多起血液透析患者医院感染暴发事件的调查中，尽管发现了血液透析室及其所在的医疗机构中存在多种违反医院感染防控和诊疗常规的行为和缺陷，但导致暴发发生的具体原因往往并未说清楚。从发达国家的经验来看，医院感染暴发调查确实难以完全肯定事件的具体原因。但从调查报告分析来看，我国所公布出来的这些调查结论往往缺乏特异性且语焉不详，与发达国家的调查报告和发表文章中讨论部分相比，在对事件发生原因分析的深度和聚焦性上还存在较大差距，这就对每一位参与暴发调查的医院感染管理专家提出了更高的要求，即使是专家也需要不断总结、学习从而跟上专业快速进展的脚步。因此，我国应有所借鉴，建立起一支专业能力强、能胜任暴发调查的专家团队和实验技术支撑，并定期进行学习、总结和演练。

（2）强调对少数个人进行严厉处罚，而较为忽视系统问题：我国较为偏好使用"少数 / 个别人员和医疗机构违反了……"这样的措辞，将责任归结于少数或个别人员 / 机构，说明我们尚未真正正视问题的所在。同类事件一而再、再而三地发生，说明在血液透析管理方面存在诸多医疗系统的系统问题。但遗憾的是，这些系统问题并未引起足够的重视，并加以分析、讨论和解决。

我国近年来对暴露出来的医院感染暴发事件没有容忍度，使医院感染暴发"污名化"，强调个人责任，而弱化医疗的系统问题。但是，将责任归咎于个人并进行严厉惩罚，尽管可以起到杀鸡吓猴的警示作用，但由于医务人员普遍存在的侥幸心理（如"我不会那么倒霉""不会发生在我身上""不管它，那么多人都没事"等）和对无法改变现实的无奈等原因，使得这些警示作用的效果极为短暂。更关键的是，这种表面上看起来大快人心的惩处，极不公平。第一，对涉事一线工作人员不公平，并没有多少人会去故意违反诊疗常规和医院感染防控规定，而很多事情的发生是源于我们的医疗系统、医疗机构并未为一线工作人员提供足够的培训、足够的休息、合理的工作负荷、足够的工作条件、充足（而且不考核成本）的医疗用品这样的系统问题。第二，对医疗机构的医院感染专职人员、尤其是医院感染管理部门负责人不公平。在很多卫生行政管理者、医院管理者的脑海深处，往往深信一家医疗机构的医院感染没有做好（如发生医院感染相关问题或暴发事件）就是该机构医院感染管理部门没有做好。然而，医院感染管理部门的主要职责是监管、教育和培训等。医院感染防控需要临床一线工作人员去落实，而这些落实又需要医疗机构管理层配置真正足够的资源，但医院感染管理部门无论其如何敬业，即使每日无休，也不可能甚至不应该去保证每名工作人员的医疗行为，也往往没有足够的权利来保障防控所需资源（尤其是人力资源）和所需要的建筑布局等能获得保障。

尽管我们的"零容忍"态度表面上义正词严，但实际上在很大程度上挫伤了从业人员（如一线医务人员、医院感染防控专职人员）的积极性，这就导致了一些医疗机构面对医院感染暴发或者疑似暴发时，视而不见、见而不认、认而不报，阻碍了暴发真正原因的找寻和针对问题的有效改进，使类似的医院感染暴发反复发生。相反，西方发达国家的医疗机构中责任往往更加明确，医院感染防控的主要责任在医院管理层和临床医务人员，而医院感染防控部门是起辅助、支撑作用。新加坡的处罚没有忽视医疗系统的系统责任，个体责任以惩戒为主，以期这些涉事管理者将来能更好工作，而非简单撤职剥夺涉事人员在同岗位改进的机会，同样值得我国相应部门思考。

因此，发生医院感染暴发，如果没有充分证据表明该医疗机构中医院感染管理部门存在严重失职，不应该处罚该机构的医院感染管理部门，因为这样的处罚将使医院感染管理成为活火山口一样的高危岗位，更难吸引到优秀人才来从事医院感染防控。

（3）血液透析操作流程不够完善和明晰：标准化的工作流程不建立，将导致质量控制体系不健全，管理制度无法落实。血液透析的操作众多，但现有的制度和标准操作流程往往不能细化，或者未结合医疗机构自身实际而缺乏可操作性，可能造成规定是规定、执行是执行两张皮的情况。此外，目前主要生产厂家都给出了使用透析仪器的推荐方法和说明书，但其还需要更新和给出详细的解释、细化并附图，为护理人员提供步骤详细、一目了然的专科操作方法，从而最终减少感染的发生，预防暴发。

（四）总结

血液透析患者的医院感染暴发种类多样，不仅有 HCV、HBV 等经血传播病原体所致感染的暴发，还有细菌、真菌、其他病毒所致多种类型感染的暴发，在这些感染中血流感染较为常见。血液透析过程复杂，多种原因均可导致感染暴发，常见的原因包括不安全注射（共用药液、共用注射器等）、物体表面污染导致血液直接被污染或者静脉用药被污染、透析器消毒不充分、透析用水污染等。血液透析患者的医院感染暴发在发达国家都常有发生，并非我国特异性问题。一方面，这样的暴发往往可控可防；另一方面，我们也需要清醒地认识到，由于其操作的复杂性和人可能犯错的必然性，在将来我们仍将面对这样的暴发事件。预防血液透析患者的医院感染暴发，需要更多地从系统层面解决临床实际中阻碍医院感染防控措施落实的障碍（如成本、人力、工作负荷等），也需要加强教育培训和监管，促使以自律为特征的安全文化能建立。控制血液透析患者的医院感染暴发，有赖于重新加强现有的医院感染防控措施，并且在很大程度上依靠对暴发的具体原因的调查分析。处理血液透析患者的医院感染暴发事件，我们需要采取更加求真务实的态度，适当增强对这类事件的包容性，更强调处理的专业性，尽可能避免为了交代、为了正确而过于严厉惩罚人的举措。在医院感染暴发预防处置中，还有有待解决的问题，需要重视行为学研究，尽量破解管理者和医务人员知而不行的困局。血液透析质量控制和规范化管理是医疗质量管理的重要组成部分，是需要不断完善、持续改进的过程，我们也需要保持一定的耐心，社会的整体进步和文化改变需要较长的时间。最后，最为关键的预防措施实际上是尽可能让患者的病情不要发展到必须到血液透析的阶段，这就要把预防为主的口号落到实处，通过全民健身、进社区的健康知识教育、体检、糖尿病/高血压等慢性疾病管理等手段减少慢性肾病的患病率，减慢肾病发展到终末期。因此，这些都再一次证明了医院感染防控实际上决不应只强调其本身，而需要建立整体健康的卫生模式。

（张　慧　宗志勇　四川大学华西医院）

参考文献

[1] Coulliette AD，Arduino MJ. Hemodialysis and water quality.Semin Dial，2013，26（4）：427-438.

[2] Nguyen DB，Gutowski J，Ghiselli M，et al. A large outbreak of hepatitis C virus infections in a hemodialysis clinic.Infect Control Hosp Epidemiol，2016，37（2）：125-133.

[3] Lachowicz D，Szulencka G，Obuch-Woszczatynski P，et al.First Polish outbreak of Clostridium difficile ribotype 027 infections among dialysis patients.Eur J Clin Microbiol Infect Dis，2015，34（1）：63-67.

[4] See I，Bagchi S，Booth S，et al. Outbreak of Clostridium difficile infections at an outpatient hemodialysis Facility-Michigan，2012-2013.Infect Control Hosp Epidemiol，2015，36（8）：972-974.

[5] Ciobotarol P，Fialko A，Nadir E，et al. An outbreak of polyclonal pseudomonas aeruginosa bacteremia in hemodialysis patients.From 2nd International Conference on Prevention and Infection Control（ICPIC 2013）Geneva，Switzerland.25-28 June 2013：p205.

二、工作案例

案例一　血液透析室感染暴发的调查与控制改进

自 20 世纪 60 年代末,血液净化治疗逐渐应用于临床以来,各地屡有血液透析中心发生肝炎等暴发的报道,肝炎病毒的传播成为维持性血液透析面临的主要问题,严重威胁着血透患者和工作人员的健康,血液透析中心(室)成为医院感染管理的重点部门[1,2]。

(一)基本情况

2011 年某月,某县卫生局收到 8 位患者"关于因慢性肾病在某县医院做血液透析期间被感染丙肝病毒问题的申请"后,立即开展调查,并及时向县委、县政府报告,随即向市卫生局做专题汇报。市卫生局接到报告后立即由分管局长带队,组织某市直属三家医院的血液透析、医院感染管理和卫生监督等相关专家对该县医院展开调查,并提出整改意见,同时向省卫生厅报告。省卫生厅接到市卫生局汇报后,立即责成市卫生局继续调查,并由卫生厅医政处有关负责同志带队,组织感染性疾病科、肾内科、血液透析、医院感染管理和流行病学、卫生监督等方面专家组成的省级专家组前往该县医院进行进一步调查。此事也引起原卫生部高度关注,原卫生部医政司委派血液透析、医院感染管理专家和原卫生部医管司相关领导到现场指导调查处理工作。经原卫生部、省、市各级专家认定,此起事件为医源性感染事件。在该院透析的 58 名患者,其中 19 人为医院感染,累计感染率达 32.76%(19/58)。

依据干部管理权限,该县县委、县政府做出处理决定:免去该医院院长的院长、党总书记职务、党内警告,副院长两人行政记过,血液透析室护士长留党察看一年、行政撤职,医疗质量管理科科长兼院感办主任行政记大过,护理部主任行政记过处分。

(二)调查与控制方法

1. 医院感染疑似暴发发生及发现过程

2010 年某县一名透析患者在当地县医院进行血液透析治疗后发现感染了丙型肝炎,随后陆续发现类似病例。到 2010 年 11 月,陆续有多名患者相继发现丙肝抗体阳性。11 月 28 日,其中 8 位患者向该县卫生局递送了"关于因慢性肾病在县医院做血透析期间被感染丙肝病毒问题申请"。

该县卫生局和县医院接到投诉后,对 58 名在医院透析的全部患者进行了丙肝病毒筛查,其中 25 份丙肝抗体阳性。

2. 暴发的核实

为了进一步明确病原学诊断,将 25 份丙肝抗体阳性和另外 9 份要求检验的血透患者,共计 34 份血标本送省医学检验中心进行丙肝病毒 RNA 检测,检验结果显示 28 份为阳性。

依据原卫生部丙型肝炎诊断标准,经原卫生部专家组与省专家组联合诊断,确定此 28 例病例为丙肝现症感染者,其中 9 例在该医院进行血透治疗前丙肝抗体即为阳性,判断为院外感染;另 19 例疑在医院治疗期间感染,初步诊断为医院感染,累计医院感染率为 32.76%。

3. 数据的整理

原卫生部、省卫生厅、市卫生局专家深入实地调查发现,医院感染管理存在诸多问题。

(1)医院感染控制意识淡漠。

1）医院有医院感染管理组织，制订了管理制度，但未按照现行法律、法规、规章的要求对制度内容进行及时更新，同时制度缺乏可操作性。

2）医院感染相关制度未能严格执行。

3）在该院透析患者中，有部分患者曾到其他医院做过透析治疗，也有少数透析患者在医院附近租房合住。这样的情况极易造成交叉感染，但医务人员未履行告知职责。

（2）监督管理不到位：医院虽然设有医院感染管理、护理部、医务科等职能科室，分别承担医院感染管理、护士操作培训、医生业务指导等管理和督查的责任，但实际运行中，所有管理制度只是写在墙上，没有认真履行监督检查职责，管理人员专业知识贮备不足，难以发现问题，主动监测不够，对临床科室检查指导不力。

（3）医务人员没有规范执行手卫生：医务人员没有做到诊疗患者前后洗手或手消毒。手卫生设施配备严重不足，诊疗区域没有流动水洗手设施，全部透析区域只有医护值班室安装一个流动水洗手池，透析单元也没有速干手消毒剂配备，全年全科仅消耗6瓶速干手消毒剂，使用量不足5000ml。

（4）未严格执行消毒隔离制度

1）血液透析机没有做到一人一用一消毒，2个透析患者之间没有按规范消毒机器，现场资料显示3～4天消毒一次，隐性感染患者与正常透析患者存在交叉感染隐患。

2）感染患者与非感染透析患者没有做到专人分机或分区透析，物品未专用，治疗护理未分人操作。

3）没有按规范进行物品和环境物体表面等消毒。环境卫生状况差，无菌医疗用品与清洁卫生用品混放；没有专用治疗室，无菌物品准备及操作均在透析间进行。

4）使用的次氯酸钠消毒剂浓度不够，不能达到消毒效果，且未取得省级、原卫生部相关批准文件。

5）没有按规范开展相关监测。如血液透析室仅进行反渗水细菌总数检测，未进行内毒素和化学污染物检测；没有常规对血液透析患者进行半年一次的经血传播疾病检查，不能及时发现阳性患者，存在交叉传播隐患。

（5）医院血透室布局不合理，不符合医院感染控制要求：血液透析室建筑布局不合理，区域划分不清，没有患者、医务人员双通道，没有洁污专用通道，人、物、洁、污均走一个通道；缺少专用治疗室、配液间、干湿库房，污物暂存、清洗间，医务人员更衣室等辅助用房，治疗准备等均在透析区操作。

（6）医务人员医院感染控制相关知识缺乏：现场发现消毒剂使用不当，需灭菌物品用酒精浸泡消毒，浓度监测方法不正确。不能提供医院相关培训资料和科室业务学习资料。

（7）医护人员配备不能满足实际诊疗工作需要：兼职的医师2名、护士6名，需完成每天10～18名透析患者的工作，无法做到感染与非感染患者分开操作。

4．结论

经原卫生部、省、市各级专家认定，此起事件为医院感染事件。

5．暴发控制措施

针对存在问题医院立即整改，具体措施包括：

（1）对正在该院进行血液透析治疗的患者和曾在该院透析治疗的患者进行相关病毒指标的检测。

（2）对检测丙肝抗体阳性的患者积极开展治疗；对丙肝抗体阴性但转氨酶异常的患者加强丙肝病毒指标检查，密切观察病情动向。

（3）对血液透析室的布局流程进行合理调整。

（4）对相关设备和环境进行规范的消毒，并进行环境卫生学监测。

（5）该县医院血液透析室停止一切诊疗活动，停机改造。停诊期间，所有透析患者均安排到市级医院进行透析。

（6）深入开展流行病学调查，对丙肝以及血液透析中感染丙肝的途径进行相关流行病学调查，以期获得全面详实的感染源、感染途径及易感因素等相关资料。

（三）控制的效果

1. 暴发的处理过程和结局

（1）暴发的确定和处置

1）证实流行或暴发：采用统一的流行病学调查表，对调查对象开展流行病学调查和丙肝抗体检测。对丙肝抗体阳性的患者，重点调查其首次抗体检测阳性之前 3 个月的外出就诊史、手术史、输血和血液制品使用史等可疑丙肝病毒暴露史，以判断感染是否与在该院透析相关。这部分工作主要由疾病预防控制人员进行（资料缺如）。

2）查找感染源：对感染患者、接触者、可疑传染源、环境、物品、医务人员及陪护人员等进行病原学检查；通过分析调查资料，追索可能的传染源和传播途径，并采取控制措施，以终止感染暴发。

3）查找引起感染的因素：对感染患者及周围人群进行详细的流行病学调查。

4）制订和组织落实有效的控制措施：包括对患者做适当治疗，进行正确的消毒处理，必要时隔离患者甚至暂停接收新患者。

5）分析调查资料，对病例的科室分布、人群分布和时间分布进行描述；分析流行或暴发的原因，推测可能的感染源、感染途径或感染因素，结合实验室检查结果和采取控制措施的效果综合做出判断。

6）写出调查报告，总结经验，制订防范措施。

（2）卫生行政部门处理意见

鉴于存在的问题，卫生厅下达五条处理意见。

1）依法对该县医院血透室进行停业整顿，立即整改，整改结束经验收合格后方可收治患者。

2）市级医院做好血透患者的接收和诊治工作，确保患者得到及时诊治。

3）继续组织调查，尽快查明情况。

4）做好患者的安抚和解释工作，妥善处理好善后事宜，确保稳定。

5）根据调查结果，依法依规进行处理，追究相关责任人责任。

6）依据《传染病防治法》《医院感染管理办法》《消毒管理办法》等卫生法律法规，责成当地卫生行政部门对该县医院血液透析感染事件立案查处，对相关责任人实施行政处罚。

（3）结局

1）经过整改后的新血液透析中心医疗用房 320 平方米，12 个透析单元。

2）现在院透析人数为 49 人，除 2009 年底时在院透析患者数的自然减少，新增透析患者 19 人。2010 年以来，每半年对所有透析患者进行传染性疾病相关病原学检测，近 5 年持续追踪，无 1 例血液透析相关性感染病例发生。

3）目前血液透析室共有 4 名医生、9 名护理人员，2013 年安全透析人次达 5551 人次。

4）医院新建的内科医技综合楼正在规划中，将约 1780 m² 面积，其中一层作为血液透析中心正在建设中，内部流程、布局已通过省卫生学评价专家组审核。

2．控制效果

（1）规范流程，布局合理：该县医院及时启动对血液透析室的改造，在原血液透析室用房的基础上，增加了近 160 平方米的房屋（现面积约 320 平方米），将普通患者的透析区和隔离透析区完全分开，医护人员通道、患者通道和医疗废物通道分开设置，改善了手卫生设施，完成了血液透析室病区的改造，做到血透患者分区清楚，标记醒目，布局流程合理，并经省卫生厅专家组验收后重新开始透析诊疗，顺利通过省血液透析室执业许可申报工作。

（2）完善制度，规范操作：该医院医务科、护理部、院感办等相关职能部门配合，分别对《血液透析室各项制度和职责》、SOP 进行了修订和完善，做到主要制度上墙。同时，规范了各项操作和消毒记录，做到各项工作有据可查。

（3）充实人员，加强培训：增加血液透析设备和专职人员，包括两台机器，设置 1 名科主任（副主任医师）、1 名副主任（主治医师）、2 名医生、1 名护士长、8 名护士，所有工作人员均接受上级医院的培训，每年均安排专职人员参加省、市举办的医院感染管理及血液透析知识培训。

（4）加强监督，完善监测：按照相关法律法规及技术标准和指南，各部门对血液透析室工作加强监督，按时对血液透析室进行质量督查，并按要求做好各项监测，每月对透析用水、透析液细菌培养一次，每季度对透析用水和透析液的内毒素进行监测，每季度对工作人员的手，物体表面细菌数、空气进行监测，发现违规或不合格者除要求科室立即整改，找出原因外，医院还依据相关制度落实奖惩。

（5）加强教育，提高意识：进一步加强医务人员的教育，增强其法律意识、责任意识和安全意识。医院多次召开专题会议，要求全院医护人员吸取教训，增强手卫生意识，不折不扣地执行各项规章制度，进一步规范服务行为，提高服务质量，最大限度地降低医院感染率，避免医源性感染事件发生，保障医疗安全。

（6）定期体检，加强防护：血液透析室工作人员均在上岗前和每年度免费做一次专项健康体检，连续四年未发现乙肝、丙肝及其他传染病，为 HBsAg 阴性工作者接种乙肝疫苗。

市卫生局于事件发生后两月，组织卫生执法人员对该院医院感染管理及消毒质量进行监督检查和检测工作，采集环境空气、医护人员手、使用中的消毒剂等 26 份样品进行检测，全部合格。

目前，该医院各种医院感染管理制度更具体化，生物学监测更规范化，感染培训更多样化。

（四）述评

血液透析是一项特殊的治疗技术，接受治疗对象为特殊群体，透析质量直接关系患者的生命和生活质量。透析中医院感染的发生会给患者带来生命危险，同时也增加经济负担，加强医院感染管理非常重要。

血液透析相关感染预防通常应从血液透析室（中心）建筑布局及环境卫生要求、透析用水的质量管理、透析机的维护与消毒、透析器、管路及穿刺针的处理、透析共用物品消毒处理、透析器和滤器复用管理、透析液配置过程的管理以及血液透析留置导管相关感染的预防等重点环节加以控制，规范化的操作和严格的医院感染防控，对减少甚至避免此类事件的发生起到极为重要的作用。

总结回顾此起血液透析患者的感染丙肝病毒事件，体会和经验教训如下。

1. 经验体会

（1）控制工作的成功之处

1）卫生行政部门高度重视　省、市、县级卫生主管部门，在接到报告后，均立即集中省级、市级专家会诊，争取最大资源，在县医院血液透析室停诊改造期间，合理妥善安排患者至市级医院透析，最大限度保障患者的生命安全。

2）强有力的技术支持　省级、市级专家在接到卫生主管部门命令后，立即汇集相关专业专家力量，现场查找事件原因，诊治患者，融合各专业专家智慧，使得诊断明确，控制具有针对性，事态得到及早控制。

3）有效整改，落实国家相关法规与规范　医院感染暴发流行的发生，往往反映日常工作程序和制度的缺陷，应对缺陷进行原因分析，并立即进行修改和弥补。该县医院通过合理规范布局流程、完善制度和标准操作规程、加强专业培训和监督、有效实施消毒隔离等一系列规范和控制措施的落实，使得疫情得到及时控制，且连续5年没有1例新的感染病例发生。

（2）控制工作的关键点

1）规范、制度、流程是核心　建立科学、完善的制度和标准操作规程，对每个透析环节严格把关是控制血液透析医源性感染的核心，包括病历管理制度、消毒隔离制度、透析液和透析用水质量监测制度、透析液配制制度、复用管理制度、消毒灭菌效果及环境卫生学监测制度、医院感染病例监测等制度，血液透析室医院感染管理标准操作程序（standard operating procedure，SOP）、血液透析机维护与消毒SOP、血液透析室空气和透析共用物品消毒处理SOP、血液透析室医院感染监测SOP、血液透析用水质量控制SOP、血液透析器和滤器复用管理SOP、血液透析器和滤器复用操作SOP、血液透析液配置SOP、血液透析留置导管相关感染预防SOP等标准操作规程，均应建立健全，并严格执行到位。

2）合理布局、流程和环境清洁是保障　血液透析室应自成独立的体系，并按功能严格划区，设置洁污通道，人员进出应分工作人员与患者通道，功能用房应满足规范和临床治疗操作需要，治疗室、清洁库房和透析治疗室应达到Ⅲ类环境要求，保持有效通风和空气清新，将普通患者透析治疗室（区）和隔离患者透析治疗室（区）分开设置，从布局流程上给予强制性限制是做好医院感染控制的基本保障。

3）严格消毒隔离是基础　乙型和丙型肝炎患者必须分区分机进行隔离透析，设置相对固定的急诊透析机，所使用的设备和物品应专用，不得交叉使用，且护理人员应相对固定；每一位透析患者透析结束后，透析单元的被套、床单等应一人一用一换，床栏、床旁桌、床头柜、听诊器等一人一用一消毒；透析机应做到一人一用一消毒；透析治疗区的物体表面定期擦拭消毒，废弃的一次性物品按医疗废物处理等。上述消毒隔离措施的落实是控制血液透析医源性感染的基础。

4）无菌操作和手卫生最重要　医护人员进行诊疗操作时应严格执行无菌技术操作规范、标准预防和手卫生规范；进入清洁区应穿工作服、戴工作帽、换工作鞋，对患者进行有创性诊断和治疗操作时，还应戴口罩和清洁手套；对不同患者进行操作，应更换手套；进行可能引起血液、体液、分泌物或排泄物喷溅的操作时应戴面罩或护目镜。

透析治疗区域内应设置流动水洗手设施，配备足够的手套等防护用品，严格执行手卫生规范，在治疗操作前后、接触不同患者之间、接触患者及其污染物均应进行手卫生。

5）医院感染防控专业培训和指导是基本保证　血液透析诊疗业务必须具有资质的医生、护士承担，且应通过医院感染防控等相关专业知识培训方能上岗；负责人为肾病专业主治医师以上人员，护士须经过血液透析专业培训并取得资质，每名护士每班负责治疗患者应 ≤ 5 例；工程技术人员负责设备的日常维修和保证设备正常运转。

充分发挥医院感染监控三级网络作用，血液透析室应成立医院感染监控小组，对每个环节、每项操作规程进行质量控制，发现问题及时整改；医院感染管理科定期对各项规章制度及标准操作规程执行情况进行督查、反馈并通报；医院感染管理委员会及时讨论并解决存在的疑难问题，做出决断及指导，通过三级监控网层层把关，对有效控制医院感染至关重要。

2. 控制工作的不足及启示

领导不重视、管理不规范、人员配备不到位、措施不科学、预防投入不足、搞形式主义应付检查等，是导致我国医院感染发病率居高不下、恶性暴发事件频繁发生、耐药菌泛滥的重要原因。

此起血液透析患者感染丙肝病毒事件暴露出该县医院在管理上的"漏洞"，对医院感染缺乏认识，对医院感染研究的进展和相关知识缺乏了解，对相关的政策缺乏学习，致使医院感染防控先天不足，监督、监管乏力。

（1）控制工作的不足

1）没有进行丙肝病毒基因分型检测。本次暴发由于没有进行相关病例的丙肝病毒基因分型检测，无法对其同源性进行判断，不仅判定为医院感染暴发依据不足，而且有可能存在非医源性感染途径感染病例也被判定与透析操作相关的情况，导致医院承担不该承担的责任。

处理类似事件时，应采用分子生物学技术进行相关病例的病毒基因分型检测，对其同源性进行判断，确定感染的病原菌、寻找感染源以及识别一些特殊的致病菌，找到医院感染暴发诊断依据 [3,4]。

此外，还可用以对已确认的暴发流行进行对传染源的追踪，以有效地预防再次流行。Stuyver L[5] 应用线性探针测定法（Liner probe assay）为丙肝不同基因型在透析中心的院内传播提供依据，这种做法值得借鉴。

2）医院感染报告意识淡薄，未能及时控制。集中发生多例疑似在医院透析治疗期间感染丙肝的病例时，医院未按照《医院感染暴发报告及处置管理规范》的规定进行报告，未履行及时报告程序，致使多例患者集中投诉，引发医患纠纷和矛盾。

提示应按照相关规范要求，积极处置同时应及时上报卫生主管部门，争取最大资源，尽快集中全市、全省专家力量，融合各专业专家智慧，及早控制事态发展，最大限度地保障患者的生命安全。

3）未按照《传染病疫情信息报告管理规范》的规定进行登记、报告，违背国家规范要求。提示遇到流行暴发时，应冷静思考，包括发生的原因，可能的传染源，传播途径，采取措施，保护易感人群，同时应按照规定进行登记、报告，做到与邻近医院信息互通，以资借鉴，避免其他医院再有类似现象的发生。

4）未建立医院感染暴发预警系统和信息发布渠道。未建立区域或医院内部的医院感染暴发预警系统，出现小暴发等不能及时通告本地区与周边地区；重大疫情出现后，不能对医院感染病例监测情况进行汇总、分析，以及不能完成对信息的收集、跟踪和采集。

在医院感染暴发的控制工作中，准确地掌握有关信息，科学开展医院感染暴发预测预报工作是十分重要的。建立医院感染暴发预警系统，包括指挥系统、预警系统、医院救治系统、医院感染督导系统、后勤保障系统、科研训练系统和组织系统，可以加强医院周边地区疫情发生地的信息沟通与联系，随时掌握相关信息，及时发布疫情的预警报告，提出控制建议，为领导决策和指挥防治提供及时、准确的信息，便于进行疫情分析，杜绝发生大的暴发流行。

（安徽医科大学第一附属医院　马红秋）

参考文献

[1] 狄友华. 血液透析室医院感染预防与控制措施. 中华医院感染学杂志，2011，21（24）：5252.
[2] 朱华云，彭胜，刘亮宝. 持续质量改进在血液透析室医院感染管理中的应用. 中国消毒学杂志，2012，29（5）：454-455.
[3] Olive DM，Bean P.Principles and applications of methods for DNA-based typing of microbial organisms .J Clin Microbiol，1999，37（6）：1661-1669 .
[4] Pfaller MA.Molecular epidemiology in the care of patients.Arch Pathol Lab Med，1999，123：1007-1010.
[5] Stuyver L，Claeyw H，Wyseur A，et al.Hepatitis C virus in hemodialysis unit：molecular evidence for nosocomial transmission.Kidney International，1996，49（3）：889-895 .

案例二　浅谈血液透析医院感染防控

（一）背景

近年来在我国某些医院发生了多起血液透析病人的感染事件，如 2009 年 3 月发生在山西省某医院血液透析感染丙肝的事件中，47 名患者进行检测，结果 20 名患者丙肝抗体阳性[1]。2009 年安徽某医院 58 名血液透析患者中，19 名患者在医院治疗期间感染丙肝病毒；2009 年 12 月安徽某医院进行血液透析治疗的 77 名患者中，39 人丙肝抗体阳性，其中 15 例初步被确诊为医院感染[2]。2010 年 1 月云南省大理白族自治州某医院血液透析患者中，涉及丙肝感染者 59 人。之后在江苏、吉林、内蒙古自治区、安徽等地相继有血液透析医院感染聚集性事件的发生。

2016 年和 2017 年在我国陕西和山东又相继有两起新发的血液透析医院感染事件的报道。2016 年 3 月 4 日，陕西省某县确认 35 名患者丙肝病毒医院感染事件[3]（详情见本节相关内容）。近年来发生的血液透析感染事件，引起了社会的广泛关注和卫生行政部门的高度重视。现将 2016 年 3 月陕西省血液透析事件交流如下：

（二）陕西省血液透析医院感染事件处置案例

1. 事件发生的经过

2016 年 1 月 9 日，陕西省某县医院血液透析室在对透析患者实施例行常规检查时发现 2 例患者丙肝病毒抗体（抗 HCV）检测结果阳性。其中一名患者曾于 2015 年 11 月 15 日在该院内二科住院治疗期间被查出抗 HCV 阳性，此患者自 2014 年一直在该院进行血液透析治疗，病房主管医生未按照相关规定报告医院感染管理办公室，也未及时将患者情况告知血液透析室，致使自 2015 年 11 月 15 日至 2016 年 1 月 9 日期间该患者一直作为普通透析患者接受血液透析和血液过滤治疗。在得知 2 名患者抗 HCV 阳性的结果后，该院未立即采取其他控制措施，而是研究决定一个月后对全部 43 名接受血液透析的患者进行检验复查。2 月 17 日至 19 日，该院又陆续发现 6 例抗 HCV 阳性患者。截至 2016 年 3 月 4 日，已经确认此次医院感染事件导致 35 名患者感染丙型肝炎病毒。事件发生后，陕西省委省政府主要领导做出批示，要求省卫生计生委组织专家组第一时间赶赴现场指导事件调查处理，责成地方党委政府成立领导小组立即查清事实，对感染者进行医疗救治，稳定感染者及家属情绪，并按照有关法律法规严肃处理 [3]。

2. 事件发生的原因分析

该事件发生的直接原因是对已经确定为抗 HCV 阳性的患者进行血液透析时没有严格落实与普通患者分区、分机操作的要求，暴露出该县医院在医院感染管理方面存在严重缺陷，医院依法执业意识不足，对医院感染防控工作不重视，专家调查结果如下：

医院在血液透析室设置以及透析机数量变化时未按规定向卫生计生行政部门申请执业登记变更。医院感染管理委员会调整不及时，工作流于形式。医院感染管理制度更新不及时，管理责任不落实。重要硬件设备设施不能满足院感工作需要。血液透析室分区布局不合理，未能严格执行普通患者与乙肝、丙肝透析患者分区、分机透析制度。重点部门人力资源配置不合理，培训不到位，医护人员血液透析基础知识和医院感染防控知识欠缺。医院感染报告与处置工作不规范 [3]。

其次，医护人员违法违规操作。临床医生未履行传染病及医院感染相关疾病报告责任和义务，导致已经确认的抗 HCV 阳性患者与普通患者共用血液透析机接受治疗。血液透析室护士违反"一人一次一针管"安全注射要求。透析器复用设施操作不规范，复用记录缺失。一次性置换液管路重复使用。医务人员手卫生依从性差。所有患者未定期检查相关指标，且存在透析所用药物缺少医生护士签名等严重违反管理制度和操作规程的问题 [3]。

据调查，地方卫生行政部门未能切实履行监管职责，存在监管缺失。使得此次事件不仅未能避免，也未能在发生早期得到及时有效地控制。县卫计局未能按照《医疗机构血液透析室管理规范》的要求对县医院血液透析进行定期和不定期检查评估，未按照《医疗机构管理条例》要求对该院进行定期校验，对发生变化的登记事项未进行及时变更，对医疗质量和安全管理缺乏日常监管或监管流于形式，对县医院长期存在的重大医疗质量和安全问题缺少督促、指导和纠正，未能履行监管责任 [3]。

3. 事件处理的结果

根据专家调查组意见以及当地卫生监管部门执法取证结果启动问责机制，县卫生计生局和县医院共有 20 名相关责任人受到党纪、政纪处分。县医院院长、主管副院长、科主任及护士长等 5 人被免职；主管医师、护士长 2 人被暂停执业活动 1 年；给予 2 名责任护士留用察看 3 个月的处理 [3]。

4．事件予以的警示

此次县医院血液透析患者感染丙肝事件后果严重，教训深刻。事件发生后，陕西省卫生计生委已经安排在全省范围内开展为期一个月的专项整顿，对全省血液透析室进行拉网式检查。国家卫计委要求各级各类医疗机构务必认真汲取教训，举一反三，引以为戒，认真查找自身管理漏洞和薄弱环节，全面加强医院感染管理工作，保证医疗质量和患者安全。要求各级各类医疗机构增强医院感染管理责任意识，落实医疗机构主体责任；加强行业监管，切实履行监管职责；完善医院感染质控体系建设，提升医院感染防控能力 [3]。

（三）血液透析医院感染防控任重道远

上述血液透析事件的发生，暴露出一些医疗机构在血液透析医疗质量和患者安全管理方面仍存在较大的隐患，我们应举一反三，引以为戒，坚决做好各项医院感染防控措施，时刻警惕医院感染恶性事件的发生。血液透析患者感染事件为何会时有发生，我们应该如何对待和处理这些事件，我们应如何应对，值得我们深思。

1．血液透析感染风险高

（1）血液透析相关仪器设备较多。血液透析作为一种肾衰竭的替代治疗，已在各级各类医疗机构中广泛开展，要实现血液透析需要借助特殊的仪器设备，包括：水处理系统、透析用水、透析液、透析机、透析器、透析管路等 [4]，任何一个环节出现问题都会造成医院感染的发生。

（2）血液透析的原理复杂。血液透析时需要将患者的血液引出体外，血液在透析器中与透析液进行物质交换，通过弥散、对流和吸附的原理来清除代谢废物，通过超滤的原理清除体内多余的水分，达到纠正电解质及酸碱紊乱，部分或完全恢复肾功能的目的。

（3）血液透析患者的特殊性。血液透析患者是一个特殊的群体，有基础疾病，营养不良，免疫力下降 [5]。长期透析治疗过程中反复穿刺血管，暴露于血液的机会大，加之各种侵入性操作较多，透析治疗涉及的环节多，病人流动性大等特点，导致感染发生的风险增加 [2]。血液透析患者感染的微生物种类包括细菌、病毒和结核菌等，这类病人一旦发生医院感染，将会加大治疗的困难程度。因此，预防与控制血液透析患者发生医院感染，是提高透析患者生存质量的重要措施，血液透析医院感染防控应引起我们的高度关注。

2．血液透析事件的发生暴露出现阶段血液透析管理方面存在的问题

血液透析感染事件反映出医院在感染管理方面存在严重缺陷，暴露出监管不力、监督检查工作流于形式等问题。同时反映出在医疗机构，特别是基层医疗机构的管理者和医务人员对预防与控制血液透析医院感染工作认识不到位，只看到了血液透析带来的经济效益，没有意识到血液透析患者是感染高风险人群，对医院感染防控工作的管理和培训考核不到位，对感控工作的投入不足等问题，具体分析如下：

（1）医疗机构管理者对血液透析室的医院感染防控监管不到位，未能及时更新血液透析相关知识和理念，不清楚血液透析感染的关键环节，未能有针对性地开展医院感染的防控工作，不能及时发现感染隐患并予以有效控制。

（2）医务人员医院感染防控意识不强，知识缺乏，手卫生、消毒隔离、无菌技术操作、

标准预防等意识较差，不重视医院感染防控工作。

（3）医疗机构未重视透析患者病原微生物窗口期前后的检查，导致某些患有传染性疾病的透析患者通过使用复用机处理透析器成为传染源。某些血液透析感染事件中因未对初次血液透析患者进行相关检查，导致当患者出现感染时甚至聚集性感染事件发生时无法进行追溯。

（4）医疗机构条件限制，有些医疗机构存在空间有限或者血液透析机数量不足的问题，导致隔离透析治疗间或独立的隔离透析治疗区的设置不合理，布局不规范，医院保洁人员清洁消毒知识普遍较薄弱，责任心不强，透析环境清洁消毒不能很好地予以落实。

（5）血液透析器是血液透析过程中一个非常重要的中转枢纽，患者的血液和透析液被引入其中进行物质交换，若医疗机构没有清洗消毒设备，手工操作对复用透析器消毒灭菌不到位，导致透析机内部和外部消毒不彻底。

（6）复用透析器管理制度和流程不健全，透析器复用操作不规范，对传染系列标志物阳性患者未能做到专机或隔离透析。一些医疗机构，存在一个患者同时使用多个透析器，透析器使用次数过多，出现破膜、漏血、漏气等现象，复用记录与登记不全，复用透析器的标识不规范，未做透析膜完整性试验等。

（7）透析液质量不合格。透析液的质量是保证患者治疗有效、安全的重要环节。对于自行配置透析液的医疗机构，配制过程中的感染预防与控制工作非常重要，医疗机构若不能保证透析液的质量，则很难避免医院感染事件的发生。

（8）水处理设备功能不达标。作为透析用水，纯度要求非常高，某些医疗机构未定期对水处理系统进行消毒，导致透析用水质量不合格、内毒素超标等，长期蓄积会导致慢性中毒。

（9）医疗机构未按照要求做好血液透析各项监测，包括血液透析患者感染病例监测、透析室环境监测、透析液和透析用水细菌学监测、消毒剂监测、内毒素监测和化学污染物监测等。

3．血液透析医院感染防控建议

为了加强血液透析规范化管理，国家卫计委陆续下发了《血液透析器复用操作规范》《医疗机构血液透析室管理规范》和《血液净化标准操作规程》等血液透析管理相关规范以及有关预防、控制医院感染的技术规范和标准，如《医务人员手卫生规范》《医院隔离技术规范》等。预防和控制血液透析室的医院感染，除严格执行相关法律、法规、规范、标准外，更重要的是注重细节，重在落实，科学防控。

（1）上级卫生行政部门应督导各级各类医疗机构建立、健全血液透析医院感染管理和监测体系，严格遵守国家有关医院感染防控的相关法律法规及技术规范，结合实际，完善并落实本机构血液透析相关医院感染管理制度、布局流程，工作规范和技术规程以及医院感染防控措施，如 PDCA 循环模式和风险评估，同时应加强对医院感染防控工作的监管，包括内部自身监管和外部监管，提高医疗质量，保障患者安全。

（2）开展血液透析的各级各类医疗机构应从上述血液透析感染事件中吸取教训，增强医疗安全意识，明确医院感染防控第一主体和责任人，建立血液透析机构准入制度，完善技术标准和相关规范要求，针对医院实际情况，切实采取有效预防和控制措施，充分保障医疗质量和患者安全。

（3）建立血液透析技术人员资质认证制度。建议在提高专业技术人员临床技能的同时要更新感控理念，注重复合型人才的培养，对血液透析的工作人员开展基于医疗、护理、院感、技师等知识的同步培训，使其熟悉国家卫生行政部门出台的技术标准和规范，并经考核获得资质认证。

（4）监测是防控的先决条件[5]，各级各类医疗机构尤其是基层医疗机构，应规范开展血液透析事件监测和环境卫生学检测，建立和完善血液透析医院感染监测网络系统，加强监测。通过监测及时发现问题，针对性开展管理与控制，达到质量持续改进。

（5）建立多部门、多专业协作机制，包括血液透析室、肾内科、感染性疾病科、医院感染管理办公室、微生物检验室、药剂科、行政管理部门等，共同努力，有效预防血液透析导致的感染事件的发生。

（6）加强医务人员感染知识和技能操作的培训，提高医务人员的防控能力。充分调动临床医务人员感控积极性，使其主动参与医院感染预防与控制工作，能及时发现在血液透析过程中存在的问题，并积极整改和落实。同时应提高其手卫生、无菌技术操作、标准预防等措施的依从性，让感控走到临床工作中，

（7）不断完善血液透析室消毒隔离制度，加强消毒与隔离，控制外源性感染。在血液透析医院感染防控工作中，加强透析器复用的清洗、消毒与灭菌，加强透析机表面与内部的消毒，加强阴性、阳性患者分室（区）隔离透析和专机透析，切实排除隐患，降低医院感染事件的发生。

（8）严格执行医疗器械、器具的消毒技术规范，透析管路、透析器、穿刺针等一次性使用的医疗器械、器具不得重复使用[6]。

（9）加强透析患者管理，对初次透析的患者进行乙型肝炎病毒、丙型肝炎病毒、梅毒、HIV 感染的相关检查，每半年复查一次[7]，保留原始记录并登记。每月定期为患者做健康宣教。

4. 血透防控，警钟长鸣

血液透析感染事件的发生，给医疗和社会带来了不良影响。政府和卫生行政部门的及时介入，院感专家的现场指导，客观的调查，及时的原因分析，严格的责任追究，对血液透析室的规范化管理起到了重要的推动作用，同时在全国范围内起到了警示效应，也为规范全国各级各类医疗机构血液透析管理起到了促进作用[4]。血液透析诊疗操作特殊，由血液透析引起感染的事件时有发生，说明我们的感染控制环节还应进一步细化，应将医院感染各项防控措施落实到实处，以保障医疗质量和患者安全。

（杨　芸　山西大医院）

参考文献

[1] 卫生部通报山西煤炭中心医院等血液透析感染事件 .http://www.gov.cn/gzdt/2009-03/31/content_1273919.htm.

[2] 李六亿 . 血液透析感染丙型肝炎事件引发的思考 . 中国护理管理，2010，10（4）：36-39.

[3] 国家卫生计生委办公厅关于陕西省商洛市镇安县医院血液透析室丙肝感染事件的通报 . 国卫办医发

[2016]10 号 .

[4] 索继江，李六亿，王力红，等 . 不忘初心·追求卓越　中国医院感染管理卅年（1986—2016）. 北京：中国协和医科大学出版社，2016.

[5] 张慧，宗志勇 . 门诊血液透析患者血液透析事件监测 . 中国感染控制杂志，2015，14（8）：565-570.

[6] 郭明华，刘运喜 . 中国医院感染管理与法律 . 北京：中国协和医科大学出版社，2014.

[7] 卫生部 . 医疗机构血液透析室管理规范，2010.

第五章　手卫生的推进

一、综述

医院感染（health care-associated infections，HAIs）是患者生命安全的主要威胁因素。据估计，全球约超过 1.4 亿人口正遭受与医院感染相关并发症的威胁[1]。医院感染可以通过直接或间接接触、飞沫、空气等途径传播，其中医务人员的手在直接或间接接触传播中有关键的作用，占全部医院感染传播途径的 30% 以上[2]，因此，控制通过手的接触传播显得尤为重要。手卫生（hand hygiene）是控制手的接触传播途径的主要方法，目前认为是预防与控制医院感染的重要措施之一，已经引起世界各国的广泛关注和普遍重视。

（一）概述

正常人的皮肤存在细菌的定植，依据部位的不同，细菌数量也有所差异，对于医务人员来说，手部细菌数量为 $3.9 \times 10^4 \sim 4.6 \times 10^6$ cfu/cm^2[3]。手部细菌的种类可分为暂居菌和常居菌两类，暂居菌寄居在皮肤表层，易被机械地摩擦清除，与医院感染密切相关；常居菌是皮肤上持久存在的寄居菌，不易被机械地摩擦清除，一般情况下不致病。

手卫生为医务人员洗手、卫生手消毒和外科手消毒的总称。洗手（hand washing）是医务人员用肥皂（皂液）和流动水洗手，去除手部皮肤污垢、碎屑和部分致病菌的过程；卫生手消毒（antiseptic handrubbing）是医务人员用速干手消毒剂揉搓双手，以减少手部暂居菌的过程；外科手消毒（surgical hand antisepsis）是外科手术前医务人员用肥皂（皂液）和流动水洗手，再用手消毒剂清除或者杀灭手部暂居菌和减少常居菌的过程，使用的手消毒剂可具有持续抗菌活性。由于外科手消毒理念已被广为接受，本综述中涉及手卫生的论述主要指洗手和卫生手消毒。

在发达国家，有约 5% ~ 10% 的患者会经历至少一次医院感染，而重症监护病房（ICU）入住的患者中这一比例甚至高达 20% ~ 30%，给疾病的诊疗带来沉重的负担，同时明显增加了患者的死亡率，据估计每年医院感染造成的死亡数在美国和英国分别高达 80 000 人和 5 000 人[4]，而这一数字在发展中国家可能更为惊人。在过去的 20 年中，提高患者的安全性已经引起了足够的重视，2005 年 WHO 患者安全联盟的第一个目标就是要切实降低医院感染的发生率。研究认为手卫生是预防与控制医院感染、耐药性细菌传播及医院感染暴发的重要措施，为达到 WHO 患者安全联盟的目标，提高手卫生的依从性是必需的。虽然手卫生是非常简单的操作，并且应该成为医务人员的习惯，但来自世界范围的研究显示手卫生的依从性依然很低[5]。国内外有关手卫生的研究和推进工作的差异也非常明显，由于西方医学的发展，手卫生的研究起源于国外，并且已经得到了很大程度的发展，如一份研究[6]显示截止 2008 年 6 月国外颁布的手卫生相关指南多达 22 部，我国也于 2009 年颁布了《医务人员手卫生规范》。

（二）历史、现状及研究趋势

1．手卫生的发展史

早在 19 世纪中叶，奥地利医生 Ignaz Semmelweis 和波士顿医生 Oliver Wendell Homes 的研究均均证实了医院感染可以通过医务人员的手而获得。Semmelweis 发现在两家不同的产科医院由产褥热导致的死亡率有明显的区别（16% 和 7%）[7]，仔细研究后推测医务人员的手在其中起了决定性作用，通过对医务人员的手部进行卫生消毒干预后，两家医院产妇的死亡率一度降低到 3%，Semmelweis 因此也被公认为手卫生的"鼻祖"。

20 世纪 80 年代是医院手卫生概念发展的里程碑，1981 年美国疾病预防与控制中心（CDC）出版了《医院环境控制指南》，其中涉及了洗手，这是第一部国家层面发布的涉及手卫生指导方针的指南，随后的几年许多国家又陆续出版了其他版本[8]。近年来，对手卫生的关注度更是不断加大，2002 年，美国 CDC 在感染控制与流行病学专业协会（APIC）1995 年推出《洗手及手消毒指南》的基础上，颁布了最新的《医疗保健机构手卫生指南》，其将洗手、手消毒等概念统一定义为手卫生；2005 年世界卫生组织（WHO）患者世界安全联盟召开全球手卫生研讨会，旨在如何提高手卫生的执行率，WHO 咨询专家组、WHO 顾问委员会和手卫生项目起草组共同编写了 2005—2006 年《世界卫生组织 - 医疗活动中手卫生指南（草稿版）》，经过反复修改，于 2007 年颁布最终稿，随着研究的不断进展和循证医学资料的增加，WHO 又于 2009 年颁布了最新版《世界卫生组织在医疗活动中的手卫生指南》[9]，以期在全球范围内提供手卫生指南，推广手卫生。

我国的手卫生工作起步较晚，在 2003 年以前没有得到应有的重视，2003 年"非典"（SRAS）的流行，暴露出手卫生在医院感染控制中的重要作用，因此国内从卫生行政部门到基层医务人员都对手卫生予以了广泛的重视，2004 年颁布的《医务人员艾滋病毒职业暴露防护工作指导原则（试行）》和 2006 年颁布的《医院感染管理办法》中均强调医务人员应注重手卫生。

2006 年，在参考国际和 WHO 手卫生指南的基础上，结合我国国情，医院感染控制专业委员会发布了《医务人员手卫生规范》征求意见稿，在多次征求意见和反复修改后，于 2009 年 4 月颁布，2009 年 12 月正式实施，首次将手卫生以卫生行业标准的形式进行管理。《医务人员手卫生规范》对我国手卫生的管理与基本要求、手卫生设施、手卫生方法、手卫生效果的监测等给予了规范，是我国颁布的有关医疗机构医务人员手卫生工作的第一部标准，具有科学性、先进性、实用性和可操作性，为我国手卫生工作的推广奠定了坚实的基础。2015 年国家医院感染管理质量控制中心为进一步推动手卫生工作，发布了《清洁的手，呵护健康（2015—2018）》专项工作指导方案，是我国首个全国性手卫生专项活动，为近期医疗机构手卫生工作指明了方向。

2．手卫生推进现状

（1）手卫生依从性及存在的问题：手卫生依从性是评价手卫生推进工作的重要指标，其高低直接反映推进工作的进展，国外的手卫生无论是研究进展还是实施方案都已经走过了相当长的一段时间，但医务人员的手卫生依从性依然很低[5]。WHO 手卫生指南中推荐的监测手卫生依从性的方法主要有直接观察法和间接监测法，后者包括统计用过的擦手毛巾（或纸巾）量、统计酒精类揉搓剂以及液体皂的用量、通过电子技术方法监测病房和医院卫生间水池的使用率等。直接观察被认为是评价依从性的"金标准"和最可信的方法，但也有研究发

现 [10] 直接观察得到的结果与统计产品使用量得到的结果没有关系，并且直接观察时由于潜意识的存在会无形之中影响医务人员的手卫生依从性，从而不支持将直接观察作为金标准。其他方法虽然有一定的优势，但它们很难提供对依从性有说服力的证据 [11]。

最近国外有关手卫生依从性最为大型的研究是 Erasmus 等完成的一项系统综述 [12]，该综述系统回顾了 2009 年 1 月之前与手卫生依从性相关的经验性研究 96 篇，分析了在不同的医院类别、环境及人员下手卫生的依从性，结果显示波动于 4%～100% 之间，总的平均依从性为 40%；具体结果是：ICU 的平均依从性为 30%～40%，明显低于其他病房的50%～60%；医生的平均依从性 32%，低于护士的 48%；接触患者之前的平均依从性 21%，低于接触患者后的依从性 47%。作者得出结论：手卫生指南的不依从性是个普遍性的问题，需要以标准的措施来研究和监测。国内进入 21 世纪以来才出现手卫生的相关文献研究，近 10 年内手卫生依从性的研究逐步增多。如 2012 年沈燕等 [13] 对上海市 66 所医院手卫生依从性的调查显示，专业类别中护士最高为 62.3%、医技人员最低为 16.8%；5 个时机手卫生依从性最高为接触患者体液暴露风险后的 74.6%、最低为接触患者周围环境物品后的 41.0%。而 2016 年中国医院协会医院感染管理专业委员会开展的针对全国 200 所医院手卫生依从性的调研显示 [14]，整体依从性达 70.1%。虽然依从性近年来有一定的提升，但不同专业之间、不同手卫生时机之间以及不同医疗机构尤其是大型医院与基层医院之间，手卫生依从性差异明显。

目前无论是国内还是国外，手卫生依从性现状依然不能令人满意。另外，虽然有大量的依从性相关性研究，但由于缺乏监测标准和报告标准，使得资料之间无法进行比较，也就无法得出明确并统一的结论。

(2) 影响手卫生因素：手卫生行为是一个既简单又复杂的现象，影响手卫生依从性的因素是多层次的，其内外因素涉及认知的、情感的、生理的、社会的以及自然环境等诸多因素层次之间的相互作用。依从性低的主要原因有 [15-16]：认知不足，管理人员自己手卫生知识欠缺；手卫生设施（如水池、干手纸）配备不足或不便；工作繁忙或洗手不便，手卫生花费太多时间；接触性皮炎，手卫生产品对皮肤的刺激；手卫生技术不熟练或方法不正确；高年资医务人员榜样作用差；工作资历低者依从性也低；手套等标准预防措施的采用；操作的危险度，对医务人员本身危险度大的操作手卫生依从性高等。

(3) 提高手卫生依从性的主要对策：手卫生的认识和推广是不断深化的过程，Teare 等 [17] 指出，当前的问题不再是手卫生如何做才有效，而是如何做才能产生一个持续的提高，C.Rued [18] 又进一步提出应该将手卫生转变为一种习惯。总之，手卫生理念是逐步确立的，需要多种措施来完成这一过程。

1）创造手卫生氛围，提高手卫生意识：要反复宣传手卫生的必要性和重要性，采取多种形式宣传手卫生知识，如举办宣传周，编写手卫生小册子，张贴宣传画和提示语等，均可营造浓厚的手卫生氛围，形成手卫生文化，提高医护人员保护自身和保护患者的意识，从而提高手卫生的依从性。有研究显示 [19]，张贴警示标语比教育对手卫生的依从性的影响更有效，分别为 92% 和 46%。

2）加强教育培训，掌握手卫生知识：应用经常性的、多形式的、不同对象采取不同深度的培训内容和培训频率。研究证实 [20]，简单的教育如一次手卫生的讲解能够成为简易并高效的提高手卫生依从性的方法。要使医务人员不但了解手卫生的基础知识，还要掌握手卫生的指针指征和选择合适正确的手卫生方法，如六步洗手法，快速手消毒法，洗手加卫生手消毒等。《世界卫生组织在医疗活动中的手卫生指南》中要求根据患者的危险评估不同，进行不同的手卫生方法，如常规护理（最低）使用非抗菌肥皂或快速手消毒剂；感染患者的无菌护理（中等）使用抗菌肥皂或快速手消毒剂。因而，应根据实际情况，选择最科学合理的手卫生方法。

3）改善洗手设施：各病房及诊疗科室均应设有流动水洗手池，采用感应式、脚踏式或肘动式等非手触式水龙头，配备洗手液或皂液、干手机或一次性擦手巾或纸巾。作为推动手卫生依从性基本的方法，应推广速干手消毒剂的使用，方便快捷、高效速干手消毒剂的应用，体现了以人为本的精神，更易为医护人员所接受，大大提高了医务人员手卫生的依从性及合格率[21]。

4）加强对手卫生的监督和反馈：监督的过程就是提高的过程，尤其应加强对重点科室如 ICU、手术室、血透室、产房、新生儿科、血液科、感染病科等的监督，既可以采用常用的直接观察方法，也可以借鉴国外的策略如采用电子设备监督、手卫生用品的消耗量监测等；有监督就要有反馈，研究证实及时的反馈能够持续提高手卫生依从性和致病菌的感染率[22]。

5）加强手卫生与医院感染相关性的研究：医务人员手卫生意识淡薄，其中一个主要原因就是尚缺乏充足的明确证据表明，单独手卫生预防措施与医院感染率的下降直接相关[23]。国外这方面的文献资料相对较多，而国内日前有关手卫生与医院感染关系的研究资料相对较少，所以有必要根据国情进行一定的研究，提供适合我国国情的资料和信息，这样更具有说服力。

6）树立榜样的作用：在手卫生的依从性中，高年资医务人员对低年资医务人员能够起到榜样作用，如果高年资医务人员有较高的依从性，那么整体的依从性相对来说也会提高，一项研究[24]进行了多因素分析后发现，工作资历是手卫生依从性的独立预测因素，进一步说明了树立良好的榜样在提高手卫生依从性中的重要作用。

7）患者参与和主动提醒：患者授权作为一个新的概念已经扩展到患者安全领域，在WHO 的最新手卫生指南中明确将患者的授权作为提高手卫生依从性的策略，鼓励患者加入主动提醒医务人员在诊疗操作中进行手卫生的行动中，无论是对医务人员还是患者都是双赢的；近期 Andrew J 等[25]的研究证实，患者参与能够明显提高医务人员的手卫生依从性。

（4）手卫生依从性与医院感染相关性研究：手卫生是一种手段而不是目的，提高手卫生依从性的最终目的是为了降低医院感染率，使患者受益。早在 1847 年 Semmelweis 等已经证实，污染的手经过"处理"后能够降低产妇医院感染产褥热的发生率，但他的研究主要体现在无菌操作中手的重要性，而没有全面涵盖除无菌操作外手卫生其他时机的重要性，前者可以称之为"单一的手卫生"，而后者可以称之为"全面的手卫生"，"全面的手卫生"在医院感染中能发挥直接的作用吗？在最近的 30 多年中，也出现了大量有关手卫生对医院感染发生影响的研究，这些研究基本均为"全面的手卫生"，研究的环境多集中在成人或新生儿ICU，少部分研究是整个医院范围内的，主要方法采用的是观察手卫生依从性提高前后医院感染率的变化。既有医院总体医院感染率的研究，又有多重耐药菌如耐甲氧西林金黄色葡萄球菌（MRSA）、耐万古霉素肠球菌（VRE）感染率、手术部位感染（SSI）率等的研究，多数研究证实提高手卫生依从性可以明显降低医院感染发生率，如早期 Pittet[26]的研究证实手卫生依从性由 48% 提高到 66% 后，医院感染率从 16.9% 下降到 9.9%；但由于伦理等原因，几乎所有的研究均无法采用单一的手卫生措施来预防医院感染，也几乎难以采用随机对照研究来明确手卫生在医院感染发生中的作用。所以，2010年的一项系统综述[23]没有得出手卫生与医院感染的直接相关性，该研究回顾了1996—2006年发表的有关手卫生与医院感染的全部研究，结论为：由于诊疗活动中的许多预防与控制措施影响医院感染的发生，目前尚难以确定单独的手卫生在预防医院感染发生中的独特作用。近年来，世界卫生组织Clean Care is Safer Care工作小组对1980—2013年发表的手卫生与多重耐药菌（MDROs）感染关系的研究进行了全面评估[27]，研究结论显示手卫生作为主要干预措施（显著提高了手卫生的依从性和/或增加快速手消毒剂消耗量）的研究是成功的，表现在能降低耐甲氧西林金黄色葡萄球菌（MRSA）的感染和/或定植率，然而该评价纳入的研究中手卫生虽是主要措施但也不是预防感染的唯一措施。所以，有专家学者更是指出，应该采取多方面的医院感染控制措施，而不应该特别强调或强制医务人员提高手卫生依从性。与国外大量的研究数据相比，国内对提高手卫生依从性与医院感染的关系的研究相对来说较少，多数研究主要集中在手卫生手段层面的提高上，这可能与我国感控领域缺乏研究的意识有关。

（三）总结

预防与控制医院感染与患者的医疗安全密切相关，手卫生作为控制经接触途径获得的医院感染的重要措施，在预防与控制总体医院感染的发生、多重耐药菌的传播以及医院感染暴发中发挥着重要的作用。手卫生的意识和理念会随着整个医学的发展而不断地向前推进。目前手卫生的推广是一项长期的系统工程，尤其是在我们这样一个医疗资源分布不均匀的发展中国家，更是任重而道远，需要我们科学分析我国的手卫生现状，探究其影响因素，结合国际国内背景制订可行的手卫生政策，促进我国医院感染控制水平。这就需要我们的政府、医务工作者和患者都加入到手卫生的推广行列中，最终切实降低医院感染的发生，提高患者的医疗安全。

参考文献

[1] World Health Organization（WHO）. Clean care is safe care：the first global patient safety challenge.http：//www.who.int/gpsc/en/.Accessed May 25，2009.

[2] Raboud J，Saskin R，Wong K，et al.Patterns of hand washing behavior and visits to patients on a general medical ward of healthcare workers.Infect Control Hosp Epidemiol，2004，25（3）：198-202.

[3] Boyce JM，Pittet D.Guideline for hand hygiene in health-care settings：recommendations of the health care infection control practices advisory committee and the HICPAC/SHEA/APIC/IDSA Hand Hygiene Task Force. Infect Control Hosp Epidemiol，2002，23：1-48.

[4] Donaldson L.Dirty hands：the human cost.London：UK Department of Public Health，2006.

[5] World Health Organization.Clean Care is Safer Care.Available from：http：//www.who.int/gpsc/tools/faqs/evidence_hand_hygiene/en/.Accessed January 8，2017.

[6] Cookson B，Mathai E，Allegranzi B，et al.Comparison of national and subnational gudielines for hand hygiene.J Hosp Infect，2009，72（3）：202-210.

[7] Semmelweis I.die Aetiologie，der Begriff und die Prophylaxis des Kindbettfiebers.The etiology，concept and

prophylaxis of childbed fever.Pest，Wien und Leipzig，C.A.Hartleben's Verlag-Expedition，1861.

[8] Bjerke NB.The evolution：handwashing to hand hygiene guidance.Critical Care Nursing Quarterly，2004，27：295-307.

[9] WHO Guidelines on Hand Hygiene in Health Care.（World Health Organization，Geneva）2009.Available from：http：//whqlibdoc.who.int/publications/2009/9789241597906_eng.pdf.［last accessed on 2009 Nov 9］.

[10] Marra AR，Moura DF Jr，Paes AT，et al. Measuring rates of hand hygiene adherence in the intensive care setting：a comparative study of direct observation，product usage，and electronic counting devices.Infect Control Hosp Epidemiol，2010，31（8）：796-801.

[11] Haas JP，Larson EL.Measurement of compliance with hand hygiene.Hosp Infect，2007，66（1）：6-14.

[12] Erasmus V，Daha TJ，Brug H，et al.Systematic review of studies on compliance with hand hygiene guidelines in hospital care.Infection Control and Hospital Epidemiology，2010，31（3）：283-294

[13] 沈燕，胡必杰，周晴，等.上海市66所医院手卫生依从性现状调查.中华医院感染学杂志，2012，22（12）：2585-2587.

[14] 徐丹慧，侯铁英，李卫光，等.中国医院手卫生知识知晓及依从性现状调查.中国感染控制杂志，2016，15（9）：654-658.

[15] Pittet D. Compliance with hand disinfection and its impact on hospital-acquired infections.J Hosp Infect，2001，48（Suppl A）：S40-46.

[16] Rome M，Sabel A，Price CS，et al.Hand hygiene compliance.J Hosp Infect，2007，65（2）：173.

[17] Teare L，Cookson B，Stone S.Hand hygiene-use alcohol hand rubs between patients：they reduce the transmisson of infection.BMJ，2001，323：411-412.

[18] Ruef C. Turning hand hygiene into a habit：the need is obvious.Infection，2010，38：347.

[19] Mohanad K，Ghassan J，Afif A，et al.Hand washing and use of gloves while managing patients receiving mechanical ventilation in the ICU. CHEST，1999，116：172-175.

[20] Sjöberg M,Eriksson M. Hand disinfectant practice：the impact of an education intervention. Open Nurs J,2010,4：20-24.

[21] Kirk J，Kendall A，Marx JF，et al.Point of care hand hygiene-where's the rub? A survey of US and Canadian health care workers' knowledge，attitudes，and practices. Am J Infect Control，2016，44（10）：1095-1101.

[22] Günther F，Rudolph K，Frank U，et al.Improvement of hand hygiene quality and compliance using bioburden measurement and online feedback in Germany.Infect Control Hosp Epidemiol，2017，38（1）：119-122.

[23] Gould DJ，Moralejo D，Drey N，et al.Interventions to improve hand hygiene compliance in patient care. Cochrane Database Syst Rev，2010，（9）：CD005186.

[24] Buffet-Bataillon S，Leray E，Poisson M，et al.Influence of job seniority，hand hygiene education，and patient-to-nurse ratio on hand disinfection compliance.J Hosp Infect，2010，76（1）：32-35.

[25] Stewardson AJ，Sax H，Gayet-Ageron A，et al.Enhanced performance feedback and patient participation to improve hand hygiene compliance of health-care workers in the setting of established multimodal promotion：a single-centre，cluster randomized controlled trial. Lancet Infect Dis，2016，16（12）：1345-1355.

[26] Didier Pittet，Stéphane Hugonnet，Stephan Harbarth，et al. Effectiveness of a hospital-wide programme to improve compliance with hand hygiene.Lancet，2000，356：1307-1312.

[27] Evidence of hand hygiene to reduce transmission and infections by multi- drug resistant organisms in health-care settings.http：//www.who.int/gpsc/5may/MDRO_literature-review.pdf?ua=1.

（张卫红 刘波 江苏省人民医院）

二、工作案例

案例一　阶段性策略推进手卫生工作

（一）前言

手卫生是国内外公认的减少医疗机构病原微生物传播，降低医院感染风险的主要措施。手卫生也是预防医院感染尤其是预防经接触传播疾病最重要、简便、经济和有效的方法，因此，手卫生受到全世界的高度关注。另外，手卫生的执行情况能在一定程度上反映医疗机构医院感染防控工作的水平和医务人员医院感染防控的意识和行为。2009年国家发布了《医务人员手卫生规范》[1]，大大促进了医疗机构的手卫生工作，但是仍然存在许多问题，包括手卫生的设施配置尚不能满足实际需要，医务人员的手卫生知识欠缺，手卫生依从性有待提高。因此如何在医疗机构内推进手卫生工作，如何提高医务人员手卫生意识，如何提高手卫生依从性是所有感控人员迫切需要解决的问题。如果能回答以上问题，总结一套行之有效的推进方案，不但能推进手卫生工作，提高手卫生依从性，还可带动其他医院感染防控措施的有效执行，从而达到降低医院感染、保障医患安全的目的。

（二）工作方法

1．工作基础

北京大学第一医院为三级甲等医院，床位数为1600张，年门急诊量近300万人次，年住院量近8万人次，年手术量近30000台。本院有近30年医院感染管理工作积累，在全国医院感染管理领域一直处于领先地位，医院感染管理专职人员7人，兼职人员3人。2004年开展世行贷款/国外赠款中国传染性非典型肺炎及其他传染病应对项目——呼吸系统疾病医院感染控制研究，牵头起草《医务人员手卫生指南》；2007年牵头制订国家行业标准《医务人员手卫生规范》。医院领导对医院感染防控工作给予高度重视，2006年至今，院长为国家卫生标委会医院感染控制标准专业委员会主任委员，医院手卫生设施配置较为齐全，全体医务人员手卫生意识相对较高，对新的知识、新的理念接受度较高，为手卫生工作的推进打下了较好的基础。

2．面临的困难与挑战

（1）如何强化医务人员手卫生意识及知识

在推进工作之初，护士、医生及其他医务人员手卫生意识不强，尤其是护理员和保洁员。另外有些医务人员对手卫生知识掌握不全，到底什么时候需要进行手卫生，如何进行手卫生不是很清楚，对手卫生概念比较模糊。

（2）如何将手卫生意识转变为行动

提高手卫生意识，掌握手卫生知识，可以通过培训进行改进，但将意识转变为行动往往比较困难，有客观因素，也有主观因素。

1）客观因素

①主要为手卫生设施的配备是否齐全，是否方便可及。手卫生设施主要包括洗手池、手清洁剂、干手设施和速干手消毒剂，其中洗手池的设置受到空间及上下水可及的影响，有些老楼布局已经固化，很难增加洗手池，对进行手卫生的推进有一定的障碍。干手机及纸巾均可用于干手，但使用干手机进行干手需要时间较长，很少有医务人员使用。多数医务人员洗

手后在白大衣上进行擦干，影响手卫生质量。干手机维护存在问题，干手机积灰较多，吹出的空气质量欠佳，导致干手机的使用效率较低。配备干手纸巾，临床因顾忌其成本问题，不愿意购置或普遍使用。速干手消毒液，也多因其成本问题，阻碍了使用[2]。

②手部皮肤刺激及损伤。因临床工作量大，每天需要进行手卫生次数较多，很多医务人员手部损伤较重，加上医院地处北方，尤其是在干燥的冬季，手卫生依从性便会降低。

2）主观因素：很多医务人员往往以工作忙为借口，不主动去想如何优化工作流程、节省部分时间用于手卫生，比如在查房期间，与患者沟通的时候，就可以同时使用速干手消毒剂，15 秒的时间即可完成，一般不会耽误时间，但很少医务人员会这样做，习惯的改变非常困难。另外有些医务人员认为某些操作无需进行手卫生，比如触诊等接触完整皮肤的操作，还有就是认为戴手套可以代替手卫生的观念也影响了手卫生的依从性。

（3）如何将行动转变为长期习惯

虽然行为改变很困难，但短期行为的改变可以通过一些措施得以实现，但希望变成习惯，变成自发的行为，则是难上加难。

3．推进该项工作的具体方法与措施

（1）第一阶段（2004—2006 年）：倡导理念阶段。

1）牵头制订《医务人员手卫生指南》，开始倡导手卫生理念与国际接轨。通过项目的开展，借助制订《医务人员手卫生指南》的机会，了解了国际上手卫生理念及如何进行手卫生，包括手卫生指征和手卫生方法，并在医院内宣传手卫生理念，让医务人员首先熟悉手卫生的概念，了解如何做是对的。主要是在各种培训中增加手卫生知识的培训。

2）提倡速干手消毒剂的使用。因为在很多老旧的病房中，洗手池数量少，且多数只建在护士站和治疗室，医务人员使用起来很不方便，因此对醇类手消毒剂的投资似乎是解决手卫生最基本或唯一的方法；另外对于工作繁忙的科室如 ICU，用肥皂和水洗手所需时间长，严重影响依从性，因此使用速干手消毒剂代替流动水洗手，已成为国际趋势。速干手消毒剂具有作用快速、杀菌效果好、使用方便、具有护肤功能。使用速干手消毒剂进行手卫生，不受水源、水池、场所等限制，非常方便医务人员使用。因此在手卫生培训过程中不断强调速干手消毒剂的优点，让其认识到什么是速干手消毒剂，如何使用，尤其是针对以上科室，将使用速干手消毒剂的理念不断渗入到医务人员意识中。

（2）第二阶段（2007—2008 年）：营造手卫生氛围阶段

1）举办感控周，进一步推动手卫生工作。2007 年首先在国内尝试举办感控周活动，精心筹划活动内容及形式，充分吸引临床医务人员参与，采取讲座、有奖问答、观看展板、做游戏等形式，让医务人员充分参与到各活动中，加深对手卫生工作的认识。

2）创造手卫生文化氛围。通过感控周的成功举办，医务人员对手卫生有了更深的认识，也充分认识到其重要性，各科开始主动要求感控科人员对其进行手卫生培训，张贴手卫生标识，营造手卫生文化。

3）推进手卫生设施的配备。在手卫生文化逐渐形成过程中，开始着手对全院手卫生设施进行检查，要求进行标准配置，如在洗手池旁配备清洁剂、干手设施、洗手标识，提倡使用非手触式水龙头，在病房内要求配备速干手消毒剂，尤其是也要在走廊上配备速干手消毒剂，方便医务人员使用。从重点部门如 ICU 开始进行，逐渐向普通病房渗入，各科逐渐在病房走廊上配置了速干手消毒剂。

4）尝试进行手卫生依从性的监测。考虑到医务人员手卫生意识已提高，手卫生设施配备也较齐全，为了了解手卫生工作质量如何，开始尝试进行手卫生依从性的监测，主要检查病房医务人员手卫生依从性，并将结果反馈给各病房，让其了解自己的手卫生执行情况，督促进一步改进，第一次检查全院手卫生依从性仅为30%。

（3）第三阶段（2009—2012年）：完善设施、循证管理

1）根据颁布的《医务人员手卫生规范》逐步规范各项手卫生工作。2009年国家正式颁布实施了《医务人员手卫生规范》，这是国家第一次对手卫生提出了明确的要求，包括手卫生设施的配备及手卫生指征和方法，对在医院内推进手卫生工作起到了积极的作用，降低了推进的阻力，医院领导及临床医务人员更积极地配合此项工作。

2）尝试进行手卫生成本效益分析，进一步推进速干手消毒剂的使用。在推进过程中发现，为了提高手卫生依从性，使用速干手消毒剂是很好的方法之一，因这样可充分节约时间，也更方便可及，但临床仍顾忌成本问题，认为其成本较高，不愿意过多使用，因此2009年感控科做了一次成本核算[3]，比较使用流动水和肥皂洗手与使用速干手消毒剂洗手花费的成本，计算如下：

计算洗手和使用速干手消毒剂的成本：医务人员人力成本按照月平均收入3000元、22个工作日、每日工作8小时计算，则人力成本约为17元/小时；水：5.4元/吨；干手纸巾：3.75元/100张；肥皂：3.6元/块；速干手消毒剂：72.2元/升。通过计算表明使用肥皂洗手100次成本为38.9元，使用速干手消毒剂进行手卫生100次的成本为28.4元，后者可节约10.5元。使用速干手消毒剂进行手卫生的成本只为用肥皂和水洗手成本的73%，可节约近30%的费用，说明使用速干手消毒剂进行手卫生更能节省成本。

3）所有病房走廊内配备速干手消毒剂。通过以上成本的核算，并与临床各科室进行沟通，临床医务人员开始充分接受使用速干手消毒剂，所有科室均在走廊配备了速干手消毒剂，使用频率也增多，不再成为一种摆设，将手卫生理念推进到进入医院的所有人员。

4）所有感染高风险科室手卫生设施如干手纸巾配备齐全。在推进手卫生依从性的同时，感控科开始关注手卫生的正确性，通过调查了解手卫生正确率不高，除了揉搓方法和揉搓时间不规范之外，主要的错误表现在干手方法上，因干手机使用的局限性，很少人使用，导致干手方法错误，造成二次污染，失去了手卫生的意义，因此开始在医院倡导使用干手纸巾，同样因成本问题，主要从感染高风险科室开始着手，如ICU、内镜室、手术室、导管室等，提高手卫生正确性。

5）规范进行手卫生依从性监测工作。自2009年开始规范手卫生依从性监测工作，但因人力制约，每年仅检查一次。

6）多渠道反馈

①每次调查结束，对调查发现的问题进行现场反馈及培训，培训到个人。

②设计医院感染相关知识口袋书，方便查阅手卫生知识，后期为了更好地宣传手卫生，感控科特别设计了手卫生卡片，方便携带。

③每月将调查结果以"医疗信息简报"的形式直接反馈给主管医疗的科主任。

④每月召开各部门医疗主任会议，会上反馈调查结果，细化至每个科室，让每个科室了解自己存在的问题和成绩，如果存在问题，明确问题所在及今后如何进行改进，同时由于是会议反馈，对手卫生较差的科室形成较大压力，促使其改进。

⑤为了给临床一个适应过程，我们首先从手卫生正确率抓起，这样临床改进起来比较

容易，对以上管理方法接受起来也比较容易，这样就能更积极地配合该项工作，也为下一步手卫生依从性的推进打下了较好的基础。因此，于 2012 年 6 月开始对全院医务人员手卫生正确性进行了随机抽查，随着一系列干预措施的实施与推进，医务人员手卫生正确率由调查起始的 70.78% 升高至 92.88%，呈逐月升高趋势，差异有统计学意义（χ^2=128.56，P=0.00），不同专业医务人员手卫生正确率也呈逐月升高，医生（χ^2=49.33，P=0.00），护士（χ^2=24.54，P=0.00），护理员（χ^2=45.09，P=0.00），保洁员（χ^2=35.97，P=0.00），详见表 5-1-1。

表 5-1-1　2012 年医务人员手卫生正确率干预效果分析

类别	6 月			7 月			8 月			9 月		
	调查人次数	正确人次数	正确率（%）	调查人次数	正确人次数	正确率（%）	调查人次数	正确人次数	正确率（%）	调查人次数	正确人次数	正确率（%）
医生	218	140	64.22	207	159	76.81	226	196	86.73	246	219	89.02
护士	295	258	87.46	274	261	95.26	274	265	96.72	308	299	97.08
护理员	55	22	40.00	63	51	80.95	66	55	83.33	66	63	95.45
保洁员	48	16	33.33	55	38	69.09	58	49	84.48	68	58	85.29
合计	616	436	70.78	599	509	84.97	624	565	90.54	688	639	92.88

（4）第四阶段（2013—2014 年）：采取综合目标评估，精细化管理

1）制订五年手卫生工作规划及每年工作目标。

2）将手卫生的依从性及正确性纳入医院医疗综合目标评估体系。

3）与各临床、医技科室签署目标责任书，以手卫生依从性达 60%、手卫生正确率达到 95% 为目标。

4）增加监测频率，每月监测手卫生依从性及正确性，并且年终与科室的绩效和科主任考核进行挂钩。

5）将评价结果以"医疗综合目标评估档案"的形式向全院公示，在临床医技科主任参加的每月"医疗管理例会"上进行反馈。

6）各临床、医技科室指定明确的医院感染控制联络员即护士长，负责感控相关工作的上传下达及监督感控措施的落实，并将发现问题及改进情况进行记录。

7）明确不同专业医务人员手卫生工作的责任人及部门，由其组织手卫生相关知识培训及自查，医生由科室医疗主任负责，护士及护理员由护理部负责，卫生员由总务处负责。

8）对于手卫生工作较差的科室，下发"医院感染管理质量提升建议书"，提出问题所在及改进建议，限期改进，由科主任签字将改进情况返回感控科。

9）设计"感控记录本"，每月将检查结果进行记录，每个部门根据检查结果进行培训和自查并登记在"感控记录本"上，做到持续质量改进。

（5）第五阶段（2015 年—至今）：采用新举措，保持阶段

1）加强组织机构的建设，建立医院感染管理护士队伍，以强化科室内部手卫生依从性的自查。

2）利用临床早交班、查房、业务学习等时间，开展临床专科面对面的手卫生工作反馈，总结其亮点及问题，探讨下一步改进举措。

3）将医务人员手卫生纳入患者满意度调查，让患者监督医务人员的手卫生。

（三）工作推进的效果

1．手卫生依从性提高

自 2004 年起医院手卫生的理念与国际接轨，在治疗车、治疗室、医生办公室、护士站、病区的走廊和病房入口等区域配备速干手消毒剂，手卫生依从性从 2007 年的 30.2% 上升至 2015 年的 87.2%，以 2013 年提高幅度最大；不同种类医务人员手卫生依从性均有大幅度提高，其中最明显的是卫生员；不同科室中 ICU 一直处于最高水平，并未因其工作繁忙而降低手卫生依从性，充分表明其对手卫生工作的重视，如图 5-1-1 ～图 5-1-3 所示。

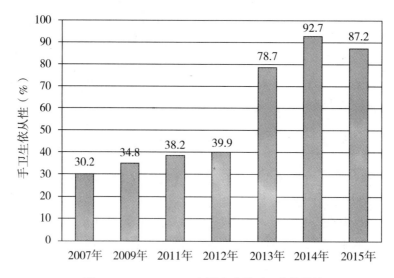

图 5-1-1　2007—2015 年医务人员手卫生依从性

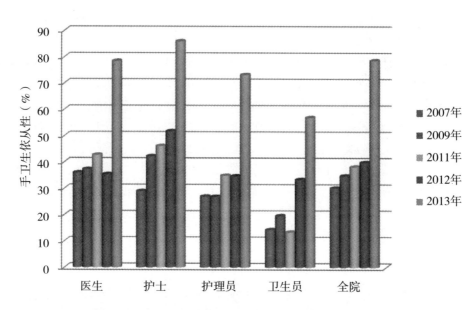

图 5-1-2　2007—2013 年不同种类医务人员手卫生依从性

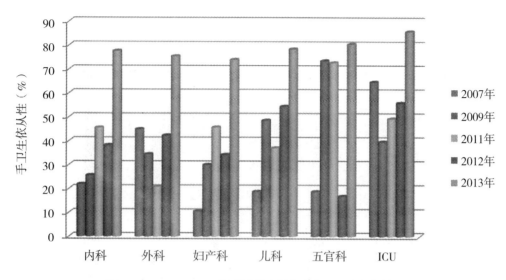

图 5-1-3 2007—2013 年不同科室医务人员手卫生依从性

另外，手卫生产品的使用与手卫生依从性的提高呈相同趋势，也呈逐渐上升的趋势，如图 5-1-4、图 5 1 5 所示，全院速干手消毒剂的使用量从 2007 年 2.77 毫升 / 住院日上升至 11.11 毫升 / 住院日，皂液的使用量从 2007 年 3.27 毫升 / 住院日上升至 13.18 毫升 / 住院日。某 ICU 速干手消毒剂的使用量从 2007 年 27.7 毫升 / 住院日上升至 53.8 毫升 / 住院日，皂液的使用量从 2007 年 13.9 毫升 / 住院日上升至 63.3 毫升 / 住院日。

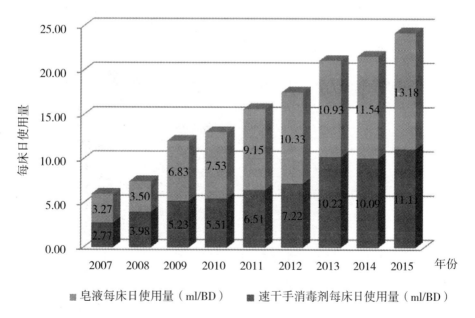

图 5-1-4 2007—2015 年全院手卫生产品使用情况

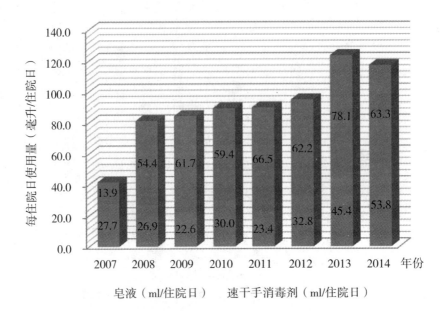

图 5-1-5　2007—2014 年某 ICU 速干手消毒剂及皂液使用情况

2．成本效益及成本效果分析

2009 年曾对医院某 ICU 手卫生与医院感染进行成本效益分析，医院自 2007 年开始对某 ICU 的医院感染及插管相关感染进行目标性监测，2008 年开始加强医务人员手卫生工作，包括对医务人员的培训、定期监督，发现问题及时与当事人员反馈，定期与护士长及科主任对手卫生情况进行交流与沟通，取得他们的支持、理解与参与；同时观察速干手消毒剂的使用量。众所周知，ICU 工作繁忙，诊疗操作繁多，由于使用速干手消毒剂可明显节省手卫生时间，医务人员易于接受。调查结果显示 2008 年速干手消毒剂的使用量（79 升）较 2007 年（39 升）明显增加，如图 5-1-6 所示；与此同时 2008 年插管相关性感染率较 2007 年明显下降，见图 5-1-7。从图 5-1-6 中可以看出，2008 年由于手卫生依从性的提高，使速干手消毒剂的使用量增加了 40 升，成本增加 2880 元，但图 5-1-7 显示，2008 年较 2007 年导管相关性感染率明显下降，医院感染较 2007 年减少了 15 例。如果按照每例医院感染患者平均增加医疗

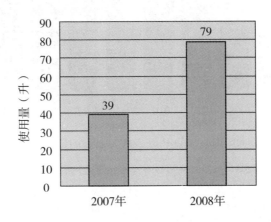

图 5-1-6　2007 年与 2008 年医院某 ICU 速干手消毒剂使用量

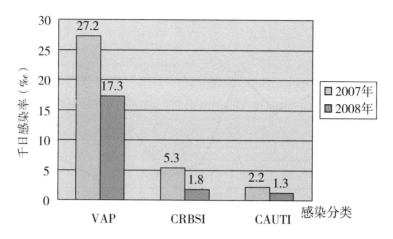

图 5-1-7　2007 年与 2008 年某 ICU 插管相关性感染率

费 40000 元计算，则 2008 年比 2007 年可节约 60 万元医疗费用。同时由于降低了医院感染，医疗质量得到不断提高，保障了患者的安全，提高了医院的声誉，具有很高的社会效益。

　　另外，通过手卫生工作的推进，全院医院感染发病率呈逐年下降趋势，另外对多重耐药菌（MDRO）的医院感染防控也起到了积极作用，以耐甲氧西林金黄色葡萄球菌（MRSA）为例，MDRO 医院感染例次感染率也呈下降趋势，如图 5-1-8、图 5-1-9 所示。

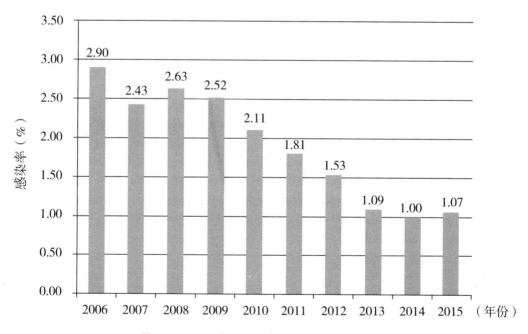

图 5-1-8　2007 年—2015 年医院感染发病趋势分析

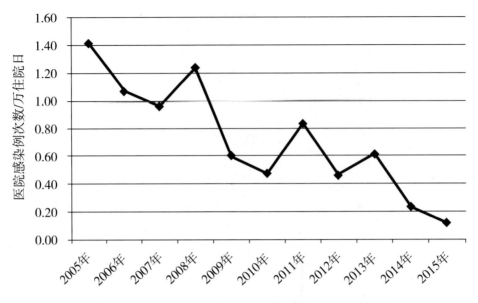

图 5-1-9　2005 年—2015 年 MRSA 医院感染发病趋势分析

（四）述评

1. 经验体会

推进工作的成功之处及成功的关键点：在医务人员了解手卫生相关知识之后，如何促进落实，考验的是我们的管理水平。本院所使用的有效管理方法包括：①设定管理目标，让所有科室明确方向，并根据目标，制订详细的行动计划。②建立完整的管理体系，检查是管理的一种手段，即考察执行的过程或结果是否符合制订的计划和规定标准的要求，发现和解决问题。管理不仅包括检查，而是一套完整的体系，包括内部标准是什么、控制目标是什么、为达到控制目标检查频率如何、日常反馈机制如何、反馈回来的信息如何处理、反馈结果如何验证、检查与反馈的结果如何结合等，但这些均需要扎实的业务知识作支撑。③将自我目标转变为科室目标，让临床医院感染管理小组了解管理目标和评价指标、检查表的内容和检查方法，了解为何要做这项工作，充分发挥临床医院感染管理小组的作用。④建立良好的反馈机制，反馈的数据以表格的形式进行反馈，细化到具体科室，让各科室了解自己的问题和成绩；在日常工作中，检查发现的问题应及时反馈，并且反馈给当事科室负责人。⑤明确责任人或部门，加强管理力度。

另外，在培训方面，以前主要以集中培训为主，往往针对比较宏观的问题进行培训，并没有完全细化至不同人员或不同细节，也没有了解培训的效果及医务人员对知识的理解。例如我们在日常调查时发现，竟然有些医务人员将 15 秒理解为每个步骤 15 秒，整个六部揉搓下来需花费 1 ~ 2 分钟，因此存在抵触情绪，经过细致地培训，明确 15 秒的概念之后，他们手卫生正确率迅速提升，提示深入细致培训的重要性。

但有一点需要说明，手卫生依从性 2014 年较 2013 年明显提升，而手卫生用品使用量 2014 年无增加，依从性 2015 年较 2014 年有所回落，而手卫生用品使用量 2015 年反而升高，原因是自从 2013 年将手卫生依从性纳入综合目标评估后，医务人员手卫生意识和对其重视程度普遍提升，感染管理工作人员成为手卫生的象征，因此在督导检查时难免存在有霍桑效应，而 2015 年医院手卫生依从性采取病房的"感染管理护士"自查模式，减少了霍桑效应的影响，因此出现了手卫生依从性降低而手卫生用品使用量增加的现象。

2. 总结

（1）在推进过程中，有些医务人员对手卫生规范中某些要求存有异意，如认为戴手套可以代替洗手，这便需要我们收集一些循证医学的证据，充分陈述制订的依据，让其信服。

（2）手卫生工作的推进，涉及成本的投入，面对临床对成本的顾忌，除了不断强调手卫生的重要性之外，还要进行一些成本核算，用数据说话，说服其投入手卫生设施。另外还可开发领导层，让院方投入一些成本或对做得好的科室给予一定奖励。

（3）手卫生工作需要全员参与，包括医生、护师、护理员、医技人员和保洁员，其中保洁员因知识水平有限，培训起来有难度，加上其流动性强，因此在培训形式上需有所改变，不能仅靠集中培训的方式，培训形式应多样化，如设计一些图画式培训材料，做到形象生动，方便认知和记忆。同时非常重要的一点便是充分开发其管理人员，让其充分掌握手卫生知识，让其对所有保洁人员进行定期培训，尤其是也要对新招聘人员进行培训。

（4）手卫生推进工作是一项长期工程，会碰到各种各样的困难，这需要我们坚定自己的目标，并持之以恒，不断改进推进策略，一直达到目标为止。

（贾会学　北京大学第一医院）

参考文献

[1] 卫生部 . 医务人员手卫生规范 .2009.

[2] 贾会学，贾建侠，赵艳春，等 . 医务人员手卫生依从率及手卫生方法调查分析 . 中华医院感染学杂志，2010，20（21）：3341-3343.

[3] 赵秀莉，任军红，贾会学，贾健侠，赵艳春，周立华，李六亿 . 手卫生成本效益与成本效果的分析 . 中国护理管理，2009，9（6）：14-16.

案例二　强化意识在手卫生推进工作中的作用

（一）前言

我国医院院内感染发生率约为 8%，每例院内感染患者平均住院时间延长 14 天，花费增加 6542 元人民币，全国每年因医院感染造成的直接损失超过 150 亿元人民币。当前，医院感染已经成为一个急需解决的公共卫生问题。英国的一项研究表明 [1]，过低的手卫生依从性是耐甲氧西林金黄色葡萄球菌（MRSA）的主要传染途径，导致患者感染的发病率和死亡率提高。他们通过在病房中安装酒精凝胶，使医生的手卫生依从性提高了 54%，护士提高了 51%。而且避免了 MRSA 的发生。因此，洗手这一简单易行而且有效的措施是有效预防和控制病原体传播的最基本手段，是降低医院感染率，减少经济损失，减轻患者痛苦的最重要的措施 [2]。

（二）工作方法

1. 工作基础

首都医科大学附属北京天坛医院（北京天坛医院）是一所以神经科学为特色的三级甲等综合教学医院。1986 年中国医院感染管理工作正式启动，北京天坛医院是第一批参加卫生部医院感染监测的 16 家医院之一。1987 年，医院成立医院感染管理办公室，配备了医院感染管理专职人员，加入了原卫生部医院感染监控网，并于同年 12 月 25 日正式成立了医院感染管理委员会。

医院始终按照原卫生部的要求开展医院感染管理工作。在手卫生工作上，一直积极推进。开展了全院广泛的培训工作，在全院所有医疗区域设置了洗手池，购进快速手消毒剂（手消）方便医护人员使用。但是，由于医护人员对手卫生的认识不足，手卫生的依从性始终徘徊在较低的水平。

2. 面临的困难与挑战

医院新院始建于 80 年代初，由于受当时医院建筑理念的限制，造成在建筑布局上存在着不同程度的缺欠，比如在病房中只有医疗及其辅助区域才建有洗手池，大部分为普通水龙头。洗手设施布局的不均衡，也给医护人员和广大患者洗手带来了不便。

随着我国院感意识和管理水平的提高，洗手成为医院感染管理工作的首要问题。北京天坛医院为了强化医院感染管理工作，始终坚持由临床选拔富有临床经验的医生主持医院感染管理工作。同时，积极引进具有公共卫生和流行病学硕士学位的公共卫生医师参与医院感染的管理工作。形成了医院感染管理人员的多专业性。在新一届科室管理人员重组后，对医院感染管理委员会也进行了换届选举。

首先开展的工作就是调查北京天坛医院的手卫生依从性。通过调查发现医院医护人员手卫生依从性仅在 30% 左右。2009 年 4 月，院感科针对医院手卫生的现状自行设计了手卫生调查问卷，在全院进行了调查。问卷主要涉及医护人员洗手的频次、洗手方法、对手卫生知识的认识和影响洗手的因素等方面。通过对全部有效问卷的统计，发现医护人员对手卫生的指征认知度平均为 76%，对手卫生相关知识的认知度平均仅有 50%。影响手卫生依从性的主要因素有：没有配备干手设备（73.4%），工作太忙（65.9%），水龙头开关不方便（56%）。此外，其他因素还包括没有配备足够的清洁剂，洗手池数量太少等。相关的问卷和调查结果刊登在《天坛医院感染通讯》上，让全体医护人员对手卫生的状况有了了解。

通过此次调查，反映出医院医务人员手卫生依从性仍然较低，对手卫生知识掌握情况较差。固有的建筑格局使增加洗手设施（如洗手池）变得困难。而快速手消毒剂作为一种快速便捷的洗手方式，没有得到很好普及。合理干手设施的缺乏为手卫生依从性提高设置了又一大障碍。自然晾干和白大衣擦干仍为主要的干手措施，是造成院内感染的主要因素之一。调查结果还显示，95.7% 的人认为有必要进行手卫生的宣传教育，对医务人员进行手卫生知识宣教，提高医务人员手卫生意识，是提高手卫生依从性必不可少的手段之一。

调查结果为我们的改进工作明确了方向。院长在办公会上提出把改进手卫生工作作为提高医院感染管理工作的重点。在医院感染管理委员会会议上，全体委员对医院手卫生的现状感到忧虑，大家一致同意把提高手卫生工作作为院感的重中之重。采取有效措施，切实提高医院手卫生依从性。

3．推进该项工作的具体方法与措施

针对调查结果如何有效而又切实地提高医护人员的手卫生依从性引起了我们的深度思考：除了医护人员手卫生意识因素外，作为管理部门还应该做哪些工作？

首先从改进手卫生设施开始，按照《医疗机构医务人员手卫生规范》的要求，在全院重点部门全部更换为感应式水龙头，为医护人员洗手提供皂液和干手纸巾。设施改善了，但更重要的是医护人员手卫生意识的提高。手卫生工作是一个需要持续改进的工作，不能一蹴而就。古语云：欲速则不达。院感科可以通过院领导的支持、医院感染管理委员会的决议等，将手卫生的设施快速推进到全院，也可以采用绩效考核的方式改进手卫生工作，但是如果意识不提高，手卫生设施则会成为摆设而且会造成巨大的浪费，绩效考核也只会加剧医护人员的逆反心理。因此我们决定从培训下手，在不同的阶段结合不同的措施，以达到逐步改进手卫生工作的目的。

（1）宣传教育是开展手卫生工作的基础：培训是最基础的工作应该首先加强，我们在全院开展了铺开式教育培训工作。

新一届医院感染管理科为了加强与临床科室的沟通，提出了"全院协作，共控院感"的主题口号，并创办了医院感染控制学术与文化相结合的刊物《天坛医院感染通讯》。这一做法得到了医院领导的大力支持。王忠诚院士亲笔题写了刊名，院长题写了院感口号，主管副院长撰写了创刊词。创刊号为纪念手卫生先驱塞梅尔维斯专号，首先刊登的就是原卫生部《医疗机构医务人员手卫生规范》的征求意见稿和解读，并刊登了手卫生调查问卷。在中心彩页上介绍了母亲们的救星——塞梅尔维斯，配以大量的邮票和图片，增加了可读性，让大家通过历史来了解手卫生的重要性。

传统的培训是确定一个讲座时间，事先广泛发布，讲者也做了充分的准备，且还给一定的继续教育学分，但院内最大的会场仅能容纳300多人。加上医护人员工作繁忙，不能按照讲座的时间来接受培训。这种传统的培训方式很难达到预期的效果。长此以往，自己辛苦准备的演讲稿仅有很少一部分医护人员受益。因此，感控专职人员首先从改变医院感染管理科自己的工作状态入手，不能仅满足于完成规定的培训课程，要从根本上改变培训的模式，采取多种形式、走进科室、走近医护人员，让培训内容最大限度地发挥作用。①在加强全院培训的同时，对听讲座的人员加以指导。讲座对全体医护人员开放，同时要求每个科室或病房的感控医生或感控护士至少有一个必须到场，让他们承担起科室二次培训的责任；②广泛开展科室二次培训，由感控医生或感控护士利用科室早会的时间向医护人员宣讲手卫生的重要性；③开展网络讲座，我院在院内设有科主任邮箱、医院网站分为院内医疗网和外网。将讲座内容发布到主任邮箱中，让院科领导能够读到；发布到医疗网院感专用邮箱，让每一名医护人员工作时间内随时可以学习；发布到外网，把讲座延伸到每一名医护人员的家中；④科室巡回讲座，为了加强医护人员的院感意识，不定期地和科室主任沟通，利用各科科会时间宣讲院感知识，而手卫生总是放在首要位置。

从2015年开始，院感科将培训课程录制为视频课件，在医院官网的院感疾控板块推出"院感·疾控必修课"，共计12节课程，其中重要内容之一就是"让洗手成为一种习惯和风尚"，要求全体员工"必修"，作为晋升职称的考核手段。2016年接受并通过考核人员较2015年增加23.65%。

院感科全体人员有规律地到科室指导院感工作，特别是对医务人员的手卫生进行面对面的指导。通过上述铺开式的广泛培训，极大地提高了医护人员的手卫生意识，这在以后的工作中就能够得到体现。

（2）结合医院管理年检查逐步强化手卫生意识：每年不管是医院管理年还是医疗质量万里行活动，院感科在迎接检查过程中始终把手卫生工作放在首位，通过广泛的宣传，让洗手这一基本功不断得到强化和加强。首先，医院在病房的装修改造过程中，所有病房均换装了感应式水龙头，在院感重点部门和科室配备了洗手皂液和干手纸巾。逐渐向医护人员宣传快速手消的重要性。在普通外科病房，为了提高医护人员洗手的意识，在主治医或主任查房时，由医学生或年资最低的医生手拿一瓶快速手消，为上级医生洗手提供便利。这种做法既强化了高年资医生的手卫生意识，又起到了从学生或低年资医生开始培养手卫生意识的双重目的。这一有效的做法，从医生推广到了护士，又逐渐推广到全院，为树立良好意识起到了积极的作用。

（3）推出手卫生之星，树立先进典型，强化楷模的示范作用：从去年下半年开始，院感科结合医院感染管理工作开展了院感之星的评选工作，每季度一次，刊登在《天坛医院感染通讯》封底上，同时刊登院感之星在医院感染工作中的体会，多名院感之星的文章均把手卫生作为了中心选题。各科室通过先进的选拔过程，达到了提高院感认识的良好作用。同时，身边优秀人物的示范作用也带动了全体医护人员的积极性。

（4）通过感染控制宣传周活动推动手卫生工作的深入开展[3,4]：通过一年的工作改进，院感科在 2010 年 5 月推出了首届"天坛感染控制宣传周"活动。这项工作得到了院领导的大力支持。其中一天被命名为"塞梅尔维斯日"，通过市级专家讲座、游戏、有奖问答等多种形式吸引了大量的医护人员参加。感控周结束后，骨外科和普通外科首先在全病区中每个病房门口和每辆治疗车上安装了快速手消，方便了医护人员和患者使用。对于这一积极的改进做法，院感科迅速在《通讯》上图文并茂地进行了报道，意想不到的是反响非常强烈。各个病区的护士长纷纷打来电话要求安装。院感科及时联系了厂家进货，由院感人员亲自到每一个病区安装。目前，全院每间病房、每辆治疗车均配备了快速手消。为了避免手消的浪费，各病区护士长组织护士对每一名患者进行宣教，告诉他们正确的用法，把洗手的理念从医生推广到患者，真正发挥了快速手消毒液的作用。

（三）工作推进的效果

经过一年多持续的手卫生推进工作，全体医护人员树立了良好的手卫生观念。从手卫生基本用品的使用量上可以看出手卫生依从性的提高。医院在提供皂液洗手后，为了既满足临床需求，又减少浪费的原则，制订了领取皂液和纸巾的规范。凡是需要增加用量的科室，必须提出申请，在院感批准后，才能从库房中领取。

2010 年与 2009 年相比，皂液使用量增加了 7.4 倍，纸巾用量增加了 9 倍。快速手消毒液使用量的增长的更是超过了 15 倍。可以看到，医院从手卫生意识薄弱的状态，在一年中取得了飞快的进步。再以"天坛感染控制宣传周"为分水岭，2010 年后七个月与前五个月的月平均值相比，皂液使用量增加了 24.5%，纸巾用量增加了 61.6%。由于在病房中的每个房间门口和每辆治疗车上安放了快速手消毒液，使其用量上升了约 76%。通过一系列的宣传活动，医院的手卫生依从性从 36.5% 升高到 46.8%，正确性从 52.6% 提供到 69.3%。

虽然看到了进步，但是在不同科室之间依然存在着较大的差距，为了更加客观地反映不同科室的手卫生产品用量，我们从 2014 年开始按照每床日计算手卫生产品（快速手消、皂液和纸巾）的使用量，每季度在《天坛医院感染简报（电子版）》上对全院进行公示。便于科室之间进行对比和同科室用量的变化。三年来，手卫生产品的使用量不断上升，对皂液和快速手消使用量综合对比显示，2015 年较 2014 年上升 13.87%，2016 年较 2015 年上升24.96%。同期医院感染率比较显示，医院感染率 2015 年较 2014 年下降 13.9%，2016 年较2015 年下降 12.7%。手卫生依从性提高到 52.8%，正确性提高到 88.5%。

（四）述评

1. 经验体会

从北京天坛医院手卫生推进过程中，可以看到在不同阶段显示出不同的效果。通过多年循序渐进的工作，使医院手卫生工作逐步走入了正确的轨道。回顾工作历程，院感科总结到，一项工作的开展不是能够通过简单的行政命令就可以完成，要想达到预期的效果，必须对整体工作有一个系统的计划，针对感控工作的目标形成一个工作的流程。

从工作的过程看，如果从一开始就以行政方式进行手卫生设施的推广，医护人员也许会接受，但从形式上的接受到内心的接受可能要走比现在更长的路。

所以，院感科选择了培训作为工作的开端。在整个推进工作进程中，体会到培训宣教是基础，但远不能达到目的。不能坐等大家手卫生意识的提高，而是要从医护人员观念的细微变化入手，逐步深入开展工作。树立典型就是一个星星之火可以燎原的模式，让每个医务人员身边都有可以学习的楷模。让大家把洗手变成一种自觉的行动。

医院感染管理是为临床服务的，如果认识到这一点，院感科就不会强加于临床任何工作。院感科要善于发现临床的需求，像现在这样，临床申请院感科为他们提供更好的手卫生设施，证明了院感科工作的主动性。

2. 总结

（1）强化意识在手卫生推进工作中的作用

从北京市天坛医院手卫生推进工作中，院感科体会到强化意识是非常重要的手段。培训是强化、检查是强化、楷模是强化，在一系列强化后，通过感控周及专家的讲座，将院感科一系列强化工作推向了一个高潮。

（2）在手卫生工作的改进过程中，院感科应该发挥最大的作用

医院感染管理科应该树立服务的意识，为医护人员提供手卫生设施，提供手卫生产品，提供手卫生的培训。医院感染管理基础工作做好了，才能让手卫生的观念逐步深入人心。通过院感科的努力，在医院广大员工心中正逐步形成一种洗手的习惯和风尚，让洗手成为一种文化[5]。

（张越巍　首都医科大学附属北京天坛医院）

参考文献

[1] Davis CR.Infection-free surgery：how to improve hand-hygiene compliance and eradicate methicillin-resistant Staphylococcus aureus from surgical wards.Ann R Coll Surg Engl，2010，92：316.
[2] Biddle C. Semmelweis revisited：hand hygiene and nosocomial disease transmission in the anesthesia workstation.AANA J，2009，77（3）：229-237.
[3] 张越巍，巢仰云，孙醒明，等．感染控制宣传周在医院感染管理中的评价．中华医院感染学杂志，2010，21：3381-3383.
[4] 张越巍，石月欣，曹红谊，等．医院感染管理的品牌与文化建设．中华医院感染学杂志，2011，20：4312-4313，4316.
[5] 张越巍，李静，胡爱香，等．医院感染控制文化建设的持续改进．中华医院感染学杂志，2016，27：4311-4313.

案例三　多层次手段提高手卫生的依从性

（一）前言

1. 背景

美国 CDC 2002 年 10 月发布的《医疗机构手部卫生指南》中所引用的大量研究均证实了手卫生的有效性，相对于其他医院的感染管理措施，手卫生不需要复杂的技术，也不需要昂贵的成本，是降低医院感染最直接、最简单、最经济有效的措施。大量研究证明，约 30% 的医院感染是通过医务人员的手传播细菌而造成，提高手卫生的依从率可有效降低医院感染的发生[1]。

2. 目的

为加强医疗机构医务人员手卫生工作，预防和控制医院感染，讨论和探索改善措施，为制订院感方案和控制医院感染提供可靠依据。提高医疗质量，保障医疗安全和医务人员的职业安全。

（二）工作方法

1. 工作基础

为调查广东省人民医院手卫生的基线信息，2005 年 8 月，由受过专门培训的医院感染管理专职人员观察在职人员手卫生执行情况，在研究对象不知情的情况下，观察他们在实际工作中的手卫生执行情况。

（1）总体情况：全院各个科室的手卫生依从率普遍介于 20% ～ 40%，没有超过 50% 的科室；个别科室的手卫生依从率只有 10%。

（2）手卫生依从性：大家相对更注重接触患者后的手卫生，此项执行率达到 53.81%，而接触患者前的手卫生执行率只有 38.14%；接触患者的物品物面后的手卫生执行率只有 15.88%。

（3）手卫生正确率：医生做到真正用流动水加皂液认真清洗 15 秒以上的有 42.86%，护士达到 84.09%；仅用流动清水冲洗手的医生达 14.29%，护士 3.4%。

（4）一次性手套的使用情况：符合戴手套指征的只有 55.57%，而戴手套接触完一个患者后再去接触下一个患者时有更换手套的只有 49.76%。

（5）手卫生指征：医生接触患者前后洗手情况普遍不佳，分别为 19.23% 和 37.29%，清洁洗手的意识不强；护士在接触患者后的洗手情况比接触前要好；其他可能接触患者的临床人员或非临床人员在接触患者前的洗手情况也很不乐观。

2．面临的困难与挑战

（1）工作人员手卫生意识薄弱：手卫生行为虽简单，但执行情况不容乐观。工作人员手卫生知识欠缺、洗手与手消毒方法不规范等，是推进手卫生工作所面临的最大困难与挑战。国内外大量研究结果表明，影响手卫生依从性的主要因素有：手卫生重要性认知、手卫生设施数量、手卫生设施方便性、手消毒剂引起的皮肤刺激、戴手套、工作量大、没有足够的洗手时间、人员缺乏、缺乏科学的数据说明改进手卫生对医院感染发生率的确切影响等[2-3]。

（2）手卫生设施存在诸多不足：①使用公用大毛巾擦手，污染严重，容易造成交叉感染；②部分科室护士站、治疗室、门诊诊室的洗手水龙头为直接接触式，清洁后的手在接触水龙头时会被再次污染；③医务人员接触患者或污染物品后多采用肥皂或散装普通皂液洗手；④使用的散装洗手液采样培养有革兰氏阴性菌生长，且菌落数超标严重，所采样本的阳性率为 83.3%。

（3）医院感染管理科专职人员数量不足：医院手卫生开展的情况与医院感染管理科有很大关系，在 2005 年时，医院感染管理科只有 2 名专职人员，而当时医院床位数达 2200 张。院感专职人员不足，导致很多工作难以开展或者难以开展得很细，手卫生工作也很难推进。

3．预期达到的目标

通过推动手卫生工作，改善手卫生设施，提高全院工作人员手卫生依从性和认知程度。

4．推进该项工作的具体方法与措施

（1）取得院领导的支持：随着医院业务扩大、患者增多、新技术引进，医院感染管理工作面临着严峻的挑战。如何做到早期发现、控制和避免医院感染扩散，加强医院感染管理工作非常重要。院领导在以下方面给予大力支持：①要求全院职工提高对医院感染管理工作的认识和重视程度，认真贯彻落实原卫生部《医院感染管理办法》等相关法规文件。② 2005 年底为院感科增加 3 名专职工作人员；③医院出资改善临床科室的手卫生设施。其中对于消耗性的一次性擦手纸，医院承担 50% 的费用，使用部门自负 50% 的费用。④ 2007 年成立临床科室感控联络小组，由科主任、护士长、一名感控医生和一名感控护士组成。2010 年为感控医生和感控护士每月发放 300 元津贴，提高其工作积极性。

（2）建章立制：为了提高医务人员对手卫生的认识和正确掌握相关知识技能，我们根据美国 CDC 发布的《医疗机构手部卫生指南》，结合广东省人民医院的实际情况，制订《广东省人民医院手卫生指南》，并在医院的院感委员会会议上讨论通过。《指南》中对医务人员洗手、手消毒及戴手套的指征、方法及注意事项都做了明确的规定。

（3）改善手卫生设施：医护人员反映不能规范执行手卫生的主要原因之一是洗手设施不方便。针对这种情况，我们在 2005—2006 年逐步改善了全院手卫生设施如下：①条件允许的地方尽可能增加工作人员洗手池，尤其是在改建和新建病房时优先考虑这一问题；②为了防止洗手后干手过程发生再次污染，我们将临床科室所有的触摸式水龙头替换为感应式水龙头；③为了避免干手过程中的二次污染，取消公用擦手大毛巾，改用一次性擦手纸巾；④改固体肥皂和散装普通皂液为抗菌皂液，制订严格的皂液盛装容器清洗消毒流程，要求科室定期清洗消毒，保证了皂液的清洁；⑤在病房入口处、病床边、治疗车上配备快速手消毒液，供医务人员随时便捷使用；⑥制做了"七步洗手法"图示，张贴于洗手池旁，时刻提醒工作人员按照正确的方法洗手。

（4）培训教育：从 2005 年起，手卫生知识便成为广东省人民医院医院感染培训的必备内容，并纳入年度"三基三严"培训与考核中。同时，我们还组织了从临床医师到工勤人员各级人员和形式多样的培训，印发手卫生资料到临床科室，科室内小范围组织学习。

1）手卫生知识培训：包括标准预防的概念、洗手和手消毒的指征、戴手套指征、不注意手卫生的危害等。从医务人员手卫生的重要性、洗手及手消毒的指征、方法、快速手消毒剂的使用等方面加强指导。

2）操作知识培训：掌握手卫生技巧，培训正确的洗手和手消毒方法。训练有关人员正确洗手。

3）技能考核：组织科室人员参加医院感染及手卫生专项知识的培训考核，考核不通过者重新培训。

4）各科感控医生和感控护士为手卫生监察员，监督考核全科人员的手卫生行动，并挑选最佳洗手骨干予以表彰，树立模范作用。

（5）加强监督力度：有效的监督对于确保手卫生制度的落实非常重要。为了使医务人员改变不注意手卫生的不良习惯，自觉执行手卫生制度。①自 2007 年起，每年进行手卫生执行情况专项督查并书面反馈至各科室，重点督察在岗人员的在接触患者前后、接触患者物品后、摘手套后的手卫生执行情况；同时将手卫生纳入科室质量考评的指标以增加临床的重视程度。对于前两次检查不合格的科室，我们书面通知，提醒但不扣罚；对于屡犯错误、三次不达标者，则严格按规定进行扣罚；② 2008 年起，将医务人员手卫生执行情况纳入《患者满意度调查表》的考核内容以加强外部监督，在患者出院时由纪检人员收集相关信息，汇总统计后反馈临床科室和感控部门。同时对临床科室执行严格的奖惩制度；③ 2010 年起，将手卫生耗材（擦手纸、洗手液、快速手消毒液）领用情况纳入每季度科室手卫生执行情况的考评中。

（6）干预患者手卫生：在感染传播的过程中，无论是医务人员还是患者及其家属或陪护人员的手，都是接触细菌最多的部位，也是医院感染传播的重要媒介。2009 年，我们通过健康宣教干预患者的手卫生行为，促进医患共同提高手卫生。从患者入院时，健康教育护士就对患者及其家属、陪护人员开展手卫生的行为教育与培训，鼓励他们洗手。结果表明，这些干预措施不仅提高了患者及其家属的手卫生意识，而且也促进了医务人员手卫生行为的进一步提高。

（三）工作推进的效果

1. 推进工作之后的结果

（1）院领导高度重视：2009 年 6 月，广东省人民医院成功举办华南地区首个"感控宣传周"活动。从活动筹备到实施，院领导均给予了大力支持，要求全院各相关部门全力配合院感科完成该项活动。感控周活动分三天，每天一个主题，第一天的主题便是"清洁双手保健康"，突出手卫生的重要性。党委书记与分管院感的副院长在现场和大家一起按照七步洗手法洗手，并在签名板上签上了"感染控制，从我做起"的话语。

（2）临床科室积极主动使用手卫生耗材：擦手纸、抗菌皂液、快速手消毒液属于手卫生耗材，要计入科室的成本支出，在最初应用于临床时，很多科室不愿意使用或者用得很少，还在私下使用大毛巾擦手或是用肥皂洗手。随着广泛的宣传教育和不断的监督检查，科室都明白了"预防重于治疗"的理念，很多科主任在查房时带头使用快速手消毒液，全院临床科室均自觉使用抗菌皂液洗手、擦手纸擦手、快速手消毒液由之前的少量使用到普及使用。

（3）医务人员手卫生意识加强：通过一系列综合措施循序渐进地推动手卫生活动，并且通过手卫生提高了医务人员对医院感染控制工作的重视，随着时间的推移，习惯成自然。

在继 2005 年 8 月开展第一次基线手卫生执行率观察之后，医院院感专职人员于 2006—2009 每年均开展一次全院范围的在职职工手卫生执行率调查，2010 年开始每季度由感控护士交叉检查。在几年的检查过程中，临床工作人员的手卫生基本知识知晓情况和洗手意识均在增强。

2．推进工作前后的比较

通过干预，医务人员的手卫生依从率呈逐年上升趋势，从干预前（2005 年）的 33.29% 上升至 2009 年的 82.46%；各年与其前一年度比较，差异均具有统计学意义。

3．成本效益或成本效果分析

洗手率持续提高，住院患者医院感染例次发生率 2005—2009 年呈逐年渐下降趋势，从 2005 年的 6.05% 下降到 2009 年的 4.94%，经检验，各年与其前一年度比较，差异均具有统计学意义。对医务人员手卫生依从性与医院感染率进行相关分析，手卫生依从率与医院感染率呈显著线性负相关。2005—2009 年，医院感染组患者的平均住院总费用比非医院感染组患者增加 19346.2 元，平均住院天数增加 7.34 天，因此医院感染率的下降显著地减少了患者的经济损失，节约了医疗资源，并提高了床位周转率。住院患者的平均住院日呈逐年渐下降趋势，从 2005 年的 19.08 天下降到 2009 年的 11.38 天，与医院感染率呈线性负相关，但也与整个医院各项流程的改进与综合管理水平不断提高有关。

（四）述评

1．经验体会

目前广东省人民医院的手卫生依从性在逐年提高，但国内外研究表明大部分的干预措施都只是有助于短时间内提高手卫生依从性，改善没有持久性，所以如何持续有效地干预是今后工作的重点。院感专职人员应该充分认识到可能会影响医务人员手卫生执行率的情况，并积极改进各项影响手卫生依从性的因素，做好持续质量改进，确保手卫生依从性可以持久上升。笔者认为可以从以下几方面着手。

（1）工作因素：在实际工作中，医务人员需要执行手卫生的频率很高，但许多因素均会影响医务人员手卫生的执行率和合格率。有研究结果证实，随着观察时间内医务人员手卫生指征出现次数的增加，其手卫生依从率会相应下降。医疗机构应该科学配置人力资源，合理安排作息时间、减少医务人员的工作量，以提高手卫生依从率，保证医疗环境的安全。

（2）设施因素：目前市场上的快速手消毒液已经在工艺上逐步改良，增加了润肤成分，可以减少或消除酒精的干燥作用，减少皮肤表面液体的消耗，从而增加正常皮肤的屏障作用。医疗机构应当为工作人员提供含有润肤成分的、抗过敏的优质快速手消毒液，确保使用者不会因为使用该产品而损伤自己的皮肤。

洗手池位置不方便、水龙头开关不便以及没有配备便捷的快速手消毒液都可能降低手卫生依从率，让一个忙碌中的医务人员从患者的床边走到洗手池，或者寻找消毒剂，都会降低他们的手卫生依从性。所以医疗机构在配置手卫生设施的时候，需要充分考虑医务人员在医疗活动过程中执行手卫生的方便性和可及性。

（3）管理因素：医院要建立合理的机制，加强医务人员之间对控制医院感染措施的交流与沟通，以促使其改善手卫生行为。医院管理者要加强医院的安全文化建设，培养医务人员的责任意识和对手卫生制度执行的主人翁精神。

（4）认知因素：即使在具备了足够时间、配备了足够的手卫生设施、也接受过手卫生培训的情况下，很多医务人员还是没有执行手卫生，这说明医务人员对手卫生的重视还不够，主观原因的影响远远超出了客观因素的影响。所以感染管理部门应对医务人员手卫生进行反复多次的教育。让医务人员对手卫生知识转变成自身信念，再将信念贯彻到医疗活动中。

2．总结

综上所述，手卫生是防止医院感染最重要的手段，而影响手卫生行为的因素是多方面、多层次的。要切实提高医务人员的手卫生依从性，院领导的支持重视是基本前提，手卫生设施的改善是可靠的物质保证，全方位的培训是强大的推动器，规章制度的落实是成功的关键，良好的监督机制是必不可少的工具，对患者的教育和干预是有益的补充[4]。

（侯铁英　广东省人民医院）

参考文献

[1] Andrej T，Andreas F.Hand hygiene：a frequently missed life saving opportunity during patient care .Mayo Clin Proc，2004，79：109.

[2] 韩黎，朱士俊，郭燕红，等 . 中国医务人员执行手卫生的现状调查 . 中华医院感染学杂志，2006，16（2）：140-142.

[3] 李雅琴，高书义，郭丽英 .2004—2007 年医务人员手卫生监测结果分析及对策 . 中华医院感染学杂志，2008，18（7）：956-957.

[4] 侯铁英，江飞舟，张友平，等 . 提高医务人员手卫生依从性的干预方法研究 . 中华医院感染学杂志，2010，20（11）：1576-1578.

第六章　医务人员的防护

一、综述

（一）概述

随着经济发展、人口老龄化进程加快，健康需求呈爆发式增长、健康预期持续提升，而医务人员短缺、医疗资源有限持续存在。美国劳工统计局（Bureau of Labor Statistics）报告：2014 年至 2024 年，美国医疗卫生行业职业缺口高达 230 万，高于其他任何一个职业[1]。慢性长期性职业压力与急性突发性职业伤害对医务人员身心健康造成严重不良影响。医院诊疗环境和诊疗操作日趋复杂，医务人员面临的各类潜在职业危害不断增加。美国疾病预防控制中心国家职业安全与健康研究所（National Institute for Occupation Safety and Health，NIOSH）监测数据显示在过去的几十年，与传统的两种最危险职业——农业与建筑业的职业安全性大大提升相反，医务人员职业伤害的比例明显增加[2,3]。重症急性呼吸综合征（severe acute respiratory syndrome，SARS）中东呼吸综合征（Middle East Respiratory Syndrome，MERS）、埃博拉病毒病等严重威胁人类健康的新发传染病不断肆虐，艾滋病、病毒性肝炎、梅毒等传染病病例经年累加，原有传染病如肺结核等死灰复燃，就诊人群中感染源增加，医务人员暴露于各种感染性疾病的风险持续增加，成为各类感染性疾病的高危易感人群。医务人员职业健康问题已经成为备受全球关注重的大职业问题[4]。

（二）医务人员职业防护发展

1. 医务人员职业危害因素分类

1959 年国际劳工组织职业安全与卫生信息中心（International Occupational Safety and Health Information Centre，ILO-CIS）成立，1973 年建立全球首家职业安全与健康监测信息化平台，通过 120 多个国家级研究机构收集并发布预防职业事故与职业病信息，通过英语、法语两种语言持续为全球提供高质量数据。ILO-CIS 将医护人员职业危害因素分为事故性危害，物理性危害，化学性危害，生物性危害，人机工程学、心理、社会和组织性危害五大类[3]。

（1）事故性危害：针刺伤是医务人员中最常见、危害最大的事故性危害，能够引起包括 HBV、HCV、HIV 等在内的 20 余种血源性疾病传播及疟疾、败血症、伤口感染等[5,6]。每年因血源性疾病传播造成超过数百名医护人员死亡。美国疾病预防控制中心报道美国每年至少发生 60 万～80 万次意外针刺伤，而且会有半数的针刺伤不曾报告；1981 年以来数据显示针刺伤后 HBV、HCV 感染风险分别高达 6%～30%、3%～10%，HIV 为 0.2%～0.5%。截止 2000 年底美国有 57 名医务人员被确诊感染获得性免疫缺陷综合征（艾滋病）。因此，减少不必要的注射、使用安全注射器具、及时正确处理锐器、规范操作等可有效减少针刺伤发生作为预防医院感染的措施具有重要的意义。

（2）物理性危害：包括电离辐射、非电离辐射（微波、激光、磁场、超紫外线）和噪声等。紫外线直接照射黏膜、皮肤，可致电光性眼炎、皮肤起疱、脱皮甚至致癌。红外线可使皮肤毛细血管扩张，形成永久性色素沉着或眼部损伤等。噪声可引起医护人员心理紧张、心跳加快、血压升高等生理改变。Tijunelis 等研究发现急诊室、重症监护病房内的噪声强度常超出国际噪声标准容许值。

（3）化学性危害：包括各种消毒剂、固定剂、抗肿瘤与抗菌药物、麻醉废气、污染气体、乳胶等。医务人员暴露于甲醛、环氧乙烷、臭氧、戊二醛、过氧乙酸、84 消毒液、碘、乳酸等消毒剂可引起皮肤、黏膜、呼吸道、神经系统等健康损害；小剂量频繁接触环磷酰胺、顺铂等抗肿瘤药物或化疗患者的分泌物、排泄物，长期蓄积可产生骨髓抑制、脱发、消化道症状、角膜损害、皮肤及肝肾功能损害、遗传与生殖损害、甚至致癌等远期健康影响。麻醉废气直接影响机体抗氧化功能，引起自发性流产、胎儿畸变和生育力降低。手术室安装排污设备可有效降低麻醉废气浓度。医护人员乳胶过敏概率为 8% ～ 12%，远高于普通人群。

（4）生物性危害因素：常见的生物性危害因素包括细菌、病毒、真菌或寄生虫等。感染患者的血液、体液、组织、分泌物、污染物等可通过空气、飞沫、接触等多种传播方式造成医务人员感染。2003 年 SARS 在全球迅速蔓延，世界卫生组织官方通报 2002 年 11 月至 2003 年 7 月，全球 29 个国家 / 地区累计报告 8096 例 SARS 病例，中国大陆累计报告 5327 例，医务人员感染 1002 例，相比于其他职业，医务人员感染率最高，高达 18.8%。大批医务人员感染、甚至死亡，动摇了医疗卫生的基础，造成社会恐慌。Driver 等对纽约医务人员的调查显示医务人员结核患病率逐年升高，由 1994 年的 2.6% 上升至 2002 年的 4.0%，56% 的在职医务人员结核菌素皮肤实验（tuberculin skin test，TST）阳性。基于标准预防、针对感染性疾病传播途径采取相应的隔离防护成为预防医务人员感染的重要措施。

（5）人机工程学、心理、社会和组织性危害：医院环境、设施与医务人员诊疗活动、心理和身体极限、人体工程学原理不相适应，会导致事故和伤害发生，如长时间站立引发下肢静脉曲张等。针对医务人员的暴力事件等，加剧医务人员的心理负担，严重影响医务人员的心理健康，导致医务人员转岗流失。

2. 医务人员职业防护发展

1984 年美国报道首例医务人员职业感染 HIV 病例，医务人员感染性疾病职业暴露问题受到普遍关注。20 世纪末美国 NIOSH 制订《医院职业健康与安全规程》（Guidelines for Protecting the safety and Health of Health Care Workers）和《医院工业卫生》（Hospital Industrial Hygiene），通过环境危害因素控制及规范诊疗操作等以减少职业暴露。2000 年 11 月，时任美国总统的克林顿签署国家《针刺安全与防护法案》（HR5178），强制在医疗机构使用安全注射器械以降低医务人员锐器伤和血液暴露的风险，要求记录安全器具的应用和评价情况、锐器伤发生情况、引起伤害的类型，并对每一起锐器伤事件进行分析解释。

我国 2002 年施行的《中华人民共和国职业病防治法》的主要保护对象是劳动工人。1989 年首次颁布实施的《中华人民共和国传染病防治法》、2003 年至 2004 年密集发布的《突发公共卫生事件应急条例》《医疗废物管理条例》《传染性非典型肺炎防治管理办法》《工伤保险条例》《医务人员艾滋病病毒职业暴露防护工作指导原则（试行）》等虽有医务人员职业防护方面的相关条款规定，但缺乏实际操作层面的保障。

2006 年原卫生部颁布的《医院感染管理办法》要求医疗机构制订医务人员职业卫生防

护工作的具体措施，提供必要的防护物品，保障医务人员职业健康。2009 年 3 月，我国发布预防血源性病原体国家职业卫生标准：《血源性病原体职业接触防护导则》（GBZ/T213-2008），将职业防护的人群由传统意义的劳动工人扩大到医务人员群体，从国家层面明确血源性病原体职业接触的预防控制措施、个人防护用品以及职业接触后的评估、预防及随访等要求[7]。2011 年 12 月 31 日新修订的《中华人民共和国职业病防治法》将艾滋病纳入职业病管理。2015 年 11 月，修订后的《职业病危害因素分类目录》明确将医务人员作为 HIV（新增生物危险因素且位居其首位）职业暴露的行业工种举例[8]。标志我国医务人员职业安全管理进入新时代。

近年密集出台《医院隔离技术规范》WS/T 311-2009、《医务人员手卫生规范》WS/T 313-2009、《医疗机构消毒技术规范》WS/T 367-2012、《综合医院建筑设计规范》GB 51039-2014、《传染病医院建筑设计规范》GB 50849-2014、《医院洁净手术部建筑技术规范》GB 50333-2013、《医院中央空调系统运行管理》WS488-2016、《医院消毒卫生标准》GB15982-2012 等从环境通风要求（软式内镜清洗消毒室应保持良好通风，机械通风应采取"上送下排"方式，换气次数宜 ≥ 10 次 / 小时，最小新风量宜达到 2 次 / 小时）、有害气体浓度监测（《消毒供应中心管理规范》WS 310.1-2016 推荐在环氧乙烷、过氧化氢低温等离子、低温甲醛蒸汽灭菌等工作区域配置相应环境有害气体浓度超标报警器）、设施使用（生物安全柜内配置抗肿瘤药物）、规范诊疗操作、产品源头管理（防护用品应符合国家及相关行业标准）、正确使用防护用品等各环节入手，规范开展医务人员防护工作。

3. 基于不同感染风险的医务人员防护

医护人员防护是指医护人员在提供医疗服务的过程中，为防止具有潜在感染风险的患者血液、体液、分泌物与排泄物等通过眼、口、鼻及其他黏膜、破损皮肤及针刺伤等非胃肠道途径发生职业暴露而采取的隔离防护措施。基于标准预防的个人防护用品合理规范的使用，可有效降低医务人员的感染风险。

个人防护用品（personal protective equipment，PPE）是指用于保护医护人员避免接触感染性因子而穿戴的专用服装或设备，包括口罩、手套、护目镜、防护面罩、防水围裙、隔离衣、防护服等。医疗卫生机构应为员工无偿提供大小合适充足的个人防护用品。

感染防控基本策略是切断感染链，即控制感染源、切断传播途径、保护易感者。实际工作中当医务人员面对就诊患者时，绝大多数情况下其感染状态并不明确。标准预防是医务人员防护最基本的原则，在标准预防基础上，根据不同的感染风险采取不同的医务人员隔离防护措施，避免过度防护造成资源浪费与恐慌以及防护不足引发感染风险增加。

（1）标准预防：针对所有就诊者实施，无论是否有明确的感染。所有就诊者的血液、体液、分泌物、排泄物、非完整皮肤和黏膜均可能含有感染性因子，有可能接触上述物质 / 介质时均需进行防护。主要防护措施包括手卫生，根据暴露预期选择选用手套、隔离衣、口罩、护目镜或防护面屏，安全注射，及时正确处理锐器，以及正确穿戴合适的防护用品处理污染的环境、物品与器械等。要求在诊疗、护理、清洁等活动中要对可能暴露于潜在感染源的部位实施防护。

1）手部防护：戴手套，操作完毕，脱去手套后立即洗手或手消毒。手卫生之后双手方可触及其他区域。手部皮肤有破损者，推荐戴双层手套。

2）面部及黏膜防护：戴手套、防渗透口罩、防护眼镜。

3）身体防护：穿戴防渗透隔离衣或围裙，脚部防护。

4）防锐器伤：减少不必要注射，规范操作，产生废弃锐器应尽快、直接放入锐器盒或进行安全处置，使用安全注射用具，锐器交接免用手技术等。

5）呼吸道等黏膜保护：根据诊疗操作风险进行分级防护，如气管插管、开放式吸痰等容易产生气溶胶的操作，应在戴医用乳胶手套、医用防护口罩基础上，戴护目镜或防护面屏，穿防渗透防护服；可使用密闭式吸痰装置减少吸痰操作对环境、操作者及其他患者的感染风险。

6）环境风险去除：及时、彻底清除环境中的血液、体液等污染物。

（2）基于传播途径的隔离预防：明确感染诊断及感染传播方式者，根据传播方式采取空气、飞沫或 / 和接触隔离预防。存在多种传播可能时联合应用多种隔离预防措施。

（3）原因不明重大传染病隔离预防：判定为感染风险高、对人群健康可能产生重大威胁和影响的原因不明或传播途径不明确的传染病，应按照可能传播途径中最为严格、最安全的隔离预防措施执行。

（4）流感样症状隔离预防：对于早期防控呼吸道传染病具有重要意义，接触有流感样症状者，医护双方实施呼吸道卫生隔离措施，包括病情允许情况下医患双方佩戴外科口罩，接触呼吸道分泌物后洗手或手消毒；候诊区内人与人距离保持 1 米及以上。

美国 CDC 于 2009 年医疗机构隔离指南中提出"呼吸道卫生"与"咳嗽礼仪"防控概念，当出现发热、咳嗽或打喷嚏等流感样症状时，应用纸巾盖住口鼻，用后立即弃置；没有或来不及准备纸巾时，应用肘部而非用手遮挡口鼻降低飞沫播散的数量与范围，肘部及衣物应尽快进行卫生处置。

4．总结

伴随着《中华人民共和国职业病防治法》与《职业病危害因素分类目录》[10] 的修订以及国家职业卫生标准《血源性病原体职业接触防护导则》的发布，从国家职业防护层面对血源性病原体职业接触的预防控制措施、个人防护用品使用、职业接触处置等进行了明确，医务人员生物危险因素职业防护进入依法防护新时代。近年发布的多项卫生行业标准对于医院内广泛应用的消毒灭菌剂、抗肿瘤药物等化学性危害防控中的通风要求、浓度监测、生物安全柜等设备设施的使用、规范诊疗操作、防护用品选择与使用等各环节进行了规范。

相比于我国已建立的较为完善的放射性职业危害防控体系，医务人员在事故性、生物性、化学性、放射性危害以外的其他物理性职业危害因素防控体系建设，无论在防控意识、职业防护资源配置与管理、防控规划与落实、职业防护依法监督以及职业防护经费补偿等诸多方面尚需进一步完善提高。医务人员职业安全防护意识与能力亟待提高；手卫生、标准预防、减少不必要的注射等最基本的职业风险防控措施实际落实与要求还有很大差距；在医院建筑通风与排废设备设施配置、隔离资源、安全注射器具使用、生物安全柜配置等方面仍不能满足实际需求；加大职业防护的技术培训与专业指导，加强法律法规执行方面的监管，依法落实医务人员职业防护各项法规规范与卫生要求；在医院付费体系中对医务人员职业防护预算给予合理核算、补偿。依据科学研究循证证据及职业暴露防控客观需要，及时修订相关法律条款，也是我国医务人员职业防护中不可回避、亟待解决的问题，如新修订的《中华人民共和国传染病防治法》仍强调医疗机构要负责销毁一次性医疗用品，此项操作已被证实可增加医务人员感染性疾病职业暴露的风险。

5. 职业防护发展趋势

生物性职业危害，如针刺伤引起的血源性病原体感染、重大传染病应急处置过程中职业暴露引发的感染等，仍然是医务人员面临的主要职业危害。各种新发传染病如 SARS、MERS、埃博拉病毒病等不断肆虐；艾滋病、病毒性肝炎、梅毒等感染人群经年累加；感染源隐匿且基数巨大。仅以丙肝为例，WHO 估计，约有 95% 的肝炎病毒感染者不知道自己已经感染，诊断率及治疗率均低，人群中有较多的隐匿传染源；传染源基数巨大：2007 年以来，我国丙肝感染报告病例数急剧上升，国家卫生计生委疾病预防控制局发布的全国法定传染病报告数据显示，我国丙肝的年度发患者数已由 2007 年的 9.2 万人上升至 2015 年的 20.79 万人；2007 年至 2012 年连续五年间，丙肝报告发病率逐年增加率均在 10% 以上；2013 年、2014 年发患者数均在 20 万以上，2015 年丙肝发患者数比 2014 年增加 0.5 万人，报告发病率达到 15.26/10 万 [9]。全国约有 760 万丙肝病毒感染者、456 万丙肝患者。医务人员职业暴露风险不断增加。

对感染风险认识不足的问题将长期存在。目前仍然有很多医务人员及医院管理者对医疗新技术以及由技术带来的社会效益和经济效益的追求要远高于对其感染与职业暴露风险的防控。医务人员职业防护问题任重道远。

遵循感染性疾病职业暴露风险防控优先等级原则 [7]。首先最有效的防控措施——消除职业暴露风险即减少不必要的注射等；其次是工程控制、管理措施和行为规范化以降低职业暴露风险，即当有职业暴露风险的诊疗操作不可避免时，应采用工程控制，如使用安全的注射用具，建立并不断完善安全注射管理制度，确保在安全环境中、采用规范安全的注射行为与诊疗操作或（和）锐器交接免用手技术、及时并规范处置使用后锐器等风险防控措施；再次是采用个人防护和接触后预防措施降低职业暴露风险。

建立国家层面的医务人员职业健康监测平台是我国医务人员职业健康亟待解决的一个系统工程。建立医务人员职业健康档案，全面了解医务人员职业健康流行病学基线，加强医护人员职业健康及危害因素监测研究，提出有针对性的医务人员职业防护对策，提高防控的针对性与有效性。

全社会共同关注，提升认识，各部门通力协作、大力倡导并积极践行、培育医务人员职业安全文化：所有医务人员对自身及其同事、患者和来访者的安全负责；将医务人员职业安全置于各级财务预算和运营目标之上；对职业安全事件的发现、传达、解决给予鼓励和奖励；从事故中学习；建立合适的资源、结构和责任制度，保证医务人员职业安全制度的有效执行。医务人员是提供医疗卫生服务的主体，规范落实医务人员职业安全各项防护措施，保障医务人员职业安全是医疗卫生事业健康发展的基础和关键。提高医护人员自身健康水平，促进医疗卫生事业可持续发展。

（张秀月　中国医科大学附属盛京医院）

参考文献

[1] Bureau of Labor Statistics，Healthcare Occupations.2017 https：//www.bls.gov/ooh/healthcare/home.htm.

[2] Compendium of NIOSH Health Care Worker Research，Department of Health and Human Service，CDC，2001.

[3] CDC-Health Care Workers- NIOSH Workplace Safety & Health Topics，2011 http：//www.cdc.gov/niosh/topics/healthcare/.

[4] 宋亦男．护理人员职业环境危害因素的研究进展．国际护理学杂志，2007，26（1）：6-9.

[5] Israel Institute for Occupational Safety and Hygiene International Hazard Database on Occupational—NURSE International Labor Organization，2000.

[6] Prevention Needle Stick Injures in Health Care Settings.DHHS（NIOSH）Publication NO.2000-108-1999.

[7] 血源性病原体职业接触防护导则．中华人民共和国国家职业卫生标准，GBZ/T 213-2008.

[8] 李宝珍，葛文莉，高振邦，医务人员的职业危害及其防护．环境与职业医学，2005，22（5）：477-479.

[9] 卫生部．2010 年我国卫生事业发展统计公报.2011 年 4 月 28 日.

[10] 国家卫生计生委疾病预防控制局．职业病危害因素分类目录.2015.http：//www.nhfpc.gov.cn/jkj/s5898b/201511/4b286806231a42058d0111aa64053aac.shtml.

二、工作案例

案例一 呼吸道传播疾病——流行性脑脊髓膜炎防护工作的推进

（一）前言

1．背景

一起成人暴发型流行性脑脊髓膜炎感染防控事件：2015 年 3 月 29 日 10：10AM，某三级甲等综合医院抢救室收治一名主因"发热 1 天，意识模糊 7 小时"的中年女性患者。该患者病情危重、面色苍白、四肢厥冷、皮肤发花、脉搏细速、呼吸急促，呈现明显的感染性休克的表现。主诊医师对患者进行了感染相关及全身多脏器系统的检查，实验室检查显示，白细胞计数、中性粒细胞百分比、C 反应蛋白（CRP）、降钙素原（PCT）均明显升高，提示存在严重感染。患者进入抢救室 7 小时后，全身出现散在的瘀点、瘀斑，感染性休克没有好转，且凝血系统、泌尿系统、消化系统、心血管系统、呼吸系统均处于受损或衰竭的状态。此患者的临床表现及初步的实验室检查高度疑似流行性脑脊髓膜炎。其他辅助检查，排除血液系统疾病、流行性出血热、免疫系统疾病的同时，主诊医师留取了患者的血标本，以明确诊断。4 月 2 日，血培养回报脑膜炎奈瑟双球菌阳性。此时，流行性脑脊髓膜炎的诊断明确，主诊医师即刻上报至医院感染管理处，医院感染管理处（疾病预防控制处）立即参与调查与应对。

2．流行性脑脊髓膜炎的流行病学[1]

（1）传染源：带菌者和流脑患者是本病的传染源。本病阴性感染率高，流行期间人群带菌率高达 50%，感染后细菌寄生于正常人鼻咽部，无症状，不易被发现。带菌者作为传染源的意义更重要。

（2）传播途径：病原菌主要经咳嗽、打喷嚏借飞沫由呼吸道直接传播。因本菌在外界生活力极弱，故间接传播机会较少。

（3）人群易感性：人群普遍易感，本病阴性感染率高。人群感染后仅约 1% 出现典型临床表现。人感染后产生持久免疫力。

（二）难点剖析

1. 暴露人员多

由于患者的病情危重，从入抢救室起，到怀疑流行性脑脊髓膜炎，再到血培养回报阳性历时 4 天。这段时间内，多班次的医护人员、会诊医师（普外科、神经内科、血液内科）、放射检查医技人员、肾内科进行床旁血液透析的医护人员、护理质控人员、护工、保洁人员均与其有过直接接触。急诊抢救室工作量大，人员流动性强，可能存在部分医务人员暴露的风险。此外，患者流动性强，病情危重，免疫力低下，是感染流行性脑脊髓膜炎的高危人群。

2. 患者病情危重

通过临床表现，结合实验室检查，确诊此患者为暴发型败血症休克型流行性脑脊髓膜炎。老年人流脑具有以下特点：暴发型多、临床症状重、预后差、机体反应差。此患者病情危重，全身各个脏器系统均受累，不仅全身管路多、侵入性操作多，而且由于肾严重受损，需要紧急采取床旁血液透析。采取的各种诊疗措施、诊疗行为均具有极高的病原菌交叉传播的风险。

3. 防护措施较难落实到位

虽然，患者皮肤出现瘀点、瘀斑等流行性脑脊髓膜炎典型临床表现后，主诊医师高度怀疑其为流脑病例，较接诊时加强了个人防护，但是基于以下考虑：①本院近五年未出现过流脑病例；②流脑高发于婴幼儿，一旦感染或接种过疫苗即可长期甚至终身免疫；③抢救室条件有限：大开间，人员密集、空间狭小；④虽然急诊医务人员习惯于日常做好标准预防措施，能够做好基本的防护措施，但由于工作量大，患者病情危重，会诊、检查人员、保洁、质控等人员流动性大，这些人员往往因为停留时间短，不熟悉抢救室的工作流程，而存在防护不到位的情况。

（三）行动过程[2]

1. 进行流行病学调查

医院感染管理处接到抢救室主诊医师的电话，首先，即刻指导主诊医师向感控科上报了传染病卡。同时，医院感染管理处专职人员查阅了流行性脑脊髓膜炎的文献资料，充分了解了疾病的特点、流行病学要点、院内传播的风险及防控的重点，感控专职人员到达抢救室在调查清楚患者接触史、医务人员及相关人员暴露情况后，指导医务人员采取飞沫隔离措施，限制抢救室内人员流动，停止收治新患者，并在区 CDC 专职人员的指导下对患者及相关人员进行了进一步的流行病学调查，确定了可能暴露的人员。

2. 采取应对措施

由于此医疗机构五年内均没有接诊过流行性脑脊髓膜炎的患者，诊治及防控经验不足，加上部分密切接触过此患者的医务人员存在对流脑的担忧及畏惧，所以对于各项医院感染防控措施均比较重视，在行动中展现了较好的执行力，表现为迅速反应、积极应对。

（1）启动预案，逐级上报。主诊医师在明确诊断患者为流脑后，立即将以上情况报告医院感染管理处、医务处及主管副院长。医院感染管理处启动传染病应急预案，并由专职人员立即通报区疾病预防控制中心，区 CDC 也高度重视此事件，请求市 CDC 的专家支援，共同进行现场流行病学调查。

（2）根据预案，积极响应。主管副院长协调医院感染管理处、医务处、护理部共同应对，多部门密切合作。医院感染管理处进行流行病学调查，并指导医务人员采取消毒隔离措施；医务处联系传染病专科医院转运患者；护理部紧急支援护士，配合急诊科各项诊疗工作正常运转。器材处提供充足的防护用品。确诊当日（4 月 2 日）下午，顺利转运患者至传染病专科医院进行进一步的治疗；市区 CDC 的工作人员来到急诊科，对密切接触的医务人员及患者家属共计 28 人采集了咽拭子，进行了流脑的筛查。

（3）保护易感人群：及时进行免疫接种。免疫接种是预防流行性脑脊髓膜炎最有效的方法，及时接种疫苗，保护率可达 90% 以上。根据医院隔离规范关于飞沫传播的内容，与患者近距离（1m 以内）接触，或接触患者血液、体液、分泌物、排泄物时，都属于直接接触[3]。根据流行病学调查的结果，患者在抢救室期间，有 108 名医务人员、患者家属都与该名患者有上述直接/间接接触，均不能回忆是否接种过流行性脑脊髓膜炎疫苗。所以这些人员都属于需要进行流脑免疫接种的对象，急诊科协助医院感染管理处统计了需要进行流脑免疫接种的人员名单。医院感染管理处联系区 CDC 临时采购流行性脑脊髓膜炎疫苗，确诊当日下午，市区 CDC 的工作人员在进行流行病学调查、流脑筛查的同时，分批次为暴露的医务人员及相关人员进行了流脑疫苗免疫接种。确诊当日下午，共计 77 人（含 5 名家属）进行了疫苗接种，第二日下午，共计 31 人进行了疫苗接种。接种对象涉及人员：急诊科、放射科、普通外科、血液科、肾内科、护理部、护工及保洁人员。

预防性用药[4,5]。美国霍普金斯 ABX 指南指出，奈瑟球菌性脑膜炎，可以采取口服利福平 600mg 进行预防。因此，为了进一步预防医务人员感染，医院感染管理处联系药学部紧急调配了利福平，但由于医务人员对预防性用药的副作用有所担忧，没有人进行服药预防流脑感染。

（4）加强对工作人员的防护：根据 WST 511-2016 的要求，医疗机构工作人员防护用品选用应按照分级防护的原则，在标准预防的基础上采取飞沫传播的预防措施。对于患者，减少转运，因有机械通气无法戴外科口罩，在确诊后，将其周围病床空出，与其他患者间隔 1m 以上，严控探视，探视者戴外科口罩，加强通风，进行空气消毒。医务人员防护方面，在抢救室有限的条件下，要求医务人员严格执行手卫生，当与患者近距离（1m 以内）接触时，应戴帽子、医用防护口罩；进行可能产生喷溅的诊疗操作时，应戴护目镜或防护面罩，穿防护服；当接触患者及其血液、体液、分泌物、排泄物等物质时应戴手套。医院感染管理处的专职人员每日进行现场督导。

（5）积极采取有效的消毒措施：所有工作人员均要求在接触每一位患者前后认真执行手卫生；此患者床单元及诊疗用品每 12 小时由专人用 500mg/L 含氯消毒剂擦拭一遍；物品专用；产生的废物均按医疗废物收集处理。患者转院后，进行严格的终末消毒。医院感染管理处全程跟踪落实。

（四）结局

通过采取上述一系列措施，其他患者及医务人员均没有感染流行性脑脊髓膜炎。此患者及时转院，病情得以控制，最终好转出院。此外，由于采取了及时、有效的防控措施，消除了医务人员对流脑的担忧和恐慌。

（五）工作推进

虽然成功处置了一起抢救室流行性脑脊髓膜炎的事件，但是处置过程中发现了一些薄弱环节，需要进一步完善和改进，具体如下。

1. 加强培训

虽然没有第二例流脑感染发生，但是前期处理过程中，存在医务人员防护意识薄弱、防护措施落实不到位的问题。医院感染管理处在急诊科早会上向科内医务人员进行了流行性脑脊髓膜炎医院感染防控知识的培训：①强调了急诊科防控传染病／感染性疾病的重要意义；②重点强调了标准预防措施的重要性。急诊科工作量大、人员流动性强、多数患者病原未知，在平日工作中，应以做好标准预防措施为基础，根据可能发生的暴露采取必要的防护措施。基本防护：医用外科口罩，帽子、手套，可能发生体液暴露时应穿隔离衣。此外，联合教育处专门对所有医务人员进行了流行性脑脊髓膜炎的继续教育考试，进一步加强全员流脑防控的意识。

2. 配备防护用品

危急情况下，配备充足的防护用品是预防院内交叉传播的关键。急诊科，尤其是抢救室随时都有可能接诊不明原因感染的患者，在紧急情况下临时调配防护用品略显紧张。在主管副院长的协调下，器材处向急诊科开辟了防护用品临时领用的绿色通道，以备类似突发事件发生时能够及时提供个人防护用品。

（六）经验分享

流行性脑脊髓膜炎的早期发现和尽早采取隔离防护措施是有效防止院内交叉传播的关键。该案例中流脑突发事件的到来和处理过程中，各部门表现出了良好的应对能力。

1. 反应迅速，通力合作

及时启动应急预案，主管副院长高度重视，各部门联动协作，职责明确，责任到人，保证了物资及药品的供应。

2. 科学防控，措施有效

虽然流脑诊治及防控经验有限，医院感染管理处在全面了解流脑防控要点的基础上，并结合急诊科的现状及条件，联合市区疾控中心有条不紊地开展各项防控工作：进行了流行病学调查、督导了消毒隔离措施的落实、开展了流脑筛查、提供了免疫接种及预防用药、杜绝了院内感染的发生。防控措施及时、有效，不仅没有院内交叉感染的发生，而且最大程度地消除了医务人员对流脑疾病的恐慌情绪。

3. 加强培训，提高意识

医院感染管理处开展有针对性的急诊科科内培训，以及全员培训取得的成效，是此次流脑得以及时、有效控制的另一个重要因素。通过培训，加强了医务人员医院感染防控的意识，不仅积极有效地应对了此次事件，而且对今后其他类似的事件起到了积极作用。

医院感染管理处通过本次事件，经历了考验，得到了锻炼，也收获了不少实战经验。

（蔡　虻　刘聚源　北京医院）

参考文献

[1] 李兰娟，任红.传染病学.8版.北京：人民卫生出版社，2013.

[2] 卫生部.医院感染管理办法，2009.

[3] 卫生部.医院隔离技术规范，2009.

[4] 约翰·霍普金斯.ABX指南感染性疾病的诊断与治疗.2版.马小军，徐英春，刘正印，译.北京：科学技术文献出版社，2014.

[5] Madell GL，Bennett JE. Douglas and Bennett's Principles and Practice of Infectious Diseases .（Eighth Edition）.

案例二　血液暴露防护工作的推进

（一）前言

1. 背景

一起抢救重症复合刀砍伤HIV携带者职业暴露事件：某年3月30日晚，一大型综合医院急诊室接收了一位由急救中心转运来的全身多发复合外伤、失血性休克的患者。患者情况：男，21岁，被殴打致头面部、胸部、腹部、双手、腿部等全身多发复合外伤、多发性开放性骨折，患者全身是血，失血性休克。该院立即组织急诊科、普外科、手足外科、骨外科、耳鼻喉科、口腔科、神经外科、麻醉科、手术室、ICU、胸外科、检验科等十二个科室和专业的医务人员投入抢救。参加急诊救治及后续清洁消毒等工作的人员涉及不同岗位、不同层次的各级医师、护士、麻醉师、检验技术员、研究生、临床实习生、保洁人员等105人，在整个抢救过程中所有人员均有可能接触了患者的血液。

4月2日医院HIV抗体初筛实验室报告：该患者HIV抗体初筛检测阳性，后经上级疾病预防控制中心通过国家疫情网查实，该患者在入院前已经是HIV携带的确认病例。

将患者情况反馈给相关科室后，立即有多名医务人员表示接触了患者的血液。初步统计人数后，按突发事件逐级上报卫生行政部门，并在区疾病预防控制中心的专业指导下对105名参与抢救的所有人员进行血液暴露的流行病学排查（评估）。最后，有35名医务人员被确定为有血液职业暴露的可能，填写了血源性病原体职业暴露调查表→进行HIV初筛检验→建档登记→预防用药自愿选择→随访。事件发生一年后全部医务人员的HIV抗体检测结果均为阴性。

在血源性病原体职业暴露排查过程中，医务人员在防护血源性病原体方面主要反映有以下职业暴露问题：

（1）数名医务人员反映患者病情就诊时已有休克征象，病情危重，来不及戴手套、口罩等防护物品。

（2）抢救患者过程中，处置前后虽然已经洗手，但洗手不彻底。

（3）有一名护士处置时发生针刺伤，但不能确认针头是否接触过患者血液，当时已按照针刺伤紧急处置要求进行规范处置。

（4）手上有陈旧伤口或倒戗刺，不能确定在抢救患者时伤口是否接触血液。

（5）一位戴眼镜的医生手术时有患者血液喷溅至眉毛处，下手术台后用酒精棉球擦拭时，少量酒精和血液的混合液体进入眼内，反复用生理盐水进行了冲洗。

（6）一名外科医生在前一台手术过程中缝合针扎伤左手示指根部。当该艾滋病携带者被推进手术室后，该名医生被紧急调来上台手术，当时情况紧急，医生仅更换手套，缝合一半时发现左手示指手套有破损，不能确认是否已经有血液暴露。

（7）患者喷血污染大衣，研究生将大衣拿回家清洗。

（8）手术时脚上沾有血迹，手术结束后洗掉，后来回忆时说当时没有认真清洗。

（9）一名负责血污清洁消毒的保洁员因对艾滋病相关知识不了解，在知道患者是 HIV 携带者后，心理极度恐慌，不能回忆起当时的任何细节。后被介绍到疾病预防控制中心接受心理咨询与治疗。

在此次职业暴露调查过程中，绝大多数医务人员在首次被问及是否接受了医院职业防护及手卫生的培训时均表示接受了培训，有近十名医务人员首先说没有，后经提示后表示是参加了培训，但没太当回事。绝大多数医务人员表示知道应该怎么做，但情况危急，来不及穿戴防护用品。但被问及如果知道抢救的是 HIV 携带者，你是否穿戴防护用品时，全部医务人员均回答：是。

2．处理方法

（1）职业暴露危机事件应急处理：按照标准预防的要求，在发生血源性病原体职业暴露后应立即进行局部处理，用肥皂液和流动水清洗被污染的手和脚部皮肤，用生理盐水反复冲洗怀疑暴露的眼部黏膜，冲洗干净；针刺伤处，应立即由近心端向远心端挤压伤口，尽可能挤出损伤处的血液，在流动水下冲洗，再用消毒剂消毒伤口。

本环节执行情况：针刺伤的紧急处理及时规范，但皮肤或破损皮肤上可能沾染的血液没有按照《医务人员手卫生规范》等要求进行彻底清洗、消毒。原因可能是医务人员自我防护意识不强，对经血传播疾病的职业危害认识不足。

（2）评估医务人员被传染的风险：医务人员接触了 HIV 携带者的血液，职业接触类型为经皮伤害（针刺伤）、经黏膜和破损皮肤接触的可能。对源患者进行乙肝病毒表面抗原、丙肝病毒抗体检测，结果为阴性。35 名医务人员 HIV 抗体检测均为阴性。

（3）HIV 职业接触后预防用药：根据《导则》要求如果存在用药指征，并在接触者可耐受前提下，尽快给予 4 周的接触后预防性用药。发生 HIV 职业接触后 4h 内给予预防性用药，但即使超过 24h 也应实施预防性用药。根据自愿的原则，在疾病预防控制中心工作人员交代用药原则后，35 名医务人员均因药品副作用、用药周期长等原因不同意实施预防用药。

（4）接触后医务人员随访与咨询：HIV 接触后第 4 周、第 8 周、第 12 周、6 个月、12 个月时对进行 HIV 抗体定期追踪免费检测。随访期间观察并记录医务人员有无 HIV 感染早期症状及其他伴随反复出现的急性症状等，对医务人员的疑虑提供咨询服务。

3．目的及意义

此次医务人员血液性病原体暴露事件涉及的科室多，人员层次多，影响面广，在职业防护方面反映的问题具有代表性。为使全院医务人员真正认识到自己所面临的职业风险，决定在全院进行通报，进一步加强事件在全院的震动和影响，以便顺利实施干预措施，进一步改善职业防护用品的配备及使用，提高医务人员职业防护意识与防护能力，降低医务人员血源性病原体职业暴露风险。

（二）工作方法

1．向院领导汇报此次事件调查情况，提出培训干预计划，获得院领导支持。

2．在全院中层管理干部会议上通报此事件。内容主要包括：

（1）明确中层管理人员在医院职业卫生管理体系中的职责。

（2）通报医务人员在此案例中的职业防护方面存在的问题。

（3）将近三年来我院收治的获得性免疫缺陷综合征（艾滋病）病例科室分布等流行病学情况进行通报（接诊艾滋病的科室已经由原来的有限的几个科室如性病门诊，扩大到全院各部门，每名医务人员所接诊的患者可能就是艾滋病患者）。

（4）将艾滋病的危害与 HBV、HCV 的危害进行对比，强调所有的这些血源性病原体的职业暴露都会给医务人员的健康造成严重损害。结论：降低血源性病疾病暴露风险的最好方法是预防。

（5）提出下一步培训计划，请主任、护士长在时间和人员组织上给予支持和配合，明确截止日期。《导则》要求医疗机构应对上岗人员、学生等开展上岗前职业卫生培训；每年至少一次定期职业卫生培训，医务人员应掌握血源性疾病的症状、预防与流行病学等基本知识。在职业暴露事件发生时则应进行强化培训。

（6）血源性病原体职业接触风险控制优先级别原则[1]：风险的控制遵循职业病防治的优先等级原则，首先是消除风险，其次是工程控制、管理措施和行为控制（不双手回帽、放置锐器在锐器盒内等），再次是个人防护和接触后的预防措施。从有效性看，消除风险（如尽量少用锐器或针具，取消所有不必要的注射，采用无针系统进行静脉注射等），是最有效的措施，而接触后预防措施效果最差。工程控制是指使用锐器盒、有安全保护装置的锐器如自带套管的针具或更安全的锐器伤害防护装置和无针系统、改善人机工效条件（如改善照明，保持工作场所整洁和工作台物品摆放良好）、提供便利的洗手和（或）消毒灭菌设施设备、手消毒剂及眼睛冲洗设施等措施和工具隔离或消除工作场所血源性病原体危害，机械、设施和设备应定期检查、维修和更换，保证正常使用。

3．按照医院职业防护相关的操作规程和标准监督检查医务人员的执行情况，与医院整体考核挂钩，好的科室在每月的考评中给予加分，根据考核标准，年终评出医院感染管理优秀单位，并由医院统一进行奖励。

4．丰富医院感染培训模式、建立医院感染管理部门与医务人员的长效沟通机制

（1）改变传统培训模式，提高培训的有效性。召集全院医务人员一起组织的统一培训，往往针对性不强，加上医务人员诊疗工作的特点很难达到全员培训。若管理人员能入科室开展以问题为基础的培训（PBL），针对科室的职业防护特点有针对性地实施，时间由科室与感染管理人员共同商量确定，地点通常在科室的会议室或办公室，医务人员参加培训的可能性和便利性极大提高，培训效果也会显著提高[2]。

（2）举办职业防护知识竞赛、开展医院感染控制宣传周活动等，更可丰富职业防护的宣

传形式。通过有效激励手段，鼓励医务人员参与到各项活动的筹备、制作中去，提高医务人员的参与度。

（3）创办院内刊物《医院感染管理专刊》，定期与医务人员交流医务人员医院感染的预防控制措施，鼓励医务人员投稿，增加交流渠道。

（三）工作推进后的效果

通过深刻分析医务人员身边发生的鲜活的职业暴露事件，强调职业暴露发生的概率与危害、职业防护存在的问题、规范落实预防与控制措施及其重要意义等，利用事件本身的轰动效应，有效地提升全院医务人员对职业防护重要意义的认识以及规范执行各项职业防护措施的能力。在医务人员中强化"职业防护最好的防控措施是预防"的观念，明确各级管理者、一线工作工作人员在职业防护中的责任，加强管理。各类公共沟通平台的建立为医务人员便捷获取专业的职业防护信息与指导提供了便利，为早期规范干预管理提供可能，大大提高了管理的准确性与管理效率。

（四）述评

1．经验体会

推进医务人员职业防护工作的关键是全体医务人员反思危机事件应对中职业防护存在的问题，实施干预措施。

2．总结

对于血源性病原体的防护早在1996年标准预防的概念就被引入我国。为了保护广大医护人员的职业健康和安全，2004年4月，原卫生部颁布了《医务人员艾滋病病毒职业暴露防护工作指导原则（试行）》，指出"在诊疗、护理操作过程中，有可能发生血液、体液飞溅到医务人员的面部时，医务人员应当戴手套、戴具有防渗透性能的口罩、防护眼镜；有可能发生血液、体液大面积飞溅或者有可能污染医务人员的身体时，还应当穿戴具有防渗透性能的隔离衣或者围裙。"在后来原卫生部颁布的医院感染预防控制相关法规、规范、指南中均有体现。大多数医务人员虽然对SARS暴发中大批医务人员感染的惨痛教训有所了解，但在日常的职业防护中应对职业危害认识不足，自我保护意识不强、存在侥幸心理。预防血源性病原体的措施因受到经济等各种原因的制约，在没有法律强制行实施的情况下，还有很多措施落实不到位，需要各专业、各部门联合起来，共同努力，改善现有条件，降低血源性病原体的传播风险。

（张秀月　中国医科大学附属盛京医院）

参考文献

[1]　血源性病原体职业接触防护导则.中华人民共和国国家职业卫生标准，GBZ/T 213-2008.

[2]　张秀月，张波.应用问题基础学习教学模式设置《问题解决的基本技能和策略》课程.护理研究，2000，14（1）：25-26.

第七章 如何推进医院感染信息系统的建设

一、综述

（一）概述

所谓"信息化"是泛指重视信息利用的一种理念。信息化建设中的网络技术应用将改变工作中各种信息的传递方式，也会改变员工之间的工作关系、联络方式和审核流程。各行各业中，信息化建设中的计算机信息自动处理技术已经部分改变了监测信息的加工和使用方式。医院信息化是一场深刻的管理革命，在医院信息化建设中，计算机和网络只是手段，目标是要实现质量控制、医疗安全、服务管理、运筹决策的网络化、科学化、数字化，用信息化加速推进医院管理的现代化和科学化[1]。医院感染监测信息化是以现代网络、数据库技术为基础，将医院感染监测各要素汇总至数据库，并建立能够全面反映医院感染监测数据的统计报表体系、能够为"目标性监测""抗菌药物监测""多重耐药菌监测""暴发预警"等特定管理目标进行专题数据分析提供有效支持的信息系统。

早在 1974 年，美国疾病控制预防中心（CDC）主持开发了国家医院感染监测（NNIS）系统，英国的监测系统创建于 1996 年，1995 年德国在 NNIS 的基础上建立了第一个国家医院感染监测系统（KISS）。我国在 1986 年原卫生部医政司组织全国 17 所医院组建了我国第一个医院感染监控系统。2000 年前后，多个省市和医疗机构开发了区域性的医院感染监控系统[2]。2009 年，北京市医院感染管理质量控制和改进中心开发并建立了本地区的医院感染监测暴发报告平台。2010 年，解放军总医院开发了医院感染实时监控系统（RT-NISS），最大程度地解决了感染病例智能化识别与预警、实时监测和在线干预、沟通问题，开创了医院感染监测与防控工作新模式[3]。2016 年设计并实现了基于基本数据集和互联网的国家或区域性医院感染过程数据监测平台。建立了基于基本数据集和互联网的国家、区域性医院感染实时监测平台，促进了医院感染数据的共享和比较，促进了感染预防控制模式的转变[4]。

（二）主题部分

1. 该项工作的发展史

（1）国外发展史：1974 年，美国疾病控制预防中心（CDC）主持开发了国家医院感染监测（NNIS）系统，以监测医院感染的发生及相关的危险因素和病原体，并于 1974 年开展了一项为期 10 年的"医院感染控制效果的研究"。20 世纪 90 年代，法国、英国、德国、加拿大、澳大利亚等发达国家分别在美国之后建立了各自的医院感染监测系统。2005 年，美国 CDC 将 NNIS 系统与透析监测网（DSN）、国家医务人员监测网（NaSH）3 个监测系统进行整合，形成了国家医疗安全网（NHSN），参与医院感染监测的医疗机构也从 20 世纪 70 年代的 10 余所医院增加到 2007 年的 923 所。2008 年，NHSN 发布了对急性病诊疗机构（acute care setting）医院感染监测的定义和标准[2]。

（2）国内发展史：20世纪80年代初，计算机信息技术开始在我国医院推广使用[1]。1986年原卫生部医政司将医院感染管理纳入主要工作日程，并组织全国17所医院组建了我国第一个医院感染监控系统，这标志着我国医院感染管理工作的正式起步。随着信息技术和科学水平的发展，计算机网络越来越多地被应用到医院感染监控工作中，在一定程度上提高了医院感染管理的工作效率和反应速度。

1994年4月，浙江省沈延澄等人研制了"医院感染网络管理系统"，对全省医院感染管理问题展开调查研究，并建立了全省医院感染监控网。1998年6月原卫生部委托中南大学湘雅医院负责全国医院感染监控网的业务管理工作。1999年2月，湘雅医院研制了第一版"医院感染管理计算机系统"，初次在全国医院感染监控网的一些成员医院使用。迄今为止，经过不断地摸索与改进，共进行了三次改版。1998年10月，由解放军304医院张延麓等人研制开发的"医院感染监控管理自动化软件"开始在全军医院推广使用。2001年，原卫生部为了提高医院感染计算机监测管理水平，将湘雅医院的"医院感染管理计算机系统"在全国医院感染监控网全面推广，推动了医院感染实行计算机管理的工作。随后，监控网各家医院陆续引进了该系统。但是该系统并不是一个网络版管理软件，仅是单机版应用软件，医院将监测结果通过电子邮件方式发回培训基地，所以实际上并未真正实现全国计算机联网。2002年，在全国医院感染监控网各家医疗机构陆续使用监控网计算机管理软件后，基本处于一个稳步阶段[4]。

2000年前后，多个省市和医疗机构开发了区域性的医院感染监控系统，利用前瞻或回顾性的研究方法监测住院病例医院感染的发生情况[5]。有报道，利用医院信息系统（HIS）实现了数据共享，从整个数据库中提取有用数据，以查询为主线，结果自动统计监测对象的基础资料，并导出资料进行下一步分析处理。优化了医院信息系统，架起了感染监测与病区的桥梁，实现了信息的标准化，数据采集便捷、准确，做到了适时判断、动态观察；利用HIS，可根据感染监测的需要，随时开发感染相关监测项目，使感染监测更加完善化。

首都医科大学宣武医院于2004年开始着手研发，2005年7月采用计算机网络系统直接收集、统计及反馈医院感染病例监测资料，提高了报告的及时性和准确性，实现了医院感染实时监控。此系统实时监控的功能使医院感染病例监测工作实现了质的飞跃。医院感染管理科终端实时监控界面上全院各科新旧医院感染病例标识清楚，一目了然，可迅速发现病例聚集性发生的情况，便于医院感染专职人员及时且有针对性地下病房进行调查，避免发生大范围暴发流行[5-8]。在病例监测的基础上，于2008实现医院感染病例监测系统中实验室信息系统（LIS）数据的无缝对接，并对院感相关检查结果按照相应界值进行过滤，包括血常规、尿常规、便常规、脑脊液常规及生化、微生物培养及鉴定（包括送检情况以及多重耐药菌的检出情况等）。可以此信息为线索，对住院患者进行筛选，重点监测。及时提醒医护人员采取相应感染控制措施，有的放矢地开展医院感染防控工作，大大提高了医院感染管理的效率[6]。

北京市医院感染管理质量控制和改进中心2004年主持开发了北京市《医院感染监控管理系统》，该系统经过3次试运行，于2006年应用于北京市二级及以上医疗机构，目前其监测范围已覆盖北京市80%的出院病例，形成了良好的运行模式，现已推广到安徽省、江苏省和广西壮族自治区，值得借鉴和参考。该系统除提供日常医院感染流行病学的监测外，还提供了医院感染现患率调查、目标监测的平台以及医务人员锐器伤的监测专项[1]。在本系统的应用中，已有几所医院利用此功能，及时发现了医院感染暴发的苗头。医院立即采取有效措施，迅速控制了医院感染的暴发流行[9]。

2009年，北京市医院感染管理质量控制和改进中心并发起建立了本地区的医院感染监测暴发报告平台。报告平台具有实时监测预警功能，可及时准确地通过预警因素分析判断出疑似感染病例，便于早期采取有效的干预措施。该平台的建立一方面促进了专职人员通过目标监测及时发现医院感染聚集性发生风险的能力；有利于地区医院感染暴发信息的汇总。当出现医院感染疑似暴发的医院将相关信息上报质控中心后，质控中心的专家对信息进行汇总，及时将医院感染暴发的最新情况和处理经验教训反馈给地区内所有医疗机构，有利于预防医院感染暴发事件在地区的发生。

2010年，解放军总医院开发了医院感染实时监控系统（RT-NISS），RT-NISS通过数据访问中间件技术，采集医院信息管理系统（HIS）、实验室信息管理系统（LIS）、电子病历管理系统（EMR）等相关数据，建立起动态的感染信息基础数据库，实现了对患者从入院到出院的全过程在线监测；通过嵌入专业筛查策略，实现了疑似感染病例智能识别，并进行个案预警，方便专职人员判别；通过建立交互平台，实现了感染病例实时推送、精确诊断、干预与反馈，使专职人员与临床医师共同参与感染诊断与预防控制；通过建立暴发预警机制，实现了暴发隐患的及时发现；通过规范的监测流程和计算方法，进行全院综合性监测和目标性监测，并实现了全面、准确统计分析结果的输出；通过先进的计算机技术，实现了系统的可操作性、高效性、安全性和开放性。RT-NISS是高效率的医院感染监测与预防控制系统，通过准确、高效的预警机制和临床干预-反馈机制，实现了感染全过程监测和感染预防控制"关口前移"，最大程度地解决了感染病例智能化识别与预警、实时监测和在线干预、沟通问题，开创了医院感染监测与防控工作的新模式[3]。

2016年依据WEB信息系统原理，利用J2EE轻型构架进行开发，并利用大型关系数据库实现数据存储等技术，通过对感染信息的标准化，提取标化后的信息，统计分析医疗机构的住院患者感染全过程数据，进行区域性医院感染信息的实时监控和追踪。实现了基于基本数据集对各医疗机构感染信息的标化、提取、分析和比较，实现了对国家或区域性医院感染过程信息的实时监测和追踪，使国家、省、地市各级卫生行政部门和医院感染管理质量控制中心掌握区域内医院感染发生的情况，并进行评价、比较和反馈。建立了基于基本数据集和互联网的国家、区域性医院感染实时监测平台，促进了医院感染数据的共享和比较，促进了感染预防控制模式的转变[10]。

2．该项工作的现状与存在的问题

（1）HIS技术和产品比较成熟，在各医疗机构得到了广泛的应用：医学影像存档与传输系统（PACS）、LIS、医保系统等方面的研发单位也很多，各有所长。但几乎没有哪家公司的产品在这几个领域同时处于领先地位，又没有完全符合国际标准的数据接口。许多医院往往选择不同单位开发的HIS、PACS、LIS和医保系统，这几个系统的差异性大，很难将它们彻底融合为一体。所以，不能充分实现电子化工作流程，不能真正实现各种医疗信息的共享，亦不能实现医院感染相关信息的直接获取和分析利用。应当将医院中现有的信息资源综合利用起来。可以应用数据接口、数据挖掘[1]、切词技术[2]、信息流监控[3]等新技术不断完善医院感染监测系统。

（2）信息系统用于抗菌药物监测有一定难度：由于抗菌药物使用监测的难度，患者个体化差异很大，应用信息系统来进行抗菌药物监测有一定难度。但是已有多家单位开发了单机版或者联网的抗菌药物监测系统[4,10]，有的已经取得了好的成效。南方医院的朱宏等人报道，在采用其抗菌药物监测软件之后，Ⅰ类切口手术围手术期预防用药比例低于使用前；围手术期72 h内预防用药时间明显缩短；抗菌药物消耗总量显著下降，下降幅度为21.01%；特殊使用抗菌药物用量下降幅度为21.7%。通过该软件的开发应用能及时了解抗菌药物的动态消耗，有效遏止抗菌药物的不合理使用[11]。

（3）医院感染监测信息的反馈及上报：目前，就医院而言，能够实现所监测医院感染信息实时反馈临床的比较少见。这样缺乏信息的反馈机制，就没有达到使我们获得的信息利用效益的最大化。也就是说，临床科室也需要我们所监测得到的医院感染信息，从而了解现况，积极主动采取针对性的防控措施。要实现监测信息获取的便利性。

3.该项工作的进展与发展趋势

医院感染病例的报警指标体系已经逐步建立，报警界值已逐步确立，已有医院感染病例监测系统实现了此功能，能够通过诊断策略将疑似医院感染病例筛检出来，提高了医院感染病例的监测效率。另外，还能够通过疑似感染的发热症状，发生的时间、地点以及病原学检测结果初步筛选出感染的聚集性发生情况，为医院感染防控人员及时提供重要线索，为进一步实施感控措施、防范医院感染暴发提供了信息支持。

目前，医院感染信息化建设主要有两个趋势，一个是数据收集的精细化，另一个是已采集的数据利用的高效化以及信息技术利用的高效化，包括医院感染监测信息平台的建立、预警系统的建立、信息反馈机制的完善。

（1）在数据收集方面，一个是纵深方向，就是将医院感染管理工作的各大部分工作系统化，模块化，将每部分工作流程更细化，数据更准确，研究更深入。例如医院感染病例监测模块、症状监测模块、环境卫生学监测模块、消毒用品追溯模块、抗菌药物管理模块、医院感染监测信息统计分析报表以及查询模块等；一个是横向联合方向，是建立医院感染信息平台，将整个医院甚至区域的医院感染监测信息进行综合处理，实现医院感染监测信息预警，其中包括单个病例的医院感染预警和暴发流行预警，此功能将医院感染防控工作的关口前移，与此同时也将综合的信息经过筛选、统计分析以及专家们的解读后反馈给各部门、各单位，实现信息共享，提高信息的利用率。

1）纵深方向：医院感染实时监控，早期预防和早期治疗是提高临床抢救成功率、减少死亡率、提高医疗质量的重要环节。在建立实时医院感染信息采集的基础上，充分应用实时监控、预警系统，及时对医院感染的流行趋势和危险度进行预测、监控，变被动地控制为主动地预防，可以真正实现及时发现散在感染，时时警惕感染的流行与暴发。通过系统能够及时查找医院感染发生的真实原因，采取有效措施，有助于尽早控制感染的继续发生。医院感染管理具有涉及面广、时效性强、要求信息流畅和预防为主的特点，决定了综合性医院必须强化医院感染管理科的监测职能，加强医院感染管理的软件系统建设，充分利用医院感染预警网络，对引发医院感染的主要病原菌、感染部位、主要危险因素进行实时监控，以达到对医院感染的实时预警，为综合性医院有效应对突发公共卫生事件提供坚实的保障与基础。加强医院感染管理的软件系统建设，建立及时、准确、快速的医院感染网络和实时监控系统，有利于医院感染管理科在新形势下承担医院感染的预防、控制、监测、报告、预警、咨询、指导及监督检查职能[4]。

2）横向联合方向：目前国内外各医疗机构都在进行以下信息系统的研发：医学影像存档与传输系统（picture archiving & communication system，PACS）、检验信息系统（laboratory information systems，LIS）、麻醉信息管理系统（anesthesia information management systems，AIMS）、手术室管理系统（operating room information management systems，ORIMS）、供应室管理系统（supply room information management system，SRIMS）等。我们可以通过这些信息系统获得有效的医院感染监测信息。包括标本送检情况、多重耐药菌分布情况、抗菌药物使用情况、手术及其围手术期用药情况、侵入性操作器械的使用、消毒灭菌物品的使用情况等医院感染相关信息均可由各信息系统获取，从而为实现医院感染预警系统的建立提供充足的信息资源。

3）医院感染监测信息平台的建立：医院感染监测平台是基于医院信息系统（hospital information systems，HIS）的信息资源，通过整合 HIS、PACS、LIS、AIMS、ORIMS、RIMS 等信息资源，将数据进行分类、挖掘和利用，实现医院感染病例监测、症状监测、目标性监测以及环境卫生学监测，并对医院感染病例、医院感染暴发以及相关不良信息进行预警及信息反馈的平台。由于 HIS、PACS、LIS 三者进行了较为完善的融合，充分实现了电子化工作流程、各种医疗信息的共享，从而进一步加强了医院管理。"医院信息系统的整合"是以医院信息系统（HIS）、医学影像存档与传输系统（PACS）、检验信息系统（LIS）以及其他单机诊疗系统的基础上，将这些信息系统融合起来，充分实现电子化工作流程，实现各种医疗信息的共享，提高工作效率、方便患者就诊、加强医院管理。

在实现医院感染管理平台以及管理的探索中有以下几种方法值得借鉴。①有医院报道[12]，应用"HIS"数据共享的信息流，寻求科学的医院感染和传染病信息流监控方法，对医院感染和传染病信息流进行主动、连续、系统地俘获，优化医院感染管理的工作流程，强化医院感染和传染病监控管理的效能，收到较好效果。例如，专职监控护士利用"医院感染监控管理软件"可随时提取每一位住院患者的侵入性操作信息，有针对性地到临床对侵入性操作过程进行现场检查和督导，强化了医院感染预防与控制的时效性；②基于切词技术的医院感染监控信息系统实现了对所有在院患者的实时监控和重点警示，具有丰富的统计、分析功能；对科室感染检查、医院感染病例、抗菌药物使用及介入性操作使用等形成准确、全面的监测报表，使医院感染控制人员从繁琐的资料汇总统计中解放出来，将主要精力投入到资料的分析、指导和解决实际问题中。医院感染监控管理软件作为整个医院信息系统的一个组成部分，具有数据来源准确、实时性强、覆盖面广等特点，使医院感染管理人员提高了工作效率和工作效果[13]；③数据挖掘技术在手术室医院感染管理中的应用：手术室无菌物品及一次性用品智能备库系统，预测术后切口感染，合理安排手术，并防止抗菌药物的滥用，根据围手术期的抗菌药物应用分析其与耐药性的规律，对参观手术人员和进修生实习生的管理，利用医院信息系统（HIS）中知识解决难点和杜绝差错，对手术室医院感染常规工作动态监测。数据挖掘技术作为一门新的技术，能从数据库中识别出有效的、新颖的、潜在的信息与知识，并能在手术室医院感染管理中得到很好的应用[11,14-16]。

医院感染信息监测平台的建立，将优化管理流程，提高工作效率。医院感染信息监测平台信息的利用，将医院感染监测的关口进行了前移，为防控医院感染暴发事件提供及时准确的综合信息，有广阔的应用前景。

　　4）预警信息系统建立：将各个信息系统的信息互联，整理，按照预警要求进行归类分析。包括以下部分，系统具有按照指定的预警指标及其阈值自动预警的功能，使用单位可以根据自己的具体情况设定预警条件，真正实现实时性前瞻性监测。通过医院感染网络系统传递感染信息，实现信息资源共享，显著提高医院感染信息的质量，同时利用医院感染网络系统进行感染信息追踪和实时监控、预警前瞻性与目标性地评价医院感染状况，降低医院感染的发生率和漏报率。

　　以发热症状线索引导医院感染发病监测为例，其构思来源于症状监测能够成功地预警传染病等公共卫生突发事件。发热是非特异性临床症状，是人类疾病的重要信息，大多数感染性疾病伴有发热或以发热为首发症状[17]。发热症状的监测定义简单，获取方便，经临床护理工作站功能模块，可准确、快捷地获得全体住院患者的体温信息，体温超过38℃提示患者有可能存在感染，而无需等待检验结果和临床诊断。发热症状的监测运用于医院感染发病的监测，能将监测视线延伸到发现医院感染散发病例的早期，可由此发现聚集性感染线索，能够在医院感染暴发之前早期预警，将医院感染暴发流行控制的关口前移，为积极采取防控措施赢得宝贵时间[4]。发热监测能够达到住院病例全覆盖，消除了传统监测方法容易出现的监察死角。以发热为线索引导的医院感染发病监测敏感性高、快捷省时，节省人力资源，可降低成本费用[9]。散发患者预警信息可以在经过专职人员识别和综合评估后，反馈给患者的主管医生和病区主管医生，提醒医生密切关注患者。专职人员进行识别和综合评估了病区聚集性发热患者信息后，将有针对性地提出需要加强的感染防控措施，并进行深入的流行病学调查，与此同时，将此信息反馈给相关部门，要求该部门加强感染防控措施，并由医院感染管理科对这些措施的执行情况和有效性进行评估，最后再通过信息平台对此次的处理进行信息反馈。

　　（2）借助信息化手段开展实时高效的感染防控工作

　　1）医院感染监测信息的反馈：借助医院感染监测平台将医院感染病例监测、症状监测、目标性监测、环境卫生学监测以及病原学信息等收集的数据及时向临床科室反馈，以便于临床及时掌握本科室的感染相关情况。

　　2）信息的查询与统计：开发科室级和全院级查询统计软件功能模块，各科室可以进行各类检查的详细信息查询，并可以对这些资料进行分类统计。

　　3）培训和考核：借助平台进行医院感染相关法律、法规及院内规章制度的宣传教育，给员工提供了解职业防护、操作流程、手卫生等信息的学习资源，并在其学习后进行网络考核，当时反馈点评意见，为提高员工的感染防控意识和技能实现信息的即时提供。

（三）总结

　　医院感染信息系统的建设过程中，必然会出现一些新问题。要处理好"硬件"和"软件"的关系，不仅要提供网络设施、硬件设备系统等，还要做好医务人员的培训工作，使他们能够熟练地掌握，把信息系统中的各项功能应用到日常的工作中；要处理好应用与拓展的关系，不但要应用，还要用好，不但要充分发挥系统中的各项功能，而且可以结合工作中的实际问题，组织必要的软件开发，以完善系统功能，提高工作效率。

　　医院感染信息监测平台的建立，将优化管理流程，提高工作效率。医院感染信息监测平台的信息利用，将医院感染防控的关口前移，为防控医院感染暴发事件提供及时准确的综合信息，有广阔的应用前景。

医院感染管理信息化只是手段，要对获得的信息进行综合处理，做出科学决策，实现管理科学化、管理效益最大化。医院感染的信息化与网络化建设，能为卫生行政部门提供科学的参考数据，让管理者掌握当地医疗机构的医院感染情况，并及时采取相应的干预措施，避免发生医院感染的暴发流行，防患于未然。医院感染管理的现代化要求信息化，信息化建设促进管理的现代化，进而从整体上改变医院感染管理的面貌。

（马文晖　王力红　首都医科大学宣武医院）

参考文献

[1] 颜雨春，周典，朱启星 . 数字化医院建设与管理 . 合肥：安徽科学技术出版社，2010.

[2] 匡季秋，武迎宏 . 国内外医院感染监测系统应用进展与比较 . 中华医院感染学杂志，2009，19（16）：2213-2216.

[3] 邢玉斌，索继江，杜明梅，等 . 医院感染实时监控系统的开发与应用 . 中华医院感染学杂志，2011，21（24）：5241-5243.

[4] 岑智锋，张贵琛 . 国内外医院感染管理信息化建设的进展 . 中国热带医学，2008，8（7）：1273-1274.

[5] 田春梅，党友家，许会玲，等 . 医院信息系统医院感染目标性监测软件的开发与应用 . 中华医院感染学杂志，2009，19（13）：1681-1683.

[6] 张京利，王力红，马文晖，等 . 医院感染病例监测网络信息系统的研发与应用 . 中华医院感染学杂志，2007，17（5）：555-557.

[7] 张国荣，陈文光，蒋景华，等 . 计算机在预防保健与医院感染管理信息系统中的应用研究 . 中华医院感染学杂志，2005，15（11）：1266-1269.

[8] 马玉新，贾云香，肖丽双 . 医院传染病疫情网络直报中存在的问题与对策 . 中华医院感染学杂志，2005，15（10）：1158-1159.

[9] 武迎宏，刘荣 . 北京市医院感染监控管理系统开发与应用研究 . 中华医院感染学杂志，2008，18（7）：985-987.

[10] 索继江，付强，霍瑞，等 . 基于基本数据集的国家或区域性医院感染监测平台的设计和实现 . 中华医院感染学杂志，2016，26（11）：2404-2407.

[11] 王枢群，张邦燮 . 医院感染学 . 重庆：科学技术文献出版社重庆分社，1990.

[12] 靳桂明，董玉梅，王琳，等 . "医院信息系统"医院感染信息流监控方法的建立 . 中国感染控制杂志，2008，7（5）：326-328.

[13] 冷金昌，彭坤，吴明，等 . 基于切词技术的医院感染监控信息系统的研究 . 中华医院感染学杂志，2009，19（21）：2904-2906.

[14] 喻晓芬，王峥，过湘钗 . 数据挖掘技术在手术室医院感染管理中的应用 . 中华医院感染学杂志，2008，18（1）：78-83.

[15] 朱宏，孙树梅，谢新鹏，等 . 医院感染管理信息软件——抗菌药物临床应用管理子系统的研究与应用 . 中华医院感染学杂志，2009，19（2）：181-185.

[16] 孟黎辉，姜雪，郑佳 . 利用信息系统进行抗菌药物合理使用的管理模式探讨 . 中华医院感染学杂志，2009，19（11）：1422-1424.

[17] 任南 . 实用医院感染监测方法与技术 . 长沙：湖南科学技术出版社，2007.

二、工作案例

案例一　医院感染信息化系统的建设

（一）前言

医院感染管理是现代化医院管理的重要组成部分，是医疗安全的重中之重。随着现代化医学理论和技术的发展，医院感染问题日益突出，不仅严重地影响到医疗质量，增加了患者的痛苦和负担，而且已成为现代医学发展的桎梏。在当今社会，科学技术日趋信息化、现代化，如何在日益激烈的竞争中与时俱进地适应时代变革是各行各业面临的一个首要问题。为提高医院感染管理工作的效率与质量，引入信息化管理模式无疑是解决这个问题的先行兵，以实现医院信息化建设，使医院信息资源高度共享。可以说，医院信息系统的建立是提高医院感染管理和监控水平的必然趋势。医院感染信息实时监测系统的建立是将全院六大系统进行有效整合，在提高数据准确性的同时，减少了感染控制专职人员的工作量，提高了工作效率，从而使医院能够以最少的投入获得更好的社会效益和经济效益[1]。

（二）工作方法

1. 工作基础

医院感染监测是医院感染控制的基础。在 1997 年首都医科大学宣武医院感染信息系统未建设前，医院感染控制和管理的监测手段及工作方法比较落后，医院感染管理人员获取的感染信息相对滞后。其主要表现：一是医院感染监测工作多数是回顾性监测，医院感染管理专职人员每日到全院各个病区收集医院感染病历上报登记表。医院感染诊断依据病历记录的内容，导致统计数据质量不高，漏报率较高，不能准确地反映医院感染的总体情况；二是对医院感染流行和暴发的可能性及趋势不能进行前瞻性监测，对控制和减少医院感染的感染率起不到应有的作用；三是对医院感染的病原学监测效率低，医院检验科微生物室不能及时提供准确的培养和药敏结果，对医院感染的细菌耐药性和细菌谱的监测不完善。为了能第一时间得到全院各种标本的阳性结果，监测院内感染，医院感染管理专职人员每日到检验科微生物室登记各种标本的阳性结果。

为解决以上问题，首都医科大学宣武医院在 2005 年依托医院信息系统（HIS）开发了医院感染病历监测网络信息系统。但随着信息系统的迅速发展，管理工具理念的引入，全面改进了医院感染管理模式，因此，医院感染病历监测网络信息系统不能实时监测，不能早期发现感染暴发，对医院感染病例监测不能进行闭环管理。2014 年首都医科大学宣武医院通过整合医院现存的医院信息系统（HIS）、医学影像存档与传输系统（PACS）、检验信息系统（LIS）、麻醉信息管理系统（AIMS）、电子病历系统（EMR）、移动护理信息系统（MNS）等信息资源，建立了医院感染信息实时监测平台，优化了医院感染管理流程，提高了工作效率。

2. 面临的困难与挑战

医院感染管理系统并不是一个孤立的系统，它是与其他信息系统并行运行在医院局域网上的。但如何利用纷繁的数据，获得感染控制所需的信息，是摆在医院感染管理和计算机专业人员面前的一个跨学科难题[2]。医院感染信息实时监测系统是通过六大信息系统的整合建立的医院感染信息实时监测平台，但在实现医院六大信息系统整合过程中，因系统不同，实现医院感染信息数据库时，各大系统之间以及医院感染信息实时监测系统与北京市院感质控中心数据库数据信息串口的无缝链接以及系统智能拦截功能实现存在一定困难。而各系统实现无缝连接后，院感信息实时监测系统预警条件设置进一步挖掘与利用也面临一定的挑战。

3．推进该项工作的具体方法与措施　为更好地适应医院感染管理信息化发展的要求，首都医科大学宣武医院于 2014 年成功上线医院感染信息实时监测系统。

(1) 设计思路与功能实现。总体思路是通过整合医院现有医院信息系统（HIS）、医学影像存档与传输系统（PACS）、检验信息系统（LIS）、麻醉信息管理系统（AIMS）、电子病历系统（EMR）、移动护理信息系统（MNS）等信息资源，建立了医院感染信息实时监测平台，运用医院感染信息实时监测平台通过诊断策略，生成预警信息，系统将预警信息推送至院感监测终端和临床监测终端，临床终端嵌入到电子病历信息系统中，便于临床医生使用该功能。院感监控终端预警由院感专职人员进行处理，临床医生终端的预警由临床医生进行处理，若预警信息未及时处理，系统在患者出院时进行拦截。最后将监测全部数据进行统计并反馈到临床，实施了医院感染的闭环管理。

(2) 六大系统信息系统串口进行信息交换。医院感染信息实时监测系统在设计思路及功能实现方面，考虑到与医院六大系统之间的信息交换必须畅通，才能获取需要的数据和实现完善的监测功能。在与六大系统进行串口连接时，因数据量较大，必须制订出限定的界值，以方便筛选出有效的数据。医院感染管理专职人员与临床相关部门负责人员进行沟通，设定规范、合理化感染预警条件的界值范围，将临床数字化、文字化的信息转化成本土化、结构化的信息语言，从而系统才能智能筛查形成预警。经过医院感染管理专职人员和计算机专业人员不断地沟通、交流，反复地研究及修改，最终成功完成六大系统串口的对接，达到了预期的效果。

(3) 智能拦截形成医院感染闭环管理，减少医院感染首页漏报。智能拦截功能是我院医院感染信息实时监测系统实施闭环管理中重要的一环。实施智能拦截功能需要多部门的联动，医院感染管理专职人员与医务处、病案统计科及信息中心等部门进行沟通协调，制订可行的拦截流程。最终实现医院感染预警信息推送，临床医师若未及时处理预警，出院时系统给予拦截，临床医师必须返回到电子病历系统中进行医院感染预警信息的排除或编辑，才能解除拦截。通过医院感染信息实时监测系统智能拦截功能，病案首页漏填率大幅度下降，由 2014 年一季度的 28.2% 下降到四季度的 5.41%，病案首页院感诊断漏填情况减少呈线性关系 [3]。智能拦截功能实现了医院感染漏报的闭环管理。

(4) 院感实时监测信息系统预警条件设置的进一步挖掘与利用。系统在运行过程中通过诊断策略每天自动按时间序列对患者入院期间感染相关数据进行多参数综合分析，智能识别。但系统实际运行中发现部分感染病例不能进行个案预警，其主要原因为筛查策略缺少预警条件。例如：系统要预警患者"感染性腹泻"，但在预警策略设置时无"腹泻"预警条件。院感专职人员进一步挖掘设置预警条件时，综合诸多腹泻因素设置腹泻预警条件，在设置腹泻次数时既保证系统准确识别，又必须考虑到临床排除预警的工作量。系统预警条件的不断挖掘与利用，通过主动连续、动态的及内在逻辑的综合筛查，提高感染个案预警病例的特异性和敏感度，最终减少感染病例的漏报。

（三）工作推进的效果

1. 革新了监测方法　院感信息实时监测系统的开发，将医院感染病例监测的关口前移，让临床医师主动甄别和诊断，确立了临床医师诊断医院感染的主体地位，提高了上报医院感染病例的依从性。智能拦截形成医院感染闭环管理，减少了医院感染首页的漏报情况。革新了监测方法，使工作变被动为主动。

2. 提高医院感染管理水平　该软件充分利用六大信息资源，实现了信息的采集、储存与传输应用手段的自动化，信息综合分类与加工处理方式的集约化，为获取医院感染相关信息提供了直接而完整的数据，提高了感染管理层次，增加了管理深度。

3. 提高过程质量控制　医院感染实时监测信息系统的应用，实现了住院患者医院感染相关信息的实时查询，根据查询的相关预警资料针对性地进行干预，及时发现和解决问题，做好环节及操作过程的质量控制，将感染防控措施关口前移。

4. 改善医院感染管理中存在的问题　医院感染实时监测信息系统的应用，较好地实现了医院感染相关因素数据查询为主线的数量、质量信息管理。强大的统计分析功能为领导层和临床相关部门提供了准确的感染信息。医护人员可在临床终端直接查询数据，为医护人员的科研、临床分析提供了有效的手段，并能够及时掌握医院感染管理工作中存在的问题，提出改进对策。

5. 信息系统管理的成本效益　医院感染信息实时监测系统是医院实现现代化管理的一个重要手段，有利于医院成本核算。优化了医院感染管理的流程，为医院感染管理工作提供强大的技术支撑，实现数据资源的共享，提高工作效率，为医院创造最佳的经济效益。医院感染信息实时监测系统的应用，对住院患者实时监测，从预防感染病例发生的角度，提前进行防控措施干预，减少医院感染病例的发生，从而减少患者的住院时间、减少住院费用，为社会创造了最佳的社会效益。

（四）述评

1. 经验体会

（1）推进工作的成功之处及成功的关键点：信息系统在医院感染管理中的成功应用关键在于医院感染管理工作模式的改变。由被动的监控模式转变为主动的监控模式：传统的管理模式是等待医院感染的发生后才进行一系列的补救工作，缺乏前瞻性。而现在应用信息实时监测系统可以每日实时监测到患者的各项指标，智能识别高危，个案预警。临床医师及感染管理专职人员分别在临床终端和院感终端及时干预预警，医师主动甄别和诊断，对预警进行编辑或排除，及时进行医院感染上报，提高了院感病例上报的及时率，或通过医生的干预治疗，将避免患者医院感染的发生。院感专职人员从院感终端对预警病例进行干预，与临床医生沟通确认核实是否为院感病例。临床医生和院感专职人员在第一时间对同一份病历进行主动干预，提高了监控的主动性。

（2）推进工作不足之处及需要改进完善的方面：一个比较理想的医院感染信息系统应该能够在医院范围内将医院感染监控相关科室组建成一个医院感染监控网，实现全院范围内的数据共享和通讯，能及时、准确、客观地反映医院感染的动态信息[3]。我院医院感染信息实时监测系统是由六大系统整合形成的比较完善的系统，该系统功能强大，为医院感染监测工作提供了强大的支持，但在信息系统还有再开发的空间，进一步完善感染病例报警的敏感性和特异性，并且对信息系统的庞大数据进行深度挖掘和利用。

2．总结

（1）信息系统建立过程中经常会遇到一些意想不到的困难。例如，按照总体设计思路将要求反馈给信息技术科的专业人员，专业人员按照需求将程序编好，进行临床试用，不断调试最终完善。因为医院感染这门学科具有一定的专业性，编程专业人员对相关知识不了解，在编程过程中对于提出的需求理解有差异，所以医院感染管理专职人员要反复与编程专业人员沟通，使其尽快了解本专业的知识，编程才能顺利进行，按计划实施。

（2）信息系统建立过程中最需要注意的是要尽可能减少冗余数据，实现数据高效利用。在信息系统建立前，向信息技术科专业人员提出所要数据的需求，并规定各种预警数据的界值，建立自动滤过程序，提取有效数据，缩短查询使用时间，使系统应用更加快捷，更加精准。

要想建立开发完善的信息系统，应注意：在设计软件前一定根据科室的特点，选择的程序具有全面性、实用性、易操作性及科学准确性。使用比较完善的信息系统，才能更加提高工作效率。本系统的建立与应用，为医院提供内容充实、信息量大、标准规范、界面友好、操作简便的网络工具，给医院感染工作带来很大的便利，对不断提高医院感染管理水平起到了推动作用。

（赵会杰　王力红　首都医科大学宣武医院）

参考文献

[1] 张京利，王力红，马文晖，等．医院感染病例监测网络信息系统的研发与应用．中华医院感染学杂志，2007，17（5）：555-557.

[2] 宫庆月，张学香，矫玲．医院感染管理软件的开发与应用．中国感染控制杂志，2008，7（2）：92-953.

[3] 马文晖，王力红，张京利，等．医院感染病例监测的闭环管理．中华医院感染学杂志，2015，25（11）：2597-2599.

案例二　引入"信息化"先进理念管理模式，提高医院感染管理效能

（一）前言

医院感染管理是体现医疗质量和患者安全的重要指标之一，随着现代医疗技术的飞速发展，医院感染监测的内涵已发生较大的变化：专职人员从过去的回顾性调查转向前瞻性调查，改被动监测为主动监测；从监测方法上看，已从全面综合性监测逐步过渡到目标性监测；从监测内容上看，从过去单纯的发病率监测到监测发病的相关因素，如危险因素、重点部门、病原体及耐药性等的监测；从监测汇总看，仅医院感染病例资料的分析就包含了医院感染发病率及其科室和疾病分布、医院感染病原微生物的耐药性分析、医院感染危险因素分析等众

多错综复杂的内容。因此，要对医院感染进行监测、控制和管理，就需要储存、统计和分析大量的数据，采用传统手工统计的方式已很难满足医院感染防控的要求，大力发展医院感染信息化已成为现代化医院管理的必然趋势。

计算机作为信息处理的一种重要工具，已被广泛地应用到社会的各行各业及各个领域。随着医院信息系统（hospital information system，HIS）在国内医院的开发和应用，HIS 已成为医院日常业务处理必不可少的工具。如何将计算机技术引入到医院感染管理工作中，利用计算机终端、局域网和互联网技术，建立医院感染监测系统（NISS）是国内外医院感染专业研究领域内的热点问题之一[1]。

国外的感染监测系统主要是整合在医院信息系统（HIS）上，医院感染信息化管理水平已是相当的健全和先进。我国建立医院感染网络系统起步相对较晚，在 20 世纪 80 年代中后期才开始，走过了单机版软件时代，现已形成局域联网和全国联网，但医院感染管理的区域化信息建设较为滞后，尚待加强[2]。

（二）工作方法

1．工作基础

徐州医科大学附属医院感染管理科深入开展医院感染监测的同时，还负责本地区医院感染监测数据定期汇总分析等工作，为医院感染计算机管理软件的研制开发奠定了扎实基础。

医院于 1989 年成立医院感染管理委员会，1990 年成立感染管理科，并按照要求配备了一支高素质的专职人员团队，逐步建立了医院感染管理三级网络，按照原卫生部要求认真开展医院感染各项基础监测，并不断将监测工作引向深入。随着医院感染前瞻性全面综合性监测的深入，于 1999 年始在做好全面监测的同时，针对医院感染重点部位及科室开展了医院感染目标性监测，先后开展过普通外科手术医生专率调查、神经外科留置导管目标性监测、恶性血液病患者医院感染专率调查等专项监测；兼任医学院校的医院感染章节教学任务，这些都有利于专职人员的知识巩固和更新；1994 年加入全国医院感染监测网，定期上报医院感染监测信息，同时承担江苏省徐州市的医院感染数据收集、汇总及分析工作；以上工作基础都为医院感染计算机管理软件的前期调研和分析及软件的测试维护，提供了较好的技术保障基础。

2．面临的困难与挑战

感染管理科 1994 年始与医院信息科合作开发研制医院感染计算机管理软件。在研发过程中深切体会到医院信息化建设与 Windows、Office 等应用软件的使用不同，是一项应用于业务管理的工程，需要先有业务部门的管理思路，后有软件系统的实施应用，是一项技术与业务紧密结合的新型管理手段，二者相辅相成，缺一不可。

医院感染管理软件的研制开发不仅需要有经验丰富的软件工程师，更重要的是专职人员如何做好与软件工程师的有效沟通交流，共同完成软件开发前的调研与分析，使得项目能得到较好理解，从而为工程师正确编程打下良好的基础。软件是一种逻辑实体，具有抽象性，对硬件和环境有着不同程度的依赖性，一个软件的开发往往涉及其他领域，不同行业的专科知识，而且还往往与社会、人的组织和管理因素相关，这对软件工程师提出了很高的要求，其开发和维护必然困难；一个成功的软件其要素至少需要做到以下四性：①可维护性，即软件必须能不断进化以满足用户的需求变化，这是软件产品最根本的要素。②可依赖性，指一个可靠的软件在系统失败的情况下，也不会导致有人员或经济的损失。③有效性，主要包括响应时间、处理时间、内存利用率等，即软件不要浪费内存和CPU等系统资源。④可用性，即用户不用特殊地努力就能操作。因此，必须要提供完备的用户界面和充分的说明文档。如何保证该专业软件产品的质量，前期调研分析、计算机技术与感染业务的较好融合、后期的测试维护均是需要面临的挑战[3-5]。

3．推进信息研发的方法和措施

（1）信息系统的开发、测试和升级：从1992年开始，医院感染管理科与计算机软件公司合作共同开发医院信息系统（HIS）建设，随着医院信息系统（HIS）的不断完善，作为医院信息系统（HIS）重要组成部分的医院感染信息化建设也被提到议事日程；在信息科大力支持与配合下，由前期开发医院信息系统（HIS）的主要软件工程师与医院感染管理专职人员协同研制，该工程师作为医院信息科工作人员，不仅能较熟悉医院信息系统（HIS），而且也能够为医院感染软件较好地与医院信息系统（HIS）兼容，提供良好的技术保障和售后升级服务。

在研发过程中，医院感染专职人员注重与软件工程师的信息沟通与交流，把软件设计转换成计算机可以接受的程序代码，确保写出结构良好、清晰易读且与设计相一致的程序；每完成一个模块单元，就由专职人员进行单元测试，查找是否存在功能和结构上的问题并及时加以纠正，如此反复按规定要求，逐项进行有效性测试，最终决定该软件是否合格。该软件自1996年起在江苏省医院感染监控网络系统推广使用，在实际应用中不断升级完善，至2004年已推出第四套版本。经过8年的努力，基本开发出一套功能齐全，易学易用、界面美观、简便、快捷、兼容性良好的医院感染信息化软件系统（图7-1）。

（2）计算机系统的自动化监测和分析功能：医院感染计算机管理软件由三个相对独立的系统组成：医院感染病例监测、医院环境微生物学监测、目标性监测及现患率调查，其中在医院感染病例监测系统中设计了完善的医院感染耐药菌株监测和医院感染暴发流行的预警系统。

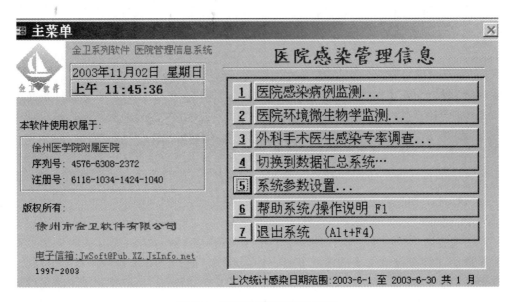

图7-1　医院感染管理信息系统

1）医院感染病例的监测

①录入：通过医院信息系统直接导入、结合手工录入的方式来完成患者的所有信息的录入，其内容涵盖了患者的基本情况、医院感染情况、与医院感染相关的危险因素情况及与医院感染有关的病原体及耐药谱情况四个方面信息，一次录入，就可以完成日常医院感染的基线监测，医院感染流行、暴发趋势预警及医院感染的主要病原菌分布监测工作；计算机会自动校验部分录入项之间的逻辑关系，及时纠正和提醒录入错误信息，医院感染病例录入界面上的所有可选项都是开放的，用户可根据自己的需要，增删或修改可选项中的内容，能较全面、完整地收集医院感染患者的流行病学相关资料，基本上能满足各医院对医院感染信息的需求（图 7-2）。

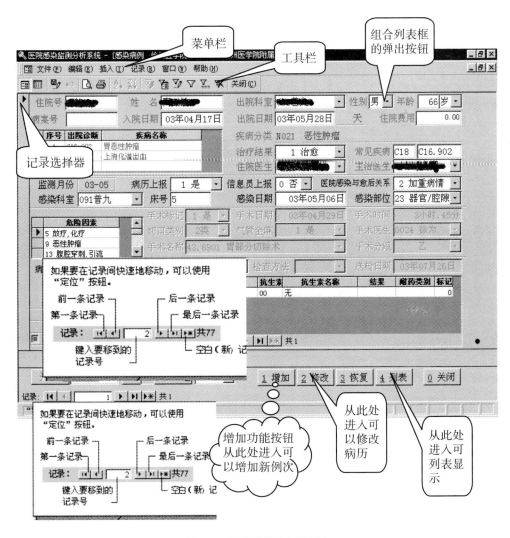

图 7-2 医院感染病例的录入

既可以按医院感染患者的基本信息项进行单一或组合条件筛查，还可在医院感染病例查询界面使用编辑按钮直接切换到手工录入界面，可使我们很容易在众多的感染病例信息中找到所需要的数据，因数据长期保存于服务器，还可进行回顾性查询，便于科研资料的积累。

②预警：医院感染前瞻性监测是及时发现与识别医院感染流行或暴发的有效途径之一。一旦发现感染病例聚集现象时，该预警系统就会自动出现提示，以便感染专职人员在进行流行病学调查之前有目的、有针对性地分析和识别是否存在真正的感染暴发或流行。在每次关闭医院感染病例监测系统的"医院感染病例"界面时，计算机就会自动进入预警窗口，如果在预设范围内出现≥3例的医院感染病例及特殊耐药菌株时，该界面就会显示出相关的患者个案信息，起到警示作用；用户也可根据实际要求自行设置预警周期、预警值后执行"更新"命令。系统即自动按感染科室病原体、感染部位、病原体之感染例次、感染部位之感染例次四大相关部分分别统计后显示≥3例的医院感染病例及特殊耐药菌株，利用其提供的医院感染动态信息，可有目的有重点地开展监控工作，从而充分发挥前瞻性调查资料的预警作用（图 7-3）。

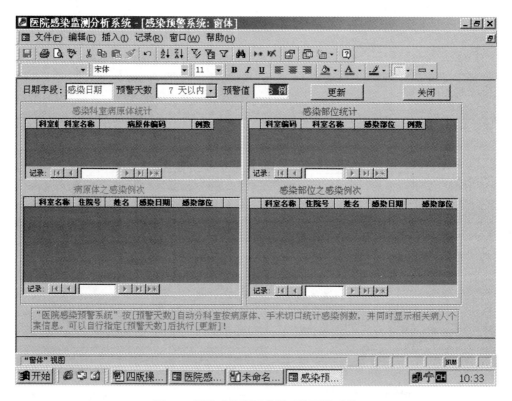

图 7-3　医院感染监测分析系统预警系统

③统计：通过录入有效数据，数据库可自动套入统计学公式、自动生成不同类别的统计报表及统计图表；一次录入可按照要求输出包括原卫生部报表、省报表、院内的各项报表，内容涵盖了医院感染发生率、医院感染漏报率、医院感染发生各项危险因素、手术感染情况及医院感染细菌耐药情况，尤其是特殊耐药菌发生情况等二十四张报表及四张图表，还可按照自定义要求设置任意输出年、季、月的报表，报表设计科学、实用、美观；方便医院领导及相关管理人员对医院感染工作各项指标有一个清晰可见的数据显示（图 7-4）。

2）医院环境微生物学监测：本系统按 2002 年版《消毒技术规范》及 1996 年版《国家标准》要求设计，监测内容全面、科学，具有完善的录入、查询 / 修改、删除功能，并能根

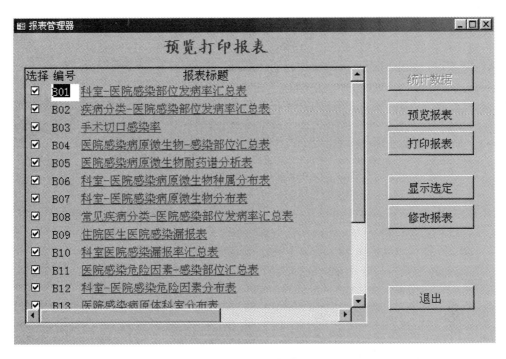

图 7-4　生成报表

据用户的需要进行综合查询；录入监测原始数据后，系统自动做出判断。操作简单，易学易用，共能输出四套 10 张报表。

3）目标性监测及现患率调查：参照原卫生部 2001 年印发的《医院感染诊断标准（试行）》、全国医院感染监测网 2001 年下发的《医院感染现患率调查方案》，借鉴美国 NHSN目标性监测思路设计，录入界面信息简捷、实用，操作快捷、方便，将调查原始资料录入后即可汇总出不同类型目标性监测及现患率调查所需各类报表，避免了繁琐的公式运算，有效地降低了医院感染专职人员的工作量，提高了工作效率及质量，更好地体现了医院感染前瞻性调查资料的时效性。

（3）医院感染信息系统的推广：医院感染计算机管理软件研发成功后，从 1996 年开始在全省范围内推广，通过幻灯演示、计算机示范、模拟操作等途径来让各医院专职人员较好学习掌握软件的应用，截止到 2008 年，江苏省已有近 200 家二级以上医院和包括江苏省医院感染监控中心、南京市医院感染监控中心及徐州、苏州、无锡、常州、镇江在内的 7 家省、市级别医院感染监控中心使用该管理软件，并成功举办 10 余次江苏省医院感染管理软件学习班，该计算机管理软件在使用过程中经过三次改版，支撑系统不断升级，功能不断完善、操作更加简便。医院感染计算机管理系统的广泛使用，提高了全省二级以上医院及医院感染监控中心对医院感染流行病学资料处理的效率及准确度，推动了全省医院感染管理规范化的进程，加速了全省医院感染管理工作的现代化步伐。

（三）信息化工作推进的效果

通过近 15 年的医院感染计算机管理软件的实际应用，无论对使用医院或者地区监控中心的医院感染控制工作质量和效率都有很大帮助。

1. 极大地提高了医疗机构感染防控效率

从医院来说，感染监控系统的应用将有限的医院感染管理专职人员从大量繁琐的资料收集、归类、统计工作中解放出来，利用计算机管理系统提供的医院感染动态信息，对住院患者医院感染发病率、漏报率，重危患者、手术患者医院感染的发病率，Ⅰ类手术切口人数及其感染率进行监测，从中及时了解自己医院的感染发病情况、分布特点、有无感染的流行或暴发倾向，将统计分析结果及时反馈到临床科室，积极整改，实现医疗质量的持续改进；通过对医院感染送检标本细菌培养阳性菌株耐药率监测，可以随时掌握本院感染性疾病的主要病原菌分布情况，了解各主要病原菌对常用抗菌药物的敏感性，为临床医生提供抗感染治疗和抗菌药物合理使用的指导性意见，这些都是人工统计汇总监测资料时所难以奏效的，通过提高工作效率和综合分析能力，规范医院感染管理工作，在此基础上有目的有重点地使本院监控工作进一步深入开展，也避免了资金的盲目投入，节省了开支。

2. 省级质控中心实现区域化指导和监管

对全省及各地市质控中心来说，通过医院感染计算机系统能有效覆盖到各个地市二级及以上医院的感染监控网络，初步实现医院感染管理的区域化指导和监管工作。通过各级医院定期上报医院感染监控信息，监控中心利用计算机管理软件对各种信息进行自动储存、加工处理与综合汇总分析，形成图文并茂，阶段性动态监测的重要信息报表（如感染发生率、感染部位、高危人群、危险因素、抗生素使用率与耐药谱等），并有同期对比、直观可读的报表，图表一目了然，令人印象深刻；各级质控中心定期向主管卫生行政部门反馈其辖区内各级医疗机构的医院感染控制情况，使其充分把握本地区以及各医院的医院感染及管理现状，为进一步医院感染研究提供大量的数据，提高对医院感染资料的利用率，形成一个全方位立体的资料分析库，合理地利用信息，为医院感染病例流行或暴发的预警，为高危部门和常见医院感染部位的监测，为及时采取干预措施提供了宝贵的科学依据。

在我国医院感染管理专职人员资源紧缺的情况下，采用数字化的医院感染管理模式，突破了传统的思想观念、工作方式，让管理者能精确掌握当地医疗机构医院感染管理情况，对医疗机构的监管能够更加重点突出，有的放矢，及时采取干预措施，避免发生医院感染的大暴发与流行，防患于未然，从宏观和微观两个方面提高了感染管理的层次，大大增加了管理的深度。

（四）述评

1. 经验体会

以信息化、标准化、现代化为发展方向，运用质量持续改进和过程管理的理念，加强医院感染信息应用和处理是强化医院感染预防与控制功能建设的基本条件。医院感染计算机管理系统是医院感染管理工作发展与计算机系统发展的必然产物，是提高医院感染管理效能的重要方面。信息化开发和完善过程是个漫长的系统工程，需要大量资金和人力的投入。在医院感染软件开发过程中，深切体会到医院领导的高度重视与大力支持是做好工作的前提；重视研发的前期调研与分析是开发软件的重要动力；开发过程中计算机技术与医院感染控制业务较好的对应融合是关键；按照规定需求，逐项进行有效性测试则是对软件质量的重要保障。

2．总结

虽然，前期在医院感染监控管理软件方面做出了一些有益的探讨，但是在计算机管理系统的应用过程中仍然需要注意一些问题，其中，最重要的是计算机系统并不能完全代替医院感染专职人员的工作。虽然各项指标的完成可以借助计算机系统，但是毕竟计算机仅为辅助工具，医院感控监测、控制和管理工作的开展都应该是来源于临床实际，并要深入到临床一线。另外，医院感染计算机管理仍有很多问题亟待解决，如信息的标准化和系统接口的标准化问题，更便捷、准确的数据采集方式，以及更多的适时判断与提示等，这些都需要在今后的应用中不断发展和进一步完善。

（茅一萍　徐州医科大学附属医院　李卫光　山东省立医院）

参考文献

[1] 张京利，王力红，马文晖，等．医院感染病例监测网络信息系统的研发与应用．中华医院感染学杂志，2007，17（5）：555-557.
[2] 茅一萍，任玲，周宏．医院感染信息化软件的应用与展望．中国医院管理，2006，26（12）：72-73.
[3] 匡季秋，武迎宏．国内外医院感染监测系统应用进展与比较．中华医院感染学杂志，2009，19（16）：2213-2215.
[4] 姜建新．医院感染的网络系统建设和实时监控．中华医院感染学杂志，2007，17（6）：700-702.
[5] 任南，文细毛，吴安华．全国医院感染监测与数据直报系统的研制及使用．中国感染控制杂志2008，7（3）：170-172.

第八章　社区卫生服务中心家庭病床的医院感染管理

工作案例

案例　医源性感染控制工作在家庭医疗卫生服务中的推进

（一）前言

随着老龄化社会的发展，家庭养老已经成为主要的养老方式之一，而随之对应的家庭医疗卫生服务由于方便患者诊疗，在社区居民中得到广泛开展。但是由于社区医疗中心在提供家庭病床卫生服务时，其诊疗地点发生改变，所处的诊疗环境及条件与医院截然不同，家庭病床卫生服务工作的特殊性为医院感染防控工作的落实提出了挑战。

江苏淮安市第一人民医院一分院 2005 年转型为社区卫生服务中心，下辖 7 个社区卫生服务站，有 100 名工作人员，其中 94 名为卫技人员，服务特色为家庭病床、专病俱乐部、家庭氧疗及其他服务。2008 年以前社区卫生服务中心家庭病床医院感染率为 5.8%，如何有效降低家庭医疗服务中医源性感染的发生受到越来越多的关注。

（二）工作方法

1．工作基础

江苏省淮安市第一人民医院一分院自 2005 年成立社区卫生服务中心以来家庭病床规模不断扩大，2009 年收住家庭病床 18000 余床位日，每个病床平均每周家庭卫生服务 3 ～ 4 次，每次服务时间为 20 ～ 30 min。在家庭医疗服务过程中，为了使医务人员在与医院完全不同的医疗工作条件下仍能严格执行医院感染管理相关法规，规范实施医源性感染预防与控制措施，并取得患者及其家属的积极配合，医院于 2008 年开始从管理及专业技术方面进行了一些探索。

2．面临的困难与挑战

（1）缺乏规范的管理方法

1）各种留置管道的日常护理和定期更换，这不但需要医护人员的有效日常管理和指导，更需要家属掌握相关技能并密切配合。

2）常用的医疗用品消毒，如血压计、听诊器、血糖仪、氧气湿化瓶、便携式心电图机等是家庭医疗服务中常用的医疗设施，经常在不同的社区单元中流动使用，其消毒尚未引起足够的重视。

3）氧气湿化液的更换。按照相关规范要求，湿化液应每天更换无菌水，但医护人员每日上门协助更换既增加了工作量，同时也增加了患者的经济负担，过去大部分家庭都做不到定时更换，这样增加了患者呼吸道感染的机会。

4）医疗废物的处置。在家庭卫生医疗服务中产生的医疗废物主要为使用后的棉球、棉签、纱布、敷料、一次性注射器、输液器及其他一次性医疗用品等感染性废物，这些医疗废物随意丢弃会造成环境污染和卫生隐患，在以往工作中经常发现未按照规定要求将医疗废物带回医疗单位安全处置，而是由患者或家属自行处置的情况。

（2）医疗操作条件及环境较差

1）医护人员在患者家中进行输液、注射、抽血化验、换药、更换导管、导尿等无菌操作时存在所需器械不如医院内完备、无清洁操作台、光线欠佳、患者不愿意开窗通风、缺少规范的洗手设施等，这些均会增加感染发生的概率。

2）接受家庭医疗卫生服务的患者多为老年人，其长期陪护的家属或保姆文化水平普遍较低，卫生习惯差，有的甚至对患者有厌烦情绪，这些更进一步增加了各种医源性感染的风险。

3）接受家庭医疗卫生服务的患者多为慢性病或临终患者，抵抗力较差，是医院感染发生的易感人群。

（3）缺乏有效的监督和管理机制

1）医护人员在提供家庭卫生服务过程中通常独自工作，无监管人员，各种操作过程中医院感染防控措施存在执行不到位的情况，医护人员缺乏慎独精神。

2）医护人员普遍缺乏的职业防护意识在社区卫生服务中更为显著。

3．推进工作的具体方法与措施[1]

（1）完善制度，加强管理

1）建立健全规章制度：医院陆续制订了针对社区卫生服务特点的规章制度、服务流程等，并主动与相关科室负责人沟通，以获得其配合与支持。同时，在其科室内建立专门文件夹，存放感染管理科下发的各种文件、制度和标准，便于医护人员查询学习。

2）加强考核管理：将家庭病床卫生服务点作为一个单独的考核单元列入全院感染管理质量考核范围内，定期和不定期对其感染管理工作进行检查，并注重检查的实效性。例如通过询问患者及家属了解医护人员是否严格遵守无菌操作规程，检查当月科室领取的手消毒剂及防护用品数量等。

3）对各类人员进行培训：有计划地对医护人员进行岗位所需的医源性感染控制相关知识培训，并随医护人员到社区家庭环境中进行实地考核检查，保证培训率和合格率达100%。同时，针对患者、家属、陪护人员采取不同形式进行培训，使其掌握相关的知识和技能，加强培训后效果的检查和再指导。医护人员的电话保持24小时畅通，随时为患者及家属提供指导。

4）加强慎独精神的培养：大力宣传感染预防与控制在家庭卫生服务中的重要性和职业防护的必要性，要求医护人员在家庭环境中也要严格执行护理操作常规、无菌技术操作规程和相关的感染预防与控制管理制度，确保医疗安全和自身安全[1]。

（2）环节管理，质量控制

1）输液环节的医源性感染控制：①环境管理。保持患者房间整洁，在输液前开窗通风半小时，做到空气对流，并注意对患者的保护，以防着凉。每次执行无菌操作前用消毒液擦拭操作台面，充分利用现有的小包装物品及便携式消毒物品。②严把输注液体质量关。用密封药箱携带药品、输液用无菌物品带至病员家中，配药、输注前再次仔细检查药品。尽量使用软包装液体，并从药源方面确保输液安全。如在医院事先配置的药品，应在配置后2小时内进行输注。③严格执行无菌操作制度。医护人员进行操作时衣着规范，操作前后洗手或进行手消毒，必要时戴手套。认真检查注射器、输液器等用品，指导家属或陪护者注意避免触摸瓶口、输液皮条进口及针头等处。④考核时，可通过不同角度进行。如可通过检查医护人员带去和带回的清洁止血带数量，以确定医护人员是否认真执行一人一止血带。

2）各种留置管道的医源性感染控制：各种管道的护理主要由医护人员按照要求定期更换，指导和协助患者家属做好日常护理。①吸氧。我院要求湿化液使用小包装无菌液，由患者家属每日更换。护理人员在使用前指导患者及家属正确操作，更换过程中注意避免污染。湿化瓶一人一用，每周更换1～2次，更换后的湿化瓶由护理人员带回医院进行集中处置。对间断吸氧患者的吸氧导管，使用后要求置于包装袋内密封，防止污染，每周按时更换导管。对吸氧进行全过程的观察、跟踪和监测。②留置导尿管。医护人员在规范进行置管及护理的基础上，指导家属配合日常的护理，如悬垂集尿袋不可高于膀胱水平，并及时、正确清空袋中尿液；保持尿液引流系统通畅和完整，不要轻易打开导尿管与集尿袋的接口；保持尿道口清洁，排便失禁的患者清洁以后还需消毒；疑似导尿管阻塞及时通知负责的医生或护士，不得自行冲洗；导尿管不慎脱落或导尿管密闭系统被破坏，及时通知负责的医护人员更换导尿管；患者洗澡或擦身时要注意对导尿管的保护，不要把导尿管浸入水中等。③鼻饲置管[3]。医护人员置管应严格按操作规程进行，置管后指导家属进行日常护理，如鼻饲前要检查胃管有无脱出、松动或盘于口腔；鼻饲时手和餐具要保持清洁，纱布及鼻饲注射器应每日更换一次；食品要冷却至38～40℃，放于前臂内侧而不觉烫，方可注入；每天进行口腔护理，保持口腔清洁，防止口腔感染等。④医护人员严格执行手卫生规范，并指导家属日常护理时保持手卫生。⑤通过核查科室领用的各类管道数量与患者使用情况是否相符，或通过询问患者及家属了解医护人员是否按时更换各种留置管道。

（3）规范处置医疗废物

1）医护人员培训和指导患者或家属，使其充分认识医疗废物的危害性，配合医务人员做好安全处置。

2）在每次诊疗活动结束后应于当天将医疗废物分类带回医疗机构，进入医院医疗废物的处置程序。当日不能带回处置的，指导患者或其家属妥善处理，次日由负责诊疗活动的医护人员按要求带回医疗机构处置，不得交由患者或患者家属自行处置。

3）带回医疗废物过程中应该做好职业防护，防止污染环境或发生职业暴露。对损伤性废物必须用硬质包装，我院利用废弃的硬质药盒进行回收损伤性废物效果较好，既避免了可能的损伤，又进行了废物利用，减少了成本消耗。

4）在考核管理中，根据工作量检查使用后的一次性输液皮条、输氧管及注射器等数量，以确定医疗废物处置是否符合规范。

（三）工作推进的效果

1. 推进工作之后的结果

自2008年采取了改进措施以后，医务人员对医源性感染控制工作的重视程度增加，执行感染控制措施的依从性不断提高，患者的医源性感染率由 5.8% 降至 2.3%。同时，随着感染控制措施的不断落实，保证了医疗安全，提高了社区医疗服务质量，患者的满意度增加，社区卫生服务家庭病床日数由 2008 年 15558 床日增加至 2010 年的 18349 床日。医院领导对于医源性感染控制工作也愈加重视，加大了对感染控制工作的支持力度。

2．推进工作前后的比较

（1）推进工作开展前的状态：医务人员对医源性感染控制工作的重视程度不够；许多措施在院外执行流于形式；患者及家属反映较多，满意度有待提高；医源性感染发生率相对较高。

（2）实施推进工作后的效果：医务人员的慎独意识明显提高。操作时戴口罩率从原来的 20% 增加到 94%；一人一止血带执行率从原来的 17% 增加到 84%；医疗废物正确处置率从原来的 42% 增加到 98%；留置管道按时更换率从原来的 79% 增加到 100%。患者及家属对医疗服务的满意度提高，由原来的 90% 上升到 99.8%。患者及家属对相关医疗操作的依从性增加：吸氧时湿化液正确更换率从 49% 提高到 86%；留置管道处理知识掌握合格率从 58% 增加到 96%；个人防护知晓率从 38% 提高到 88%。

（四）述评

1．经验体会

（1）推进工作成功的关键点在于分工明确，各负其责。院领导思想上充分重视，给予有力的支持；医院各部门予以协调配合，相关科室负责人积极配合，从科室管理上保证感染控制措施的落实；感染管理科日常培训教育到位，积极与相关人员进行有效沟通，帮助解决工作中存在的困难，主动予以专业技术指导；加强检查、考核、奖惩的力度，增强检查方法的有效性；对工作表现优秀者、患者及家属满意度较高的医护人员，提供其外出参观学习的机会，并给予一定的奖励；发挥社区卫生服务工作人员的自主能动性，使其充分认识预防和控制医源性感染管理工作的重要性，积极配合、主动工作、不断创新、自我慎独，切实做好医源性感染控制工作。

（2）推进工作的不足之处及需进一步完善的方面：日常对医师的医院感染防控培训较少，医师的重视程度有待进一步提高，需进一步完善培训计划；工作中实践较多，缺乏理论总结，需加强主要数据的收集，定期统计分析；部分患者及家属由于文化程度较低，接受能力差，在配合医疗护理及个人防护知识方面仍较为缺乏，还需要探索更为简洁明了的教育方法；在家庭医疗服务中如何做好既达到医源性感染控制的目的，又能节约成本、降低患者负担，这也是一个比较现实的问题，有待进一步探索。

2．总结

总之，在社区卫生服务中心提供家庭医疗服务的过程中，由于工作环境的改变、有效监督机制的缺乏和患者家属不能完全配合等原因使医院感染防控措施不能得到有效落实，而建立完善的医院感染管理、环节质量控制、绩效考核督导体系，结合有效的医患沟通是降低医院感染发生，保证患者安全的有效措施。

（李玉　江苏省淮安市第一人民医院　万艳春　江苏省淮安市第一人民医院一分院

张苏明　江苏省人民医院）

参考文献

[1] 徐晓辉.关于新时期社区护理工作存在的问题与对策.中国实用护理杂志，2007，23（11）：69-70.

[2] 曾友燕，王志红，吕伟波.社区家庭护理服务内容的研究.护士进修杂志，2007，22（5）：409-410.

[3] 费益君.家庭老年鼻饲患者肺部感染的调查分析.中华医院感染学杂志，2009，19（3）：286-288.